U0366604

宁夏名老中医系列

升清降浊治疗慢性肾衰的理论、临床与实践研究

SHENGQING JIANGZHUO ZHILIAO MANXINGSHENSHUAI DE LILUN LINCHUANG YU SHIJIAN YANJIU

童安荣 童楠·著

黄河出版传媒集团
阳光出版社

图书在版编目（CIP）数据

升清降浊治疗慢性肾衰的理论、临床与实践研究 / 童安荣，童楠著. -- 银川：阳光出版社，2020.10
ISBN 978-7-5525-5677-3

Ⅰ.①升… Ⅱ.①童… ②童… Ⅲ.①慢性病－肾功能衰竭－中医治疗学－研究 Ⅳ.①R256.505

中国版本图书馆 CIP 数据核字(2020)第 210980 号

升清降浊治疗慢性肾衰的理论、临床与实践研究　童安荣　童　楠　著

责任编辑　屠学农　申　佳　马　晖
封面设计　晨　皓
责任印制　岳建宁

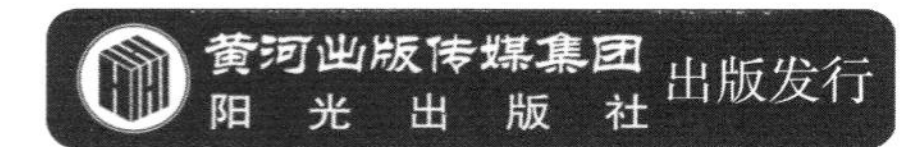

出 版 人　薛文斌
地　　址　宁夏银川市北京东路 139 号出版大厦（750001）
网　　址　http://www.ygchbs.com
网上书店　http://shop129132959.taobao.com
电子信箱　yangguangchubanshe@163.com
邮购电话　0951-5014139
经　　销　全国新华书店
印刷装订　宁夏凤鸣彩印广告有限公司
印刷委托书号　（宁）0018969

开　　本　720 mm × 980 mm　1/16
印　　张　27
字　　数　400 千字
版　　次　2020 年 11 月第 1 版
印　　次　2020 年 11 月第 1 次印刷
书　　号　ISBN 978-7-5525-5677-3
定　　价　68.00 元

荣誉证书

授予 **童安荣** 同志宁夏回族自治区有突出贡献专业技术优秀人才奖，特发此证。

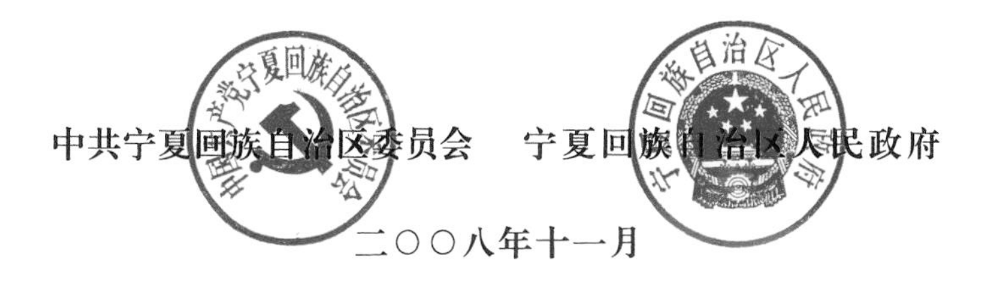

中共宁夏回族自治区委员会　宁夏回族自治区人民政府

二〇〇八年十一月

证　书

童安荣同志：

为了表彰您为发展我国医疗卫生事业做出的突出贡献，特决定发给政府特殊津贴并颁发证书。

国务院

政府特殊津贴第2006012号

二〇〇五年八月十日

荣誉证书

授予 **童安荣** 同志第七届国家卫生计生突出贡献中青年专家荣誉称号，特颁发此证书。

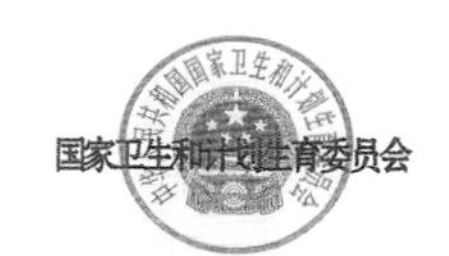

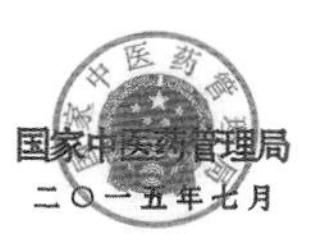

国家卫生和计划生育委员会　国家中医药管理局

二〇一五年七月

国家卫生计生突贡第 2015102 号

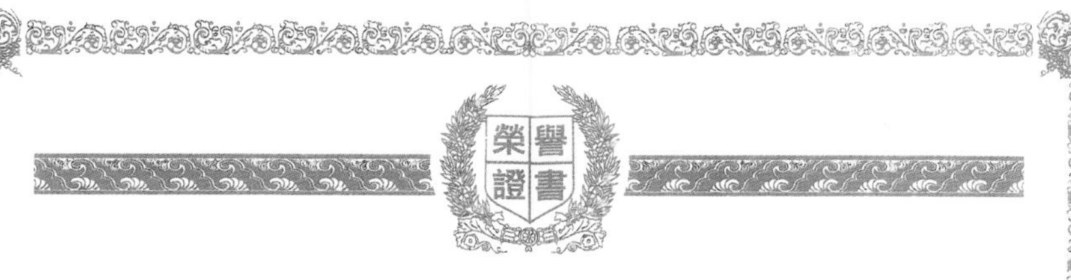

童安荣 同志被授予"塞上名医"荣誉称号。

特发此证，以资鼓励。

自治区党委组织部　自治区人才工作协调小组办公室　自治区卫生和计划生育委员会　自治区人力资源和社会保障厅　自治区财政厅

二〇一五年十二月

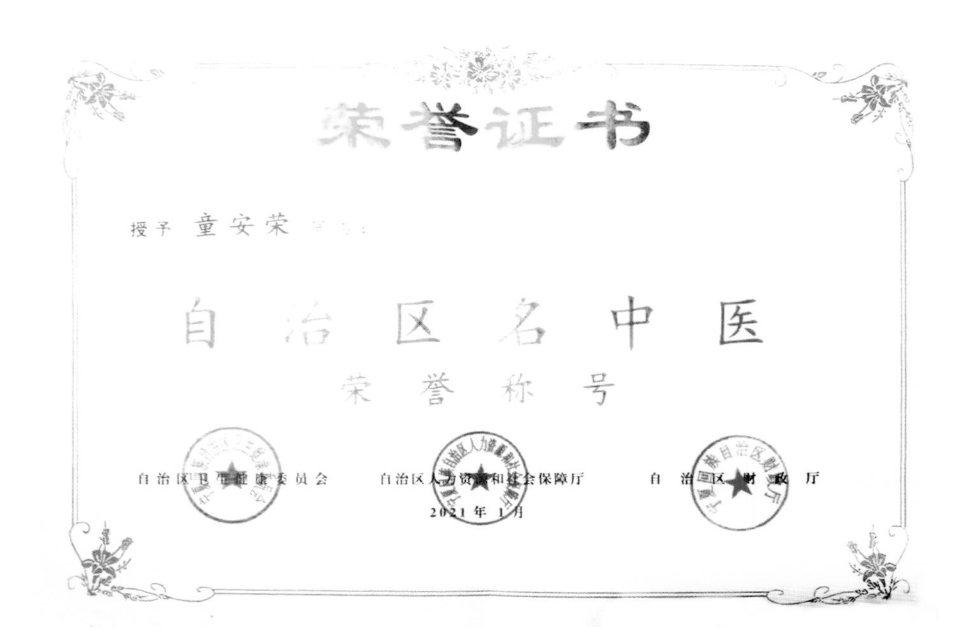

荣誉证书

授予 童安荣 同志:

自治区名中医

荣誉称号

自治区卫生健康委员会　　自治区人力资源和社会保障厅　　自治区财政厅

2021年1月

授予:童安荣同志

宁夏“塞上英才”荣誉称号

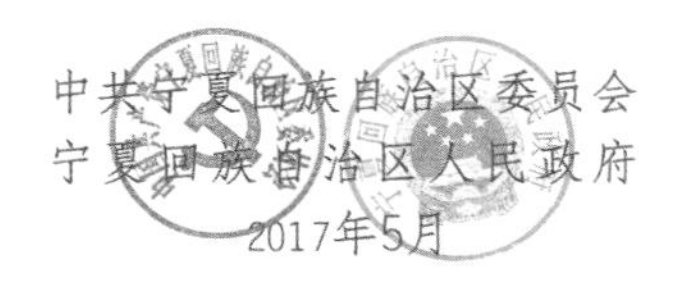

中共宁夏回族自治区委员会
宁夏回族自治区人民政府
2017年5月

前 言

升清降浊治疗慢性肾衰升降失常研究近展

2008年,国家中医药管理局要求各省级中医医院申报、规划国家中医药管理局重点研究室建设方案，我们设计申报了中医药治疗肾病重点研究室建设方案,国家中医药管理局专家组根据我们建设方案与研究内容,经过三次论证,最后给我们命名为慢性肾衰中医升降理论及应用重点研究室。研究室名称代表着研究方向,我们按照国家中医药管理局重点研究室建设要求,“遵循中医药学术发展规律,突出中医药研究特色”,我们以慢性肾衰为研究对象,以研究中医升降理论及应用为抓手,将中医传统研究方法与现代医学研究方法相结合,系统地开展了升清降浊治疗慢性肾衰升降失常的理论、临床及实验研究。

新陈代谢是生命活动的基本形式，升降出入则是机体新陈代谢的必然过程,这个过程是通过脏腑功能活动来实现的。脏腑功能是气化的结果,气化的具体表现形式为升降出入。气机的升降出入不仅反映了脏腑各自的生理特性,也是维持各脏腑之间联系的一种形式。气机的升降失常是脏腑病变的病理之一，因此调理气机升降出入也成为治疗疾病的重要手段和基本原则。而运用药物的升降浮沉之性纠正脏腑升降失常之病理则为治疗脏腑病变的基本大法。因此研究中医升降理论具有重要意义。本研究通过对中医升降理论文献、慢性肾衰中医文献的收集整理，根据中医升降理论，明确提出了慢性肾衰发病的病理关键就是升降失常，治疗大法就是升清降浊，具体方法顺应脏腑之间的升降生理功能，运用药物升降浮沉之特性来纠正慢性肾衰脏腑升降失常之病理，将肝升肺降（肝肺为中医升降之外廓）、脾升胃降（脾胃为中医升降之枢纽），心肾相交（心肾为中医升降之根本）理论有机结合，系统地开展了升清降浊治疗慢性肾衰升降失常的理论、临床与实验研究，探讨出有效指导治疗慢性肾衰的理论与方法，从而为慢性肾衰提供了可靠的治则与方药。

升降学说虽然形成历史已久，但系统地在临床中的应用研究开展的不多。引入中医升降理念，散在的中医升降理论在慢性肾衰治疗中的应用研究也有，但明确地提出慢性肾衰的病理关键就是升降失常，治疗大法就是升清降浊，在此理论指导下系统地开展升清降浊治疗慢性肾衰升降失常的理论、临床与实验研究尚未见到，也就没有在升清降浊治疗慢性肾衰升降失常理论指导下形成的治疗慢性肾衰的有效药物。

我们认为升降失常是慢性肾衰的病理关键，升清降浊是治疗慢性肾衰的大法，具体方法是顺应脏腑之间的升降生理功能，运用药物升降浮沉之特性来纠正慢性肾衰脏腑升降失常之病理，将肝升肺降、脾升胃降、心肾相交理论有机结合，妥善处理补虚升清、泻实降浊间的关系，形成了治疗慢性肾衰升降失常的基础方，在此基础方的基础上，经过临床反复实验，总结分析，筛选，优化形成了治疗慢性肾衰的中药制剂——升清降浊胶囊，系统的开展了升清降浊治疗慢性肾衰升降失常的理论、临床与实验研究。

慢性肾衰的病理关键就是升降失常：慢性肾衰根据中医升降理论，其发病的一个主要中医学机理就是升降失常。慢性肾衰的水钠潴留，代谢产物在体内蓄积，主要是由于清阳不升，浊阴不能出下窍所致。但慢性肾衰病位广泛，病性是本虚标实，病证以脾肾两虚为多见，浊阴不能出下窍的原因是因为虚，尤其是脾肾两虚而导致的清阳不升，浊阴不能出下窍。因此虚是造成慢性肾衰升降失常的原因。清阳不升,浊阴不降是在虚的基础上造成的必然结果。而慢性肾衰的虚主要是脾肾两虚。因此,益气健脾补肾、调理脾胃既尤为关键,也是中医药治疗慢性肾衰的一个基础治疗。

治疗慢性肾衰的大法与具体方法。我们根据中医学升降理念,提出慢性肾衰的治疗大法就是升清降浊,具体方法是顺应脏腑之间的升降生理功能,运用药物升降浮沉之特性来纠正慢性肾衰脏腑升降失常之病理, 在中医升降理论指导下,妥善处理补虚(基础治疗)升清、泻实降浊之间的关系。慢性肾衰的虚主要是脾肾两虚,基础治疗就是益气健脾补肾,方药参芪地黄汤。根据肝肺为中医升降之外廓,全身之气的升依赖于肝气的升,全身之气的降依赖于肺气的降,因此,在运用益气健脾补肾治疗慢性肾衰时,要考虑肝升肺降的问题,要在基础方的基础上加疏肝降肺的药。肝气以疏为畅,理气即可疏肝,疏肝即可升发肝气,但肝气不可升发过度。肺气也升也降,宣肺用发散药物,降肺用苦寒药即可。

在对中医升降理论文献、慢性肾衰中医文献研究的基础上,结合临床实际,经过反复验证、分析、凝练形成了升清降浊、益气健脾补肾,调理升降方药,开展了治疗慢性肾衰的临床疗效评价研究。经过临床疗效评价研究证实;以中医升降理论为指导, 运用调理升降中药治疗慢性肾衰, 对改善临床症状,降低尿素氮、血肌酐,提高内生肌酐清除率、血红蛋白水平均有较好的疗效,不但疗效肯定,而且疗效明显好于传统中医辨证治疗方法。

在此基础上,根据脾胃为中医升降之枢纽,肝肺为中医升降之外廓,心肾为中医升降之根本的理论,将三者有机结合,经过反复凝练、综合分析,优化、筛选,形成了治疗慢性肾衰升降失常的升清降浊胶囊,并进行了升清降浊胶囊的制备工艺、质量控制研究,并将该制剂运用于慢性肾功能衰竭的治疗中。升清降浊胶囊由柴胡、枳壳、黄芩、党参、黄芪、白术、茯苓、半夏、陈皮、生地、大黄、山茱萸、山药、砂仁、桔梗、牛膝、蝉蜕等药物组成。

升清降浊胶囊对慢性肾功能衰竭患者的临床疗效观察:经过临床研究

证实:在中医升降理论的理论指导下,运用升清降浊胶囊治疗慢性肾功能衰竭患者,可明显改善患者的临床症状,降低尿素氮、血肌酐,降低 TGF-β1,升高 BMP-7 水平,且安全可靠。在改善肾功能、防治肾脏纤维化、遏制慢性肾功能衰竭进行性发展方面,明显优于常规治疗。

在前面研究的基础上,我们开展了升清降浊胶囊治疗慢性肾衰六个方面的动物实验研究,包括"升清降浊胶囊对肾衰模型大鼠的损伤保护作用及对炎性因子的影响"、"升清降浊胶囊对腺嘌呤所致大鼠肾性贫血肾组织中 TNF-α 表达的影响"、"升清降浊胶囊对 SD 大鼠 BMP-7/Smad-6/TGF-β1 信号转导通路的影响"、"升清降浊胶囊对慢性肾衰模型大鼠的保护作用及氧自由基代谢的影响";"升清降浊胶囊对腺嘌呤诱导的慢性肾衰竭大鼠 CHOP、Caspase-12 表达的影响"、"升清降浊胶囊对慢性肾功能衰竭大鼠保护机制的实验研究"。

研究结果:用腺嘌呤制作 CRF 实验动物模型成功,治疗四周和六周后模型对照组与正常对照组与比较,红细胞、血红蛋白水平明显降低($P<0.05$);血肌酐及尿素氮水平明显升高($P<0.05$)谷草转氨酶、谷丙转氨酶无明显改变($P>0.05$);肾重/体重比值升高,血 Ca/P 比值降低,肾组织炎性细胞浸润,肾脏肥大、纤维化明显。肾衰宁组、升清降浊胶囊高、中、低浓度组与模型组比较:红细胞、血红蛋白水平明显升高($P<0.05$);血肌酐及尿素氮水平明显降低($P<0.05$);谷草转氨酶、谷丙转氨酶无明显改变($P>0.05$);肾重/体重比值降低,血 Ca/P 比值升高,肾脏肥大、纤维化明显减轻。肾组织中 TNF-α 的阳性表达率明显降低($P<0.05$),血液及肾组织中 TGF-β1 的表达率明显降低($P<0.05$),肾组织中 Smad-6,BMP-7 蛋白的表达率明显增加($P<0.05$)。治疗六周时升清降浊胶囊低浓度组较肾衰宁对照组 RBC、HGB 升高明显 ($P<0.05$),Scr、BUN 降低明显($P>0.05$)。

结论:升清降浊胶囊可有效的防治慢性肾衰的发生发展,能有效的改善肾功能,缓解肾性贫血,抑制肾脏肥大、纤维化,调节 Ca、P 代谢。升清降浊胶囊通过提高血中红细胞、血红蛋白水平,降低血肌酐及尿素氮的水平,从而抑制TNF-α 在肾脏组织的表达,起到治疗肾性贫血的作用;通过升高Smad-6,BMP-7 蛋白的表达,降低 TGFβ1 的蛋白表达,从而抑制了 TGFβ-1信号向细胞核内转导的通路,而减轻肾间质纤维化的机制之一。

我们根据肝升肺降(肝肺为中医升降之外廓)、脾升胃降(脾胃为中医升降之枢纽),心肾相交(心肾为中医升降之根本)理论,还开展了“肝升肺降理论在慢性肾衰治疗中的应用研究”;“交通心肾中药治疗慢性肾衰并发心血管病变的临床研究”;“基于心肾相交理论的交通心肾方对慢性肾心综合征的干预研究”;“基于脾升胃降理论的调理脾胃方在治疗慢性肾衰中的临床应用研究”、“基于肝升肺降理论的肝升肺降方在慢性肾功能衰竭治疗中的临床应用研究”,形成了基于脾升胃降理论的健脾和胃方、基于肝升肺降理论的肝升肺降方治疗慢性肾功能衰竭技术规范。基于心肾相交理论的交通心肾方对慢性肾性综合征的干预技术规范。

基于脾升胃降理论的调理脾胃方在治疗慢性肾衰中的临床应用

脾胃为中医升降理论之枢纽,脾胃共居中焦,脾主升清,运精微与津液上达;胃主降浊,降食糜与糟粕下行。《临证指南医案》说:“脾宜升则健,胃宜降则和。”脾升胃降对于人体全身气机的调节起的是中轴枢转作用。脾升胃降为一身太极的枢纽,在此枢纽的升降带动下,肝木、肺金、心火、肾水四维均绕其周而旋转,共同完成人体生命的气化圆运动。慢性肾衰根据中医升降理论,发病的病理关键就是升降失常,五脏之病皆可表现为升降失常,反之,调理升降即可治疗五脏疾病。慢性肾衰,虽病在肾,波及肝、心、肺,但与脾胃密切相关,以及其主要兼夹湿浊多导致脾胃升降失调,常表现为纳差、恶心、呕吐,脘腹疼痛等中焦病变。慢性肾衰症见脾胃功能紊乱者可达 90%,而消化系统症状的轻重,与肾功能损伤程度及尿素氮、肌酐水平的高低变化基本一致。脾胃升降失常，清阳不升，浊阴不降，湿浊、水湿、瘀血内停是慢性肾衰的一个主要病机，又是加重其病变的病理因素。因此调理脾胃不仅可以改善临床症状，还可使药物充分吸收，而发挥疗效从而延缓病情进展，并使脾胃功能得以恢复。

基于心肾相交理论的交通心肾方对慢性肾心综合征的干预研究

心五行属火，配离卦，居太极之上而属阳；肾五行属水，配坎卦，居太极之下而属阴。两者的关系主要表现为阴阳、水火、升降间的互制互用与平衡协调。从阴阳交感观念看，位于下者，以上升为顺；位于上者，以下降为和。所以，心火当下降于肾，肾水须上济于心，这样心肾之间的生理功能才能协调，心与肾功能间若能建立这种良性联系，称为“心肾相交”，“既济”于人体言，喻心火能降于下而温肾水，故离火居于下；肾阳得心火之助则蒸水上腾以制心火，故坎水居上。如是则水火既济，心肾相交而相和谐。值得注意的是：心肾相交的意义并不局限在两脏间的功能协调，更是全身气机升降的动力，即朱丹溪《格致余论》所言的“人之有生，心为之火居上，肾为之水居下，水能升而火能降，一升一降，无有穷矣，故生意存也”。然心肾两者何为原动力？基于火性炎上原理，当阳居下位，其气温升自能煦暖其上之脏腑，且阳性主动，故坎中之阳（肾阳、命火、龙火）当为人体升降的原动力，下降的离火则为其最大助力。“既济”于人体言，喻心火能降于下而温肾水，故离火居于下；肾阳得心火之助则蒸水上腾以制心火，故坎水居上。如是则水火既济，心肾相交而相和谐。慢性肾心综合征为心肾综合征的Ⅳ型，指慢性肾功能不全造成的冠状动脉疾病和心力衰竭等心脏损害情况，主要表现为心功能下降、左心室肥厚、舒张功能减退和/或心血管疾病增加。慢性肾脏病患者常因合并感染、心衰、电解质紊乱等合并症而使病情加重甚至死亡；尤其是心衰，占CRF死亡原因的80%~90%。心血管疾病是慢性肾脏病（CKD）患者常见的并发症，而终末期肾脏病患者的死因亦多与心血管疾病有关，肾功能不全患者中因心血管疾病死亡的人数是普通人群的10~20倍。心肾为中医升降理论之根本，因此交通心肾法在慢性肾衰肾心综合征治疗中具有重要意义。但交通心肾绝非仅仅是黄连、肉桂之交泰丸，而是大黄、黑附子、葶苈子、椒目等药配伍的交通心肾方治疗慢性肾衰肾心综合征。

基于肝升肺降理论的肝升肺降方在慢性肾功能衰竭治疗中的临床应用研究

肝主疏泄，以木气之升发、条达、舒畅为生理特性，故应四季之春，一日之晨，方位之东，为少阳之处，故从于左；肺主肃降，以金气之肃降、收敛为生理特性，故应四季之秋，一日之夕，方位之西，为少阴之处，故从于右。《素问?阴阳应象大论》曰："左右者，阴阳之道路也。"肝肺为中医升降理论之外廓，肝主升，全身之气的升依赖于肝气的升；肺主降，全身之气的降依赖于肝气的降，肝肺共同主司人体一身之气机。肝主疏泄，在气机的调节过程中起着重要作用。肺主气司呼吸，肝之正常升发，肺之正常肃降，肝升肺降实则关乎人体气机的升降运动。因此，疏肝宣肺，调理气机之升降具有重要意义。疏肝即可升肝，但肝气不可升发过度。苦寒即可降肺。

这些研究，公开发表学术论文35篇，培养已毕业硕士研究生19人，培养主任医师5名，主治医师2名，博士研究生1名。基本上形成了拥有一定自主知识产权，一定中医特色理论和慢性肾衰治疗方法及中药制剂，为进一步进行新药开发奠定了理论、临床和实验室基础。为提高慢性肾衰的治疗水平，应用中医药治疗慢性肾衰提供了可靠的治则与方药。该项研究的阶段性成果——基于升降理论的升清降浊胶囊治疗慢性肾衰的临床与实验研究，2016年8月通过了宁夏回族自治区科学技术厅成果鉴定，升清降浊胶囊在宁夏中医医院使用8年、在宁夏平罗县中医医院使用4年、宁夏吴忠新区医院使用2年,为当地慢性肾衰患者提供了一种安全、治疗有效的中药制剂。我们于2019年10月在宁夏回族自治区科学技术发展战略和信息研究所查新,结论是:未见有升清降浊治疗慢性肾衰升降失常的理论、临床与实验研究的文献报道。该项研究2020年荣获宁夏回族自治区科学技术进步二等奖。

目录 CONTENTS

升清降浊治疗慢性肾衰升降失常的理论、临床与实验研究技术报告

一、项目自评估报告

我们以慢性肾衰为研究对象,以研究中医升降理论及应用为抓手,将中医传统研究方法与现代医学研究方法相结合,系统地开展了升清降浊治疗慢性肾衰升降失常的理论、临床及实验研究。我们通过理论和临床研究发现,慢性肾衰根据中医升降理论,其发病的一个主要机理就是升降失常。慢性肾衰的水、钠潴留、代谢产物在体内蓄积,是清阳不升,浊阴不能出下窍所致。但慢性肾衰病位广泛,病性本虚标实,病证以脾肾两虚为多见。浊阴不能出下窍的原因是虚,尤其是在脾肾两虚基础上而导致的清阳不升,浊阴不能出下窍。因此虚是造成慢性肾衰升降失常的原因,清阳不升、浊阴不能出下窍是因虚而升降失常所致必然结果。我们引入中医学升降理念,得出顺应脏腑之间的升降生理功能,运用药物升降浮沉之特性来纠正慢性肾衰脏腑升降失常之病理,在中医升降理论指导下,处理好补虚升清、泻实降浊之间的关系,可以达到进一步提高慢性肾衰治疗水平的目的假设,开展了升清降浊治疗慢性肾衰升降失常的系列研究:包括“中医升降理论在治疗慢性肾衰中的临床应用研究”“调理升降中药治疗慢性肾衰的临床疗效评价研究”“升清降浊胶囊的制备工艺、质量控制研究”“升清降浊胶囊治疗慢性肾衰的动物实验研究”,其中包括“升清降浊胶囊对肾衰模型大鼠的损伤保护作用及对炎性因子的影响”“升清降浊胶囊对腺嘌呤所致大鼠肾性贫血肾组织中

TNF-α 表达的影响”“升清降浊胶囊对 SD 大鼠 BMP-7/Smad-6/TGF-β_1 信号转导通路的影响”“升清降浊胶囊对慢性肾衰模型大鼠的保护作用及氧自由基代谢的影响”“升清降浊胶囊对慢性肾功能衰竭大鼠保护机制的实验研究”“肝升肺降理论在慢性肾衰治疗中的应用研究”“交通心肾中药治疗慢性肾衰并发心血管病变的临床研究”“基于心肾相交理论的交通心肾方对慢性肾心综合征的干预研究”“基于脾升胃降理论的调理脾胃方在治疗慢性肾衰中的临床应用研究”“基于肝升肺降理论的肝升肺降方在慢性肾功能衰竭治疗中的临床应用研究”“升清降浊胶囊对慢性肾功能衰竭患者的临床疗效观察”。通过系统地研究升清降浊治疗慢性肾衰升降失常的理论、临床与实验研究，公开发表学术论文 35 篇，培养已毕业硕士研究生 21 人，在读硕士研究生 6 人，国家临床重点专科肾病科培养主任医师 5 名，主治医师 2 名，博士研究生 1 名。基本上形成了拥有一定自主知识产权，一定中医特色理论的慢性肾衰治疗方法及中药制剂，为进一步进行新药开发奠定了理论、临床和实验室基础。为提高慢性肾衰的治疗水平，应用中医药治疗慢性肾衰提供一种新的思路和治疗方法。我们计划科技成果鉴定后，准备申请国家专利，在条件成熟时进行三类新药开发研究。

二、项目研究工作总结报告

（一）立项背景、意义与项目来源

中医学的核心是阴阳学说，气化理论是阴阳之气运行化生及其对邪气发生反应等作用的高度概括，升降浮沉是气化的运动形式，是人与自然本身的一种规律或节律。升降理论是阴阳学说的升华和实质的反映，它将指导思想、理论基础、思维理念熔为一炉，以升降出入的运动形式来阐述阴阳五行和脏腑学说，使认识脏腑功能更加实际而具体。脏腑的升降出入运动，在各脏腑之间是相互促进而又相互制约，以期达到相互协调的目的。升降学说有着丰富的内涵和广阔的外延，值得深入探究。

升降学说是中医学理论体系的一个组成部分，是中医阴阳学说在气机的动态消长转化过程中的具体运用。升，谓上升，是升其清阳之气；降，谓下降，是降其浊阴之气。升和降，是对立的两个方面。这两个方面，既互相对立又互相联结，既互相制约又互相依赖。《素问·六微旨大论》曰："高下相召，升降相因，而变作矣。"由此把气机的升降运动看作是维持人体生命活动及其变化发展的根本动力。因而又曰："非出入则无以生长壮老已，非升降则无以生长化收藏。"人体脏腑经络正常协调的阴阳升降运动，维持着机体内环境的相对稳态；一旦这种正常生理状态下的升降失衡，则会出现诸多病症。因而，在人体生理、病理认识上以及药物、腧穴运用上必须遵循升降运动机理。

慢性肾衰根据中医升降理论，其发病的一个主要机理就是升降失常。慢性肾衰的水、钠潴留，代谢产物在体内蓄积，是浊阴不能出下窍所致。因此虚是造成慢性肾衰升降失常的原因；清阳不升，浊阴不能出下窍是因虚而升降失常所造成的必然结果。

2007 年，根据国家中医药管理局的工作安排，成立了宁夏中医医院肾病科重点研究室。2008 年国家中医药管理局要求各省中医医院申报重点研究室建设方案和研究方向、研究成果。国家中医药管理局专家组根据我们申报、设计的研究内容，经过反复论证，最后确定了研究室的名称，命名为慢性肾衰中医升降理论及应用重点研究室。研究对象为慢性肾功能衰竭，研究内容和方向是中医升降理论及应用，国家中医药管理局给予项目建设经费 100 万元。

因此，宁夏回族自治区中医医院慢性肾衰中医升降理论及应用重点研究室在童安荣主任的带领下，严格按照国家中医药管理局中医重点研究室建设要求——"遵循中医药自身发展规律，突出中医研究特色"，将中医传统研究方法与现代医学研究方法相结合，系统地开展了升清降浊治疗慢性肾衰升降失常的理论、临床及实验研究。我们通过理论和临床研究发现，慢性肾衰根据中医升降理论，其发病的一个主要机理就是升降失常。慢性肾衰的水、钠潴留，代谢产物在体内蓄积，是清阳不升，浊阴不能出下窍所致。但慢性肾衰病位广泛，病性是本虚标实，病证以脾肾两虚为多见。浊阴不能出下窍的原因是虚，尤其是在脾肾两虚基础上而导致的清阳不升，浊阴不能出下窍。因此虚是造成慢性肾衰升降失常的原因；清阳不升，浊阴不能出下窍是因虚而升降失常所造成的必然结果。但在临床中如何引入中医升降理念，如何处理补虚升清与泻实降浊之间的关系，如何利用脏腑的升降生理功能及药物升降浮沉之特性来纠正慢性肾衰脏腑升降失常之病理，以达到进一步提高慢性肾衰治疗水平的目的，仍需要进行深入的研究。我们根据中医学升降理念，得出顺应脏腑之间的升降生理功能，运用药物升降浮沉之特性来纠正慢性肾衰脏腑升降失常之病理，在中医升降理论指导下，处理好补虚升清与泻实降浊之间的关系，可以达到进一步提高慢性肾衰治疗水平的目的假设，开展了升清降浊治疗慢性肾衰升降失常的系列研究。

（二）项目目标、任务及主要技术

以慢性肾功能衰竭为研究对象，以研究中医升降理论及应用为抓手，系统地开展中医升降理论在治疗慢性肾功能衰竭中的临床应用研究，探索在中医升降理论指导下，形成具有一定特色理论和知识产权，治疗慢性肾功能衰竭有较好疗效、可供推广的技术规范和中药制剂。

我们完成了“中医升降理论在治疗慢性肾衰中的临床应用研究报告”“调理升降中药治疗慢性肾衰的临床疗效评价研究报告”“升清降浊胶囊的制备工艺、质量控制研究报告”“升清降浊胶囊治疗慢性肾衰的动物实验研究报告”：包括“升清降浊胶囊对肾衰模型大鼠的损伤保护作用及对炎性因子的影响”“升清降浊胶囊对腺嘌呤所致大鼠肾性贫血肾组织中 TNF-α 表达的影响”“升清降浊胶囊对 SD 大鼠 BMP-7/Smad-6/TGF-β_1 信号转导通路的影响”“升清降浊胶囊对慢性肾衰模型大鼠的保护作用及氧自由基代谢的影响”“升清降浊胶囊对慢性肾功能衰竭大鼠保护机制的实验研究”“肝升肺降理论在慢性肾衰治疗中的应用研究报告”“交通心肾中药治疗慢性肾衰并发心血管病变的临床研究报告”“基于心肾相交理论的交通心肾方对慢性肾心综合征的干预研究报告”“基于脾升胃降理论的调理脾胃方在治疗慢性肾衰中的临床应用研究报告”“基于肝升肺降理论的肝升肺降方在慢性肾功能衰竭治疗中的临床应用研究报告”“升清降浊胶囊对慢性肾功能衰竭患者的临床疗效及其安全性观察研究报告”。

（三）项目中课题（子课题）设置与任务分解

2009 年 9 月—2011 年 7 月，魏冬梅、童安荣、童楠、路晋红，“中医升降理论在治疗慢性肾衰中的临床应用研究”。

2009 年 9 月—2011 年 7 月，余春、童安荣、童楠、路晋红，“调理升降中药治疗慢性肾衰的临床疗效评价研究”。

2010 年 9 月—2012 年 7 月，宋丽、童安荣、童楠，升清降浊胶囊治疗慢性肾衰的动物实验研究：包括“升清降浊胶囊对肾衰模型大鼠的损伤保护作用及对炎性因子的影响”“升清降浊胶囊对腺嘌呤所致大鼠肾性贫血肾组织中 TNF-α 表达的影响”。桑志强、童安荣、童楠，“升清降浊胶囊对 SD 大鼠 BMP-7/Smad-6/TGF-β_1 信号转导通路的影响”“升清降浊胶囊对慢性肾衰模型大鼠的保护作用及氧自由基代谢的影响”。

2011 年，王艳平、田杰，“升清降浊胶囊的制备工艺、质量控制研究”。

2011 年 9 月—2013 年 7 月，聂子牧、童安荣、路晋红，“肝升肺降理论在慢性肾衰治疗中的应用研究”。

2011 年 9 月—2013 年 7 月，刘禹、童安荣，“交通心肾中药治疗慢性肾衰并发心血管病变的临床研究”。

2013 年 9 月—2015 年 5 月，雍晓婷、童安荣，“基于脾升胃降理论的调理脾胃方在治疗慢性肾衰中的临床应用研究”。

2013 年 9 月—2015 年 7 月，史俊波、童安荣，童楠，“基于心肾相交理论的交通心肾方对慢性肾心综合征的干预研究”。

2014 年 9 月—2016 年 5 月，潘峰、童安荣，童楠，“升清降浊胶囊对慢性肾功能衰竭患者的临床疗效观察”。

2014 年 9 月—2016 年 5 月,杨芸、童安荣、童楠,“升清降浊胶囊对慢性肾功能衰竭大鼠保护机制的实验研究”。

2014 年 9 月—2016 年 7 月,张江伟、童安荣,“基于肝升肺降理论的肝升肺降方在慢性肾功能衰竭治疗中的临床应用研究”。

(四)项目各项技术指标执行完成情况

在宁夏中医医院副院长、国家中医药管理局慢性肾衰中医升降理论及应用重点研究室童安荣主任医师的带领下，研究室成员及童安荣主任的研究生严格按照重点研究室建设实施方案,按时完成了“中医升降理论在治疗慢性肾衰中的临床应用研究”“调理升降中药治疗慢性肾衰的疗效评价研究”“升清降浊胶囊的制备工艺、质量控制研究”,升清降浊胶囊治疗慢性肾衰的动物实验研究包括“升清降浊胶囊对肾衰模型大鼠的损伤保护作用及对炎性因子的影响”“升清降浊胶囊对腺嘌呤所致大鼠肾性贫血肾组织中 TNF-α 表达的影响”“升清降浊胶囊对 SD 大鼠 BMP-7/Smad-6/TGF-β_1 信号转导通路的影响”“升清降浊胶囊对慢性肾衰模型大鼠的保护作用及氧自由基代谢的影响”“升清降浊胶囊对慢性肾功能衰竭大鼠保护机制的实验研究”“肝升肺降理论在慢性肾衰治疗中的应用研究”“交通心肾中药治疗慢性肾衰并发心血管病变的临床研究”“基于心肾相交理论的交通心肾方对慢性肾心综合征的干预研究”“基于脾升胃降理论的调理脾胃方在治疗慢性肾衰中的临床应用研究”“基于肝升肺降理论的肝升肺降方在慢性肾功能衰竭治疗中的临床应用研究”“升清降浊胶囊对慢性肾功能衰竭患者的临床疗效观察”等 14 项研究任务。

(五)研究成果论文发表情况

通过升清降浊治疗慢性肾衰升降失常的理论、临床及实验研究,发表相关学术论文 30 篇。

1. 童安荣,童楠,梁金香. 慢性肾衰中医药治疗中有关几个观点应用探讨[J]. 辽宁中医药大学学报 ,2008,10(5):12-13.

2. 魏冬梅，余春，童安荣. 论升降出入 [J]. 陕西中医,2010,31(12):1636-1638.

3. 魏冬梅,童安荣,余春. “肾衰胶囊”联合西药治疗慢性肾功能衰竭 42 例临床研究[J]. 江苏中医药 ,2011,43(2):29-30.

4. 魏冬梅,余春,童安荣. 童安荣主任医师治疗慢性肾衰的经验[J]. 陕西中医，2011,32(1):64-65.

5. 余春,童安荣,魏冬梅.中药结肠透析治疗慢性肾功能衰竭探析[J]. 陕西中医,2011,32(2):189-190.

6. 余春,魏冬梅,宋丽. 调理升降中药配合西药治疗慢性肾功能衰竭的疗效观察[J]. 辽宁中医,2011,38(6):1121-1123.

7. 余春,魏冬梅,宋丽,等. 心肾为中医升降理论之根本在慢性肾衰中的理论探讨[J]. 陕西中医,2011,32(4):459-461.

8. 魏冬梅,童安荣,余春. 脾胃为气机升降出入之枢纽在慢性肾衰中的运用[J]. 辽宁中医药大学学报，2012,13(5):117-118.

9. 桑志强,童安荣. 升清降浊胶囊对慢性肾衰模型大鼠的保护作用及血清 SOD、MDA 的影响[J]. 宁夏医科大学学报,2012,34(7):684-686.

10. 刘禹,金礼,姬赐祥,等. 运用交通心肾理论治疗慢性肾功能衰竭心血管病变浅析[J]. 四川中医,2012,30(12):19-21.

11. 刘禹,金礼,聂子牧,等. 运用升降理论从脾肾论治慢性肾功能衰竭探讨[J]. 中医学报,2012,27(10):1286-1288.

12. 宋丽,桑志强,金礼,等. 升清降浊胶囊对腺嘌呤所致大鼠肾性贫血肾组织 TNF-α 表达的影响[J]. 宁夏医科大学学报,2012,334(5):448-452.

13. 梁金香，童安荣. 升清降浊胶囊对慢性肾衰大鼠模型生化指标的影响[J]. 宁夏医学杂志,2012,34(10):949-951.

14. 金礼,刘禹,姬赐祥,等. 以咽肾相关组方联合西药治疗慢性肾炎随机平行对照研究[J]. 实用中医内科杂志,2013,27(1):70-72.

15. 金礼,刘禹,聂子牧,等. 辨证治疗肾炎血尿49例[J]. 黑龙江中医药杂志,2013,(2):26-27.

16. 梁金香,童楠,童安荣. 升清降浊胶囊对慢性肾衰大鼠治疗作用以及SOD变化的实验研究[J]. 时珍国医国药,2013,24(2):316-317.

17. 聂子牧,姬赐祥,童安荣,等. 浅谈童安荣运用升降理论治疗慢性肾功能衰竭经验介绍[J]. 山西中医,2014,30(3):4-5.

18. 聂子牧,姬赐祥,童安荣,等. 论肝升肺降理论在慢性肾衰治疗中的意义[J]. 医学信息,2014,27(4):181.

19. 史俊波,童安荣. 童安荣主任辨证治疗慢性肾衰的临床经验[J]. 国医论坛,2015,30(2):15-16.

20. 王艳平,田杰,杨丽英. 升清降浊胶囊成型工艺的研究[J]. 辽宁中医杂志,2015,42(3):571-572.

21. 史俊波,童安荣,雍晓婷. 心肾相关理论探讨及临床应用[J]. 湖南中医,2015,31(5):144-145.

22. 聂子牧,姬赐祥,童安荣,等. 从肺论治肾炎血尿浅析及临床观察[J]. 医学信息杂志,2014,27(6):487-488.

23. 雍晓婷,童安荣,潘峰. 运用补肾泄浊法治疗慢性肾功能衰竭的探讨[J]. 国医论坛杂志,2015,30(2):15-17.

24. 雍晓婷,童安荣,史俊波. 浅析扶阳法治疗慢性肾衰[J]. 现代中医药杂志,2015,35(2):41-42.

25. 童楠. 童安荣主任医师从升降治疗慢性肾衰竭的学术思想[J]. 中国中西医结合肾病杂志,2015,16(2):99-101.

26. 杨芸,童安荣. 童安荣主任医师治疗肾炎蛋白尿经验[J]. 内蒙古中医药,2015,34(10):44-45.

27. 路晋红,王晓云,童安荣,等. 固本消白方治疗慢性肾小球肾炎蛋白尿临床观察[J]. 2015,37(7):662-663.

28. 潘峰，童安荣. 童安荣治疗肾病经验［J]. 中医药临床杂志,2015,27(12):1698-1699.

29. 杨芸,宋丽,童安荣. 童安荣主任医师论治慢性肾炎蛋白尿的学术思想[J]. 中国中西医结合肾病杂志,2016,17(4):287-288.

30. 潘峰,童安荣. 升清降浊胶囊对慢性肾功能衰竭疗效及对血 TGF-β_1 水平的影响[J]. 国医论坛,2016,3(2):21-22.

三、项目技术研究报告

(一)研究设计依据与总体设计方案

以慢性肾衰为研究对象,以研究中医升降理论及应用为着眼点,开展了慢性肾衰中医升降理论及应用研究。通过理论和临床研究发现,慢性肾衰根据中医升降理论,其发病的一个主要机理就是升降失常。慢性肾衰的水、钠潴留,代谢产物在体内蓄积,是清阳不升,浊阴不能出下窍所致。但慢性肾衰的病位广泛,病性是本虚标实,病证以脾肾两虚为多见。浊阴不能出下窍的原因是因为虚,尤其是在脾肾两虚基础上而导致的清阳不升,浊阴不能出下窍。因此虚是造成慢性肾衰升降失常的原因;清阳不升,浊阴不能出下窍是因虚而升降失常所造成的必然结果。但在临床中如何引入中医升降理念,如何处理补虚升清、泻实降浊之间的关系,如何利用脏腑的升降生理功能及药物升降浮沉之特性来纠正慢性肾衰脏腑升降失常之病理，以达到进一步提高慢性肾衰治疗水平的目的,仍需要进行深入的研究。我们根据中医学升降理念,得出顺应脏腑之间的升降生理功能,运用药物升降浮沉之特性来纠正慢性肾衰脏腑升降失常之病理,在中医升降理论指导下,处理好补虚升清、泻实降浊之间的关系,可以达到进一步提高慢性肾衰治疗水平的目的假设,开展了升清降浊治疗慢性肾衰升降失常的系列研究。我们开展了“中医升降理论在治疗慢性肾衰中的临床应用研究”“调理升降中药治疗慢性肾衰的临床疗效评价研究”；脾胃位居中焦，为气机升降出入之枢纽；肝肺为中医升降理论之外廓；心肾为中医升降理论之根本。因此，我们紧紧围绕着脾升胃降、肝升肺降、心肾相交开展了系列研究，包括肝升肺降在人体脏腑生理功能中的作用，慢性肾衰病理的变化及临床表现，中医药调理肝升肺降治疗慢性肾衰的理论与具体方药；中医脾升胃降的生理功能，脾升胃降失常的病理表现，中医药调理脾升胃降治疗慢性肾衰的理论与具体方药；心肾相交的生理功能，心肾不交在慢性肾衰中的病理变化及其表现形式，交通心肾治疗慢性肾衰的理论与具体方药的研究。经过理论研究和临床病历观察，筛选、优化、形成了升清降浊方，将其加工成胶囊，命名为升清降浊胶囊，开展了“升清降浊胶囊的制备工艺、质量控制研究”；升清降浊胶囊治疗慢性肾衰的动物实验研究，包括升清降浊胶囊对肾衰模型大鼠的损伤保护作用及对炎性因子的影响、升清降浊胶囊对腺嘌呤所致大鼠肾性贫血肾组织中TNF-α 表达的影响，升清降浊胶囊对 SD 大鼠 BMP-7/Smad-6/TGF-β_1 信号转导通路的影响，升清降浊胶囊对慢性肾衰模型大鼠的保护作用及氧自由基代谢的影响；“肝升肺降理论在慢性肾衰治疗中的应用研究”“交通心肾中药治疗慢性肾衰并发心血管病变的临床研究”“基于心肾相交理论的交通心肾方对慢性肾心综合征的干预研究”“基于脾升胃降理论的调理脾胃方在治疗慢性肾衰中的临床应用研究”“基于肝升肺降理论的肝升肺降方在慢性肾功能衰竭治疗中的临床应用研究”“升清降浊胶囊对慢性肾功能衰竭患者的临床疗效观察”等。这些研究工作均已结束，取得了临床和实验室研究依据，基本形成了拥有一定自主知识产权、特色理论的治疗慢性肾衰的方法及中药制剂——升清降浊胶囊，为进一步进行新药开发奠定了理论、临床和实验室基础。

（二）实验材料、方法与结果（研究方法、内容与结果）

详细材料见附件，基于升降理论的升清降浊胶囊治疗慢性肾功能衰竭的临床与实验研究及系列研究技术报告。

(三)研究中解决的关键技术、难点

基于中医升清降浊理论的升清降浊胶囊治疗慢性肾功能衰竭的临床与实验研究,及其系列相关研究,严格按照国家中医药管理局中医重点研究室建设要求——“遵循中医药自身发展规律,突出中医研究特色”,将中医传统研究方法与现代医学研究方法相结合,进行了慢性肾衰中医升降理论及应用研究,在理论上有所创新和发展,也取得了阶段性成果。我们通过临床研究发现,慢性肾衰发病的一个主要机理就是升降失常。慢性肾衰的水、钠潴留,代谢产物在体内蓄积,是清阳不升、浊阴不能出下窍所致。但慢性肾衰病位广泛,病性是本虚标实,病证以脾肾两虚多见。浊阴不能出下窍的原因是虚,尤其是脾肾两虚而导致的清阳不升,浊阴不能出下窍。因此虚是造成慢性肾衰升降失常的原因;清阳不升,浊阴不能出下窍是因虚而升降失常所造成的必然结果,由此可见虚是关键。但在临床中如何引入中医升降理念,如何处理补虚升清、泻实降浊之间的关系,如何利用脏腑之间的升降生理功能及药物升降浮沉之特性来纠正慢性肾衰脏腑升降失常之病理,以达到进一步提高慢性肾衰治疗水平的目的呢?我们根据中医学升降理念,提出治疗慢性肾衰的大法就是升清降浊,具体方法为顺应脏腑之间的升降生理功能,运用药物升降浮沉之特性来纠正慢性肾衰脏腑升降失常之病理,在中医升降理论指导下,处理好补虚升清、泻实降浊之间的关系,可以达到进一步提高慢性肾衰治疗水平的目的,开展了系统地慢性肾衰中医升降理论及应用研究,我们通过慢性肾衰中医升降理论及应用的临床研究,进行了处方的筛选、优化和临床疗效评价,形成了阶段性研究成果——升清降浊胶囊,进行了升清降浊胶囊的制备工艺、质量控制研究,形成了升清降浊胶囊的制备工艺和质量控制工艺流程。为了探讨升清降浊胶囊治疗慢性肾衰的作用机理及对其安全性做出评价,我们开展了升清降浊胶囊治疗慢性肾功能衰竭的动物实验研究,包括“升清降浊胶囊对肾衰模型大鼠的损伤保护作用及对炎性因子的影响”“升清降浊胶囊对腺嘌呤所致大鼠肾性贫血肾组织中 TNF-α 表达的影响”“升清降浊胶囊对 SD 大鼠 BMP-7/Smad-6/TGF-β_1 信号转导通路的影响”“升清降浊胶囊对慢性肾衰模型大鼠的保护作用及氧自由基代谢的影响”“升清降浊胶囊对慢性肾功能衰竭大鼠保护机制的实验研究”。因此，该项研究，有理论研究、临床病例观察和疗效评价研究，有其制剂的制备工艺、质量控制工艺流程，有动物实验研究。基本上形成了具有一定原创性的特色理论和治疗慢性肾功能衰竭治疗方法和中药制剂，初步形成了可在一定范围内推广的技术规范。我们认为此项研究对造福慢性肾衰患者，推动宁夏乃至全国的中医肾病学术发展即将发挥重要的积极作用。

（四）项目取得的成果及创新性

通过在宁夏回族自治区信息情报所课题查新，得出在以下方面有创新结论：国内有利用脾升胃降理论治疗慢性肾衰的文献报道，有利用心肾相交理论治疗慢性肾衰和心脏病变的文献报道，有研究中医肝升肺降理论的文献报道，但未见有同时利用脾升胃降理论、肝升肺降理论、心肾相交理论研究治疗慢性肾衰的文献报道，也未见系统研究慢性肾衰中医升降理论及应用的报道，也就没有在中医升降理论指导下形成的治疗慢性肾衰的技术规范及有效药物。我们首次全面系统地总结了中医升降理论在慢性肾衰治疗中的应用。首次用以柴胡、枳壳、党参、黄芪、大黄、砂仁、姜黄、蝉蜕等为主要成分的升清降浊方进行了治疗慢性肾衰的临床疗效评价研究，首次进行了升清降浊胶囊治疗腺嘌呤所致大鼠慢性肾衰的实验研究，首次进行了升清降浊胶囊对慢性肾衰模型大鼠氧自由基的影响的研究，首次进行了升清降浊胶囊 SD 大鼠 BMP-7/Smad-6/TGF-β_1 信号转导通路的影响的研究。

（五）达到的主要技术、经济指标

完成了系列升清降浊治疗慢性肾功能衰竭升降失常的理论、临床与实验研究，包括慢性肾衰中医升降理论及应用研究；调理升降中药治疗慢性肾衰的临床疗效评价研究；升清降浊胶囊的制备工艺、质量控制技术规范；升清降浊胶囊治疗腺嘌呤所致大鼠慢性肾衰的实验研究；升清降浊胶囊治疗慢性肾衰的临床病例观察；基于心肾相交理论的交通心肾方对慢性肾心综合征的干预技术规范；基于脾升胃降理论的调理脾胃方在治疗慢性肾衰中的临床应用技术规范；基于肝升肺降理论的肝升肺降方在慢性肾功能衰竭治疗中的临床应用技术规范。使宁夏中医医院中西医结合、以中医为主的治疗方法，治疗慢性肾功能衰竭水平得到极大提高，不但区内领先，而且走在全国前列。使宁夏回族自治区中医医院慢性肾衰门诊病人数、住院病人数、血液透析病人数均逐年增加，根据 2016 年统计，2016 年门诊、病房和血液透析室完成业务收入 2 000 余万元。升清降浊胶囊在宁夏回族自治区中医医院、平罗县中医医院的使用量逐年上升，为宁夏慢性肾衰患者提供了有较好疗效的中药院内制剂。

（六）研究成果推广应用前景与措施

通过系列的升清降浊治疗慢性肾衰升降失常的理论、临床与实验研究，奠定了理论、临床与实验室研究基础，基本上形成了拥有一定原创性自主知识产权，系统的中医药治疗慢性肾衰的特色理论，可供推广的中医升降理论治疗慢性肾衰的技术规范和降低慢性肾衰终末期心脑血管事件的干预措施。形成拥有自主知识产权，治疗慢性肾衰有较好疗效的中药院内制剂——升清降浊胶囊。对宁夏乃至全国没有能力进行血液透析或腹膜透析、肾移植治疗和不愿接受透析治疗的慢性肾衰终末期患者，具有极大的社会意义和经济价值。慢性肾衰中医升降理论及应用研究，对推动宁夏乃至全国中医肾病学术发展即将发挥重要的积极作用。已在宁夏科学技术厅进行了科技成果鉴定，准备申报中华人民共和国专利，申报宁夏回族自治区和国家中医药管理局科学技术进步奖。待这些工作完成后，进一步进行多中心临床病例观察，并与制药企业联合进行新药开发研究。

（七）取得的经济效益、社会效益与生态效益

由于系统地开展了升清降浊治疗慢性肾功能衰竭升降失常的理论、临床与实验研究，形成了具有一定知识产权和特色理论的治疗方法和中药制

剂,使宁夏回族自治区中医医院中西医结合,以中医为主的治疗方法,治疗慢性肾功能衰竭水平得到极大提高,不但区内领先,而且走在全国前列。使宁夏回族自治区中医医院慢性肾衰门诊病人数、住院病人数、血液透析病人数均逐年增加,根据前十个月工作量和业务收入统计,今年肾病科门诊、病房和血液透析室有望完成业务收入两千余万元。

(八)存在的主要问题、改进意见及进一步深入研究的设想。

升清降浊胶囊的制备工艺、质量控制工艺研究限于宁夏回族自治区中医医院条件和技术娴熟程度,在动物实验时发现药物不好溶解;升清降浊胶囊治疗慢性肾功能衰竭的临床病例观察及疗效评价研究仅仅限于宁夏回族自治区中医医院一家医院,并且样本量有限,缺乏多中心大样本的临床研究。"基于心肾相交理论的交通心肾方对慢性肾心综合征的干预研究""基于脾升胃降理论的调理脾胃方在治疗慢性肾衰中的临床应用研究""基于肝升肺降理论的肝升肺降方在慢性肾功能衰竭治疗中的临床应用研究"形成的技术规范,也有待于进一步进行大样本的临床病例观察。

下一步准备与制药企业联合,进一步深化升清降浊胶囊的制备工艺、质量控制工艺流程研究,提高升清降浊胶囊药品的制剂工艺、临床疗效和药品的稳定性。进一步开展升清降浊胶囊的大样本多中心临床病例观察及其临床疗效评价研究。申报专利并进行新药开发研究。

进一步开展"调理脾胃方在治疗慢性肾衰中的临床应用研究""肝升肺降方在慢性肾功能衰竭治疗中的临床应用研究""交通心肾方对慢性肾心综合征的干预研究",形成可供推广应用的技术规范向全国推广应用。

慢性肾衰中医升降理论及应用研究

【摘要】

目的:以慢性肾衰为研究对象,以研究中医升降理论及应用为抓手,从中医升降理论的哲学思想和历史沿革、脏腑气机升降的生理病理、药物的升降浮沉以及升降理论在慢性肾衰中的运用等方面进行研究,为探讨慢性肾衰的治疗提供新的思路和方法。

方法:搜集查阅历代医籍、文献对其进行整理,提炼出每一时期对中医升降理论及临床具有重要代表意义的医家和著作进行评述,分析现代医家对中医升降理论的运用,结合多年来治疗慢性肾衰的经验,根据自己三年来对升降理论的深入探讨及其在治疗慢性肾衰中的临床实践应用,采用文献整理方法,探讨中医升降理论在治疗慢性肾衰中的应用。

结果:根据历代文献医籍的记载,整理历代著名医家对中医升降学说的不同认识和贡献,对中医升降理论的认识做了系统的分析,理清了中医升降理论的产生、发展、形成过程,分析了脏腑升降的生理、病理,以及药物的升降浮沉,总结升降理论在治疗慢性肾衰中的应用研究。

结论:本研究是在总结历代医家对升降理论经验的基础上,汇集了大量现代医家的临床治疗心得,针对对慢性肾衰发病机理的认识,应用中药的升降浮沉性能,对慢性肾衰患者脏腑气机升降失常进行调理,归纳出中医升降理论在治疗慢性肾衰中的应用,从而为慢性肾衰提供了有效的治则与方药。

【关键词】 中医升降理论;慢性肾衰;应用研究

1 前言

慢性肾脏病已经成为影响人类健康的流行病，依据目前国际肾脏病流行病学调查显示，我国慢性肾脏病的总患病率为9.3%，其中1%可能会发展为尿毒症。从2001年到2006年，我国无论是血透、腹透，还是肾移植的患者数量都增加了11%左右。目前全国患有肾衰竭患者约6万人，每人每年大概需要的花费是10万元，所以每年用在肾衰竭透析方面的花费就超过60亿元[1]。慢性肾衰竭(chronic renal failure，CRF)是指发生在各种慢性肾脏疾病后期的一种临床综合征，以肾功能减退，代谢产物和毒物的潴留，水、电解质、酸碱平衡紊乱以及某些内分泌功能异常为主要表现[2]。目前西医对慢性肾衰非透析治疗多以对症治疗为主，由于服药时间长，毒副作用较大，患者往往难以接受。所以探讨提高慢性肾衰疗效的中医治疗方法显得尤为必要。

中医升降理论是中医学理论体系的重要组成部分，是中医认识人体生理病理并指导临床实践的重要思想。本文从中医升降理论的哲学思想、历史沿革、脏腑气机升降出入的生理功能、病理表现、中药的升降浮沉以及中医升降理论在治疗慢性肾衰中的应用等几方面进行探讨，为慢性肾衰的治疗提供新的治疗思路。

2 资料与方法

2.1 资料来源

(1)查找相关古代文献资料，通过对历代著名医家著作的阅读探讨，梳理中医升降学说的理论基础和学术渊源。

(2)利用文献检索在超星阅读器、中国知网查阅有关书籍和期刊文献。

2.2 方法

(1)从宁夏医科大学的图书馆、超星阅读器中查阅各代中医典籍，整理出每个时期具有相对代表性的医家关于升降学说的理论及临床运用。

(2)在中国知网查找关于中医升降理论的期刊文献,主要以升降出入、气机升降、升降浮沉为检索词。

(3)整理所查阅到的资料,根据我们多年来治疗慢性肾衰的经验,结合我们对本课题的理论研究和临床实践,提出了中医升降理论治疗慢性肾衰的思路与方法。

3 升降理论的哲学思想与历史沿革

3.1 升降理论的哲学思想

博大精深的祖国传统医学,被赋予了浓厚的哲学色彩,在其发展的过程中受到道家、易家等诸多学派的影响,结合自身学科特点,形成了指导中医学发展的哲学思维基础,其中包涵阴阳学说、精气学说、五行学说等哲学思想,在行外人或者是诸多行内的人看来,也许会觉得这些哲学思维很抽象,好像离我们的医学生活很远,其实诸多哲学思维是我们中医学理论的思想基础,下面即以阴阳学说、精气学说、五行学说为切入点来探讨中医升降理论的哲学思想基础。

3.1.1 阴阳学说构建了升降理论的基础

古代哲学思想为中医升降理论奠定了基础,老聃是道家的主要代表人物,阴阳学说是道家传统的哲学思想之一,老子在《道德经》中说:“道生一,一生二,二生三,三生万物,万物负阴而抱阳,冲气以为合。”充分体现了道家的一元论思想,概括起来就是说,自然界中任何事物都存在着阴阳对立、运动发展变化的规律,万物由此而得到统一,统一了的万事万物又可分为对立的两个方面,对立的双方相互作用又能产生新的事物,新的事物再产生出千变万化的更多的新事物;故天地万物都包含着阴阳对立的矛盾,阴阳二气相互作用,互相冲荡,又使事物得到新的统一。我国古代哲学家们通过观天、俯地、察人情的方法,创造了以“易”为中心的思想文化,他们认为一切事物的运动变化就是阴阳相互对立作用的结果,阴阳又是相互联系,相互依存的。

《易经·系辞上》曰:"一阴一阳之谓道。"这高度概括了事物的变化就是对立双方转化的过程,天地万物发生、发展、变化的规律都是阴阳对立统一作用的结果,事物的变化就是对立面相互转化的过程,最终得到新的统一;阴阳只能区分但不能分离。《内经》继承了易老道家学派的这些哲学思想,而且还相当出色地运用这些思想,极其丰富地发展了这些哲学思想。《内经》给予了中国古代哲学思想充分发挥的大舞台。《素问·阴阳应象大论》曰:"阴阳者,天地之道也,万物之纲纪,变化之父母,生杀之本始,神明之府也。"说明了阴阳对立统一的运动是天地万物运动的客观规律, 是自然界一切事物产生发展变化的根本动力。

《内经》认识到天地阴阳之气的升降运动能化生自然界的一切事物。《素问·六微旨大论》曰:"气之升降,天地之更用也。升已而降,降着谓天;降已而升,升者谓地。天气下降,气流于地,地气上升,气腾于天。故高下相召,升降相因,而变作矣。"说明天地之气有上下交错,互为因果的关系,阴阳二气的升降交互运动是天地万物产生的根本原因, 也是天地之气互相更替作用的具体表现,随着天地之气的相互变化,万物才有与之相应的生死存亡。气象万千的世界都是阴阳运动,升降出入的结果。《素问·阴阳应象大论》说:"积阳为天,积阴为地。阴静阳燥,阳生阴长,阳杀阴藏。阳化气,阴成形。"进一步说明了阴阳之间的相互依存, 相互转化是事物化生的动力, 一旦阳产生了,阴也就形成了,阴阳的离绝是事物消亡的根源,一旦阳消亡了,阴也就不复存在了。

3.1.2 精气神学说思想是中医升降理论的精髓

以宋鈃、尹文为代表的精气学派,也是春秋战国时期众多道家哲学流派之一。精气学说认为:精气是构成天地万物的根本要素,万事万物都是精气流动的结果[3]。他们在《管子·内业》中说:"凡物之精,比则为生。下生五谷,上为列星,流于天地之间,谓之鬼神;藏于胸中,谓之圣人,是故名气。"事物的精气结合起来,就能产生新的事物,太空的星球,地球的生物,都是由物体的精气所构成,充分说明了精气是一种物质。《管子·内业》又说:"精者,气之精者也。气,道乃生,生乃思,思乃知,知乃止矣。"宋尹学说把"精"这种物质认为是各种物质中最精华的部分,精气同出一源,相互资生,相互依存;他们认为阴阳二气相交产生了生命,有了生命才可以有思想,有了思想才能去求知,有了知识才能去满足生活而心中安定。《黄帝内经》已经不限于宋尹学说对精所下的定义,而把精气看作是人体生命的根本,正如《灵枢·经脉篇》所说"人始生,先成精,精成而脑髓生,骨为干,脉为营,筋为刚,肉为墙,皮肤坚而毛发长,谷入于胃,脉道已通,血气乃行。"充分说明了人的生命是先天赋予其精气,五谷充养其形体,二者结合尚成为人。《素问·金匮真言论》进一步说"夫精者,生之本也。"《内经》不但接受道家精气学说关于气的物质性和运动性的观点,还提出气是维持生命活动、发挥各种生理功能的物质基础,并用气机的升降出入来阐释生命的过程和现象,在当时认识能力和科学技术的水平上,对生命活动之机理作出了较为合理的解释。《内经》说:"出入废则神机化灭,升降息则气立孤危。故非出入,则无以生长壮老已;非升降,则无以生长化收藏。是以升降出入,无器不有。故器者生化之宇,器散则分之,生化息矣。故无不出入,无不升降。"体现了《内经》"升降出入"是一切生命活动的生命运动观。

3.1.3 五行学说是升降理论的物质形态

五行,中国古代称之为五材。五材原是指我国古代劳动人民在长期生产实践和生活中不可缺少的五种物质。五是指木火土金水五种最基本的物质,行是指这些基本物质的运动变化,五行学说被用来解释世界上的所有物质都是由木火土金水这五种基本物质运动变化而生成的。《左传·襄公二十七年》曰:"天生五材,民并用之,废一不可。"而且进一步认识到木、火、土、金、水这五种物质对于人类生存具有重要作用,且缺一不可。《尚书》说:"水火者,百姓之所饮食也;金木者,百姓之所兴作也;土者,万物之所资生,是为人用。"五材学说的出现,说明了古人试图从五种物质元素的结构关系上来把握一切有形事物的整体联系，这是五行学说很大的发展[4]。《国语·郑语》说："故先王以土与金木水火杂，以成百物。"我们的祖先，在长期的生活和生产实践中，观测体验到了五行各自的特性，据《洪范·九畴》记载："五行：一曰水，二曰火，三曰木，四曰金，五曰土；水曰润下，火曰炎上，木曰曲直，金曰从革，土爰稼穑；润下作咸，炎上作苦，曲直作酸，从革作辛，稼穑作甘。"由此可以看出，五行的含意不单指五种物质的范围，而是上升为事物属性的抽象概念。同样木、火、土、金、水五行的属性，已经不单纯属于木、火、土、金、水五种物质本身所具有，并以此推演出了五味，按照五行各自的特性，引申演绎，将具有寒凉、滋润、向下、闭藏性质的事物均归属于水；具有温热、光明、升腾性质的均归属于火；具有生长、升发、条达舒畅性质的事物均属于木；具有清洁、肃杀、敛降性质的事物均属于金；具有生化、承载、受纳性质的事物均归属于土；认为其他复杂事物的内部也可按此特点分成五个方面。这说明，五行的意义已发生了质的变化，已不再仅仅指木火土金水五种物质本身的运动，而成了能够代表五大类物质属性的抽象的哲学概念。其中"行"是五行学说的核心，在于它阐述了物质的运动，研究了物质的运动变化及物质之间的相互关系。五行是气的五种运动形式，气的运动从整体而言不外乎升降出入，升者为火，降者为水，出者为木，入者为金[5]。五行学说将自然界物质的性质分析综合，归纳成五类具有代表性的物质，这五类物质在运动中互相依存，互相作用，且在一定条件下相互转化。一方面五行在运动中以次相生，另一方面又在相生中相互克制，相互约束，任何一行都不会无止境地生长，都要受到与之相关的其他行的制约，如果失去这种正常的克制和约束，事物就走向极端，平衡就被打破，在自然界就是生态环境遭到破坏，在人体就是生理平衡被破坏，而出现病理反应。《素问·六微之大论》曰："亢则害，承乃制，制则生化。"说明了五行之间存在着严密的制约关系，这种承制关系体现在五脏即是：心属火，火性炎上，主升；肾属水，水性润下，主降；肝属木，木主生发，偏升；肺属金，金曰从革，偏降；脾胃居中，为升降之枢。进而推知，升不可以无限的升，降亦不可以无限的降。《素问·六微旨大论》曰："相火之下，水气承之；水位之下，土气承之；土位之下，风气承之；风位之下，金气承之；金位之下，火气承之；君火之下，阴精承之。"其各行受到另一行的承制而不至于过亢。

3.2 升降理论的历史沿革

升降理论是中医学理论体系的重要组成部分，它起源于《黄帝内经》，在临证运用于《伤寒杂病论》，逐渐成熟于金元时期，进一步丰富于明清两代，广泛发扬于现代医家，已经形成了比较系统的理论，一直有效地指导着临床[6]。

3.2.1 《黄帝内经》是升降学说的理论基础

升降学说在《内经》中并未被明确提出，但它的思想已散见于各个篇章，升降理论首先被用来阐明天地阴阳之气的运动，认为天地与人都是由气化生，是阴阳之气升降相因，互相作用的结果。《素问·阴阳应象大论》说"清阳为天，浊阴为地。地气上为云，天气下为雨，雨出地气，云出天气。"阳气清轻主升，阴气重浊主降，地气蒸腾上为云，天气凝聚下为雨，说明阴阳相互交错，云雨互相变化而化生万物。在人体则升降出入维持正常的新陈代谢，正如《素问·六微之大论》曰"出入废则神机化灭，升降息则气立孤危。故非出入，则无以生长壮老已；非升降，则无以生长化收藏。是以升降出入，无器不有。故器者生化之宇，气散则分之，生化息矣。故无不出入，无不升降。"说明了升降出入在人体生命活动中的重要性，《内经》认为一切生命活动均包含在升降出入之中。事实也是如此，一旦生命体跟外界环境的协调平衡与物质交换被打破，生命就归于死亡。一切生物体要生存就离不开升降出入运动，升降出入的矛盾运动普遍存在于一切生命体中。升降运动是脏腑的特性，是物质运动的规律，如《素问·经脉别论》云："饮入于胃，游溢精气，上输于脾。脾气散精，上归于肺，通调水道，下输膀胱，水精四布，五经并行。"《素问·刺禁论》曰："肝生于左，肺藏于右，心部于表，肾治于里，脾为之使，胃为之市。"

均论述了脏腑升降出入的生理功能。

3.2.2 东汉张仲景将升降理论具体运用于临床

张仲景继承了《内经》气机升降出入理论，并将其运用于疾病的辨证、传变规律以及确立治则、组方用药等各个方面。如《伤寒论》53 条："病常自汗出者，此为荣气和，荣气和者，外不谐，以卫气不共荣气谐和故尔。以荣行脉中，卫行脉外，复发其汗，荣卫和则愈，宜桂枝汤。"营卫二气是维持生命活动的两大物质基础，二者并行运动，相互依存，随着气的升降运动，自由出入；营卫失调的原因主要由于气机升降出入异常所致，若因为某种原因破坏了营卫的升降出入的协调，即出现营卫失调。故治疗以用小汗法的桂枝汤解肌发汗，使遍身折折汗出，以达气机通调，卫出营入，营卫和调之目的。

《伤寒论》71 条，"太阳病，发汗后，若脉浮，小便不利，微热消渴者，五苓散主之。"此为太阳之邪随经入腑，膀胱气化不行，水道失调，邪与水互结，而成蓄水。此为膀胱气化不利，实属膀胱的升降失调[7]。因膀胱之气化功能，配合脾胃上承津液，辅佐肺气宣发肃降，助肾阳蒸腾开合排浊阴。现膀胱气机升降失调，故上不承津而致消渴，下不气化行水而致小便不利，张仲景以五苓散化气行水，发汗解表。方中桂枝通阳化气解表，猪苓、茯苓、泽泻渗湿导水下行。全方共治，恢复膀胱气化功能，升降有序，则消渴之症消除，小便通利。

《伤寒论》65 条，"太阳病，若发汗损伤心阳，心火衰则不能制水于下，水气发动，气从少腹上冲心胸至咽喉，发为奔豚。"成无己解释说："汗者心之液，发汗后脐下动悸者，心气虚而肾气发动也。肾之积曰奔豚，发则从少腹上至心下，为肾气逆，欲上凌心，今脐下悸为肾气发动，故云欲作奔豚，与茯苓桂枝甘草大枣汤以降肾气。"此为心肾升降失调，用茯苓利水宁心，引水下行；桂枝助心阳，而降冲逆；全方温通心阳，化气行水。

《伤寒论》131 条，"病发于阳，而反下之，热入因作结胸；病发于阴，而反下之，因作痞也。所以成结胸者，以下之太早故也。结胸者，项亦强，如柔痉状，下之则和，宜大陷胸丸”。本证为病不当下而医下之，一则邪热内陷，与痰水有形之物相搏，结于胸膈，因成结胸之证。二则损伤脾胃之气，使升降失常，气机滞塞，因作心下痞。治疗用大陷胸丸逐水破结，峻药缓攻。方中大黄、泄热破结以荡实邪；甘遂峻逐水饮，破其结滞；葶苈、杏仁泻肺导滞，以驱在上之水结。

303条少阴病黄连阿胶汤证："心中烦，不得卧"是少阴病，邪从热化，灼伤肾阴，肾水亏于下，心火亢于上，水火不相济，心肾不得相交。心肾相交靠气机升降才能完成，因心气之降，是由于肾气之升；肾气之升，又因心气之降。故用黄连、黄芩清心火，除烦热，使心火得降，阿胶、芍药、鸡子黄滋肾阴，养营血，安心神，使心肾交合，水升火降，"心中烦，不得卧"自愈矣。

359条寒热相格的干姜黄芩黄连人参汤证"伤寒本自寒下，医复吐下之，寒格，更逆吐下，若食入口即吐，干姜黄芩黄连人参汤主之。"此为厥阴病寒热相格之证，阴阳升降失常，寒热格拒。袁家玑教授认为上热则胃气不降，故呕吐或食入即吐，下寒则脾气不升，故下利[8]。故用芩连苦寒以清上热，热除胃气降，则吐自止；干姜辛温以祛下寒，寒去脾气升，则利自除；人参补益中气，中气健则清热祛寒之药各得其所。

3.2.3 宋金元充实了升降理论

宋元时期，学派林立，金元医家纷纷突破了传统理论和经典医著的束缚，对升降理论的阐述仁者见仁，智者见智，特别是金元四大家，对升降理论独树一帜，从各个角度推动了升降理论的发展。

刘河间继承了《内经》玄府学说，拓展了玄府的含意，认为玄府是气机升降出入的通道，《素问·玄机原病式》说："然皮肤之汗孔者，谓泄气液之孔窍也；一名气门，谓泄气之门也；一名腠理者，谓气液出行之腠道纹理也；一名神门者，谓幽冥之门也；一名玄府者，谓玄微府也。然玄府者，无物不有，人之脏腑、皮毛、肌肉、筋膜、骨髓、爪牙，至于世之万物，尽皆有之，乃气出入之道路门户也。"由于玄府的扩展，使得物质交换，升降出入显得十分明确；刘河间亦非常重视水火升降,《素问·病机气宜保命集·原道》曰:“盖天一而地二,北变而南交,人精神之运以行矣。拟之于象,则水火也;画之于卦,则坎离也。两者相须,弥漫六合,况于人乎?”说明天人合一,坎离相交,水火升降,则人体阴平阳秘。

张从正升降观的基本思想来源于老师刘河间,亦有其独特的理论,他主张升肾水,降心火,但他主张泄实祛邪,泄去心火而使肾水上升[9],张从正《儒门事亲·汗下吐三法该尽治病诠》曰:“夫病之一物,非人身素有之也,或自外而入,或由内而生,皆邪气也。邪气加诸身,速攻之可也,速去之可也。”故张氏惯用汗吐下三法泄实祛邪,以调理气机升降出入,恢复脏腑功能。

张元素对升降的贡献,突出的表现在用升降研究药物,他在《内经》的基础上,结合自己临床经验,根据药物的气味厚薄阴阳特性,及其纠正人体气机升降出入紊乱之功能,创“气味厚薄寒热阴阳升降图”,阐明了药物的升降浮沉。他在《医学启源》中曰:“升降者,天地之气交也,茯苓淡,为天之阴,阳也,阳当上行,何为利水而泄下?经云:气之薄者乃阳中之阴,所以茯苓利水而泄下,然而泄下亦不离乎阳之体,故入手太阳也。麻黄苦为地之阴,阴也,阴当下行,何谓发汗而升上?经曰:味之薄者,阴中之阳,所以麻黄发汗而升上,亦不离乎阴之体,故入手太阴也。附子热、气厚者,乃阳中之阳,故经云发热。大黄苦、味之浓者,乃阴中之阴,故经云泄下;竹,淡为阳中之阴,所以利小便;茶,苦为阴中之阳,所以清头目。”他认为药物的升降浮沉性能主要受药物的气味支配和制约,并将中医升降理论灵活运用于药物的性质以及作用趋向。

李东垣重视升降理论及其运用,明确提出“若不达升降浮沉之理,而一概施治,其愈者幸也”。李氏论升降,继承老师张元素重视脾胃的学术思想。《脾胃论·脾胃虚则九窍不通论》曰:“胃者,行清气而上,即地之阳气也,积阳成天,曰清阳出上窍,曰清阳实四肢,曰清阳发腠理者也。脾胃既为阴火所乘,谷气闭塞而下流,即清阳不升,九窍为之不利。胃之一腑病,则十二经元气皆不足。”若脾胃升降失调，则五脏六腑、四肢九窍都会发生病变。还强调了脾胃为升降之枢纽，《脾胃论·天地阴阳生杀之理在升降浮沉之间论》曰：“盖胃为水谷之海，饮食入胃，而精气先输脾归肺，上行春夏之令，以滋养周身乃清气为天者也；升已而下输膀胱，行秋冬之令，为传化糟粕，转味而出，乃浊阴为地者也。”可见脾胃健运，升则上输心肺，降则下归肝肾，维持人体正常的升降运动。李氏还强调治病必四时升降浮沉之理，在治疗方面，注重甘温补益、升阳益气。

朱丹溪承各家之长，他论升降，提出阴升阳降之中“阳常有余，阴常不足”，《格致余论·阳有余阴不足论》曰：“人受天地之气以生，天之阳气为气，地之阴气为血，故气常有余，血常不足，何止言之？天地为万物父母。天大也为阳，而运于地之外，地居天之中为阴，天之大气举之。”故治病多采用滋阴降火，使阴阳平衡，升降有序[10]。他在《格致余论·房中补益论》说：“故人之疾病亦生于动，其动之极也，病而死矣。人之有生，心为火居上，肾为水居下，水能升而火能降，一升一降，无有穷已，故生意存焉。水之体静，火之体动，动易而静难。”故治疗上提出滋养肾水，以降心火。在《局方发挥》曰：“夫周流于人之一身以为生者，气也，阳往则阴来，阴往则阳来，一升一降，无有穷已。气为阳，宜降；血为阴，宜升，一升一降，无有偏性，是为平人。”说明气机升降平衡才是正常人。《格致余论·夏月浮阴在内论》曰：“天地以一元之气，化生万物，根与中者曰神机，根于外者曰气血，万物同此一气。人灵于物，形同天地参而为三者，以其得气之正而通也。故气升亦升，气浮亦浮，气降亦降，气沉亦沉。人与天地同一橐。”说明了人与天地相参，随着自然界气机升降浮沉变化而变化。此外，朱丹溪还倡导用升降法治疗六郁为病，创立了越鞠丸，其药物升中有降，降中有升，使气血通畅，诸郁俱散[11]。

3.2.4 明清时期升降理论得到了进一步的发展

明清时期科学文化有很大进步，是中医学理论的综合汇通和进一步发展阶段，得益于宋金元时期的良好基础，中医药学空前繁荣，总而言之，这一时期的医学发展，是在宋金元的百家争鸣上，形成的更系统而完整的理论体系；中医升降理论在各个方面也得到了发展。

明代伟大的医药学家李时珍在中医学理论及药物学方面均具有巨大贡献。李时珍系统地归纳了药性理论，明确指出药物的升降浮沉与其性味和质地有关。概言之，味辛甘，性温热类药物，大多能升浮，味酸苦咸，性寒凉类药物，大多是沉降，李氏将此绝妙概括为“酸咸无升，甘辛无降，寒无浮，热无沉，其性然也”；对于升降浮沉理论，李氏亦在继承前人基础上，结合自己的实践，提出了一个重要规律：药物本身具有升降浮沉之性，但可以根据临床需要通过配伍应用来加以控制和改变。李时珍吸取总结了历代医家的精华，并在此基础上标新立异。李时珍赞服李东垣脾胃学说，在阐明此学术思想时，对其脾胃学说不但强调了脾胃位居中州，为健运之枢，喜燥恶湿之性，而且还强调了脾“土爰暖而喜芳香”之性，故以芳香之气，升助脾胃，使升发之气上达，通养九窍；由于脾胃腐熟水谷之功能，赖肾阳的温煦，故曰土喜暖。若“肾气虚弱，则阳气衰劣，不能熏蒸脾胃，脾胃虚寒，令人胸膈痞塞，不进饮食，迟于运化，或腹胁虚胀，或呕吐痰涎，或肠鸣泄泻。譬如鼎釜之中食物，无大力，虽终日不熟，何能消化？”说明若脾胃虚寒，升降失职，则变证从生；基于上述思想，李时珍认为脾胃之治，关键在于使脾气健运升发，以药物的升降浮沉，来调理脏腑气机，重建脏腑平衡，故在用药上，提倡配芳香温暖之品，升清降浊，芳香暖土，以升发中气。由此可见，李时珍的脾胃升降学说源于李东垣又有所发挥和完善[12]。

汪昂继承李时珍之理论，在进一步概括药物性味与升降关系的基础上，以药物的形质分析升降趋向，补充了性味学说的不足，丰富了升降浮沉理论，为临床运用提供了依据。在《本草备要·药性总义》中曰：“凡药轻者浮而升，重实者沉而降。气薄者降而收，味薄者升而生；气厚者浮而长，味厚者沉而藏，味平者化而成；气厚味薄者浮而升，味厚气薄者沉而降；气味俱厚者能浮能沉，气味俱薄者可升可降。酸咸无升，辛甘无降，寒无浮，热无沉，此升降浮沉之义也”。此外，还用取类比象法，根据药物之形质，赋升降浮沉以内涵[13]，他认为“药之为枝者达四肢，为皮者达皮肤，为心为肝者内行脏腑；质之轻者上入心肺，重者下入肝肾，中空者发表，内实者攻里；枯燥者入气分，润泽者入血分。此上下内外各以其类相从也”。使药物的升降浮沉理论进一步指导临床实践。

黄元御在《四圣心源》中曰：“脾升则肝肾亦升，故水木不郁；胃降则心肺亦降，故金水不滞。”阐明了脾胃斡旋中轴的重要作用，以及五脏升降相因，气机通畅。吴东旸《医学求是》曰：“脾以阴土而升于阳，胃以阳土而降于阴，土于中而火上水下，左木右金，左主乎升，右主乎降，五行之升降，以气又以质也，而升降之权，又在中气升则赖脾气之左旋，降则赖胃气之右转也，故中气旺则脾升而胃降，四象程以轮旋，中气败则脾郁而胃逆，四象失其运行矣。”亦说明脾升胃降，升降相因，脾升则肝肾亦升，水木不郁，胃降则心肺亦降，金火不滞；脾胃为气机升降出入之枢纽，在人体形成了以五脏为主体的天人合一的动态平衡。

周之干在其《慎斋遗书》中说：“心肾相交，全凭升降。而心气之降，由于肾气之升，肾气之升，又因心气之降。”说明了只有心火下温肾水，肾水上济心火才能达到心肾相交，水火既济。

著名医家张景岳总结其治病奏效的原因，他在《景岳全书》中曰“余之立方处治，宜抑者则直从乎降，宜举者则直从乎升，所以见效速而绝无耽延之患，亦不过见之真而取之捷耳。”说明其治病亦重视气机升降理论。

周学海总结前人的升降学术思想，并结合自己的临床实践，提出了升降出入辨证理论体系，《读医随笔·升降出入论》曰：“升降出入者，天地之体用，万物之橐籥，百病之纲领，生死之枢机也。”对气机升降出入的重要性给予高度的概括。继而从天地之气、人身之气、脉象、病机、治法等各个方面一一逐条分析。

3.2.5 普及与近现代

中医升降学说，经历代医家不断充实和发扬，已成为中医基本理论的重要内容。近代名医张锡纯及历代诸家，汇通中西医，深究博览，采撷精华，张氏重视气机升降，他认为："人之中气，左右回旋，脾主升清，胃主降浊，在下之气不可一刻不升，在上之气不可一刻不降，一刻不升则清气下陷，一刻不降则浊气上泛。"精辟地阐明了气机升降在人体中是维持阴阳平衡与正常生理功能的重要因素之一。张氏还结合《内经》理论提出大气下陷说，《医学衷中参西录》说："胸中之气独名为大气者，诚以其能撑持全身，为诸气之纲领，保举肺外，司呼吸之枢纽，故郑而重之曰大气。"指出："大气者，充满胸中，以司肺呼吸之气也。人之一身，自飞门以至魄门，一气主之"并自拟升陷汤，以治大气下陷，方中以黄芪为君药，既善补气，又善升气，其性稍温，故佐以凉润之知母，柴胡能引下陷之大气自左上升；升麻能引下陷之大气自右上升；桔梗为诸药舟揖，能载诸药之力上达胸中[14]。寇华胜系统整理了中医升降学说，其著有《中医升降学》，他提出升降运动是生命活动的基本形式，脏腑是人体升降运动的核心。现代临床各科运用气机升降理论分析解释病因病机、症状表现、预后转归以及治疗疾病，应用日益广泛，显示了升降理论的实用价值[15]，目前广泛应用于指导临床用药和理论研究。

4 脏腑的升降出入

新陈代谢是生命活动的基本形式，升降出入则是机体新陈代谢的必然过程，这个过程是通过脏腑功能活动来实现的，脏腑功能是气化的结果，气化的具体表现形式为升降出入[16]。

4.1 脏腑升降出入的生理功能

人的生命活动是气的升降出入变化所致，而这种气的运动又是通过脏腑之气的运动而体现出来的[17]。脏腑的升降出入，就是对脏腑之气运动形式的概括。

4.1.1 脏腑的升降出入

气的运动称之为气化，就是通过气的运动而推进机体产生各种运动、变化。人体由这种运动而产生各种生理变化，包括精、气、血、津、液等精微物质的生成、转输以及相互转化过程。气化作用使机体和自然环境之间起到了物质能量的转化过程。《素问·经脉别论》说："食气入胃，散精于肝，淫气于筋。食气入胃，浊气归心，淫精于脉。脉气流经，经气归于肺，肺朝百脉，输精于皮毛。毛脉合精，行气于府。府精神明，留于四藏，气归于权衡。权衡于平，气口成寸，以决生死。"充分反映了人体精微物质的合成，必须通过脾胃之气的运化、肝气的疏泄、心气的推动、肺气的肃降、肾气的纳藏以及经脉之气的流畅而完成。《素问·经脉别论》还说："饮入于胃，游溢精气，上输于脾，脾气散精，上归于肺，通调水道，下输膀胱，水精四布，五经并行，合于四时五脏阴阳，揆度以为常也。"说明人体津液的生成代谢过程全赖于脏腑之气的协调配合来完成，而升降运动是脏腑的功能，是物质运动的规律。

脏腑的升降出入运动是同时进行的，正如清·周学海《读医随笔》说："无升降则无以为出入，无出入则无以为升降，升降出入，互为其枢者也。"升降出入之间既相互资助，又相反相成，有升与入方能降与出。升降出入既体现在局部，又体现在整体；可以体现于某一脏、某一腑，也可以体现于脏腑之间[18]。

古代医家从不同的角度阐述了脏腑气机升降出入的基本形式，具体概况为：脾、肝、肾、三焦、大肠、小肠之气主升，肺、心、胆、胃、膀胱之气主降。但具体到每个脏腑的运动形式，并非单纯的升与降，而应包涵升降出入四个方面，即任何一个脏腑均有升降，均有出入。

心的升降出入：心的升降出入主要体现于心主血脉，心血上荣头面以供养神明，在心气的推动下血液循行上下内外，到达周身，以营养内脏和四肢，故心的升降出入皆寓于气血运行之中。血赖于气行，血至者气无所不至。而心开窍于舌，其华在面就是说明了心气血之升的功能；心布于表，汗为心之液,则是心气血之外出的表现;而心居上焦,属火脏,主降,此为心火下降于肾,使肾水不寒,是心之下降的体现[19]。

肺的升降出入:肺居于诸脏最高位,有华盖之称。故大都认为居上者宜降,从整体的气机运行来看,肺以降为主,同时肺亦主升、主入、主出。肺吸入清气,呼出浊气,吐故纳新,是出入运动的具体体现;肺通过宣发卫气达皮毛以控制腠理开阖和汗液排泄,并宣发布散精微于全身,排出体内浊气;通过肃降功能将水液下输膀胱,且肺气下降使清气纳于肾;肺主气司呼吸,调节全身的血液运行;肺朝百脉,肺助心行血,将富含清气的血液通过血脉而输布到全身;故肺的升降出入体现于气与血的运行之中。

肝的升降出入:肝生于左,五行属木,与春气相应,其生理特点为主升、主动,升中有降,出中有入。肝主疏泄,调畅气机,在气机的调节过程起着重要作用,正如《读医随笔》中所说:“肝者,贯阴阳,统气血,居贞元之间,握升降之枢者也。”机体通过肝气的升发推动作用,促进脾的升清、运化,使水谷精微物质上归于心肺;使胃气和降,推动初步消化后的食物下达小肠;此外,肝的疏泄还能促进胆汁的化生和排泄胆汁,为肝之出;肝藏血,体阴而用阳,血归于肝,滋养肝阴,则肝阳不亢,输送于肾,化为肾精,此为肝之入。

脾的升降出入:脾为后天之本,主运化、升清,但脾升中有降,亦有出入。脾的升降出入贯穿于水谷精微及水液的运化之中,通过脾的转运将水谷精微上输于心肺,布散于头面、四肢;另外,脾统血,使血液能行其道防止逸出脉外,此为脾之入;脾居中焦,主灌四肢,外合肌肉,则为脾气之出的体现;脾主升清使清阳上升,同时维持脏器正常的位置。

肾的升降出入:肾位下焦,主藏精,为后天之本,内育真阴元阳。它的升降出入皆可体现在其功能上。机体的呼吸虽为肺主,但必须赖肾的纳气功能才能使肺吸入的清气下达于肾,此为肾之入的一个方面。肾主水,通过肾中阳气的蒸腾气化使清者上升,浊者下降,同时肾的蒸腾作用促进尿液的生成和排泄;肾藏精,但肾中精气充盈到一定程度,又会向脏腑不断输泻,以激发人体的生命活动，在女子即表现为月事以时下，在男子表现为精气溢泻，此均为肾之出的体现。

心为火脏，主血脉，出神明，其位在上，心火下济于肾而使肾水不寒，以降为主；肺主肃降，布散精微津液下行，以降为顺；肝属木，疏散条达，调节血量，体阴而用阳，以升为用；脾主运化，输布水谷精微上升，以升为用；肾为水脏，主藏精，出技巧，位居下焦，肾水上济于心方使心阳不亢，以升为主。

六腑的升降出入：六腑的共同生理功能是受盛和传化水谷，其共同生理特点是“泻而不藏”“实而不满”。《素问·五脏别论篇》说：“水谷入口，则胃实而肠虚，食下，则肠实而胃虚。”说明了胃肠皆有升降、出、入。胃气之升，体现于水谷精微上输于脾，“饮入于胃，游溢精气，上输于脾”是对胃气上升的概括；胃气之降，是指降浊。小肠通于胃，盛纳胃中水谷而泌别清浊，使清者上输于脾肺，浊者下输于前后二阴。小肠之受盛化物、泌别清浊的功能正是其升降出入的体现。大肠主传化糟粕，形成粪便而排出体外，体现了它的降与出之性；同时大肠吸收小肠泌别清浊后剩余的水液，又体现了其降中有升，出中有入。胆附于肝，肝胆相表里，应于春气，以升为主，李东垣在《脾胃论·脾胃虚实传变论》言：“胆者，少阳春升之气，春升则万物化安。故胆气春升，则余脏从之。”胆具有贮藏和排泄胆汁之功能，其所藏胆汁为清净的精微物质，故胆为“中精之腑”，胆汁经浓缩再由胆排泄于小肠，体现胆亦有降、出、入。膀胱贮存尿液，适时有度的排出体外，体现了其降与出，但膀胱也有升与入，体现在其气化功能，即通过肾的蒸化固摄生成和排出尿液。正如《素问·兰秘典论》曰：“膀胱者，州都之官，津液藏焉，气化则能出矣。”三焦通行元气和水液，主持诸气，总司全身气机和气化，并为水液输布运行之通路，气和水的运行离不开升降出入。后世医家将六腑的生理特性概括为“以通为用”“以降为顺”，虽六腑以通为用，宜降，可在饮食物的消化、吸收和排泄过程中，同样有吸收精微、津液的作用。

4.1.2 脏腑之间的升降出入的相互关系

人体是一个有机的整体，各个脏腑组织不但进行升降出入运动以完成各自的新陈代谢过程，而且各个脏腑组织之间的升降出入运动又相互为用、相互化生和相互制约。

五脏之中，心肺居于上，脾胃居中，肝肾在下。各个脏腑本身有升降出入，脏腑之间升降出入又相互联系，升降相因[20]。

4.1.2.1 肝与肺

肝肺关系主要体现于气机的升降方面。早在《素问·刺禁论篇》就有"肝生于左，肺藏于右"，是指肝的升发之气于左升和肺的肃降之气于右降。肝气升发，五脏六腑之气血皆藉肝胆之气以升之。肺气肃降，可使清气布于全身各脏腑组织器官。清·叶天士《临证指南医案》曰："但人身之气机，合乎天地自然，肺气从右而降，肝气从左而升。升降得宜，则气机舒展。"肝从左升，肺从右降，肝肺相合，共同维持人体内外环境及体内各脏腑、经络、气血、营卫的阴阳平衡。肝属木，位属东方，肺属金，位属西方，二者之间，金木相克，东西相对，一升一降，相互协调，共同维持全身气机的升降平衡。肝气升，制约肺气使之下行不至于太过，则气机畅达，血行畅通；肺气降，防止肝气升发太过，则水津下布，浊气下达。而升降之机，不外乎清升浊降。人体清气之升，浊气之降，以及气血津液的疏通畅达，全赖肝肺升降之机。

4.1.2.2 心与肾

心属火，居上焦，肾属水，居下焦，根据五行水火相生相克关系，故心火必须下降于肾，以资肾阳，使肾水不寒；肾水必须上济于心，滋助心阴，使心阳不亢；心火下降，肾水上腾，才能维持心肾水火协调既济的状态。正如朱丹溪在《格致余论·房中补益论》中云："人之有生，心为火居上，肾为水居下，水能升而火能降，一升一降，无有穷已，故生意存焉。"再者，肾为先天之本，内寄元阴元阳，肾阳具有温煦五脏六腑的作用，肾阳充足，上温心阳，则心阳旺盛，血行通畅；心阳亦可下温肾阳，心阳充足，血运正常，肾阳得温，则肾阳亦旺。明·周慎斋在《慎斋遗书·卷一》中说:“心肾相交,全凭升降。而心气之降,由于肾气之升,肾气之升,又因心气之降。”体现了心肾之间相互资生、相互制约的关系。

4.1.2.3 脾与胃

脾胃同居中焦,一脏一腑,以膜相连,脾主运化,胃主受纳;二者相互配合,共同完成对饮食物的消化和吸收,而同为后天之本。脾主升清,将水谷之精微上输于心肺,通过心肺的作用布散全身;胃主降浊,将初步消化的食物下传于肠道,并促进糟粕排出体外;脾胃相合,相反相成,清气上升,浊气下降,保证了纳运功能的正常进行。正如叶天士《临证指南医案》所言:“脾宜升则健,胃宜降则和。”所以脾胃升降正常,出入有序才能维持人体正常的生理功能。

脏与腑之间的升降出入亦是相辅相成,相互影响的,现代医家李今庸在《读医心得》中说:“凡是脏气下降的,它相表里的腑气则上升,凡是脏气上升的,它相表里的腑气则下降。”他从脏腑的表里关系高度概括了脏腑气机升降出入的关系。

脏腑之间的升降出入是有一定规律的,肝肺为外轮,肝肺升降相宜则全身气机条畅,上下内外周运不休;脾胃为枢纽与核心,脾气升则诸气皆升,胃气降则诸气皆降;心肾为根本,心肾得交,水火相济,升降有序,五脏六腑四肢百骸遂得安谧。如此相关之升降,从而构成人体生命之生机勃勃,这正说明了脏腑升降的确是人体生命活动的核心[21]。

4.2 脏腑气机升降失常的病理

《素问·六微旨大论》说:“出入废则神机化灭,升降息则气立孤危。”充分说明了机体病变的根本原因在于升降出入的失常。《素问·阴阳应象大论》说:“清气在下,则生飧泄;浊气在上,则生䐜胀,此阴阳反作,病之逆从也。”说明脏腑气机升降出入失常是疾病产生的基础;如果升降出入停止,人的生命活动即告终结。

人体无论感受六淫邪气、或内伤七情，皆可导致脏腑气机的升降失常，临床所见无外乎升降的太过、升降的不及和升降反作三个方面。由于气的升降出入运动，只有通过脏腑的生理活动才能体现出来，所以，一旦出现气机升降异常，则能影响脏腑经络、气血津液等诸多方面的功能活动，从而引起五脏六腑、表里内外、四肢九窍各个方面产生的多种病变，甚则危及生命[22]。

4.2.1 五脏气机升降之病理

心之升降失常之病理：心为火脏，为阳中之阳，主血脉和主神明，若其功能正常，则精神振奋，神识清晰，反应灵敏，思维敏捷，寤寐正常。反之，在病理情况下，心之气血阴阳不足，心神失养，可致精神不振，失眠多梦，健忘，思维迟钝；若心阳暴脱，则意识模糊，甚则昏迷；若心火亢盛，内扰心神，则见心烦失眠，甚或狂躁谵语，神识不清。心主血脉，其功能的正常发挥，有赖于心的阳气充沛。若心气、心阳不足，血液亏虚，或脉道不利而血流不畅，则脉象细弱无力或结代，面色无华或晦滞，舌色淡白或紫暗，并见心悸、怔忡等；若心脉痹阻严重，则见面、舌青紫，心前区憋闷，甚则刺痛，脉细涩或结代等；心的阳气亢盛或阴虚火旺，又可见脉数、舌红等症。

肝之升降失常之病理：肝为刚脏，主升主动，其气易亢易逆，若肝气逆上则出现头胀头痛、面红目赤、胸胁胀满、烦躁易怒；若血随气逆，络破血逸，则为吐血、咯血，甚则血壅于清窍而突然昏厥，不省人事。正如《素问·生气通天论》所说："阳气者，大怒则形气绝，而血菀于上，使人薄厥。"

脾之升降失常之病理：脾气以升为健，脾气不升则运化无权出现纳差腹胀、肠鸣泄泻；久则气血生化无源，机体缺乏营养而出现面色少华、精神萎靡、头晕眼花、耳鸣乏力等清阳不升之证；若脾气下陷，升举无权则见内脏下垂、子宫脱垂、久泻脱肛、腹部坠胀等症。胃气以降为顺，胃失和降则出现纳呆厌食、脘腹胀闷等症。胃气上逆可见恶心、呕吐、嗳气、呃逆等症。

肺之升降失常之病理：肺气宣发肃降，推动肺司呼吸，若肺失宣降，则出现胸闷、咳嗽、气喘等症。故《素问·至真要大论》说："诸气膹郁，皆属于肺。"

肺与大肠相合，肺气失于肃降则可影响大肠传导功能的发挥，可见大便干结或便秘；大肠腑气不通亦可影响肺气的宣降，产生胸满、气短等症。

肾之升降失常之病理：肾主藏精，《素问·六节藏象论》曰："肾者主蛰，封藏之本，精之处也。"若肾之封藏失职，可见尿频清长、遗尿、男性早泄滑精，女子带下清冷等。肾主纳气，助肺呼吸，若肾气不足而摄纳无权，可致气逆不降，出现呼吸表浅，喘息气短、动辄喘甚等症。

4.2.2 相关脏腑升降之病理

心肾水火既济，在病理情况下，若肾水不上承，心火不下降，火亢于上，水停于下，皆可导致心肾的关系失常，而出现心烦失眠、头晕耳鸣、腰酸遗精等症，则为"心肾不交"或称"水火失济"。

脾胃升降相因，脾升与胃降互相影响，若脾虚运化失职，清气不升，影响及胃的受纳与降浊，出现食欲不振、腹痛泻泄、恶心呕吐等症；若胃失和降，则不仅可见胃脘胀痛、恶心呕吐等症，亦可影响脾的升清运化功能，出现腹胀便溏、消瘦乏力等症。

肝升肺降，相互依赖，病理情况下则相互影响，肝中气火升发太过，灼伤肺阴，可导致肃降失常，出现面红目赤、急躁易怒、咳嗽、胸痛，甚则咯血等症；若肺失肃降，影响及肝，使肝失疏泄，气机不畅，则在咳嗽的同时，可出现胸胁胀痛等症。若肺失肃降，则胸闷、咳喘，同时影响肝气的升发，致肝气郁结，出现胸胁胀满，正如《王氏医案释注》曰："清肃之气不行，升降之机亦窒"，"治节不行，一身之气皆失其顺降之机"。若肝升太过，同样能影响肺气的肃降，从而使肺降不及，出现急躁易怒、咳嗽、咳血等肺气上逆之症。

5 药物的升降浮沉

升降浮沉是中药药性理论的核心内容之一，是中药针对病位与疾病发展趋势，纠正脏腑功能失调，使之恢复正常；或因势利导，驱邪外出的特性；升降浮沉理论亦是指导中医临床处方用药、防治疾病的基本法则之一[23]。

5.1 药物升降浮沉理论的形成

《素问·阴阳应象大论》说："阴味出下窍，阳气出上窍，味厚者为阴，薄为阴之阳；气厚者为阳，薄为阳之阴，味厚则泄，薄则通，气薄则发泄，厚则发热。"《内经》这些学说，尽管没有明确提出药物的升降浮沉之性，但它的概念已基本形成，为以后升降学说的形成奠定了理论基础。

早期之《神农本草经》典籍，总结了不少药性理论和药物具体功效，对于药物升降浮沉的性能，并无系统概括，但明确提出"药有酸咸甘苦辛五味，又有寒热温凉四气及有毒无毒"，尤其重视药物的四气五味，在具体药物的项下注明了药物之气味属性，并指出"治寒以热药，治热以寒药"，成为后世临床用药的宗旨[24]。

张仲景堪称是中药升降浮沉理论的最早实践者，在他所创经方中，非常重视中药的升降浮沉之性，如用于治疗肝胃气滞，手足不温之四逆散，方中柴胡主升，疏肝解郁，枳实主降，行气散结；和中降逆消痞之半夏泻心汤，辛升苦降，寒热并用，阴阳并调，回旋气机，恢复中焦升降；涌吐胸中痰饮之瓜蒂散，瓜蒂味极苦，性升催吐；大承气汤四药并用攻下实热，荡涤燥结，此皆为善用升降浮沉之范例。张氏每于复杂证情中抓住体现疾病本质的主证，细策升降之机，巧妙应用药物升降浮沉之性，以升制降，以降制升，以浮制沉，以沉制浮；仲景的实践，为后世升降浮沉学说的创立奠定了基础[25]。张氏总结了汗、吐、下、清、温等治法方药，充分应用了药物的趋向性能，其中汗法、吐法、温法，都是运用了升浮药性为主的药物组成方剂；而下法、清法，则都是运用具有沉降药性的药物组成方剂；此类方剂治法，历经后世医家的应用和总结，促进了升降浮沉药性的形成[26]。

张元素曲尽经旨，他根据《内经》中"味厚者为阴，薄为阴之阳；气厚者为阳，薄为阳之阴"所述，深入探讨药物升降浮沉在人体的趋向，立制了"气味厚薄寒热阴阳升降之图"；依据药物气味厚薄的情况综合立论，详细论述了药物升降浮沉之性。并将常用的一百零五味药分为五类，即风生升二十味，热浮长二十味，湿化成二十一味，燥降收二十一味，寒沉藏二十三味，已成为临床用药指南；他还指出药物的质地亦是决定中药升降浮沉性能的重要因素，如他在《医学启源·用药备旨》中云："白豆蔻气味俱薄，轻清而升"，"桂枝气味俱薄，体轻而上行，浮而升"，"石膏气味俱薄，体重而沉降"，"厚朴气厚味厚，体重浊而微降"。张氏还认识到，同一种药物因入药部位不同，而升降浮沉性能各异，如"根升梢降"；还发明了"引经报使"，即是利用某些具有升降特性的药物作为舟楫，以载药直达病所，如《医学启源·用药备旨》中曰："桔梗，苦辛，阳中之阳，谓之舟楫，诸药中有此一味，不能下沉"，"槟榔则性如铁石沉重，能坠诸药至于下"，这也说明了药物升降浮沉的性能，可随着配伍的不同而转化，质轻的药可借助于质重下沉之品下行，质重的药可借助于轻升上浮之品上行[27]。

李东垣受张元素药物升降浮沉理论的熏陶，在《脾胃论》中提出："调理脾胃，治验治法用药若不明升降浮沉差误反损。"他认为调理脾胃，如果不明升降浮沉之理，当升反降、当浮反沉，就会出现相互间的差误，对机体无益反损，因而在治疗脾胃病时，十分重视升降浮沉之理。他曰："夫圣人之法，可以类推，举一而知百病者，若不达升降浮沉之理，而一概施治，其愈者幸也[28]。"李东垣还强调治病必本四时升降浮沉之理，提出四时节气更替影响人体脏腑气机的升降出入，以及适时应用药物升降浮沉来调节这种影响，《本草纲目》序中有，李东垣说："药有升降浮沉化，生长收藏成，以配四时。春升夏浮，秋收冬藏，土居中化。是以味薄者生而升，气薄者降而收，气厚者浮而长，味厚者沉而藏，气味平者化而成。但言补之以辛、甘、温、热及气味之薄者，即助春夏之升浮，便是泻秋冬收藏之药也。在人之身，肝心是矣。但言补之以酸、苦、咸、寒及气味之厚者，即助秋冬之降沉，便是泻春夏收藏之药也。在人之身，肺肾是矣。淡味之药，渗即为升，泄即为降，佐使诸药者也。用药者循此则生，逆此则死；纵令不死，亦危困矣。"说明了用药应以药物的升降浮沉顺应四时节气的变化。

张子和应用升降别具一格，强调攻邪祛病，临床上重视升肾水，降心火，善于运用苦寒泻下和升浮涌吐之品，治法上擅长于汗、吐、下三法，张氏说："一吐之中，变态无穷"，"一下之中，神清气快"。

李时珍更加明确地阐述了升降浮沉的理论，在《本草纲目》中指出："酸咸无升，甘辛无降，寒无浮，热无沉"，虽大略如是，但一种药物的升降浮沉还受诸多因素的制约和影响，所以有"升者引之以咸寒，则沉而直达下焦；沉者引之以酒，则浮而上至巅顶"，又如"陈皮同补药能补，同泻药能泻，同升药能升，同降药能降"，炮制对药物的升降浮沉也有明显的影响，如"香附子生而上行胸膈，外达皮肤；熟则下走肝肾，外彻腰足"，李氏还指明了一些特殊情况："诸石入水皆沉，而浮水石却浮；凡木皆浮于水，独沉香入水则沉"、"一物之中，有根升而梢降，生升而熟降，是升降在物，亦在人也"，可见药物的升降浮沉，古贤述其常，而李时珍达其变[29]。

汪昂继承李时珍的药物学说，进一步概括了气味与升降浮沉的关系，他在《本草备要》中指出："凡药轻虚者浮而升，重实者沉而降，味薄者升而生，气薄者降而收，气厚者浮而长，味厚者沉而藏，味平者化而成。气厚味薄者浮而升，味厚气薄者沉而降。气味俱厚者能浮能沉，气味俱薄者可升可降。"对气味与升降浮沉的复杂关系条分缕析，更臻完善[30]。

周学海简明扼要地概括了药物的升降出入："升、柴、人、芪，气之直升者也；硝、黄、枳、朴，气之直降者也；五味、山萸、樱子、覆盆，气之内敛者也；麻黄、桂枝、荆芥、防风，气之外散者也。"

5.2 升降浮沉理论指导临床

气机升降出入运动是人体生命存在的基本形式，升降失调是疾病发生的渊薮，故调理气机升降出入亦成为治疗疾病的重要手段和基本原则，而运用药物的升降浮沉之性以纠正病理的升降失常之偏则为其基本大法[31]。中药升降浮沉之性，是临床遣方用药的重要依据，利用药物的升降浮沉，使药物直达病所，因势利导，祛邪外出，或逆病势而纠正机体脏腑功能的失调，恢复正常生理功能,达到治病之目的[32]。

5.2.1 升降并施

王清任《医林改错》中的血府逐瘀汤,用柴胡疏肝解郁、升达清阳,以枳壳、桔梗宽胸行气,牛膝祛瘀血、通血脉、引瘀血下行,全方共用,升中有降,降中有升,则气机畅,瘀血去,即气行则血行。杨栗山《伤寒瘟疫条辨》中升降散,僵蚕、蝉蜕皆为升浮之品,以祛风清热化痰,大黄、姜黄皆属沉降之品,以泻火凉血,祛瘀通便,四药同用, 一升一降,以“僵蚕、蝉衣升阳中之清阳,用姜黄、大黄降阴中之浊阴, 使表里三焦邪毒郁热速去而体自安”。

5.2.2 以升制降

李东垣在治疗疾病中重视甘温补益,升阳益气,其补中益气汤,君药黄芪补气升阳,人参、甘草补脾气、和中焦而清虚热,柴胡、升麻升腾清阳之气,以升提下陷之中气,全方功在补中益气,升阳举陷。原治气虚发热、气虚下陷、脾胃气虚诸证。现广泛用于临床,治疗中气不足,气虚下陷的胃下垂、脱肛、子宫脱垂,以及久泻久痢属于中气下陷者;以及素体气虚,易感冒者,或气虚外感发热亦有较好的疗效。《景岳全书》中的举元煎,人参、黄芪、白术三药并用, 重在益气健脾,与升麻共用升举下陷之元气。全方以治气虚下陷所致的崩漏血脱,亡阳危重之重证。近代名医张锡纯运用升降可谓得心应手,其自拟升陷汤,以黄芪大补肺气,益气升提为主药, 善补气升气,升麻、柴胡升提举陷,引下陷之大气上升,知母制黄芪之温, 桔梗载诸药达胸中,全方以治胸中大气下陷,气短促急,脉象沉迟微弱。

5.2.3 以降制升

张锡纯之参赭镇气汤,方中代赭石重镇降逆,镇胃气与冲脉之气上逆,开胸膈,坠痰涎;人参“惟与赭石同用,始能纳气归根”,意在借赭石下行之力,来挽回将脱之元气;用种子药苏子降肺胃之气,宽胸涤痰;山药、芍养血和阴;山茱萸、芡实、龙骨、牡蛎收敛固脱。张氏言此用于“治阴阳两虚,喘逆迫促,有将脱之势。亦治肾虚不摄,冲气上干,致胃气不降作满闷”等症。现代医家用此方加减治疗心性哮喘、肺气肿等多获良效。又如张锡纯治吐衄，强调其病机为胃气厥逆，故他说："治吐衄之证，当以降胃为主，而降胃之药，实以赭石为最效；治吐衄者，原当以降阳明之厥逆为主，而降阳明胃气之逆者，莫半夏若也"。他用于治吐衄实证之寒降汤，方中代赭石、半夏、竹茹潜降胃气，瓜蒌仁清降胃火，牛蒡子清肃肺气以降胃气，白芍敛肝以藏血，由寒凉重坠之品组方[33]。

5.2.4 浮沉并用

《医门法律》中的清燥救肺汤，桑叶清轻升浮，清宣肺燥，为君；石膏、麦冬质重沉寒，清肺经之热，润肺金之燥，为臣；杏仁、枇杷叶润肺降逆；阿胶、胡麻仁滋阴润燥；人参、甘草健脾益气。本方原治温燥伤肺证，症见头痛身热、干咳无痰、气逆而喘、咽干鼻燥、胸满胁痛、口渴心烦、舌干红少苔、脉大而数。后人用以治疗白喉初起有效，现代有人用其治疗老年性皮肤瘙痒症等。

药物升降浮沉的性能不同，功能各异，故治病应熟谙药性，合理配伍，用药物的升降浮沉之性调理脏腑之升降出入之偏，是治疗疾病的关键所在；临床用药宜遵循顺病位、逆病势的一般规律，针对病位选药，可使药物直达病所[34]。

6 调理脏腑气机升降在治疗慢性肾衰中的运用

气机升降学说是中医学理论体系的重要组成部分，气机的升降出入不仅体现了脏腑各自的生理特性，也是维持各脏腑之间联系的一种形式，气机升降协调对维持人体正常的生命活动起着重要的作用，气机的升降失常则是脏腑病变的病理之一，故明辨脏腑气机升降出入的特性，顺其规律，合理用药，调理脏腑气机升降，是中医治疗疾病的一个重要原则[35]。人体是一个统一的整体，当某一脏腑发生病变时，除了表现本脏的证候外，在一定的条件下，还可以影响到他脏而出现诸多病症。

慢性肾功能衰竭（CRF)是指发生于各种慢性肾脏疾病后期的一种以代

谢产物和毒物潴留，水、电解质、酸碱平衡失调及某些内分泌功能异常为主要表现的临床综合征，是肾脏疾病和与肾脏有关疾病的最终归宿[36]。

慢性肾功能衰竭根据其临床表现隶属于中医学“水肿”“虚劳”“癃闭”“关格”等范畴，由于肾脏病迁延不愈，或他病失治误治，造成脏腑虚损，功能失调，湿热、湿浊、痰湿、瘀血诸邪久留不去，浊毒内生，或因外邪侵袭、情志所伤、劳累过度、饮食不节等因素致病情加重，其中正虚邪实贯穿于本病的始终；正虚多以气血阴阳以及脏腑亏虚，邪实以湿浊、湿热、痰湿、瘀血、浊毒、外邪等为主[37]；病变常累及脾、肾、心、肺、肝、胃等脏腑。慢性肾衰竭的证候表现复杂多样，可谓变症丛生，涉及各个系统，临证常有茫然莫测之感[38]。我们认为本病虽然病机复杂，涉及多个脏腑，但慢性肾衰发病的根本病机是脾肾虚衰，湿浊瘀毒潴留，脏腑气机升降失常，故治疗应用升降理论调理各脏腑之气机升降，从而达到清升浊降，升降有序。

6.1 益气健脾补肾，调理升降与慢性肾衰的中医病理

脾为后天之本，气血生化之源；肾为先天之本，主藏精；脾肾相互滋生、互相依存，脾主运化，主升清，将水谷精微上输于头目、心肺，下藏于肝肾，布达于全身四肢，为人体气机升降及水液代谢之枢纽。肾主藏精，内藏真阴而寓元阳，肾阴对脏腑组织能起滋养、濡润作用；肾阳对脏腑组织能起温煦、推动作用。脾之健运，化生精微，须借助于肾阳的温煦，肾中精气又赖于脾所运化的水谷精气不断补充，才能充盛。若脾肾虚损，气血化源不足，脏腑经络失其濡养，则出现神疲乏力、头晕耳鸣、气短懒言、形寒肢冷、夜尿频多等清阳不升的表现，以及恶心呕吐、纳差腹胀、便秘、尿少或尿闭等浊阴不降的症状。蛋白是人体的精微物质，精微物质由脾生化，由肾封藏，脾虚则不能升清，谷气下流，精微下注；肾主闭藏，肾虚则封藏失司，肾气不固，精微下泄，故尿中出现蛋白。另外，在水液代谢方面，肾阳温煦脾阳有助于脾运化水液，参与人体的水液代谢，防止水湿潴留体内。同时，肾可以将脾运化代谢后剩余的水液下降至膀胱，经蒸腾气化后变为尿液排出体外。脾肾两脏相互配

合，共同维持人体水液代谢的平衡。

慢性肾衰，其病因复杂，病变虽涉及多个脏腑，但病位主要在脾肾，脾为土脏，主运化，肾者水脏，主津液，人体水液代谢和脾肾关系尤为密切。若多种原因导致脾肾亏虚，而致脾失健运，不能正常化生水谷精微，运化水湿，肾失其蒸化之职，久则浊中之精不升，浊中之浊不降，故水湿不化，郁成湿浊，形成水毒，阻遏三焦，气机逆乱，升降失司，血行瘀滞，浊毒壅塞，湿浊瘀毒等俱生，它们既是脾肾虚损、脏腑气机升降失常的病理产物，又是造成脏腑气机升降失常的病理因素。如此反复作用，形成恶性循环。隋·巢元方《诸病源候论》说："水病，由脾肾俱虚所致。肾虚不能宣通水气，脾虚又不能制水，故水气盈溢，渗溢皮肤，流遍四肢，所以通身肿也。"

肾之开阖不利，脾之化生失调，则秽浊不得外泄，积留体内蕴而为毒，且肾气亏虚，脾气不旺，易招致外邪侵袭而加重脾肾之虚，使虚不胜邪，邪留又可生毒，而致邪羁酿毒为患。脾肾衰败，累及他脏，变化从生出现痞满、恶心、呕吐、大便秘结、尿少、浮肿的关格症。《医宗必读·虚劳》中认为："夫人之虚，不属于气，即属于血，五脏六腑，莫能外焉。而独举脾肾者，水为万物之源，土为万物之母，二脏安和，一身皆治，百疾不生。"可见脾胃功能变化在本病中的重要地位。

6.2 脾升胃降、调理脾胃与慢性肾衰的中医病理

脾胃一脏一腑，一升一降，一运一纳，一润一燥，相互依赖，相互制约。清·何梦瑶《医碥·五脏配五行八卦说》中说："脾胃居中，为上下升降之枢纽。"脾气升不但能助胃进一步消化，而且能吸收转输水液和水谷精微；胃气降不但能使饮食物得以下行，而且能将初步消化后的水谷精微下移小肠而供给脾以转输，上达心肺，布散周身，心肺肝肾均赖其水谷精微供养。所以《素问·玉机真藏论》云："五脏者皆禀气于胃，胃者五脏之本也。"脾胃升降运纳的矛盾运动一旦破坏，不但发生消化功能紊乱，而且波及他脏，心肝肺肾诸脏受累。慢性肾衰病位虽在肾，但离不开脾胃，脾胃的消化吸收完成了水

谷精微的输布与排泄，使清者随脾气上升，浊者随胃气下降，若因各种因素导致脾胃升降失常，清阳不升，浊阴不降，则出现恶心、呕吐、腹胀纳差、腹泻便溏、尿浊癃闭等症状。正如《灵枢·口问》所云："中气不足则溲便为之变。"东汉著名医家张仲景在《伤寒论·平脉法》中曰："寸口脉浮而大，浮为虚，大为实，在尺为关，在寸为格，关则不得小便，格则吐逆。"说明了关格的病机是升降失常，这与慢性肾衰患者本虚标实的病机以及由此出现的少尿或无尿、恶心呕吐等症状极为相似[39]。他主要描述的是消化道的症状，在慢性肾衰的整个病程中，消化道症状最常出现，几乎大多数患者都有恶心、呕吐、纳差脘胀、腹泻或便秘、口中异味等各种消化道的反应；中医认为脾与人体水、电解质、酸碱平衡、蛋白质代谢、肝糖原合成关系密切，调理脾胃，疏畅气机，可改善代谢紊乱增加热量减少蛋白质分解，相对增加其合成，使躯体趋于氮平衡，改善低蛋白血症，调节机体免疫力，增强体质，提高抗病能力[40]。同时，调理脾胃又可以减轻其他药物对胃肠道造成刺激。可见，脾胃强则诸脏强，脾胃弱则诸脏弱。《内经》云："有胃气则生，无胃气则死。"脾胃既伤则诸病生也。张景岳指出："能治脾胃……即所以安五脏也。"《医林绳墨》云："人以脾胃为主，惟在调和脾胃。"这些又都强调了脾胃在人体生理中的重要作用，以及调整脾胃在治疗中的重要地位。所以，从脾胃论治慢性肾衰，固护胃气，增强患者食欲，促进水谷精微及时运化，使气血得以生化，使患者尽量保持良好的营养状态，抵御外邪，这对改善肾功能，提高患者的生活质量至关重要。正如《格致余论》所言"脾具坤静之德，而有乾健之运。故能使心肺之阳降，肝肾之阴升，而成天地之交泰，是为无病之人"。

6.3 肝升肺降及肝升肺降失常与慢性肾衰中医的病理

肺与肝的关系，主要体现在气机升降的相反相成、相互协调方面。肝之正常升发，肺之正常肃降，肝升肺降实则关乎人体气机的升降运动，肝升肺降，促进人体气机通畅，气血流行，调节着人体脏腑经络、气血阴阳的正常生理。

肝肾同源，肝木虽受肾水滋柔，而肾水上升又赖肝木之汲引；肺金之肃降有序，则心火不致上炎；脾之升清、运化，有赖于肝木之正常疏泄；胃的降浊、传化，又赖肺金肃降功能的辅助。肺属金，肾属水，肺为肾之母；肝属木为肾之子。总之，五脏六腑气机出入有序，有赖于肝肺功能的协调正常。在气血运行中，肝藏血，通过疏泄可以调节正常的血流运行；肺主气，朝百脉可以辅助心脏对血液运行的统摄。因而，肝升肺降则气血运行如常。

慢性肾衰发展至终末期可以出现贫血、出血倾向、低蛋白血症等各种症状。现代医学认为肝脏在蛋白质的合成与代谢中发挥着重要作用。血浆蛋白中，除 γ-球蛋白外，白蛋白、凝血酶原、纤维蛋白原及血浆脂蛋白等均在肝脏合成。成人肝脏每日约合成 12 g 白蛋白，占肝脏合成蛋白质总量的四分之一，血浆白蛋白在维持血浆胶体渗透压中起着重要作用。故肝功能严重损害时，常出现水肿及血液凝固机能障碍。故治疗应注重养肝护肝，体现肾病治肝、肝肾同治的法则，提高肝脏合成白蛋白的能力，最终达到治疗目的[41]。慢性肾衰患者病程日久、本虚标实，病机上多存在气滞、血瘀、湿阻并存的复杂局面，这不仅导致肝失疏泄，也会加重肝郁气滞，势必导致肝脏合成蛋白等诸多功能的下降，故治疗应调畅气机。

肝肾乙癸同源：肾中元真之气，有赖于肝气升发送达各脏腑组织，以激发推动生命活动。肾阳又称之为“元阳”，为全身阳气之根，肝之功能正常，亦有赖于肾阳的温煦作用。筋脉为肝所主，靠阴血濡养，却不能失去阳气之温煦。盖“阳气者，精则养神，柔则养筋”。若肾阳亏虚，筋脉失去阳气温养则肝气必乱，疏泄失常，肝风便会发生。张锡纯《医学衷中参西录·医方》云：“盖人之元气，根基于肾，萌芽于肝”，明确指出了这一生理特性。“元气纵存，若无肝之升发，沉寂于肾，亦难葆生命之树常青，元气激发生命的链条传动不息，尚须借助肝气升发的媒介和运载。”水生木，水病及木称“母病及子”，不外阴阳二端。肾水涵养肝木，肾水不足，则阴亏；肝肾同源则肝阴亦不足，筋脉失养，阴不制阳，导致肝阳上亢，称之为“水不涵木”，甚则肝风内动。因此，张锡纯云:“凡人元气之脱,皆脱在肝。”故当元气虚极欲脱之时,主张“宜重用敛肝之品,使肝不疏泄,即能杜塞元气将脱之路”。这些都说明了肝的升发功能和肾的升发元气有密切的联系[42]。

肺司呼吸,肾主纳气,肺在上为气之主,肾在下为气之根,正如《景岳全书》曰:“肺为气之主,肾为气之本。”肺的呼吸有赖于肾的纳气作用,肾中精气旺盛,吸入之气才能经过肺的肃降摄纳于肾。肺为水之上源,肾为水之下源,水谷精微只有通过肺气的宣发才能布达周身,使清中之浊下行,通过肾阳之蒸腾,使浊中之清上升,同时肾司开合,使浊中之浊,由膀胱排出体外,肺肾共同完成机体的正常呼吸功能及水液代谢。

慢性肾衰患者常常出现体内酸碱平衡紊乱, 这与肺肾在呼吸方面的关系密切相关。对于肺与肾在呼吸方面的关系,有人也从现代医学的方面予以研究说明。肾脏与肺在调节体内酸碱平衡、清除废物、维持内环境稳定中关系极为密切。正常情况下,体内酸性代谢产物借助缓冲系统及肺肾的调节不断排出。肺脏通过 CO_2 排出量的增减,控制体内 H_2CO_3 浓度。而肾脏通过对碳酸氢盐的重吸收和对 H^+的排泄及泌氨作用,维持体内酸碱平衡[43]。

另外,慢性肾衰尿毒症患者多见气促症状,有研究显示这与其肺的弥散功能障碍有关,从现代医学的角度来看,尿毒症患者弥散功能明显减退是由于水、钠潴留引起肺水肿所致。根本原因在于肺间质受损及肺间质的纤维化所造成的肺弥散膜增厚及弥散距离增大, 而肺间质的病变还可引起小气道的阻塞, 肺气肿改变则与小气道阻塞产生气体滞留导致有效肺单位的丧失有关[44]。 故肺肝虽然不是枢轴,却犹如两翼,肾水的上升依赖肝木温升,心火的下降亦依肺金凉降。在五脏中,肝为刚脏而主疏泄,以升为常;肺为娇脏而主宣肃,以降为顺。肝居下焦,从左而升;肺居上焦,从右而降;肝与肺一升一降,一温一凉,一藏血一调气,若肺升降失调,气机运行反常,人体气血必然逆乱,所以临床治疗应该不忘调理肝肺之升降,充分说明肝肺两翼在升降整体中作用非浅[45]。肝升肺降则人体气机调畅,气血流行。

6.4 心肾不交、交通心肾与慢性肾衰的中医病理

心在五行属火，位居于上而属阳，肾在五行属水，位居于下而属阴，在上者宜降，在下者宜升。首先，心火必须下降于肾，温煦肾水，使肾水不寒；肾水必须上济于心，以滋养心阳，使心阳不亢。这种心肾阴阳、水火、上下之间相互交通，相互资助的关系称为“水火既济”。若心火亢盛，下劫肾阴，或肾阴不足，不能上济于心，使心肾水火既济的动态平衡遭到破坏，则出现失眠、心烦、心悸怔忡、眩晕耳鸣、腰膝酸软等心肾不交的症状。其次，心肾阳气之间也存在着互济的关系，肾为先天之本，内寄元阳，肾阳对人体五脏六腑均有温煦作用。心阳亦有赖于肾阳的温煦，命火充足则心阳旺盛，心阳充足则命火不衰，如明《慎斋遗书》中说：“盖因水中有真阳，故水亦随阳而生至于心。盖因火中有真阴，故火亦随阴而降至于肾。”若心阳不振，不能下温肾水，或肾阳虚衰，不能温化水液，使水气内停，水液上乘，并上犯凌心，水液四犯出现水肿，心悸怔忡，甚则喘咳不得卧、面舌青紫等水气凌心之证。另外，心血不足，血不化精，或肾精不足，精不生血，最终导致心神失养，髓海空虚，则见头昏、耳鸣、健忘、失眠、多梦等症。同时，肾藏精，心藏神，精是神志活动的物质基础，故精与神的关系主要表现在精能养神，而神能御精。肾精充足，则心神得养，则神思敏捷，神志正常；若肾精亏虚，心失所养，则见虚烦少眠、惊悸健忘等症。如《医学集成·健忘》所说：“健忘者，陡然忘其事也，年老由精涸髓枯，年少由思虑劳心。宜养心肾，培脾土，和气血，安神定志。”所以对于心肾不交的治疗，《类证治裁·健忘》说：“治健忘者，必交其心肾，使心之神明，下通于肾，肾之精华，上升于脑，精能生气，气能生神，神定气清，自鲜健忘。”

中医学历来重视肾在人体水液输布与排泄中的作用，肾主水，对人体水液的代谢起着主宰和调节的作用，肾阳不足，命门火衰，不能化气行水，遂使膀胱气化失常，开阖不利，水液内停，形成水肿。肾阳为一身阳气之本，肾阳亏虚亦会导致心阳不足。肾病日久必将累及于心，使心脏受累。心脏受累又可以反过来加重肾脏疾病，以致最后出现心肾同病的病理状态。

心脑血管疾病是慢性肾衰最常见和最严重的并发症，得肾脏疾病时会出现各种代谢障碍，此外高甲状旁腺激素、高磷血症、过饱和的钙磷沉积及与血管硬化有关的同源型半胱氨酸聚积，又都为心脑血管病变埋下病根。肾脏病时大量积聚的趋炎症介质，包括肿瘤坏死因子（TNF-α）、白细胞介素6（IL-6）及高活跃的肾素、血管紧张素系统等，都极易促使心脑血管病变，其最早可能表现为心脏结构重塑、左室质量指数增加，进而则可发展为心衰、心肌梗死、脑卒中[46]。

现代医学亦非常重视心肾间的关系，此外，微量白蛋白尿既是肾脏损害的指标，也是心脑血管损害的重要标志[47]。

6.5 升降理论在指导慢性肾衰确定治疗法则的应用

慢性肾衰病程较长，证候多端，病情复杂，病变过程中常常出现虚实并见，寒热错杂，气血阴阳俱虚，治疗相当棘手。《景岳全书·关格》说："病若此者，阳自阳而阳中无阴，阴自阴而阴中无阳，上下否隔，两顾弗能，补之不可，泻之又不可，是亦关格之证也，有死而已。"说明了本病的治疗是补泻两难。《素问·明阳应象大论》云："其高者，因而越之；其下者，引而竭之；中满者，泻之于内；其有邪者，渍形以为汗；其在皮者，汗而发之；其剽悍者，按而收之；其实者散而泻之。"我们遵此治病要旨，针对慢性肾衰主要病机，脾肾两虚，湿浊毒瘀壅塞，脏腑气机升降失常，结合五脏升降相因，相互联系，提出首先补肾健脾，同时调理各脏腑气机升降出入，目的是使先后天不虚，诸脏气机升降调和，则给邪以出路，从而使湿浊化，瘀毒祛，邪去而正安。《读医随笔》亦曰："大抵治病必先求邪气之来路，而后能开邪气之去路。病在升降，抑之、举之；病在出入，疏之、固之。"根据文献研究和临床实践，我们认为治疗慢性肾衰，顺应脏腑之间的升降生理功能，运用药物升降浮沉之特性来纠正慢性肾衰脏腑升降失常之病理，在中医升降理论指导下，处理好补虚升清、泻实降浊之间的关系，升清降浊治疗慢性肾衰升降失常。

7 辨证论治

根据我们多年来的临床经验，慢性肾功能衰竭具体中医辨证论治总结如下。

7.1 本虚证

7.1.1 脾肾气虚夹浊夹瘀证

症见：倦怠乏力，气短懒言，食少纳呆，腰酸膝软，脘腹胀满，大便不实，口淡不渴，舌淡苔白，脉沉细。

治法：补气健脾益肾。

方剂：六君子汤合六味地黄汤加减。

党参 15 g，黄芪 30 g，山茱萸 15 g，炒山药 30 g，熟地黄 15 g，泽泻 15 g，茯苓 20 g，丹皮 6 g，炒白术 15 g，半夏 15 g，陈皮 15 g，丹参 30 g，大黄 10~15 g，砂仁 10 g。

7.1.2 脾肾阳虚夹浊夹瘀证

症见：畏寒肢冷，倦怠乏力，气短懒言，肢体浮肿，食少纳呆，腰膝酸软，腰部冷痛，脘腹胀满，夜尿清长，大便不实，口淡不渴、舌淡有齿痕，脉沉弱。

治法：温补脾肾。

方剂：实脾饮合济生肾气汤加减。

熟附子 15 g，桂枝 15 g，牛膝 15 g，车前子 30 g，山茱萸 15 g，炒山药 30 g，熟地黄 15 g，泽泻 15 g，茯苓 20 g，粉丹皮 6 g，干姜 6 g，厚朴 15 g，槟榔 10 g，木香 6 g，草果 10 g，丹参 30 g，大黄 10~15 g，砂仁 10 g。

7.1.3 脾肾气阴两虚夹浊夹瘀证

症见：倦怠乏力，腰酸膝软，口干舌燥，下肢凉而手足心热，大便先干后稀，夜尿清长，舌淡有齿痕，脉沉细。

治法：益气养阴，健脾补肾。

方剂：参芪地黄汤加减。

党参 15 g,黄芪 30 g,山茱萸 15 g,炒山药 30 g,熟地黄 15 g,泽兰 15 g,茯苓 30 g,丹参 30 g,五味子 6 g,大黄 10~15 g,砂仁 10 g。

7.1.4 肝肾阴虚夹浊夹瘀证

症见:两目干涩,视物昏花,头晕,头痛,腰酸膝软,口干舌燥,手足心热,大便干结,尿少色黄,舌淡红少苔,脉沉细或弦细。

治法:滋肾平肝。

方剂:杞菊地黄汤加减。

枸杞 12 g,菊花 15 g,山茱萸 15 g,炒山药 30 g,熟地黄 15 g,泽泻 15 g,茯苓 30 g,丹皮 6 g,大黄 10~15 g,丹参 30 g,砂仁 10 g。

7.1.5 阴阳两虚夹浊夹瘀证

症见:畏寒肢冷,五心烦热,口干舌燥,腰酸膝软,夜尿清长,大便干结,舌淡有齿痕,脉沉细。

治法:温扶元阳,补益真阴,佐以活血泄浊。

方剂:桂附地黄汤合生脉饮加减。

熟附子 15 g,肉桂 6 g,红参 10 g,山茱萸 20 g,炒山药 30 g,熟地黄 15 g,泽泻 15 g,茯苓 30 g,丹皮 10 g,五味子 6 g,大黄 10~15 g,丹参 30 g,砂仁 10 g。

7.2 标实

7.2.1 湿浊证

7.2.1.1 中焦湿浊夹瘀证

症见:恶心呕吐,肢体困重,食少纳呆,脘腹胀满,口中黏腻,舌苔厚腻。

治法:和胃化湿、活血泄浊。

方剂:四逆散或小陷胸汤加减。

柴胡 12 g,枳壳 12 g,白芍 15 g,炙甘草 6 g,黄连 6 g,半夏 15 g,瓜蒌 15 g,苏叶 12 g,竹茹 12 g,大黄 10~15 g,丹参 30 g,砂仁 10 g。

7.2.1.2　下焦湿热夹瘀证

症见:小便频数赤热,小腹憋痛,大便秘结,舌苔黄腻,脉滑。

治法:清热利湿。

方剂:四妙散或萆薢分清饮加减。

苍术 10 g,薏苡仁 30 g,黄柏 6 g,牛膝 10 g,萆薢 15 g,泽泻 15 g,炒白术 15 g,滑石 15 g,甘草 6 g,大黄 10~15 g,丹参 30 g,砂仁 10 g。

7.2.2　血瘀证

7.2.2.1　气虚血瘀

症见:倦怠乏力,气短懒言,食少纳呆,腰酸膝软,舌质淡暗,舌边尖有瘀斑,脉沉涩。

治法:补气活血。

方剂:补中益气汤合桂枝茯苓汤加减。

黄芪 15 g,红参 6 g,炒白术 15 g,当归 15 g,陈皮 12 g,升麻 6 g,柴胡 12 g,桂枝 15 g,茯苓 20 g,白芍 15 g,大黄 10~15 g,砂仁 10 g。

7.2.2.2　阴虚血瘀

症见:口干舌燥,五心烦热,大便干结,舌质暗红,舌边尖有瘀斑,脉沉。

治法:滋阴活血。

方药:血府逐瘀汤加减。

桃仁 15 g,红花 15 g,当归 15 g,生地黄 15 g,川芎 10 g,赤芍 15 g,枳壳 15 g,柴胡 12 g,牛膝 15 g,桔梗 10 g,大黄 10~15 g,砂仁 10 g。

7.2.3　肝郁脾肾两虚夹浊夹瘀证

症见:倦怠乏力、腰酸膝软、心情烦闷、两胁胀满、脉弦细。

治法:健脾益肾,佐以疏肝。

方剂:柴芍参芪地黄汤加减。

柴胡 12 g,白芍 15 g,党参 15 g,黄芪 30 g,山茱萸 15 g,炒山药 30 g,熟地黄 15 g,泽泻 10 g,茯苓 15 g,丹皮 6 g,大黄 10~15 g,砂仁 10 g。

8 典型病例分析

8.1 益气健脾补肾、佐以疏肝泄湿浊治疗慢性肾衰案

王某,女,66岁。2010年8月4日初诊。患者慢性肾炎病史6年余,起病时腰酸乏力,晨起双眼睑轻度浮肿。在当地市级医院住院查尿常规示:蛋白+−++,隐血+++,24小时尿蛋白定量0.46 g;B超示:双肾大小形态略有缩小,诊断为慢性肾小球肾炎。住院治疗两月后,不规律门诊治疗。近日患者症状加重,腰酸乏力,头晕,纳差恶心,双下肢轻度浮肿,小便短少,大便结,查B超示:双肾弥漫慢性病变,左肾大小为8.5 cm×4.2 cm,右肾大小为8.6 cm×4.6 cm。查肾功能示:Scr 726 μmol/L BUN 11.4 mmol/L, 血常规示:RBC 2.74×10^{12}/L HGB 69 g/L。诊断:中医诊断为关格(脾肾气虚 浊毒内蕴),西医诊断为慢性肾功能衰竭(尿毒症期)。建议患者血液透析治疗,因经济困难要求中医治疗。现腰膝酸软,头晕乏力,纳差恶心呕吐,大便闭结,小便色黄短少,舌质淡,苔黄腻,脉细弱。治疗予以柴芍六君子汤加减,方药如下:

柴胡12 g,炒枳壳15 g,党参15 g,黄芪15 g,熟地黄15 g,山茱萸12 g,炒山药20 g,茯苓20 g,神曲10 g,清半夏15 g,陈皮15 g,黄连 6 g,大黄15 g,炒白术10 g,甘草10 g,砂仁10 g(后下),石菖蒲10 g,生姜6 g,丹参30 g,葛根15 g。

用法:每日1剂分2次煎每次取汁100 ml,分次温服。用药8天后,患者精神明显好转,恶心呕吐症状减轻,喜食清淡饮食,大便通,小便量增加 ,其余症状均有改善。此后又随证加减坚持用药半年,诸症消失,面色渐好转,并可以干适量家务,查尿常规示蛋白− 隐血+−++ ,血RBC 3.67×10^{12}/L,HGB 119 g/L,血Scr 437 μmol/L,BUN 6.8 mmol/L,UA 374 mmol/L。遂嘱长期坚持用药,门诊随访至今。

按:患者因患慢性肾炎6年余,引起肾功能的进行性损害,最终引发慢性肾功能衰竭,以致二便闭结不通、恶心呕吐等症,中医学中虽无慢性肾衰

病名,但据患者临床表现并结合古代文献记载,本患者当属中医学关格的范畴,汉代张仲景认为:“关则不得小便,格则吐逆。”隋代巢元方在《诸病源候论》中指出:“大便不通谓之内关,小便不通,谓之外格,二便俱不通为关格也。”本病的病机为脾肾俱虚,浊毒内雍,瘀血内阻,由于脾肾衰败,二便失司,代谢产物潴留体内,气化功能障碍,致清阳不升,浊阴不降而上犯脾胃,因而引发上述诸症,方中柴胡、枳壳一升一降,疏肝解郁,调畅气机,党参、黄芪、山药升阳益气健脾,大黄通腑泄浊,排除胃肠积滞,使浊邪从下窍而出,丹参养血活血通络,改善血液循环。砂仁辛、香窜,补肺益肾,和胃醒脾,快气调中,通行结滞。葛根辛、甘,性平,轻扬升发,入阳明经,能鼓胃气上行,生津止渴。石菖蒲辛、苦而温,芳香而散,补肝益心,开心孔,利九窍,明耳目,发音声,去时逐风,除痰消积,开胃宽中。诸药配伍,疏肝解郁,健脾益肾,清升浊降,浊毒瘀邪尽去。

8.2 疏肝健脾和胃、调理升降法治疗慢性肾衰案

张某,女,41岁,2009年3月16日初诊。患者2007年1月初,无明原因出现头晕,腰酸乏力,在某西医医院查尿常规示:PRO++ ,BLD++,血BUN 13.7 μmol/L,Scr 589 mmol/L。血常规示:WBC 4.54×10^9/L,RBC 3.2×10^{12}/L,HGB 72 g/L。查B超示:双肾模糊不清,双肾弥漫性损害,右肾大小:7.5 cm×4.3 cm,左肾7.3 cm×4.1 cm。西医诊断为:慢性肾功能衰竭(衰竭期),治疗给予西医保护肾功能,纠正各种并发症等对症治疗,经过2年多治疗,病情进一步恶化。今患者寻求中医治疗,刻下患者精神欠佳,头晕,腰酸乏力,面色无华,恶心纳呆,口干口苦,心烦,夜寐不安,大便干,小便色黄,舌尖红,苔黄,脉弦细。中医诊断为:眩晕(肝郁脾肾两虚,夹浊夹瘀),治以疏肝健脾和胃化瘀泻浊,调理升降,方药组成如下:

柴胡12 g,白芍15 g,太子参15 g,清半夏15 g,茯苓20 g,甘草10 g,陈皮12 g,大黄12 g,焦山楂10 g,神曲10 g,丹参30 g,红花15 g,黄连6 g,肉桂5 g,蝉蜕10 g,砂仁10 g(后下)。

用法:每日 1 剂水煎 2 次,每次取汁 200 ml 分 2 次温服。服药 10 天,恶心纳呆,口干口苦,心烦,夜寐不安明显减轻,其余诸症状缓解。继续用药 4 周,查尿常规示:PRO+,BLD++;血常规示:RBC 3.74×10^{12}/L,HGB 129 g/L;查肾功能示:Scr 157 μmol/L,BUN 6.8 mmol/L。坚持上方随症加减用药 1 年余,查肾功能和血、尿常规等指标均稳定在以上指标。

按:由于慢性肾衰的基本病机是脏腑虚损,气化功能失常,导致浊阴停留而不降,上犯中焦则见恶心呕吐等,上犯清窍则会出现眩晕。本患者主因肝郁脾肾两虚,肾阳虚不能温运脾土,脾胃虚弱,湿浊中阻。脾胃属土,居于中焦,胃纳脾运,滋养五脏,为后天之本。肾居下焦,主水藏精,为先天之本。脾肾两脏关系密切,相辅相成。病理上两脏也相互影响。由于慢性肾衰患者肾气虚衰,气化无权,二便失司,遂致湿浊内停,上逆脾胃,从而影响胃纳脾运,升清降浊的功能。继之波及他脏,使肝失疏泄,肝郁气滞,心阳偏亢,心火上炎,而致口干口苦,心烦,夜寐不安,心肾不交之症。心为阳,属火,居上焦;肾为阴,属水,居下焦,两脏之间有着密切的关系。心阳下降而交于肾阴,肾阴上升而济于心阳,从而使心肾两脏的阴阳、水火、升降关系处于平衡、相济、协调状态,以维持人体正常的生命活动。故治疗该患者,用柴胡味薄气升以疏肝,白芍苦酸,微寒泻肝火,敛肝阴,并用黄连、肉桂二味,一寒一热,一阴一阳,以交通心肾。黄连苦寒入心,清降心火以下交肾水;肉桂辛热入肾,温升肾水以上济心火。合调阴阳,能使心肾水火阴阳二气相交。正如《格致余论》所说:"人之有生,心为火居上,肾为水居下,水能升而火有降,一升一降,无有穷已,故生意存焉。"慢性肾衰虽系疑难重症,但若中医药治疗得当,确实对缓解病情,延长患者的生命起着积极的作用。

8.3 温肾升清阳、利水泄浊降浊阴治疗慢性肾衰案

谢某,男,54 岁,2009 年 5 月 20 日初诊,半年前出现腰酸乏力,双下肢浮肿,在某医院查尿常规示为 PRO++,BLD+,肾功能为 Scr 386 μmol/L,BUN 8.7 mmol/L,诊断为慢性肾功能衰竭(失代偿期)。给予西医保护肾功

能，纠正各种并发症等对症治疗，经过半年多治疗，效果不佳，遂来门诊求中西医结合治疗，现尿蛋白++，隐血++，肌酐 589 μmol/L，尿素氮 8.8 mmol/L。症见：畏寒肢冷，倦怠乏力，气短懒言，肢体浮肿，食少纳呆，腰膝酸软，腰部冷痛，脘腹胀满，夜尿清长，大便不实，口淡不渴，舌淡有齿痕，脉沉弱。中医诊断为腰痛（脾肾阳虚，夹浊夹瘀）。治疗以温补脾肾，化瘀祛浊，方药如下。

熟附子 15 g，桂枝 15 g，牛膝 15 g，车前子 30 g，山茱萸 15 g，炒山药 30 g，熟地黄 15 g，泽泻 15 g，茯苓 20 g，丹皮 6 g，干姜 6 g，厚朴 15 g，木香 6 g，草果 10 g，丹参 30 g，蝉蜕 12 g，僵蚕 12 g，大黄 10 g，砂仁 10 g（后下），姜黄 10 g。

用法：每日 1 剂水煎 2 次，每次取汁 200 ml 分 2 次温服。服药半月，纳食增加，腹胀消失，肢体浮肿减轻，微感腰部冷痛，大便成形，小便量可，余诸症状缓解。用上方随证加减，继续服药 4 周，查尿常规示：PRO−，BLD++。查肾功能：Scr 257 μmol/L，BUN 7.8 mmol/L。后上方随症加减坚持用药 1 年余，尿常规 PRO−，BLD+，查肾功能 Scr 206 μmol/L，BUN 6.8 mmol/L，随后均坚持治疗肾功能基本稳定在以上指标。

按：我们根据多年的临床经验，认为清阳不升，浊阴不降是慢性肾衰发病的根本原因，究其病机则为脾肾两虚，脏腑气机升降失常，本例患者肾阳虚损，不能上温脾土，导致脾肾两虚，肾虚失于蒸腾气化，气不化津，脾虚不能运化水湿，而使津液不循常道，溢于四肢出现肢体浮肿，溢于肠道则大便不实，小便清长。因脾肾阳气虚，固摄失司而致精微物质下泄出现蛋白尿、血尿；腰部冷痛、口淡不渴、舌淡有齿痕、脉沉弱均为脾肾阳虚之象。故治疗以济生肾气汤合实脾饮加减为主，以治脾肾阳虚，不能制水；又因脾肾阳虚，水湿内生，影响气机升降，使清阳不升而下流，浊阴不降而上泛，故加用升降散，以升清降浊。僵蚕，味辛气薄，轻清而浮，祛风除湿，清热解郁，化痰散结，熄风定惊；蝉蜕，甘咸性寒，质轻而升，透散郁热；姜黄，味辛性温，行气散寒、活血通络；大黄，味苦大寒，既能攻积导滞，使郁火得降，又活血化瘀，使血畅气行。四药相合，升降同施，寒温并用，升清降浊，通里达表，条畅气血。正如杨栗山所谓“僵蚕、蝉蜕升阳中之清阳，姜黄、大黄降阴中之浊阴，一升一降，内外通和而杂气之流毒顿消矣[48]”。

8.4 化湿行气补肾、升清降浊法治疗慢性肾衰案

马某，男，42 岁，农民，2009 年 8 月 28 日初诊。肾衰病史 3 年，尿常规示：PRO++，BLD+++。肾功能检查示：血 BUN 9.8 mmol/L，血 Scr 548 μmol/L，血压 125/85 mmHg。现倦怠乏力、腰酸膝软、心情烦闷、两胁胀满、脉弦细。纳食差，大便时干时稀，小便量可，舌质淡暗，舌体偏胖苔白腻，脉弦。诊断：西医为慢性肾功能衰竭（衰竭期），中医为虚劳（肝郁夹浊夹瘀）。治疗以疏肝解郁，化浊祛瘀，方药如下：

苍术 15 g，川芎 10 g，香附 10 g，炒栀子 30 g，神曲 10 g，熟地黄 12 g，炒山药 20 g，地龙 10 g，泽泻 10 g，茯苓 15 g，大黄 10 g，砂仁 10 g（后下），陈皮 12 g，山茱萸 12 g，丹参 30 g。

用法：每日 1 剂水煎 2 次，每次取汁 200 ml 分 2 次温服。服药 3 周，无心烦胸闷，两胁胀满消失，腰膝酸软、倦怠乏力缓解，大便成形，小便量可。用上方随证加减，继续服药 6 周，查尿常规示：PRO+，BLD+；查肾功能：Scr 136 μmol/L，BUN 6.9 mmol/L，自觉症状消失。以后继续用上方随证加减，服药至今，各项化验指标基本稳定，无明显自觉症状。

按：慢性肾衰病因病机复杂，故辨证要分清本虚标实，现代医家认为本虚多为脾肾两虚，标实气滞血瘀，水湿浊毒内停。该患者病程日久，久治不愈，心情烦闷，肝气不疏，使气血运行不畅，血液凝滞，瘀血内留；两胁为肝经所过之处，故出现两胁胀痛，气郁日久化火、生痰；肝主升、主动，现肝郁失于调达气机，肝木乘脾土，脾失升清，健运失职，则水湿浊毒壅滞中焦。故食纳差，大便时干时稀；因其病本在脾肾，脾肾气虚则腰酸膝软，舌体偏胖苔白腻；舌质淡暗，脉弦则是肝郁气滞之征象。导师结合朱丹溪：“气血冲和，万病不生，一有怫郁，诸病生焉。故人身诸病，多生于郁。”其学生戴思恭也说：“郁

者,结聚而不得发越也。当升者不得升,当降者不得降,当变化者不得变化也。此为传化失常,六郁之病见矣[49]。”故治疗朱氏之越鞠丸,本方由苍术、香附、川芎、神曲、栀子组成。方中香附行气解郁,川芎活血祛瘀,苍术燥湿健脾,以除湿郁,栀子清热泻火,神曲消食导滞。朱丹溪则云:“香附阴中快气之药,下气最速”,与苍术配合“一升一降,故散郁而平”。五味药共用使气郁、血郁、湿郁、食郁消,生痰无源,则痰郁自除。而脾肾两虚为本,故用六味地黄加减以补肾健脾,丹参、地龙活血通络;砂仁、大黄化浊排毒;全方共用则补虚泻实,标本同治。

9 升降理论在慢性肾衰中的运用

慢性肾功能衰竭(CRF)是指肾单位严重受损,逐渐出现肾功能的不可逆转性减退,不能维持人体内环境稳定,出现以代谢废物潴留,水、电解质和酸碱平衡紊乱,肾脏内分泌功能障碍为主要临床表现的综合征[50]。目前,国内外对于 CRF 尚缺乏有效的药物治疗,西医的治疗主要体现在抗心衰,控制感染,纠正水电解质及酸碱平衡失调,降压,纠正贫血等对症治疗方面;采用低蛋白、低盐、低磷饮食,补充维生素;腹膜透析、血液透析和肾移植等治疗方法虽然能够减轻 CRF 患者许多症状,甚至消失,但因为其高昂的费用,肾源短缺,大多数病人无法接受[51]。祖国医学没有慢性肾衰这个病名,但根据其发展过程中出现的各种症状, 可归属于中医学的 “水肿”“癃闭”“虚劳”“关格”“溺毒”等范畴,对其病机,多数医家认为属于本虚标实,本虚为脾肾亏虚,标实为水湿、湿热、痰浊、瘀血等,诸标实之邪均可归属于“毒邪”的范畴。“毒邪”既是病理产物,又是致病因素。

9.1 慢性肾衰病机认识

我们认为慢性肾衰发病的一个主要中医学机理就是升降失常, 慢性肾衰的水、钠的潴留,代谢产物在体内蓄积,主要是由于清阳不升,浊阴不能出下窍所致。但慢性肾衰病位广泛,病性是本虚标实,病证以脾肾两虚多见。浊阴不能出下窍的原因是因为虚,尤其是脾肾两虚而导致的清阳不升,浊阴不能出下窍。因此虚是造成慢性肾衰升降失常的关键。而慢性肾衰的虚主要是脾肾两虚。从升降理论来思考和研究,可以抓住慢性肾衰的病机关键,提高中医药治疗慢性肾衰的水平。

9.2 根据脏腑生理功能与病理表现,分本虚标实,论升降出入

慢性肾衰既是过程,又是结果,病位在脏,病性属里,属内伤疾病,与脏腑功能升降出入失调密切相关。临床上常常表现为肝气不升、肺气不降;心肾不交,水火失济;脾不升清,胃不降浊;气虚下陷,有降无升等证候,具体又以湿、浊、瘀、毒等病理产物为表象。它们既是脏腑升降失调的病理产物,又是导致脏腑升降失调的致病因素。

无论是何种致病因素,均能导致气机升降的不及、太过和反作。升不及和降太过多属虚证。慢性肾衰临床常表现为少气懒言、神疲乏力、腰膝酸软、头晕耳鸣、形寒肢冷、阴挺肛坠、夜尿频多、遗精阳痿等清气不升而下陷,浊气不降而上泛的症状,分析其病因多为本虚,即气机的升而不及,精气不足,脏气虚损,升提无力,固摄无权。

升太过而降不及则多为实证,慢性肾衰虽为脾肾两虚为病,但常常以标实为表现,多见嗳气上逆、恶心呕吐、腹胀痞闷、胸满气喘、咳逆倚息、大便秘结、小便点滴等。分析种种症状均可归属于降之不及,属肺、胃、大小肠的郁闭。胃失降浊,肺气膹郁失宣,大肠传导失司而致。慢性肾衰后期也常出现升之太过,多为阴虚阳亢,肾阴不足,肝木失养,阳亢于上,而致气血阴阳逆乱,表现为抽搐、晕厥。

慢性肾衰脾肾虚损,脏腑气机升降失常,其病机特点是肾阳虚损,不能温运脾阳,出现水寒土湿,木郁生风。肾为水火之宅,一身之本。既可暖后天脾土,又可涵子脏肝木。慢性肾衰脾肾阳虚,气化不及,升发失去动力,脾土不温,运化失健,而不能疏导水液,转运水湿,致土湿则木郁,木郁则土壅,而郁久则化火生风,变证百出。如是则肾虚水寒、脾湿不升、肝木失畅。所以临

床上常见精神委顿、形寒倦怠、溺少便溏，甚则腹胀喘促、抽搐晕厥等。清末明初著名医家何廉臣在《重订广温热论》中所说："溺毒入血，血毒上脑之候，头痛而晕，视力蒙眬，耳鸣耳聋，恶心呕吐，呼吸带有溺臭，间或猝发癫痫状，甚或神昏痉厥，不省人事，寻衣摸空，舌苔起腐，间有黑点"。此即肾阴阳俱虚，肝失所养，肝气上逆，肝阳上亢，浊毒随之上泛，气虚邪毒侵及血液；脾阳衰败，浊邪侵犯脾胃而见恶心呕吐，腹胀便溏；水邪犯肺则喘促气急；水气凌心，则倚息心悸；湿蒙清窍则神昏谵语；真阳欲竭，则无尿或少尿，四肢厥冷；肝失所养，风阳内动，则神昏痉厥抽搐。湿热毒互结，侵犯脾胃而见升降失职，郁阻肺气则呼吸急促，或呼吸深长而带有溺臭；邪热扰心则烦乱澹妄，神志昏迷；热甚津伤则易痉厥、抽搐；溺毒羁留体内，更伤脾肾，最终波及五脏，出现气血亏竭，阴阳离绝。此均为脾肾亏虚为本，湿毒瘀为标的病理表现。

9.3 补其虚泻其实，调理升降出入

针对慢性肾衰脾肾两虚为本，脏腑气机升降失常，邪毒内聚为标的病机，治疗应补益脾胃，滋肾阴温肾阳；脾肾互补，调理气机升降，疏通三焦壅塞，使湿浊化，瘀毒祛，不仅是调理脏腑气机升降出入的关键，而且是研究治疗慢性肾衰的途径和方法。补肾健脾必温阳益气，肾为先天之本，生命之根，脾胃为后天之本，气血生化之源，补肾宜温宜煦，健脾宜举宜升；脾虚运化失职，水湿内停，肾虚气化不利，浊毒不泄；肾的气化功能受损，则肾之阴阳俱损，致当升不升，当降不降，当藏不藏，当泄不泄；脾的运化升清功能失职，则湿浊内生，气血生化无源。《内经》云："肾者，胃之关。"则说明脾胃纳谷化精、升清降浊的根本，实在于肾，同时调理脾胃有利于肾气的恢复。肾亏则精关不固，脾虚则升清失职。脾胃之能生化，赖肾中元气为之鼓舞；肾精之能固密，须脾胃之化生精微濡养。故治疗应补肾元、益肾阴，益气健脾，肾充脾健，土培本固，则气血充盛，升降有序。《医宗必读·虚劳》中说："夫人之虚，不属于气，即属于血，五脏六腑，莫能外焉。而独举脾肾者，水为万物之源，土为万物之母，二脏安和，一身皆治，百疾不生。"可见脾肾功能正常在慢性肾衰中

的重要地位。

由于湿痰浊毒瘀诸邪逐渐在体内积蓄，加重正气亏虚，二者相互影响，湿痰浊毒瘀诸邪，既是病理产物又是致病因素，阻碍三焦气机升降出入，影响脏腑功能，进而使疾病缠绵难愈。而诸邪之中尤以湿邪为基础，因湿邪容易生痰成瘀、化火为毒。脾具有吸收输布和布散水液的作用，慢性肾衰脾肾两虚，脾运化水液功能异常，水湿内停，产生水湿痰浊等病理产物，水湿痰浊又进一步影响脾的运化功能，导致水湿不运，脾为湿困，出现恶心呕吐、胃脘胀满、头昏、烦闷等一系列湿浊内停的临床表现；若肾元衰败，浊毒壅塞三焦，气化无力，肾关不开，则尿少而浮肿，甚至无尿，转为气机逆乱之关格，出现少气乏力、营养不良、贫血、消瘦、蛋白尿等清气不升的症状；恶心呕吐、皮肤瘙痒、肿胀、大便不调、尿少或尿闭、尿素氮及肌酐升高等浊气不降的症状。此时治疗的关键，在于祛邪扶正，攻补兼施，以化湿浊、通六腑为主治疗，而化湿不忘健脾，通腑不忘补肾。清升浊降，互为因果，故清升有利于浊降，浊降有助于清升，清升浊降则气机升降有序。“六腑以通为用”，其生理功能是传导排泄糟粕，在病变过程中六腑还有排泄病理产物的作用。因此，通利六腑，关键是通泄二便，以祛除水湿痰浊瘀血诸邪，减少水钠潴留、血肌酐、尿素氮等代谢废物。所以化湿、祛浊、解毒、活血等逐邪之法亦是调理脏腑气机升降出入，治疗慢性肾衰的方法。

总之，扶正、祛邪均是调理升降失衡的重要手段，也是调整脏腑阴阳气血，以平为期的途径，所以调理升降出入是治疗的纲要。

9.4 运用药物升降浮沉之特性，纠正脏腑升降失常之病理

各种疾病在其病机和证候上，常常表现出向上、向下、向内、向外等病势趋向，药物的升降浮沉性能，正是针对疾病的这种趋向，抑制或改善相应的病势，以调理恢复脏腑气机，达到治疗疾病的目的。运用药物的升降浮沉之性，调理疾病的升降失常，是临床遣方用药的基本依据。慢性肾衰病本在肾，日久涉及五脏，病情错综复杂，正虚以脾肾两虚为本，但各脏腑阴阳气血的

虚损程度往往不同，邪实又涉及痰湿、湿浊、瘀毒等诸多因素，呈现虚实夹杂、寒热互见的证候。所以治疗应攻补兼施，正邪两顾，既要补脾肾又要泻湿浊、解毒活血。所以制定立法方药时既要考虑扶正祛邪并用，又要考虑药物的四气五味、升降浮沉，还要兼顾患者的体质因素，以免犯虚虚实实之戒。本病病机为脾肾虚损，升降反作，故治疗应注重调补脾肾，用药重视升降浮沉。据此，我们自创了“升清降浊肾康胶囊”，方药组成为：“柴胡、白芍、太子参、半夏、陈皮、茯苓、大黄、砂仁、熟地黄、蝉蜕等。《主治秘要》言：柴胡，味微苦，性平微寒，气味俱轻，阳也，升也；白芍，性寒味酸，气厚味薄，升而微降，阳中之阴也，和血，泻肝补脾胃；熟地黄，性温味苦甘，气薄味厚，沉而降，宜肾水真阴，壮水之源；茯苓，性温味淡，气味俱薄，浮而升，阳也，止泻，利小便，除湿益燥；大黄，性寒味苦，气味俱厚，沉而降，阴也，除下焦湿，推陈致新；半夏，性温，味辛苦，气味俱薄，沉而降，燥脾胃之湿，化痰，益脾胃之气；白术，性温味微苦，气味俱薄，沉而升阳也，去脾胃中湿，除脾胃热，强脾胃进饮食；陈皮，性寒味辛，气薄味厚，浮而升，去胸中寒邪破滞气，与白术共用益脾胃。”李时珍曰：“泽兰，气香而温，味辛而散，阴中之阳，足太阴、厥阴经药也。”脾喜芳香，肝宜辛散。脾气舒，则三焦通利而正气和，肝郁散，则营卫流行而病邪解。泽兰走血分，故能治水肿，破瘀血。纵观全方，升降并用，浮沉共施，从而达到了补肾健脾，活血祛瘀，化浊排毒的作用，使慢性肾衰患者症状明显缓解，肾功能得到改善。正如吴东旸所谓“明乎脏腑阴阳升降之理，凡病皆得其要领”。

10　结论

新陈代谢是生命活动的基本形式，升降出入则是机体新陈代谢的必然过程，这个过程是通过脏腑功能活动来实现的。脏腑功能是气化的结果，气化的具体表现形式为升降出入。气机的升降出入不仅体现了脏腑各自的生理特性，也是维持各脏腑之间联系的一种形式。气机的升降失常则是脏腑病变的病理之一，故调理气机出入也成为治疗疾病的重要手段和基本原则。而运用药物的升降浮沉之性以纠正病理的升降失常之偏则为基本大法。因此研究中医升降理论具有重要意义。本研究通过对中医升降理论文献的收集整理，针对慢性肾衰发病机理的认识，应用中药的升降浮沉性能，对慢性肾衰患者脏腑气机升降失调进行调理，探讨出有效治疗慢性肾衰的理论，从而为慢性肾衰提供了可靠的治则与方药。

（1）慢性肾衰发病的一个主要中医学机理就是升降失常，慢性肾衰的水、钠的潴留，代谢产物在体内蓄积，主要是由于清阳不升，浊阴不能出下窍所致。但慢性肾衰病位广泛，病性是本虚标实，病证以脾肾两虚多见。浊阴不能出下窍的原因是因为虚，尤其是脾肾两虚而导致的清阳不升，浊阴不能出下窍。因此虚是造成慢性肾衰升降失常的关键。而慢性肾衰的虚主要是脾肾两虚。因此，如何益气健脾补肾、调理脾胃尤为关键。

（2）要研究应用中医升降理论治疗慢性肾衰，无法回避的一个问题就是中药的四气五味。只有将中药的四气五味与升降浮沉理论紧密结合起来，才能落实到具体临床实际应用中。

（3）在临床中如何引入中医升降理念，如何处理补虚升清、泻实降浊之间的关系，如何利用脏腑的升降生理功能及药物升降浮沉之特性来纠正慢性肾衰脏腑升降失常之病理，以达到进一步提高慢性肾衰治疗水平的目的，仍需要进行深入的研究。我们根据中医学升降理念，得出顺应脏腑之间的升降生理功能，运用药物升降浮沉之特性来纠正慢性肾衰脏腑升降失常之病理，在中医升降理论指导下，处理好补虚升清、泻实降浊之间的关系，可以达到进一步提高慢性肾衰治疗水平的目的。运用中医升降理论研究慢性肾衰，为提高中医药治疗慢性肾衰的疗效和水平，提供了新的思路和方法。

参考文献

[1] 陈国东. 我国慢性肾脏病发病率增长迅速[N]. 医药经济报，2009，3(19).

[2] 马美丽. 中医药治疗慢性肾衰竭[J]. 长春中医药大学学报,2009,25(3):357-358.
[3] 陈全功. 黄帝内经在世界医学史上的地位[M]. 昆明:云南民族出版社,1993,24.
[4] 单迪. 中医五行哲学的形象性与实用性[J]. 时珍国医药,2008,19(12):3070-3071.
[5] 吴永贵,戴翥,罗艳秋. 中医辨证论治的哲学基础[J]. 云南中医学院学报,2010,33(3):4-6.
[6] 吴丽丽,程畅和. "升降出入"理论渊源探析[J]. 甘肃中医,2009,22(4):3-5.
[7] 宋俊文. 《伤寒论》 气机升降失调之病机及分类证治 [J]. 中医药通报,2010,9(1):14-19.
[8] 袁金声. 袁家玑教授学说思想和治疗经验对《伤寒论》厥阴病的认识[J]. 贵州医药,1983,(3):56-59.
[9] 丁光迪. 金元医学家论"升降" [J]. 江西中医药,1982,(4):5-7.
[10] 黄昱文. 升降学说对金元四大家的影响[D]. 北京中医药大学,2005:1-34.
[11] 吴兵,陈利国. 金元四大家之"升降观" [J]. 四川中医,2009,27(5):48-49.
[12] 高尚社,齐小林,文白,等. 李时珍升降学说撮略[J]. 河南中医,1991,11(61):18-20.
[13] 秦修成,张亮,姚瑞华,等. 中药升降浮沉理论的源流与发展[J]. 中医杂志,2000,19(10):625-626.
[14] 秦玉龙. 辅名医张锡纯论治气机升降[J].中医药通报,2008,7(1):28-30.
[15] 胡慈姚. 论"百病生于气"与气机理论的临床价值[J]. 中华中医药杂志,2007,22(6):392-394.
[16] 苗凌娜. 简述脏腑气机升降的生理及病理[J]. 河南中医,2003,23(10):3.
[17] 师建梅.《内经》气机升降理论浅析[J]. 山西中医,2000,16(1):7-9.
[18] 谭方,李晓君,周蕾. 脏腑气机升降出入理论探微[J]. 北京中医药大学,2009,16(1):29-30.
[19] 刘家义. 论脏腑之气皆有升降出入[J]. 山东中医学院学报,1992,16(3):6-8.
[20] 刘旭峰,吴颢昕. 如何认识升降出入[J]. 辽宁中医药大学学报,2009,11(30):68-70.
[21] 寇华胜. 中医升降学[M]. 南昌:江西科学技术出版社,1990,68.
[22] 朱向东,安耀荣. 气机升降理论探析[J]. 中医研究,2006,19(9):1-3.
[23] 朱焕平. 升降浮沉内涵及临床指导作用[J]. 中医药学刊,2005,23(5):532-533.
[24] 钟赣生,李少华.《神农本草经》的药物成就[J]. 中华中医药杂志,2006,21(7):390-

392.

[25] 邓先瑜. 中药升降浮沉源流钩玄[J]. 时珍国药研究,1998,9,(2):99-100.

[26] 李钟文. 升降浮沉药性理论沿革探讨[J]. 湖南中医学院学报,1993,13(2):4-6.

[27] 何松林，郑少红. 气机升降学说源流钩玄 [J]. 中国中医基础医学杂志,1996,2(4):15-18.

[28] 孟秀会. 略论李东垣“升降浮沉论”及其应用[J]. 辽宁中医药大学学报 2007,9(3):34-35.

[29] 邓先瑜. 中药升降浮沉源流钩玄[J]. 时珍国医研究,1998,9(2):99-100.

[30] 刘磊，秦华珍. 浅析中药的升降浮沉 [A]//第二届临床中药学学术研讨会论文集[C]. 2009.

[31] 邓华亮,王玉娟. 试论气机升降[J]. 辽宁中医药大学学报,2008,10:(7):36-37.

[32] 邹世昌. 升降浮沉理论临床应用[J]. 浙江中西医结合杂志,2009,19(9):548-551.

[33] 王恩元 .张锡纯吐衄证论治特色探讨[J]. 安徽中医学院学报,1996,15(4):8-10.

[34] 范缨. 中药升降浮沉理论应用体会[J]. 新中医,2006,38(6):63-64.

[35] 宋起,包立振. 论气机升降与脏腑生理、病理及治疗的关系[J]. 江苏中医,1997,18(8):35-37.

[36] 原发性肾小球疾病分型与治疗及诊断标准座谈会纪要 [J]. 中华内科杂志，1993,32:29.

[37] 李培旭,安艳秋. 论气机升降与慢性肾衰竭[J]. 山东中医杂志,1999,18(5):195-197.

[38] 宋立群,代丽娟. 从气化学说论治慢性肾功能衰竭[J]. 江苏中医,2003,30(7):3-4.

[39] 沈庆法. 中医临床肾脏病学[M]. 上海:上海科学文献出版社,1997,314

[40] 胡芳，张光奇. 从脾胃论治慢性肾功能衰竭评析 [J]. 实用中医内科杂志,2004,18(3):188-190.

[41] 王琳，邓跃毅. 陈以平教授中西医结合学术思想探究 [J]. 新中医,2010,42 (8):158-159.

[42] 王竹风，陈家旭，赵歆，等. 肝主升发在五脏中的作用探微 [J]. 辽宁中医杂志,2005,32(8):776-777.

[43] 叶灵兰. 肺及相关脏腑升降运动的理论和临床探讨[D]. 中国优秀硕士学位论文全

文数据库,2008,(07).
[44] 穆魁津,林友华. 肺功能测定原理与临床应用[M]. 北京:北京医科大学、中国协和医科大学联合出版社,1992:33.
[45] 付艾妮, 朱书秀. 中医气机升降学说与脾胃病的辨证论治 [J]. 中西医结合研究,2009,1(6):325-328.
[46] 李欧,孙兰军,赵英强. 心肾相交理论内涵及临床应用[J]. 山西中医,2010,26(1):59-60.
[47] 郭晶晶,宋立群,宋业旭. 运用心肾相关理论浅析慢性肾病心脏病变[J]. 长春中医药大学学报,2009,25(1):5-6.
[48] 舒鸿飞. 舒锡均升降散临床应用初探[J]. 湖北中医杂志,2003,25(4):32-34.
[49] 赵东. 郁证浅析[J]. 北京中医药,2008,27(4):275-276.
[50] 朱树义,杨彦丽,黄宇晶,等. 慢性肾功能衰竭毒损病机与治法研讨[J]. 中国中医急症,2010,19(9):1532-1533.
[51] 黄晓华,申涛,杨冰,等. 中西医结合治疗慢性肾功能衰竭疗效观察[J]. 实用医院临床杂志,2010,7(4):120-121.

调理升降中药治疗慢性肾功能衰竭的临床研究

【摘要】

目的：以中医升降理论为指导，观察加用调理升降中药治疗早、中期慢性肾衰竭的临床疗效，探讨在中医升降理论指导下通过加用升清降浊中药治疗慢性肾衰的临床疗效及其安全性观察。

方法：70例慢性肾衰早、中期的患者在西医常规治疗的基础上随机分为常规服用六君子汤合参芪地黄汤加减(对照组)35例以及在西医常规治疗的基础上服用或加用调理升降中药治疗组(治疗组)35例，12周后观察血肌酐(Scr)、血尿素氮(BUN)、内生肌酐清除率(Ccr)、血红蛋白(Hb)和症状积分情况，并作治疗组治疗前以及两组治疗后的疗效比较。结果经SPSS 11.5统计软件进行统计处理。

结果：

(1)治疗3个月后治疗组总有效率为80%，明显高于对照组的60%。两组比较有统计学差异($P<0.05$)。

(2)两组治疗后中医症状比较，治疗组有效率80%，明显高于对照组的60%。两组比较有统计学差异($P<0.05$)。

(3)治疗组12周后症状体征积分为(14.343±8.080)分、BUN(18.411±7.526)mmol/L、Scr (392.45±192.26)μmol/L、分别低于治疗前的 (22.057±8.366) 分、(21.237±9.119)mmol/L和 (428.07±199.57)μmol/L ($t=5.756$，$P<$

0.05；t=3.235，P<0.05；t=3.353，P<0.05）；而 Ccr（23.346±15.532）ml/min、Hb（102.000±17.592）g/L 分别高于治疗前（21.017±13.894）ml/min、（94.600±15.953）g/L（t=−3.597，P<0.05；t=−6.101，P<0.05）；均有明显统计学意义。说明用调理升降中药治疗后较治疗前相比症状积分、尿素氮、血肌酐明显降低，内生肌酐清除率、血红蛋白明显升高。

（4）治疗组治疗后 Hb（102.000±17.592）g/L 和对照组治疗后 Hb（96.114±24.279）g/L 不同程度升高。贫血症状均有改善。

（5）治疗组治疗后 BUN（18.411±7.526）mmol/L、Scr（392.45±192.26）μmol/L、Ccr（23.346±15.532）ml/min 与对照组治疗后 BUN（19.211±8.286）mmol/L、Scr（447.63±221.72）μmol/L、Ccr（20.720±13.340）ml/min 比较（t=0.423，P > 0.05；t=−1.112，P > 0.05；t=0.759，P > 0.05）差异均无统计学意义。说明两组治疗后肾功能均有不同程度的改善。

（6）治疗组治疗后症状积分为（14.343±8.080）分，与对照组治疗后症状积分（22.857±10.429）分比较（t=−3.818，P < 0.05）其差异有明显统计学意义。说明用调理升降中药治疗后症状体征较对照组治疗后有明显的改善。

结论：以中医升降理论为指导，运用调理升降中药治疗慢性肾衰，对改善临床症状，降低尿素氮、血肌酐，提高内生肌酐清除率、血红蛋白水平均有较好的疗效，不但疗效肯定，而且疗效明显好于传统中医辨证治疗方法。

1　前言

慢性肾功能衰竭（chronic renal failure，CRF）是指因各种原发或继发慢性肾脏疾患进行性损害和进展而引起正常肾单位减少和肾功能不可逆丧失，导致代谢产物及毒物潴留、水电解质和酸碱平衡紊乱以及内分泌功能失调为特征的临床综合征[1]。临床上常见倦怠、乏力、恶心、呕吐、少尿甚至无尿、水肿等症状。据北美、欧洲等国家统计，每百万人口中，每年有 100~150 人发生慢性肾功衰竭[2]。而我国的调查报告统计显示，每百万人口中，每年有

100~130 人患有尿毒症。全球的肾脏疾病患者都呈现逐步上升趋势。中国已有 100 多万尿毒症患者,且数目正以平均每年 8%的速度递增。近年来,CRF 的病因有所变化,在西方国家继发性因素已占主要病因,其中糖尿病和高血压是 CRF 发病的两大首要因素,约占 50%。然而,我国仍以慢性肾小球肾炎为主,但继发性因素引起的 CRF 逐年增多,依次为高血压、糖尿病和狼疮性肾炎。近年乙肝病毒相关性肾炎导致的 CRF 也为国内外学者所关注[3]。某西方国家透析中心统计,糖尿病肾病占第一位(27.7%),其次为高血压病(22.7%),原发肾小球疾病占第三位(21.2%),多囊肾占 3.9%,其他各种病因共占 22.7%[4]。

近年来,CRF 的死亡率已经有所下降,但仍因为此病的病程比较漫长,对多个系统器官都有损害,治疗又要多方兼顾,危害生命,所以仍然严重威胁着人类健康,单靠现代西医保守治疗效果不甚理想,肾脏移植以及血液或腹膜透析疗法虽然使患者生命得到延长,但给患者及家庭带来极大的经济负担。而中西医结合治疗提高了慢性肾衰的治疗疗效,尤其在提高慢性肾衰的早中期阶段的临床效果更为显著,从而大大提高了患者的生活质量。

各代名医对慢性肾衰的病因病机认识有所不同,各有侧重。而我们通过自己多年的临床经验,经过仔细研究各代及各派名医的诊治验案,根据祖国医学中的升降沉浮理论,结合现代医学,认为慢性肾衰其发病的一个主要机理就是升降失常。因为慢性肾衰的水、钠潴留以及代谢产物在体内的蓄积,是由于清阳不升、浊阴不能出下窍所致。但慢性肾衰病位广泛,病性是本虚标实,病证以脾肾两虚多见。我们在传统中医辨证论治的基础上,将中医升降理论理念引入临床实际工作中,以慢性肾衰为研究对象,在升降理论指导下辨证、选方、用药,开展了调理升降中药治疗慢性肾衰的疗效评价研究,现总结报告如下。

2 资料与方法

2.1 一般资料

全部病例来源于宁夏回族自治区中医研究院肾内科 2009 年 7 月—2010 年 7 月住院及门诊早、中期慢性肾衰竭病人。共 70 人，随机分为治疗组和对照组。治疗组 35 例，在一般治疗的基础上加用调理升降中药治疗。其中男 17 人，女 18 人，年龄 29~68 岁，平均 51.86±11.53 岁；病程 6 个月至 21 年，平均 12.12±3.52 年；体重 52~90 kg，平均 65.34±8.45 kg；原发病：慢性肾小球肾炎 13 例，糖尿病肾病 8 例，高血压肾病 6 例，乙肝病毒相关性肾炎 1 例，多囊肾 3 例，慢性肾盂肾炎 3 例，狼疮性肾炎 1 例，肾功能不全代偿期 1 例（Scrl 33~177 μmol/L），肾功能不全失代偿期 18 例（Scr 186~442 μmol/L），肾功能衰竭期 16 例（Scr 451~707 μmol/L）。并与对照组 35 例在一般治疗的基础上服用传统中药六君子汤合参芪地黄汤加减治疗，进行临床疗效对比，其中男 18 例，女 17 例；年龄 30~69 岁，平均 49.69±11.65 岁；病程 6 个月至 20 年，平均为 12.26±2.98 年；体重 54~83 kg，平均 65.66±8.23 kg；其中原发病中多囊肾、慢性肾盂肾炎、乙肝病毒相关性肾炎各有 2 例，1 例狼疮性肾炎，9 例糖尿病肾病，12 例慢性肾小球肾炎，有 7 例高血压肾病；病期肾功能不全代偿期 2 例，肾功能不全失代偿期 17 例，肾功能衰竭期 16 例。上述一般临床资料经统计学处理，组间各项参数均衡性良好，无显著性差异，具有较好的可比性。见表 1、表 2、表 3、表 4（$P > 0.05$）

表 1 治疗组与对照组临床资料比较（$\bar{x}\pm s$）

	治疗组（35 例）	对照组（35 例）	P
年龄（岁）	51.86±11.53	49.69±11.65	>0.05
病程（年）	12.12±3.52	12.26±2.98	>0.05
体重（kg）	65.34±8.45	65.66±8.23	>0.05

经检验，两者无显著性差异（$P > 0.05$），各项参数均衡性良好，具有可比性。

表 2　治疗组与对照组临床资料比较($\bar{x}\pm s$)

	治疗组(35 例)	对照组(35 例)	P
性别(男:女)	17:18	18:17	>0.05
病期			
肾功能不全代偿期	1	2	
肾功能不全失代偿期	18	17	>0.05
肾功能衰竭期	16	16	
原发病			
慢性肾小球肾炎	13	12	
糖尿病肾病	8	9	
高血压肾病	6	7	
乙肝病毒相关性肾炎	1	2	>0.05
多囊肾	3	2	
慢性肾盂肾炎	3	2	
狼疮性肾炎	1	1	

经 x^2 检验,两组无显著性差异($P>0.05$),具有可比性。

表 3　治疗前两组 SCr、Ccr、BUN 水平比较($\bar{x}\pm s$)

组别	例数	Scr(μmol/L)	Ccr(ml/min)	BUN(mmol/L)
治疗组	35	428.07±199.57	21.02±13.89	21.24±9.12
对照组	35	443.79±203.43	19.41±10.76	19.75±8.38

经检验,治疗前两组 Scr、Ccr、BUN 无显著性差异($P>0.05$),具有可比性。

表 4　治疗前两组症状积分水平比较($\bar{x}\pm s$)(分)

组别	例数	症状积分
治疗组	35	22.057±8.366
对照组	35	21.543±7.563
P 值	35	0.788
t 值	35	0.270

经检验,两组症状积分在治疗前无显著性差异($P>0.05$),具有可比性。

2.2 病例选择

2.3 诊断标准

2.3.1 西医诊断标准[5]

患者有 CKD 病史以及慢性肾功能衰竭的临床症状。不仅要满足小于 80 ml/min 的内生肌酐清除率(Ccr),而且血肌酐(Scr)须大于 133 μmol/L。

附:内生肌酐清除率(Ccr)计算公式:

男:

$$CCr(ml/min)=\frac{〔140-年龄(岁)〕\times 体重(kg)}{〔Scr(\mu mol/L)/88.4〕\times 72}$$

女:

$$Ccr(m1/min)=\frac{〔140-年龄(岁)〕\times 体重(kg)}{〔Scr(\mu mol/L)/88.4〕\times 85}$$

2.3.2 慢性肾功能衰竭临床分期标准

见表 5,参照中华人民共和国 2002 年颁布《中药新药治疗慢性肾功能衰竭的临床研究指导原则》[6]。

表 5 慢性肾功能衰竭临床分期

CRF 分期	肾小球滤过率(GFR)(ml/min)	血肌酐(Scr)(μmol/L)	尿素氮(mmol/L)	临床症状
肾功能代偿期	50~80	133~177		无症状
肾功能失代偿期	20~50	178~442	≥7.1	乏力、轻度贫血、食欲减退
肾功能衰竭期	10~20	443~707	17.9~28.6	贫血、代谢性酸中毒;钙、磷代谢紊乱;水电解质紊乱
尿毒症期	<10	≥707	≥28.6	酸中毒症状明显,全身各系统症状严重

2.3.3 中医证候诊断标准

见表 6,参照中华人民共和国 2002 年颁布的《中药新药治疗慢性肾功能衰竭的临床研究指导原则》[6]。

表 6　中医证候诊断标准

证型	临床症状	舌象	脉象
脾肾气(阳)虚	倦怠纳呆,便溏,腰膝酸软,夜尿清长	舌淡边有齿痕,苔白	沉而弱
脾肾气阴两虚	气短乏力,面色少华,口干不喜饮,腰膝酸软,皮肤干燥	舌淡有齿印	沉细
湿浊内蕴证	面色灰滞,纳呆,恶心呕吐,脘腹胀闷,口黏欲饮有尿臭味	舌淡苔白厚腻	脉沉细
血瘀证	面色晦暗,腰痛,肌肤甲错	苔色紫暗且有瘀点	细涩

2.3.4　症状分级量化标准

见表 7[6],参照中华人民共和国 2002 年颁布的《中药新药治疗慢性肾功能衰竭的临床研究指导原则》。

表 7　症状分级量化标准

主症＼积分	0 分	2 分(轻)	4 分(中)	6 分(重)
面部色泽	无	色黄暗光泽少	色暗黄光泽无	色暗黑光泽无
食少纳呆	无	食量减少 < 1/4 口味尚香	食量减少 1/4~1/2 口味不香	食量减少 > 1/2,无饥饿感
恶心呕吐	无	每日 1~2 次	每日 3~4 次	每日 4 次以上
倦怠乏力	无	可坚持体力劳动,偶感乏力	日常活动勉强支持	日常活动不能支持,乏力持现
腰膝酸软	无	腰膝酸软晨起既有	膝软不能负重物,持续腰酸	膝软不欲行走,腰酸难以忍受
水肿	无	眼睑晨起浮肿	双下肢及眼睑皆肿	全身水肿
头晕	无	头晕轻微,不影响正常生活,偶然发作	头晕较重,活动时出现,休息即安	头晕重,终日不减,影响正常生活
肌肤甲错		肌肤局限性粗糙干燥失润	粗糙干燥、角化脱屑、基底潮红可融合成片	肌肤广泛性粗糙干燥、角化、形如蛇皮
大便不实		大便不成形	大便不成形,一日 3 次	大便不成形,3 次以上
舌象	舌质(1 分)		舌苔(1 分)	
	紫暗或有瘀点瘀斑,淡有齿痕		厚或腻	
脉象	细涩或沉弱(1 分)			

2.3.4.1　病例纳入标准

（1）符合慢性肾衰的西医诊断标准。

（2）处于慢性肾功能不全代偿期及失代偿期和慢性肾功能衰竭期。

（3）高血压、电解质紊乱、酸中毒以及细菌病毒引发的感染等加重因素得到有效控制的非透析患者。

（4）中医辨证属脾肾两虚，夹浊夹瘀证。

（5）年龄特征 18~70 岁。

（6）病因为慢性肾炎、慢性肾盂肾炎、糖尿病肾病、高血压肾病、乙肝相关性肾炎、多囊肾等。

2.3.4.2　病例排除标准

（1）凡不符合西医诊断标准分期为肾功能不全代偿期、肾功能不全失代偿期及肾功能衰竭期及中医辨证诊断标准者。

（2）血色素<6 g/L 或伴重度心衰、严重心律失常、严重感染者。过敏体质或对多种药物过敏者。

（3）慢性肾功不全已经进行血液透析或腹膜透析的患者。

（4）处于哺乳期或者是妊娠期的妇女。

（5）年龄不满 18 周岁或者年龄超过 70 周岁。

（6）患有精神病或者有合并患有严重的心脑血管、血液系统或消化系统的患者。

2.3.4.3　病例剔除标准

（1）不符合西医诊断标准而被误纳入的病例或虽符合纳入标准而纳入后未曾按试验方案服药的病例，需予剔除。

（2）无法判断疗效或资料不全的病例，需予剔除。

（3）纳入的研究对象患有严重并发症，不遵医嘱，或者因为其他的生理变化等不适宜继续接受临床试验而自行退出者等，均视为脱落病例，统计分析时应结合具体情况处理。如发生不良反应者，应计入不良反应的统计；因无效而自行脱落者，应计入疗效分析；试验未坚持1/2疗程者，应视为自行脱落；试验超过1/2疗程者，应计入疗效统计。

(4)试验中出现过敏反应或严重不良反应者，终止试验；已超过1/2疗程者统计疗效。

(5)试验期间病人出现因肾功能损害加重引起的危险事件，终止试验；已超过1/2疗程者统计为无效。

(6)疗程中因病情进展，需开始肾脏替代治疗者均应视为脱落。

3 研究方法

将宁夏中医医院肾内科住院及门诊符合条件的慢性肾衰病人70例随机分为两组，两组患者均为辨证脾肾两虚夹浊夹瘀型CRF者。对入选病例采取随机分为两组的方法进行临床研究。

3.1 相同治疗措施

(1)饮食营养治疗；给予低盐低脂优质低蛋白饮食根据肾功能受损程度蛋白摄入量：0.6~0.8 g/(kg·d)，可适当补充复方-α酮酸、维生素，尤其是B族维生素和维生素E。

(2)积极纠正水电解质紊乱、防止高血钾、高血磷、低血钙。

(3)纠正酸中毒：根据代谢性酸中毒程度轻重不同口服碳酸氢钠片(3~12 g/d)或静滴5%碳酸氢钠。

(4)纠正贫血：纠正肾性贫血皮下注射重组人红细胞生成素，剂量初始为每周150 u/kg、分2~3次，皮下注射。使Hb的上升每周不超过4 g。HCT的上升每周不超过1%，靶目标为Hb 105~115 g/L，HCT 30%~35%，希望于8~12周达到。维持剂量为每周50~100 u/kg，分2~3次皮下注射。一般认为Hb大于115 g并不一定能改善慢性肾衰症状或延长患者的生存时间。

(5)控制血压：首先选用ACEI或ARB，其次为钙通道阻滞剂、β受体阻滞剂、α-受体阻滞剂、利尿剂，以上可联合使用。在控制血压的同时积极主动保护靶器官(心、脑、肾)。

(6)防止感染:注意防止病毒性感冒和各种病原体的侵害。选用肾毒性最小的抗生素。

3.2 对照组治疗措施

将对照组35例病人在西医一般治疗的基础上每位患者给予传统中药六君子汤合参芪地黄汤加减,即黄芪、丹参各30 g,熟地黄、泽泻、木香、制半夏、茯苓、党参、白术、淮山药、菟丝子、制首乌各15 g,山茱萸10 g,陈皮、砂仁(后下)、甘草各5 g进行治疗,水煎300 ml,一日1剂,一日2次温服,疗程为3个月。观测血肌酐(Scr)、血尿素氮(BUN)、血红蛋白(Hb)和中医症状积分在用药治疗的前后变化,计算内生肌酐清除率(Ccr)。

3.3 治疗组治疗措施

将治疗组35例病人在西医一般治疗的基础上每位患者给予疏肝健脾补肾,佐以升清降浊化瘀中药,熟地黄、山茱萸、酒大黄、白芍、太子参、柴胡、泽兰各15 g,制半夏、陈皮、当归各12 g,砂仁10 g(后下),炒山药20 g、茯苓20 g、丹参30 g、鸡血藤30 g、焦山楂10 g、蝉衣12 g、僵蚕12 g等,夜寐不安加炒枣仁30 g、远志10 g、百合15 g进行治疗,水煎300 ml,一日1剂,一日2次温服,疗程为3个月。观测血肌酐(Scr)、血尿素氮(BUN)、血红蛋白(Hb)和中医症状积分在用药治疗的前后变化,计算内生肌酐清除率(Ccr)。

所得结果进行统计学分析,做出疗效评价。

4 试验观察指标

4.1 安全性观测指标

包括患者姓名、性别、年龄、体重、脉搏、呼吸和血压等生命体征的观测,以及血、尿、便常规;各项转氨酶等肝功能检查、胸部X光片、心电图检查;每1个月检查记录1次。随时记录观察出现的各种不良反应。

4.2 疗效性观测指标

主要进行对面色晦暗、水肿、倦怠乏力、腰膝酸软、头晕、食少纳呆、恶心呕吐的疗效分析。观测血肌酐(Scr)、血尿素氮(BUN)、血红蛋白(Hb)和中医症状积分在用药治疗的前后变化。根据 Cockcroft-Gault 方程计算内生肌酐清除率。

(1)主要对面色晦暗、水肿、倦怠乏力、腰膝酸软、头晕、食少纳呆、恶心呕吐等症状和体征以及舌象和脉象,其程度用记分法表示,与治疗前及治疗后每 2 周观察记录 1 次。

(2)肾功检查(BUN、Scr、Ccr),于治疗前及治疗后每 1 个月各检查记录 1 次。用日立 7060 型全自动生化分析仪检测。

(3)血浆总蛋白及白蛋白,于治疗前及治疗结束后各检查记录 1 次。治疗前后血脂(TG、TC、LDL-C、HDL-C、APOAl、PAOB)用日立 7060 型全自动生化分析仪检测。

(4)血常规(白细胞、血红蛋白、血小板),于治疗前及治疗后每 1 个月各检查记录 1 次。

(5)电解质,于治疗前及治疗结束后各检查记录 1 次,用日立 7060 型全自动生化分析仪检测。

(6)肾脏 B 超,于治疗前及治疗结束后各检查记录 1 次。

5 疗效判定标准

5.1 慢性肾功能衰竭疗效判定标准

见表 8,参照中华人民共和国 2002 年颁布的《中药新药治疗慢性肾功能衰竭的临床研究指导原则》[6]。

表 8　慢性肾功能衰竭疗效判定标准

CRF 疗效判定	①临床症状积分	②内生肌酐清除率(Ccr)	③血肌酐(Scr)
显效	减少≥60%	增加≥20%	降低≥20%
有效	减少≥30%	增加≥10%	降低≥10%
稳定	临床症状改善,积分减少<30%	无降低,或增加<10%	无增加,或降低<10%
无效	临床症状无改善或加重	降低	增加

以上①项必备,②、③项具备一项,既可判定。

5.2　中医证候疗效判定标准

见表 9,参照中华人民共和国 2002 年颁布的《中药新药治疗慢性肾功能衰竭的临床研究指导原则》[6]。

表 9　中医证候疗效判定标准

CRF 疗效判定	中医临床症状、体征	证候积分减少
痊愈	消失或基本消失	≥95%
显效	明显改善	≥70%
有效	均有好转	≥30%
无效	均无明显改善,甚或加重	不足 30%

注:计算公式(尼莫地平法)为:〔(治疗前积分−治疗后积分)÷治疗前积分〕×100%。

6　安全性及不良反应的判定

通过观测各项疗效性和安全性指标以及对患者临床表现的观察，分析判定有无不良反应。具体见以下不良反应及安全性程度划分表。

表 10　不良反应的程度划分表

不良反应程度	轻(3 级)	中(2 级)	重(1 级)		
与所用药物关系	可能有关	很可能有关	肯定有关	可能无关	肯定无关

表 11　安全性程度划分表

安全性	安全性程度	不良反应程度	安全性检查指标	处理措施
1 级	安全	无	无异常	无需任何处理
2 级	比较安全	轻度	无异常	无需处理 可继续用药
3 级	有安全性问题	中等	轻度异常	处理后 可继续用药
4 级	出现严重安全性	严重	明显异常	试验中止

7　统计分析

两组之间对比采用成组设计的两样本均数的 t 检验，一组之间前后对比采用配对设计两样本 t 检验，计量资料以 $\bar{x}\pm s$ 表示。$P<0.05$ 为有统计学意义。用 SPSS 11.5 统计学软件进行统计学处理。

8　结果

8.1　**整体疗效情况**(见图 1、表 12)

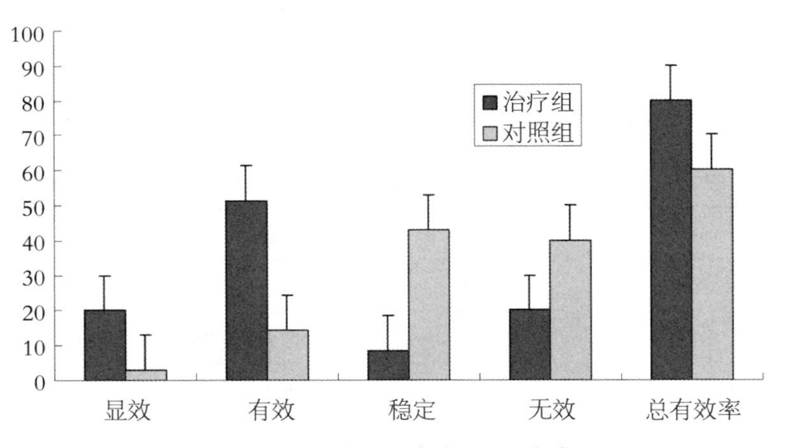

图 1　两组治疗后临床疗效比较(%)

表 12 两组病例治疗后临床疗效比较

例(%)

组别	n	显效	有效	稳定	无效	总有效率
治疗组	35	7(20.0)	18(51.43)	3(8.57)	7(20.0)	80.0
对照组	35	1(2.86)	5(14.28)	15(42.86)	14(40.0)	60.0

治疗组治疗 3 月后治疗组总有效率为 80%,明显高于对照组的 60%。两组比较有统计学差异($P<0.05$)。说明用调理升降中药治疗后有效率明显高于对照组。

8.2 临床症状积分和血 Hb 改善情况(见表 13、表 14)

表 13 治疗组治疗前后症状积分和血 Hb 情况比较($\bar{x}\pm s$)

治疗组	例数(例)	症状积分(分)	血 Hb(g/L)
治疗前	35	22.057±8.366	94.600±15.953
治疗后	35	14.343±8.080	102.00±17.592
P 值	35	0.001	0.000
t 值	35	5.756	−6.101

治疗组治疗后主要症状积分面色晦暗、倦怠乏力、腰膝酸软、食少纳差、恶心呕吐、水肿、头晕等症状和血 Hb 与治疗前比较均有显著性差异($P<0.01$)。

表 14 治疗组对照组治疗后症状积分和血 Hb 情况比较($\bar{x}\pm s$)(分)

治疗后	例数(例)	症状积分(分)	血 Hb(g/L)
治疗组治疗后	35	14.343±8.080	102.000±17.592
对照组治疗后	35	22.857±10.429	96.114±24.279
P 值	35	0.000	0.250
t 值	35	−3.818	1.161

治疗组治疗后主要症状积分在面色晦暗、倦怠乏力、腰膝酸软、食少纳差、恶心呕吐、水肿、头晕症状等症状和对照组治疗后比较有显著性差异($P<$

0.01)。说明治疗组治疗后的主要临床症状较对照组治疗后改善的更为明显。治疗组治疗后血 Hb 和对照组治疗后比较其差异无统计学意义($P > 0.05$)。说明两组治疗后血红蛋白均有不同程度升高。贫血症状均有改善。

8.3 两组治疗后中医症候疗效比较(见图 2、表 15)

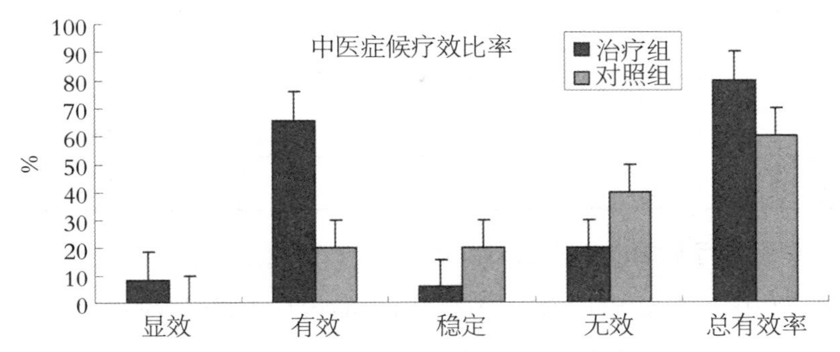

图 2 治疗后中医症候疗效比较 例(%)

表 15 两组治疗后中医症候疗效比较

例(%)

治疗后	显效	有效	稳定	无效	有效率
治疗组	3(8.58)	23(65.7)	2(5.72)	7(20.0)	80.0
对照组	0(00.0)	7(20.0)	14(40.0)	14(40.0)	60.0

两组治疗后中医症候疗效比较,治疗组有效率 80%,明显高于对照组的 60%。两组比较有统计学差异($P<0.05$)。说明用调理升降中药治疗后症状体征较对照组治疗后大为改善。

8.4 肾功能治疗前后变化情况(见表16、表 17)

表 16 治疗组治疗前后肾功能变化情况比较($\bar{x}\pm s$)

治疗组	例数(例)	尿素氮(mmol/L)	肌酐(μmol/L)	内生肌酐清除率(ml/min)
治疗前	35	21.237±9.119	428.0±199.57	21.01±13.894
治疗后	35	18.411±7.526	392.4±192.24	23.34±15.532
P 值	35	0.000	0.000	0.000
t 值	35	3.235	3.353	−3.597

治疗组治疗后 BUN、Scr 见明显下降，CCr 明显升高，与治疗前相比具有显著意义（$P<0.01$）。

表 17 治疗组对照组治疗后肾功能情况比较（$\bar{x}\pm s$）

治疗后	治例数(例)	尿素氮(mmol/L)	肌酐(μmol/L)	内生肌酐清除率(ml/min)
治疗组	35	18.411±7.526	392.4±192.24	23.34±15.532
对照组	35	19.211±8.286	447.6±221.72	20.72±13.340
P 值	35	0.674	0.270	0.451
t 值	35	−0.423	−1.112	0.759

治疗组治疗后 BUN 和 Scr 以及 CCr 与对照组治疗后比较其差异无统计学意义（$P>0.05$）。说明两组治疗后肾功能均有不同程度的改善。

8.5 不良反应

研究对象中 4 例患者出现大便稀、次数有所增多，其余患者无其他不适，不良反应率为 11.43%。研究对象中临床显效的 7 例，治疗后 6 个月追访这 7 例患者，有 2 例因饮酒、嗜辣或因疲劳症状及病情有所反复，其余未见异常。

9 讨论

慢性肾功能衰竭（CRF）是指多种慢性肾脏疾病引起的肾小球滤过率下降（GFR<90 ml/min）和肾脏其他功能损害发展到晚期而导致的一种严重综合征，临床主要表现为毒性代谢产物潴留，水、电解质，酸碱平衡紊乱，以及全身多系统的损害。其病情复杂多变且危重。北美、西欧和澳大利亚慢性肾衰的发病率为 1.5 人/万，我国的发病率高达 5.68 人/万。慢性肾衰已经成为严重影响我国居民健康的疾病。在人类死亡的主要疾病中，CRF 占第 5 位至第 9 位[7]。国际肾病学会发布的最新权威数据表明，全球由慢性肾脏病所引起的终末期肾衰患者数量正以每年 8%的速度增长。目前有超过 150 万人依赖肾脏替代治疗（指透析和肾移植）而生存。因此，积极探讨和研究预防本病

的有效措施及治疗方法具有非常重要的现实意义[8]。

9.1 慢性肾衰传统中医药治疗

慢性肾衰主要是由于肾病迁延日久,或他病失治误治,造成脏腑虚弱,功能失调,水湿、痰湿、湿热、瘀血等邪久留不去,浊毒内生,或因外邪侵袭、情志所伤、劳累过度、饮食失宜等致病情加重。中医文献中无慢性肾衰的名词,但根据其临床表现可归属于“虚劳”“癃闭”“肾风”“肾劳”“溺毒”“关格”等范畴,往往因水肿、淋证、消渴、痹证等病迁延日久而成。慢性肾衰病因复杂,可归纳为内因与诱因。内因多为饮食劳倦伤及脾、肾,导致脾肾两虚;诱因多由于正气不足,而反复外感风热或湿热等。正虚可见阴、阳、气、血以及脏腑的虚损;邪实则有水湿、痰湿、湿热、瘀血、浊毒等病理产物。多数学者认为慢性肾衰的中医病因病机是正虚邪实贯穿于本病的始终,正虚为本,邪实为标。慢性肾衰早中期主要以脾肾两虚为主,兼夹浊夹瘀。肾虚中以肾气阴虚为多见,因此常常给予传统的中药六君子汤合参芪地黄汤加减。即黄芪、丹参各 30 g,熟地黄、泽泻、木香、制半夏、茯苓、党参、白术、淮山药、菟丝子、制首乌各 15 g,山茱萸 10 g,陈皮、砂仁(后下)、甘草各 5 g 以补益脾肾、活血祛瘀。

9.2 治疗原则

《金匮要略·脏腑经络先后病脉证第一》曰:“五脏病各有所得者愈,五脏病各有所恶,各随其所不喜者为病。”因此,对慢性肾衰的治疗,要根据中医五脏六腑的生理,脏腑升降出入之特性,顺其特性和趋势,调其升降。中医五脏六腑总的生理特点:肝、脾、肾主升,心、肺、胃、胆、大肠、小肠、三焦、膀胱主降。肝气升发,以升为用。脾主运化,宜升则健。肺主宣降,以降为顺。肾为水脏,藏精,主水和气化,主纳气,因此肾也升也降,但以升为主。心为火脏,主血脉,出神明,以降为主;心包代心行事,运行血液,以降为主;膀胱藏津液而司气化,出小便,以出为用;小肠主化物、别清浊而入精微,以入为主;胃主受纳,以入为主,以降为和;大肠传送糟粕,运化大便,以出为主;胆为中精之腑，藏精汁，出胆汁，有出有入；上焦如雾，升已而降；中焦如沤，升降之枢，气血生化之源；下焦如渎，主出，亦以出入为用。故云五脏以升降为主，六腑以出入为用。五脏升降相因，共同维持着机体内的动态平衡。

调理升降，平衡阴阳，法之纲要。《素问·五常政大论》谓："气反者，病在上，取之下；病在下，取之上；病在中，旁取之。"《素问·阴阳应象大论》明确指出了调理升降之具体方法，即"因其轻而扬之，因其重而减之，因其衰而彰之……其高者，因而越之；其下者，引而竭之；中满者，泻之于内；其有邪者，渍形以为汗；其在皮者，汗而发之；其慓悍者，按而收之。"无不蕴含寓降于升，寓升于降之意。根据慢性肾衰脾肾两虚、夹瘀夹浊型的病因病机我们制定了补益脾肾、升清降浊化瘀的治疗原则。现分述如下。

9.2.1 补益脾肾，升清降浊

慢性肾衰的虚主要是脾肾两虚，因此慢性肾衰补肾和调理脾胃之治疗尤为重要。肾之升主要在肾的气化运动上：肾之升即肾之蒸腾，肾阳蒸化肾阴产生肾气，肾气主升：其一体现在肾之精气上达化髓充脑，灌髓海、濡空窍；其二将下降之津液复上输于肺，浊者由膀胱排出体外，以维持正常的水液代谢平衡。肾之降即肾之潜藏：其一蛰藏肾精；其二潜蛰元阳；其三肾主纳气。在临床中，肾主气化功能的失常，可以包括两个方面：一是脾肾气化不及（主要方面）：先天不足或后天失养，致化源不足，脾肾不能维持足够的气化活动而产生一系列以虚证为主的病变；二是脾肾气化不利（次要方面）：在脾肾虚损的基础上，或因外感风、寒、湿热、疮毒，或因运化失司，气化无权，以致湿浊、水气、瘀血等羁留不去，而致三焦壅滞，升降失常，表现出一系列以实证为主的病变。

脾升胃降与调理脾胃：脾升胃降是祖国医学的重要理论，脾胃位居中焦，升清降浊，是升降之枢纽。若脾胃的升降出入功能失常，则后天水谷精微不能输布，废浊之物也不能排除而形成清阳抑而不升，浊气逆而不降的混乱局面。因此，要选用气味温和的药物调理脾胃。

脾升胃降与调理脾胃的中医学机理：脾胃位居中焦，通上彻下，斡旋阴阳，《医学求是》曰："土位于中，而火上、水下、左木、右金。左主乎升，右主乎降。五行之升降，以气不以质也。而升降之权，又在中气，中气在脾土之上、胃之下，左木、右金之际。水火之上下交济者，升则赖脾之左旋，降则赖胃土之右旋也。故中气旺，则脾升而胃降，四象得以轮旋。[9]"

因为脾胃是升降运动的枢纽，所以肝之生发、肺之肃降、心火之下降、肾水之上升及肺主呼吸、肾主纳气均是配合脾胃的升降来完成新陈代谢，其摄纳、消化、吸收、合成与分解、排泄等过程，概括来说，都与脾升胃降息息相关，正如《医学棒喝》曰："升降之机者，在乎脾胃之健运。"若脾胃的升降出入功能失常，则后天水谷精微不能输布，废浊之物也不能排出，形成清阳抑而不升，浊气逆而不降的混乱局面。因此，《神农本草经》中有"药有酸苦甘辛咸五味，又有寒热温凉四气"的记载。《素问·至真要大论》曰："辛甘发散为阳，酸苦涌泄为阴，咸味涌泄为阴，淡味渗泄为阳。"药物通过气味恰当的配伍达到调和阴阳的目的[10]。《本草纲目》曰："酸咸无升，甘辛无降，寒无浮，热无沉。""升者引之以咸寒，则沉而直达下焦；沉者引之以酒，则浮而上之巅顶。"药物通过气味恰当的配伍达到恢复体内气机升降出入的平和，李东垣《脾胃论》曰："凡药之所用，皆以气味为主"，气味俱出于中焦，治疗应立足于中焦，以调治心肾肝肺，恢复机体正常的升降出入，因此重视中药的四气五味理论对临床组方用药的重要指导作用[10]。

肾为先天之本，脾为后天之本，张景岳《类经》说："以精气言，则肾精气化，因于脾胃；以火土言，则中土阳气，根于命门。"表明脾肾关系极为密切，在功能上相辅相成，共同完成对水液的输布及精微物质的生化和封藏。导师认为慢性肾衰是一个多脏器受损的综合征，根据脏腑相关理论和五行学说，临床上发现慢性肾衰客观上存在肝郁脾肾两虚夹浊夹瘀证型；因为慢性肾衰脾肾两虚型者占多数，患者大多病程长，此类患者多有肝气郁结等临床表现，另外部分慢性肾衰患者是由高血压病发展而来，所以大多数慢性肾衰伴有血压升高，头晕、头痛，或情绪急躁易怒的临床表现，而按照中医五行学说的观点，防止由脾虚而导致肝气的过度克伐，因此临床上导师在治疗慢性肾衰脾肾两虚夹浊夹瘀证时，在应用益气健脾中药治疗慢性肾衰脾虚证时，酌情添加了疏肝理气药[10]。《内经》云"：肾者，胃之关。"说明脾胃纳谷化精升清降浊的根本在于肾。肾亏则致精关不固，脾虚则致升清失职。脾胃之生化，赖肾中元气为之鼓舞；肾精之固密，须脾胃生化阴精以涵育。补中气，固下元，脾充肾健，土培本固，则气血盈盛，如此则升降有序，肾衰之治脾肾双补为本矣。即治疗上则调理气机以疏肝健脾补肾佐以升清降浊化瘀为法。

9.2.2 祛瘀泄浊，降浊阴而升清阳

慢性肾衰由多种疾病迁延日久发展而来，祖国医学有"久病多瘀"和"久病入络"的观点。叶天士云："初则气结在经，久则血伤入络"，强调了慢性疾病的血瘀病机，在治疗上也主张"久病必先治络"的重要性。肾气亏虚，肾的气化功能障碍，分清泌浊功能失调，肾失开阖，清浊不分，当升不升，当降不降，当藏不藏，当泄不泄，精液不摄而露出，水浊不泄而滞留，浊毒内蕴，或伤络，血行不畅而致瘀，或化热煎熬津血致瘀。瘀血既是病理产物，又是致病因素，肾病可以导致瘀血的形成，瘀血又可以使肾病加重或缠绵难愈。瘀血不去，新血不生，从而使脏腑经络进一步失养。故临床多见湿浊瘀血相夹杂的证候，在治疗时活血化瘀、祛湿化浊并用。

9.2.3 组方配伍

法随证立，方从法出。常采用加味升降中药的中医理论根据，用熟地黄甘而微温，主升，补益肝肾，山茱萸酸而微温，阴中有阳，降中有升以滋阴补肾，《本经疏证》曰："熟地，乃补肾家之要药，益阴血之上品。"太子参性平，味甘，微苦，有补气生津、健脾养胃作用。《饮片新参》称其能"补脾肺元气，止汗生津，定虚惊。"能使脾胃之气健旺，脾的运化功能恢复正常，可滋生气血。山药甘、平，性涩而平和。益气养阴，补肺、脾、肾。茯苓性平，味甘淡。有渗湿利水，益脾和胃，宁心安神之功效。茯苓"除湿之圣药也。味甘平补阳，益脾逐

水，生津导气”。《用药心法》有淡渗水湿，引浊邪下行，推陈致新之用，主降。《汤液本草》云：“茯苓，伐肾邪，小便多能止之，小便涩能利之，与车前子相似，虽利小便而不走气。酒浸与光明朱砂同用，能秘真。盖气之所至，水亦无所不至，气之所止，水亦无所不止，利其水所以行其气也。茯苓能宁心益脾补肾，以其行有形之水，布无形之气也。利水行气，起阴以从阳，布阳以化阴，稗清生浊降，外达下行，而心脾肾三脏得以补益也。”药性平和，既能扶正，又能祛邪，故脾虚湿盛，尤其适用于正虚邪实之症。茯苓以其味甘而从土化，土能防水，用之以制水脏之邪，益脾胃而培万物。半夏燥湿化痰、降逆止呕主降；陈皮理气化痰除湿，柴胡味苦、辛，性微寒。能引清气上行，主升；陈皮辛散苦降，能行气健脾、调中快膈，二药一上一下，既可提升被困之阳气，又可理顺上逆之气。脾虚者肝来乘之，故加柴胡疏肝理气解郁。白芍苦，酸，微寒；酸敛苦泄，主降；养血柔肝。柴胡苦辛微寒，其性轻清而生散，升举脾胃清阳之气，疏通表里，通达上下，以防克伐脾土太过。大黄味苦性寒，具有通便泻热降浊驱废的作用，《本经》谓大黄能：“下瘀血，血闭，寒热，破癥瘕积聚，留饮宿食，荡涤肠胃，推陈致新，通利水谷，调中化食，安和五脏。”根据“升者引之以咸寒，则沉而直达下焦”的理论，与他药配合，故可以降逆泄浊。方中以僵蚕味辛苦气薄，喜燥恶湿，得天地清化之气，轻浮而升阳中之阳，故能胜风除湿，清热解郁，从治膀胱相火，引清气上朝于口，散逆浊结滞之痰也；蝉蜕气寒无毒，味咸且甘，质轻则升，为清虚之品，能祛风而胜湿，涤热而解毒；僵蚕、蝉蜕皆升浮之品，纯走气分，二药相配旨在升阳中之清阳。“盖取蝉蜕，升阳中之清阳；大黄降阴中之浊阴，一升一降，内外通和，而杂气之流毒顿消矣”[11]。根据“久病必瘀”，“血不利则为水”的理论，应用丹参、鸡血藤、当归以活血化瘀[12]。泽兰苦、辛微温；不寒不燥，性质温和，活血祛瘀，利水消肿。鸡血藤苦、微甘，温；行血活血、舒筋活络，主升。丹参苦能降泄，微寒清热，主降，有凉血且不留瘀，散瘀而不会导致血液妄行之特点，是重要的活血化瘀之药，活血之外又兼养血之功，故《妇人明理论》有“一味丹参功同四物”之说。当归味甘而重，功专补血；气轻而辛又能行血，主升，古人誉其为“血中圣药”。慢性肾衰多有血虚，且久病入络，易致脉络瘀滞。本品补血活血，静中有动，与证甚宜[13]。当归甘补辛散，苦泄温通，既能补血又能活血，为血中之气药，当归和丹参合用，活血化瘀且气血不伤。砂仁，辛温，入脾、胃、肾经，主升，有化湿行气、温脾止泻之功。本品芳香行气，醒脾开胃，凡脾胃虚弱、湿浊上泛而现的纳呆、呕恶之症，皆宜选用本品。用此药还可以达到补而不滞、泻而不伐之功效。在泄浊的同时，导师多加入太子参、砂仁、焦山楂等益气健脾消食药以时时顾护胃气，防泄浊而损伤脾胃。熟地黄、太子参为君，山茱萸、酒大黄、柴胡、制半夏、茯苓为臣，陈皮、炒山药、白芍、僵蚕等为佐使。纵观全方药，紧扣慢性肾衰升降失常之病机，既按照君臣佐使的中医之组方原则，又体现了导师升降沉浮理论之学术思想。正如古人云：“升而使之降，须知抑也；沉而使之浮，须知载也。”

总之我们以疏肝健脾补肾，佐以升清降浊化瘀为治则来治疗慢性肾衰脾肾两虚夹瘀夹浊型临床效果显著。

通过调节气机升降，恢复机体清升浊降的生理，有效地延缓和阻止慢性肾衰竭进程，改善病人的生活质量。为寻求中医药治疗肾衰的新途径和研制新药提供理论基础和科学依据，充分体现了中医药升清降浊治疗 CRF 的特色优势。

9.3 现代药理分析

主要药物药理分析如下。

太子参：具有强壮、生津、升高白细胞，促进淋巴细胞增殖作用。

熟地黄：六味地黄复方对肾性高血压大鼠有明显降低血压，改善肾功能，减少病死率作用。地黄有强心及降血糖作用[12]。

山茱萸：动物实验山茱萸有利尿、降压、改善糖尿病、兴奋交感神经等作用[13]。

大黄：郭啸华等通过实验观察使近端肾小管的上皮细胞（LLC.PKI）通过

逆转 TGF-β 的诱导的作用得到肥大，是大黄的有效成分大黄酸的作用，从而明显降低了胶原及纤维连接蛋白的 mRNA 的基因表达水平[14]。大黄的有效成分鞣质能够降低机体血压，使毛细血管通透性降低，通过改善微循环，增加了血容量，从而减少了尿蛋白，延缓了肾脏纤维化的发展；大黄可以抑制多肽生长因子和多种细胞因子，增加 ECM 降解，减少 ECM 合成[15]。现代药理研究也证明，大黄可促使肠道氮排出，通过改善健存肾单位的高代谢状态，减轻残余肾单位的代偿性肥大，抑制肾小球和肾小管细胞增殖和细胞外基质的合成。大黄水煎液口服可降低人红细胞压积和全血黏度，能改善慢性肾衰病人血液的高凝、高黏状态[16]。还有研究显示，大黄能使肾脏及肝脏合成尿素得到抑制，血氨水平降低，谷氨酸氨合成酶的活性得到增强，血浆游离氨基酸受到影响，使氮质再利用过程得到促进；大黄还能明显抑制慢性肾衰患者中肿瘤坏死因子的产生，因此对慢性肾衰的延缓及发展产生十分积极的作用[17]。

白芍：有镇静、镇痛、解热、抗炎及抗惊厥作用，芍药甙能抑制大鼠的血小板聚集及实验性胃溃疡的形成[13]。

柴胡：(1)对中枢神经系统有良好的镇静、镇痛、解热、降温与镇咳作用。(2)抗炎作用：柴胡皂苷有抗炎性渗出和炎性肉芽肿作用；实验证明柴胡皂苷的抗炎强度与强的松龙相似。(3)对体液免疫和细胞免疫均有增强作用。有报道，以柴胡对治疗轻型尿毒症及其他各种原因引起的氮质血症有效[13]。

泽兰：可以使机体的耐氧能力得到提高，使血液微循环得到改善，有明显的抗血小板凝聚、利尿、使血脂降低、增强细胞免疫功能的作用[18]。

制半夏：有镇咳及中枢性镇吐作用[13]。

陈皮：所含挥发油对消化道有缓和的刺激性，而促进胃肠排除积气。其煎剂能使兔离体小肠紧张性降低。对呼吸道能刺激其黏膜，使分泌物增多，有祛痰作用。此外，有微弱的升高血压、兴奋心脏的作用[13]。

茯苓：有缓慢持久的利尿作用和镇静作用。有促进细胞免疫与体液免疫的作用[13]。实验研究表明，茯苓中的主要活性成分茯苓素通过激活细胞膜上Na、K、ATP酶而起到利尿作用；另外茯苓可以抑制各种急慢性炎症，对多种病菌有抑制作用；还可以改善人体免疫功能，增强体质[19]。

丹参：有扩张冠状动脉，降压，改善血液循环，降低血中的胆固醇，提高免疫功能，镇静等作用[13]。李春香等通过实验研究显示，丹参能够减少慢性肾衰实验性大鼠ECM的积聚，从而降低肾脏细胞的凋亡[20]。丹参能改善组织内微循环，增强网状内皮系统的吞噬作用，促进免疫复合物在体内降解。以丹参为主要成分的多种制剂对因多种原因产生的自由基的抗氧化有较强的作用，从而通过清除氧自由基的强大作用，延缓了慢性肾衰的进展[21]。腹腔内给用腺嘌呤诱发的实验性肾功能不全大鼠给予丹参提取物及丹参浸膏，可以使尿中的肌酐、尿素、无机磷以及钠的排除显著增加，使血肌酐和尿素氮显著降低，明显增加了肾血流量和肾小球滤过率，大大改善了肾脏的正常功能[22]。

蝉衣：有抗惊厥及镇静、镇痛作用，对多种皮肤过敏疾患有较好疗效[13]。

当归：多糖、挥发油及阿魏酸为其有效成分，当归有抑制血小板聚集、使血脂降低的作用。因有血管扩张作用从而可使血压降低，还有促进造血功能及机体免疫功能得到增强的作用[23]。此外还有镇痛、镇静、抗炎、降低血管渗透性等作用[13]。

砂仁：本品水煎剂能使兔离体小肠紧张性降低，据认为有拮抗乙酰胆碱收缩效应[13]。

9.4 临床研究结果分析

9.4.1 综合疗效良好

治疗结果显示，总有效率为80%。说明加用调理升降中药在治疗CRF时具有良好的疗效，充分说明本研究中方药配伍精良，选方得当，体现了以中医升降理论为着眼点治疗CRF的特色优势。

9.4.2 症状改善明显

治疗后主要症状积分均有不同程度减少，在面色晦暗、倦怠乏力、腰膝酸软、食少纳差、恶心呕吐、水肿、头晕症状与治疗前比较有显著性差异，说明加用调理升降中药能有效控制和改善 CRF 患者的各种症状。表明升降中药能不同程度地延缓或阻止早、中期 CRF 患者的进程，保护残余肾功能，减轻患者痛苦，明显提高了患者的生活质量。

9.4.3 改善肾功能

对于大部分患者，升降中药治疗后能不同程度地降低 Scr、BUN，提高治疗后的 Ccr。从而有效地保护残余肾功能，延缓肾单位损害进程。

9.4.3.1 延缓肾脏纤维化

在肾功能逐渐减退的过程中，细胞外基质（ECM）和肾小球系膜细胞（MC）所起的作用越来越受到关注。肾脏纤维化是慢性肾衰终末期的基本病变。现代药理研究证实，中药丹参、大黄等对肾小球系膜细胞（MC）的增殖有明显的抑制作用，对细胞外基质（ECM）的积聚能明显地减轻。这一作用与对照组 ACEI 相比具有明显的优越性[24]。

9.4.3.2 改善肾脏微循环

清代周学海的《读医随笔》中对瘀血有这样的记载："脉络之中，必有抵荡不尽之瘀血，若不驱除，新生之血不能流通，元气终不能复，甚有传为劳损者。"现代研究表明许多活血化瘀中药都有对肾脏高灌注、高滤过以及高跨膜压等的血液动力学的异常具有明显改善的作用。因此对中药治疗慢性肾衰的实验研究改善肾小球血液动力学是一个主要方面。有实验研究表明中药黄芪、牛膝、白芍、降香、葛根、山楂等对血管紧张素Ⅱ的形成有显著减轻作用，因而可以使肾小球的球内压降低，从而对慢性肾衰的进程起到延缓作用[25]。总之活血化瘀中药有降低血液黏稠度，减低血脂，从而有效改善微循环来减轻肾小球的硬化。

9.4.3.3　增强抗氧化作用

许多中药可以减少脂质的过氧化及使氧自由基得到有效清除的作用，从而延缓了 CRF 之进程。有研究显示，在急性肾衰、肾炎以及其他肾病发病中，氧自由基（OFR）有十分重要的因素，在 CRF 的进展的过程中也起着十分重要的作用[26]。中药砂仁、当归中有含不饱和双链的挥发油，其有减轻自由基的抗氧化作用，现代药理研究发现，中药当归、地黄、黄芪、人参以及何首乌、菟丝子还有枸杞子等都具有清除氧自由基的抗氧化作用[28]。

9.4.3.4　调节机体免疫机能

经现代药理实验分析，有许多如黄芪、人参、丹参、大黄等中药都具有增强细胞免疫功能，预防各种致病微生物感染的作用[27]。

9.4.3.5　改善贫血

实验研究表明，中药改善慢性肾衰贫血主要机理是：抑制拮抗对造血干细胞向红系分化和拮抗精胺等血清抑制物质对红系集落（CFU-E）的抑制，提高了红细胞生成素（EPO）的基因表达，增加了血清 EPO 的浓度，同时也使骨髓对促红细胞生成素等红系造血刺激因子的反应性大大提高，从而增加了红细胞的生成水平，提高了血红蛋白的合成[28-32]。

许多中药还有使红细胞寿命得到延长，使红细胞的流动性得到提高，使 CRF 患者机体的自由基代谢紊乱得到改善的功效，从而更好地改善慢性肾衰患者的贫血状况[33]。

《灵枢·决气篇》说：“中焦受气，取汁变化而赤是谓血。”说明生血之源在于脾。肾藏精，精血同源，由于肾气失固，精微不断下泄，亦必然逐渐发生贫血。故慢性肾脏疾病患者的贫血在一定程度上反映脾肾虚损的情况。主要因为，一是通过和胃降浊，尿素氮得以下降，则可使红细胞的寿命相应延长；二是调治脾胃后食欲增进，体力逐日恢复，营血化源有继，贫血状况亦随之改善；三是长期服用无碍胃之弊，只有使脾胃日益强健。肾性贫血是慢性肾脏病常见的合并症，主要由于红细胞生成素的不足、铁的缺乏、红细胞寿命缩短等，甲状腺功能减退和营养不良可加重肾性贫血。促红细胞生成素的应用取得良好疗效，但也带来高血压、高黏血症、高钾血症癫痫样发作，纯红细胞再障等副作用。而调理升降中药则从治病治本出发而达到治疗目的。经应用调理升降中药后，有效减少了患者的出血症状，同时患者血红蛋白较治疗前明显提高，说明调理升降中药能有效改善 CRF 患者的贫血，提高血红蛋白水平。

9.5 不良反应分析

治疗组 35 例患者中多数患者都出现过大便次数较前增多、大便稀的现象，此因大黄等药泻下、通便作用所致，因人而异调整剂量使之耐受。只有 4 例患者出现大便次数增多 2~3 次，质稀，停药 3 天大黄逐渐加量，患者耐受。没有出现其他的不良反应。因此。应用本调理升降中药治疗慢性肾衰早中期的脾肾两虚，夹瘀夹浊型是较为安全的。

10 结论

（1）我们采用传统中医研究方法与现代医学研究方法相结合，经过多年临床对慢性肾衰研究发现，根据中医升降理论，我们认为慢性肾衰发病的一个主要机理就是各种原因导致脾肾功能受损，气机升降失常，慢性肾衰的水、钠潴留，代谢产物在体内蓄积，是清阳不升、浊阴不能出下窍所致。但慢性肾衰病位广泛，病性是本虚标实，病证以脾肾两虚多见。浊阴不能出下窍的原因是因为虚，尤其是脾肾两虚而导致的清阳不升、浊阴不能出下窍。因此虚是造成慢性肾衰升降失常的关键。即脾肾功能失调，升降开合失常，慢性肾衰的水、钠潴留，代谢产物在体内蓄积，是清阳不升、浊阴不能出下窍所致的慢性肾衰发生的机理。用调理升降中药治疗 CRF 患者，总有效率治疗组明显高于对照组，慢性肾衰患者的各种临床症状和体征也得到了明显的改善。以中医升降理论为指导，用调理升降中药治疗慢性肾衰后比用传统中药临床症状改善明显。尿素氮、血肌酐较治疗前明显降低，内生肌酐清除率、血红蛋白明显升高，说明加用调理升降中药治疗慢性肾衰疗效肯定，是提高患者生活质量的有效方法。

(2)在中医升降理论指导下，运用益气健脾补肾，升清降浊，佐以活血泄浊治疗慢性肾衰脾肾两虚夹浊夹瘀型基础上，加用调理升降中药治疗慢性肾衰，形成了独特的治疗思路与方法，通过调节气机升降，恢复机体清升浊降的生理，有效地延缓和阻止慢性肾衰竭进程，改善了病人的生活质量，值得临床应用推广。为寻求中医药治疗肾衰的新途径和研制新药提供理论基础和科学依据。

参考文献

[1] 王吉耀. 内科学[M]. 北京:人民卫生出版社,2008,5.

[2] 林善锬. 当代肾脏病学:第 1 版[M]. 上海:上海科技教育出版社,2001,771.

[3] 马骥. 慢性肾功能衰竭[M]. //陈灏珠. 实用内科学:第 12 版. 北京:人民人生出版社,2005,2078-2094.

[4] 远方，叶任高. 叶任高治疗慢性肾功能衰竭经验集要 [J]. 辽宁中医杂志,2001,28(6):336-337.

[5] 王海燕. 肾脏病学:第 2 版[M]. 北京:人民卫生出版社,1996,386.

[6] 郑筱萸. 中药新药临床研究指导原则(试行)[M]. 北京:中国医药科技出版社,2002.

[7] 于敏，张波. 从中医体质学说谈慢性肾脏病的发生与预防 [J]. 中华中医药学刊,2009,9(23):1825.

[8] 陆再英,钟南山. 内科学:第 7 版[M]. 北京:人民卫生出版社,2008,550.

[9] 李新玥,刘译鸿. 从脾升胃降论治疑难杂症[J]. 陕西中医,2004,25(1):48.

[10] 童安荣,童楠,梁金香. 慢性肾衰中医药治疗中有关几个观点的应用探讨[J]. 辽宁中医药大学学报,2008,10(5):12.

[11] 李宁. 升降散源流及临床应用体会[J]. 中医药学刊,2005,23(8):1486.

[12] 梁金香,童安荣,童楠. 肾衰胶囊配合西药治疗慢性肾功能衰竭 42 例[J]. 陕西中医,2010,31(4):395.

[13] 时振声. 时氏中医肾脏病学[M]. 北京:中国医药科技出版社,1997.84-9642.

[14] 舒惠荃,陈彤,邹丽华. 肾衰宁灌肠液治疗慢性肾功能衰竭 54 例临床小结[J]. 成都中医药大学学报,1999,22(3):20.

[15] 郭啸华,刘志红,戴春笋,等. 大黄酸抑制 TGF-β1 诱导的肾小管上皮细胞肥大及细胞外基质产生[J]. 肾脏病与透析肾移植杂志,2001,10(2):101.

[16] 朴惠善. 白花蛇舌草的研究进展[J]. 时珍国医国药,2006,17(2):269-270.

[17] 邱阳,杨玉秀,任青,等. 大黄素对慢性肾功能衰竭患者的肿瘤坏死因子产生的抑制作用[J]. 中华肾脏病杂志,1998,(3):188.

[18] 雷颖. 肾衰颗粒治疗慢性肾衰的临床研究及对血清 NO、ET 的影响 [D]. 湖南中医药大学硕士学位论文,2005,20.

[19] 刘忠斌,付海军,刘宏平. 保肾康复汤、降氮灵灌肠液治疗慢性肾功能衰竭 72 例观察[J]. 社区中医药,2007,9(17):106.

[20] 李春香,张艳玲,顾连方. 丹参对慢性肾衰竭大鼠肾脏细胞凋亡及 FaS-FasL 表达的影响[J]. 中国中西医结合肾病杂志,2002,3(2):101-102.

[21] 郭忠兴, 白书阁, 马春力, 等. 丹参对老龄小鼠 SOD 和 LPO 的影响 [J]. 中成药,1993,15(1):27-28.

[22] 侯家玉. 中药药理学[M]. 北京:中国中医药出版.2002:95-213.

[23] Yagi A, Takeo. SAnti-inflammatory constituents, aloesin and aloemannan In Aloe species and effects of tanshinon VI in salvia miltiorrhiza on heart [J]. Yakugaku Zasshi, 2003, 12(7):517-532.

[24] 谢道俊,武慧,刘妮. 中药口服与灌肠配合氦氖激光治疗老年人慢性肾功能衰竭临床观察[J]. 北京中医药大学学报,1998,2(3):45.

[25] 徐大基,杨霓芝,李奋. 慢性肾功能衰竭. 泌尿科专病中医临床诊治[M]. 北京:人民卫生出版社,2001:422-460.

[26] 王海燕,郑法雷,刘玉春,等. 原发性肾小球疾病分型与治疗及诊断标准[J]. 中华内科杂志,1993,32(1):13-134.

[27] 马路,周柱亮. 人参总皂试对慢性肾功能衰竭患者红细胞免疫功能的影响[J]. 中华肾脏病杂志,1994,(4):224.

[28] 金一平. 慢性肾衰贫血及保元汤作用机理研究[J]. 中华肾脏病杂志,1991,7(5):277.

[29] 曲宁,温进坤,李恩. 补肾生血方对慢性肾功能不全性贫血大鼠红细胞生成素基因

表达的影响[J]. 中国中西医结合杂志,1995,(4):222.

[30] 董欣,山根兴,张洪娣,等. 补肾生血膏治疗肾性贫血的临床研究[J]. 中国中西医结合杂志,1997,(6):334.

[31] 曲宁,温进坤,李恩. 补肾生血方对慢性肾功能不全性贫血大鼠红细胞生成素基因表达的影响[J]. 中国中西医结合杂志,1995,(4):222.

[32] 董欣,山根兴,张洪娣,等. 补肾生血膏治疗肾性贫血的临床研究[J]. 中国中西医结合杂志,1997,(6):334.

[33] 蔡广研,徐学明. 三七总皂甙对慢性肾衰患者自由基细胞膜流动性的作用[J]. 中华肾脏病杂志,1997,13(4):240-241.

升清降浊胶囊对慢性肾功能衰竭患者的临床疗效观察

【摘要】

目的：明确升清降浊胶囊治疗慢性肾功能衰竭的临床疗效及安全性，获得其治疗慢性肾功能衰竭患者的客观评价指标。

方法：按照整个试验设计的标准与流程，选择符合纳入标准的慢性肾功能衰竭患者60例。将患者通过随机对照双盲的方法分为升清降浊胶囊试验组和肾衰宁对照组，每组30人。连续治疗3个月，观察并记录两组患者的治疗有效率、症状积分、血肌酐（Scr）、尿素氮（BUN）、血清转化生长因子β_1（TGF-β_1）和骨形态形成蛋白-7（BMP-7）等指标的变化情况，并对两组患者的临床疗效、安全性指标做出评价。统计分析软件采用SPSS 17.0。

结果：

（1）通过对收入的60例患者观察，加用升清降浊胶囊治疗后，主要症状腰膝酸软、倦怠乏力、气短懒言、食少纳呆、恶心呕吐、脘腹胀满、肢体困重、面色晦暗、大便不实等和肾衰宁组治疗后比较有统计学差异（$P<0.05$），治疗后升清降浊胶囊组的主要临床症状较肾衰宁组治疗后改善的更为明显，说明以升降理论为原理的升清降浊胶囊，切中慢性肾功能衰竭的病机，使患者临床症状得到显著改善。

（2）两组SCr、CCr、BUN都得到明显的改善，差异有显著性（$P<0.05$）；升清降浊胶囊组升高CCr和降低SCr、BUN的效果明显优于肾衰宁组（$P<0.01$）。

表明用升清降浊胶囊能够很好地改善慢性肾功能衰竭患者的肾功能。

(3)两组患者血标本中 TGF-β_1 和 BMP-7 水平均有所改变,升清降浊胶囊组 BMP-7 升高和 TGF-β_1 降低的程度大于肾衰宁组($P<0.01$)。

结论:在中医升降理论的理论指导下,运用升清降浊胶囊治疗慢性肾功能衰竭患者,可明显改善患者的临床症状,降低尿素氮、血肌酐,降低 TGF-β_1,升高 BMP-7 水平,且安全可靠。在改善肾功能、防治肾脏纤维化、遏制慢性肾功能衰竭进行性发展方面,明显优于常规治疗。

【关键词】 升降理论;升清降浊胶囊;慢性肾功能衰竭

英文缩略词表

(Abbreviation)

缩写	英文全称	中文全称
BUN	blood urea nitrogen	血尿素氮
Scr	serum creatinine	血肌酐
Ccr	endogenous creatinine clearance	内生肌酐清除率
CRF	chronic renal failure	慢性肾功能衰竭
CKD	chronic kidney disease	慢性肾脏病
GFR	glomerular filtration rate	肾小球滤过率
ACEI	angiotensin converting enzyme inhibitors	血管紧张素转换酶抑制剂
ARB	angiotensin receptor blocker	血管紧张素Ⅱ受体阻滞剂
TGF-β_1	promoting transforming growth factor β_1	促转化生长因子 β_1
BMP-7	bone morphogenetic protein-7	骨形态形成蛋白-7

1 前言

慢性肾功能衰竭(chronic renal failure,CRF)是指慢性肾脏病(chronic kidney disease,CKD)进行性进展引起肾功能和肾单位不可逆性丧失,导致的以代谢产物、水电解质和酸碱平衡紊乱、毒物潴留以及内分泌失调为特征的临床综合征候群。CRF 常常进展至终末期肾病（end-stage renal disease，ESRD），CRF 晚期被称之为尿毒症（uremia）。在 CRF 的代偿期和失代偿早期，患者可以无任何症状，或仅有乏力、腰酸、夜尿增多等轻度不适；少数患者可有食欲减退、代谢性酸中毒及轻度贫血。CRF 中期以后，上述症状更趋明显。在晚期尿毒症时，可出现急性心衰、严重高钾血症、消化道出血、中枢神经系统障碍等，甚至有生命危险。CRF 的病因主要有糖尿病肾病、高血压肾小动脉硬化、原发性与继发性肾小球肾炎、肾小管间质性病变、肾血管病变、遗传性肾病等。在我们国家大部分的慢性肾衰主要病理原因是肾小球肾炎，1993 年的数据统计表明肾小球肾炎导致晚期肾病的发生率在 48%。通过基本情况的调查发现，我国年龄在 40 岁以上的人当中慢性肾脏疾病的发生率在 4.9%[1]。慢性肾衰的 5 年生存率为 69%~86%，它在人类主要死亡原因中占第 5 位至第 9 位，可见慢性肾衰是人类生存的重要威胁之一[2-3]。尽管血液透析、腹膜透析以及肾移植术为慢性肾衰的治疗带来了希望，并且使得一些病人得到了病情的缓解，使得生存率得到了提升，但是其治疗费用高昂，且肾源紧缺[4]。中医药具有毒副作用少、价格合理可接受、疗效可靠的特点，在病情的稳定、肾脏组织的最大程度保留、阻止病情的进一步恶化、增加进行透析的周期等方面取得了瞩目的成就。故而研究中医药治疗本病的理论和临床方法表现的非常有用。

最近几年间，使用中药来进行肾脏相关疾病的治疗手段已经得到了很多医生的关注，大部分的医家就其病因病机以及邪正盛衰的差异，使用各种内外结合方式，获得了相当好的成效。童安荣主任医师认为慢性肾衰的主要原因在于脾肾精气不足，气机升降失去平衡。清阳不升，浊阴不能向下敛降导致慢性肾功能衰竭患者出现水液和代谢废物在体内停留。导致这些现象的根本在于机体虚弱，主要是脾肾亏虚，因虚致病。根据这样的基础，需要根据脏腑经络的生理功能和气机运动特性，对慢性肾功能衰竭进行辨证施治。

在常规补益脾肾、祛除湿浊、瘀血的治疗原则上，必须注意到药物的四气五味，升降沉浮，重视脏腑气机升降。

据此，我们在理论研究基础上，结合临床实际，筛选、优化组成“升清降浊胶囊”，升清降浊胶囊由柴胡、枳壳、党参、半夏、陈皮、茯苓、熟地黄、山茱萸、炒山药、僵蚕、蝉蜕、大黄、砂仁、丹参等药物组成，具有益气健脾补肾、升清降浊、活血化瘀之功。方中柴胡、枳壳一升一降疏肝解郁，升达清阳，调畅气机；党参、半夏、陈皮、茯苓益气健脾，利湿化浊以绝湿浊生化之源；山茱萸补益肝肾，《雷公炮炙论》曰：“壮元气，秘精”；熟地黄、炒山药培补肾精温肝，是为阴中求阳之用；僵蚕、蝉蜕皆为升浮之品，清热解郁化痰；“升者引之以咸寒，则沉而直达下焦”的理论，用味苦性寒之大黄通便泻热以降浊驱废。“盖取蝉蜕，升阳中之清阳；大黄，降阴中之浊阴，一升一降，内外通和，而杂气之流毒顿消矣”；“久病必瘀”、“血不利则为水”，方中配伍丹参以活血化瘀利水治其标。配伍砂仁辛温香窜气之品，补肺益肾，和胃醒脾，快气调中，通行结滞。前期实验研究[5-7]已表明该方具有减少尿蛋白、血肌酐、尿素氮，提高机体的抗氧化能力，抑制 TNF-α 在肾组织的表达，减少促红细胞生成素抵抗，延长红细胞寿命，治疗肾性贫血，延缓 CRF 进程的作用。基于此，我们通过临床病例观察探讨升清降浊胶囊对慢性肾衰患者血肌酐，尿素氮，$TGF-\beta_1$、BMP-7 水平的影响，明确其在临床上的治疗疗效及安全性，为临床应用提供数据依据。

2　材料与方法

2.1　病例资料

本次试验所选取的病人是于 2014 年 5 月到 2015 年 12 月在宁夏回族自治区中医院肾病科住院部及门诊就诊的非透析慢性肾衰患者。

升清降浊胶囊组男性 16 例，女性 14 例，年龄 18~68 岁，平均年龄(44.60±11.05)岁；平均病程(2.97±1.65)年；平均体重(64.55±4.75)kg。原发病:慢性肾炎占 15 例,糖尿病肾病占 8 例,血压高造成的肾衰占 2 例,肾病综合征占 1 例,狼疮性肾炎占 2 例,慢性肾盂肾炎占 2 例。肾衰宁组男性 15 例,女性 15 例,年龄 20~66 岁,平均年龄(45.23±10.82)岁,平均病程(3.27±1.68)年;平均体重(66.34±3.55)kg。原发病:慢性肾炎有 13 例,糖尿病肾病有 5 例,血压高造成的肾衰有 4 例,肾病综合征有 4 例,狼疮性肾炎有 3 例,慢性肾盂肾炎有 1 例。本试验过程中的病例资料具有可比性($P>0.05$)。

2.2 病例选择

2.2.1 病例诊断标准

慢性肾衰分期标准:参照第 7 版《内科学》制定(见表 1)。

表 1 我国 CRF 的分期方法

CRF 分期	肌酐清除率(ml/min)	血肌酐		说明
		(μmol/L)	(mg/dl)	
肾功能代偿期	50~80	133~177	1.5~2.0	大约为 CKD2 期
肾功能失代偿期	20~50	186~442	2.1~5.0	大约为 CKD3 期
肾功能衰竭期	10~20	451~707	5.1~7.9	大约为 CKD4 期
尿毒症期	<10	707	8.0	大约为 CKD5 期

中医证候诊断标准:脾肾气虚兼湿浊血瘀证的诊断标准(根据 2002 年郑筱萸主编的《中药新药临床研究指导原则》里慢性肾衰的脾肾气虚证和湿浊血瘀证)。

本证:脾肾虚弱证。

主症:精神倦怠,乏力少言,不思纳食,腰膝酸软不适。

次症:心下满闷不舒,大便稀溏不成形,口淡不渴,舌淡有齿痕,脉沉细。

标证:湿浊证。

主症:泛恶欲呕,大便溏薄,体倦乏力,或水湿泛溢而伴肢体肿胀。

次症:脘腹痞胀不舒,嘴中黏腻,舌淡苔滑厚腻。

标证:血瘀证。

主症:面色黧黑,腰固定疼痛。

次症:尿少、双侧肢体可见轻微浮肿,舌上出现紫色或暗红色斑块,脉涩或细涩。

以上本证的主症需具备1项,次症需具备2项,标证主症或者次症具备1项,脾肾气虚兼湿浊血瘀证型即可诊断成立。

2.2.2 观察病例标准

2.2.2.1 病例纳入标准

(1)符合慢性肾衰竭的西医诊断标准且分期处于肾功能代偿期、肾功能失代偿期和肾功能衰竭期(慢性肾脏病2~4期)的患者。

(2)治疗过程中未进行肾脏替代治疗的患者。

(3)年龄在18~70岁之间的患者。

(4)辨证符合脾肾气虚兼湿浊血瘀证诊断标准的自愿患者。

2.2.2.2 病例排除标准

(1)已接受肾脏替代治疗的患者。

(2)妊娠或哺乳期患者。

(3)合并心、脑、肝以及造血系统等严重原发病患者。

(4)病历资料不完整或依从性较差患者。

(5)尿毒症期(Ccr<10 ml/min 或 Scr≥707 μmol/L)即慢性肾脏病5期患者。

(6)年龄18岁以下或70岁以上患者。

2.2.2.3 病例剔除标准

(1)凡不符合纳入标准而被误纳入的病例,以及虽符合纳入标准而纳入后未曾用药的病例,对本药过敏者,需加以排除。

(2)患者依从性差,资料不全无法判断疗效的患者,予以剔除。

(3)观察期间发生严重不良反应事件,发生并发症或特殊生理变化等不宜继续接受实验,未按规定用药的病例等均为脱落病例。

2.3 研究方法

60 例非透析慢性肾衰的病例都来自宁夏回族自治区中医院肾脏科住院部及门诊就诊的患者,用随机对照双盲的方法进行分组,升清降浊胶囊组 30 人,肾衰宁组 30 人。

2.3.1 西医常规治疗措施

两组都采用。

(1)饮食治疗,原则为优质低蛋白、低磷、低脂饮食。蛋白质每日摄入量 0.6g~0.8 g/kg,磷的摄入量一般应<600~800 mg/d,每日热卡摄入量为 125~146 kJ/kg。

(2)如果有出现综合性的高血压、血糖升高,应当立即进行血压、血糖的降低,在试验过程当中能够使用钙通道阻断剂、利尿剂及降糖药等;同时要将血压控制在 100/60~130/80 mmHg,饭前的血糖在 5.1~6.8 mmol/L,饭后 2小时的血糖在 7.1~8.8 mmol/L;并且要关注体内的电解质以及酸碱度的检测。

(3)纠正贫血:在血红蛋白不足 100 到 110 g/L 或者是红细胞压积少于 30%的时候,需要进行皮下注射 10 000 IU 的重组人促红素,另外还需要服用叶酸或者是静输铁剂。

(4)预防感染,如出现感染情况,应选用肾毒性较小的抗生素。

(5)在疾病过程中出现的一些疾病,在不影响病情的基础上,进行相应治疗。

2.3.2 肾衰宁组治疗措施

上述基础治疗措施和口服肾衰宁胶囊。每天 4~6 粒,一日 3 次,热水送服,饭前服,连续服用 3 个月。

2.3.3 升清降浊胶囊组治疗措施

上述基础治疗措施和口服升清降浊胶囊。本研究的试验组升清降浊胶囊由宁夏回族自治区中医院制剂室制备,1 次 3~4 粒,一日 3 次,热水送服,饭前服,连续服用 3 个月。

2.4　试验观察指标

2.4.1　安全性观测指标

(1)一般体检项目:体温、脉搏、呼吸、血压。

(2)用药开始和完成时各检查记录血、尿、便常规。

(3)肝功能。

(4)出现不良反应随时记录。

2.4.2　疗效性观测指标

(1)症状量表积分:通过使用记分法来对主要相关临床表现进行记录,如腰膝酸软、倦怠乏力、气短懒言、食少纳呆、恶心呕吐、脘腹胀满、肢体困重、面色晦暗、大便不实等。在试验前后各检测记录 1 次。

(2)血液检测指标:在试验的开始和完成时分别检测血肌酐(Scr)、尿素氮(BUN)等的相关水平。

(3)血浆 TGF-β_1、BMP-7 检测:进行检测的病人都在治疗前以及治疗后的 3 个月采集早晨空腹静脉血 5 ml,使用 EDTA 进行血液的抗凝。血浆 TGF-β_1 和 BMP-7 水平通过酶联免疫吸附法检测,严格遵照产品使用书进行。在这当中TGF-β_1 检测宽度为 50~1 500 ng/L,BMP-7 检测宽度为 30~1 600 ng/L。

2.5　统计学分析

采用 SPSS17.0 对结果进行统计并分析。定量资料比较用 $\bar{x}\pm S$ 表示,组内治疗前后比较用配对样本 t 检验,组间比较用独立样本 t 检验,$P<0.05$ 为差异有统计学意义。

3　结果

3.1　两组患者的基础情况(见表 2、表 3)

两组病例基础情况进行对照,差异无统计学意义。

表 2　肾衰宁组与升清降浊胶囊组临床资料比较($\bar{x}\pm s$)

临床资料	例数(例)	年龄(岁)	病程(年)	体重(kg)
肾衰宁组	30	45.23±10.82	3.27±1.68	66.34±3.55
升清降浊胶囊组	30	44.60±11.05	2.97±1.65	64.55±4.75

注:两组临床资料比较,具有可比性($P>0.05$)。

表 3　肾衰宁组与升清降浊胶囊组原发病比较

原发病	肾衰宁组(30 例)	升清降浊胶囊组(30 例)
男:女	15:15	16:14
慢性肾炎	13	15
糖尿病肾病	5	8
高血压肾损害	4	2
肾病综合征	4	1
狼疮性肾炎	3	2
慢性肾盂肾炎	1	2

注:两组原发病比较 ,具有可比性($P>0.05$)。

3.2　临床症状积分情况(见表 4)

两组用药前后症状积分比较，两组用药前后症状积分降低差异有显著性($P<0.05$);两组治疗后组间比较差异有显著性,升清降浊胶囊组明显优于肾衰宁组($P<0.01$)。

表 4　两组治疗前后症状积分比较

组别	时间	例数	症状积分
肾衰宁组	治疗前	30	18.88±3.01
	治疗后	30	18.02±3.86**
升清降浊胶囊组	治疗前	30	19.08±3.56
	治疗后	30	15.01±1.33$^{*\triangle}$

注:与本组疗前比较 $^{*}P<0.05$,$^{**}P<0.05$;差值与对照组比较$^{\triangle}P<0.01$。

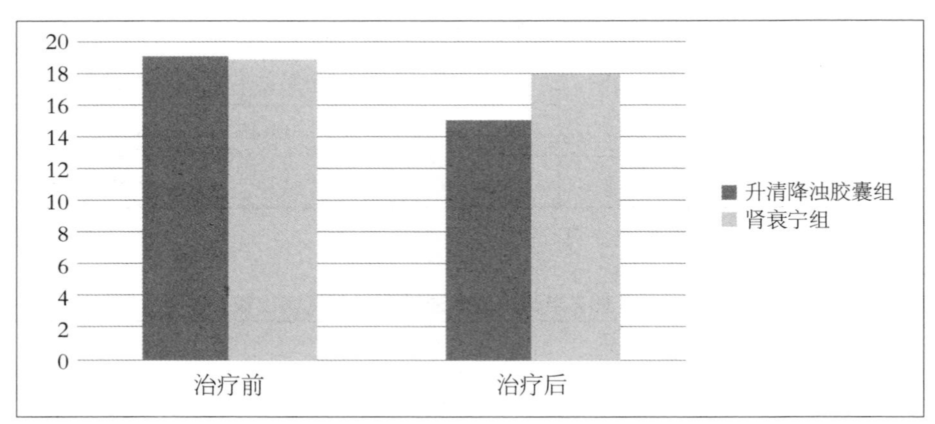

图 1　两组用药前后症状积分比较

3.3　疗效情况比较(见表 5)

升清降浊胶囊组疗效明显高于肾衰宁组,比较差异有统计学意义。

表5　两组疗效比较

组别	例数	显效	有效	稳定	无效	有效率%
肾衰宁组	30	11(36.67)	9(30.00)	2(6.67)	8(26.67)	73.33
升清降浊组	30	16(53.33)	8(26.67)	4(13.33)	2(6.67)	93.33

注:与肾衰宁组比较 *P<0.01。

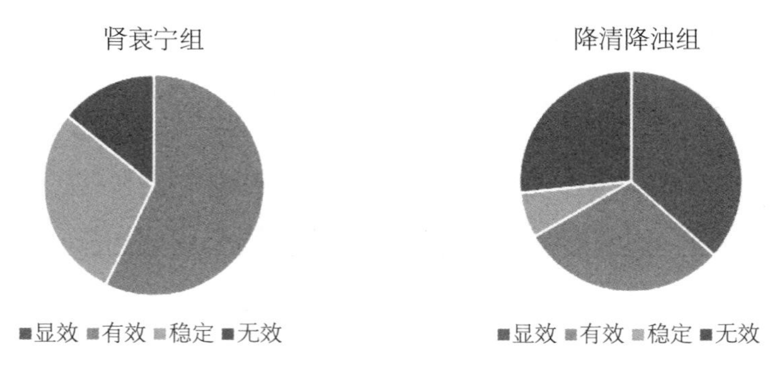

图 2　两组疗效比较

3.4　肾功能情况比较(见表 6)

两组用药后 Scr、BUN 的降低和 Ccr 的升高与用药前相比差异有显著性(P<0.05);用药后 Scr、BUN、Ccr,升清降浊胶囊组与肾衰宁组差异明显

(P<0.01),提示采用升清降浊胶囊后,患者的BUN、Scr比肾衰宁组的下降显著,Ccr比对照组提高的显著，结果显示慢性肾衰患者服用升清降浊胶囊后比运用肾衰宁改善肾功能作用明显。

表6　两组肾功能比较

类别	肾衰宁组		升清降浊胶囊组	
	治疗前	治疗后	治疗前	治疗后
例数	30	30	30	30
Ccr	35.05±8.01	45.97±9.23*	38.17±8.22	58.49±11.52※△
Scr	226.7±43.20	194.76±39.56◇	226.6±45.60	166.22±33.75★△
BUN	11.87±1.97	10.31±2.23○	11.93±2.05	9.40±1.56●△

注:*表示肾衰宁组治疗前后Ccr比较P<0.05，※表示升清降浊胶囊组治疗前后Ccr比较P<0.05;△表示差值与对照组比较P<0.01;◇表示肾衰宁组治疗前后Scr比较P<0.05,★表示升清降浊胶囊组治疗前后Scr比较P<0.05;○表示肾衰宁组治疗前后Scr比较P<0.05,●表示升清降浊胶囊组治疗前后SCr比较P<0.05。

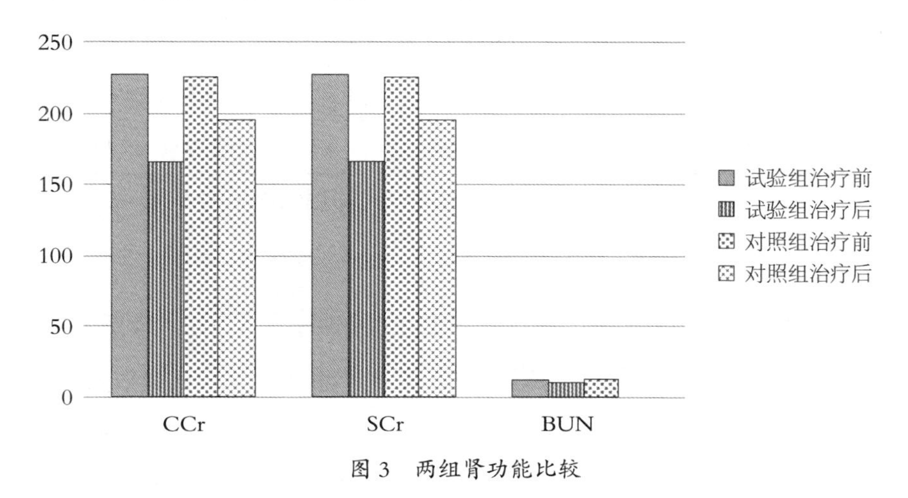

图3　两组肾功能比较

3.5　两组用药前后血TGF-β_1、BMP-7变化情况比较(见表7、表8)

3.5.1　两组用药前后血TGF-β_1水平比较

两组用药后血TGF-β_1下降差异有显著性(P<0.05);两组用药后组间比较差异有显著性,升清降浊胶囊组较肾衰宁组下降效果显著(P<0.01)。

表 7　两组 TGF-β_1 比较

组别	时间	例数	BMP-7(pg/ml)
肾衰宁组	治疗前	30	293.25±60.13
	治疗后	30	326.33±67.36**
升清降浊胶囊组	治疗前	30	347.64±67.56
	治疗后	30	349.82±65.29*△

注：与本组疗前比较 *P<0.01，**P<0.05；差值与对照组比较△P<0.01。

3.5.2　两组用药前后血 BMP-7 水平比较

两组用药前后血 BMP-7 降低差异有显著性(P<0.05)；两组用药后组间比较差异有显著性，升清降浊胶囊组较肾衰宁组下降效果显著(P<0.01)。

表 8　两组 BMP-7 比较

组别	时间	例数	BMP-7(pg/ml)
肾衰宁组	治疗前	30	503.56±129.26
	治疗后	30	528.77±137.64**
升清降浊胶囊组	治疗前	30	509.77±144.17
	治疗后	30	573.00±142.73*△

注：与本组疗前比较 *P<0.01，**P<0.05；差值与对照组比较△P<0.01。

3.6　不良反应

该研究升清降浊胶囊组与肾衰宁组治疗过程中，升清降浊胶囊组未发现服用中药后有明显不良反应，在服药初期，有 5 例患者出现大便次数增加，但便常规检查，无明显异常，经调整药量后，症状消失；肾衰宁组有 2 例出现血钾升高、1 例血磷升高，经严格限制饮食和药物治疗后均得到有效控制，3 例出现大便次数增多，经减少口服肾衰宁胶囊剂量后症状消失，无 1 例脱落。

4　讨论

在慢性肾脏病的进展中，与机体的整体气机升降出入运动失常密切相关。人体的五脏六腑中,肝主升肺主降,脾主升胃主降,心阳下温肾阴、肾阴上济心阳,都是气机升降的具体表现,各个部分协调统一,共同推动着体内精气血津液的输布与代谢。因此,在慢性肾衰的全部过程中,升降理论有着很大的运用价值。

4.1 慢性肾衰的病因

慢性肾衰是一种病情严重,持续发展,病程周期长的疾病。此病的发生可以由多种疾病的发生发展导致。

(1)由各种肾脏本身的疾病发展而来。某些以感染为主要原因的肾脏疾病,在疾病初期都没有什么显著的不适,或者是病人对本病的了解不充足,没有认识到它的可怕性,都会导致肾脏疾病不能得到早期有效以及规范的施治,引起病情恶化,造成不可逆的趋势。

(2)现如今,生活在社会中,人们的生理和心理压力都很大,加之父母遗传等因素,高血压已经成为一种十分普遍和流行的疾病。严重威胁到人类的健康。这种疾病如果没有得到持续安全的治疗,就会出现血压一直保持在一个高水平的状态,久而久之,使肾组织血管中的血流量增加,血管压力增加、硬化,肾单位萎缩失用,造成肾功能的不可逆性衰竭。

(3)随着生活程度的不断提高,我们过度食入各种高热量、高脂食物,造成糖尿病的患病人群数一年比一年多,并且一般多发于老年人。此病在得病9~16年之后,或者是长期血糖控制不佳,会影响到肾功能,对肾组织造成损伤。

(4)某些药物运用失纲。一些药物的滥用、错误运用会发展为本病。如中药中过分过量使用关木通就会直接对肾脏构成损害,出现健康肾单位越来越少。

(5)其他一些相关疾病也有可能间接地引起本病,如痛风,体内血液中尿酸长时间的在很高的水平。

4.2 慢性肾衰的发病机制

到现在为止,对此病机制的研究还缺乏较完善的结论。但已经明确,当慢性肾衰发生后,原发病将不会再产生任何影响。当肾小球滤过率损失到正常水平的25%时,肾功能衰竭就会进入到一个不可逆,趋向于不断恶化的阶段,直到末期尿毒症期。现在被普遍接受认可的主要有以下几个说法。

当部分肾单位损坏失去机能后,残存健全的肾单位会代偿性地增大,以加强肾小球和肾小管的机能,完成机体代谢的需求,但当没有功能的肾单位逐渐增多,剩余有功能的肾单位无法完成机体需求时,就发生了慢性肾衰。机体为了弥补它,必然会进行一定的调整,之后就会出现新的失衡,产生新的损害,这是第一种说法。

肾单位高代谢,某些细胞因子的诱导,肾脏固有细胞凋亡,尿毒症毒素作用等,这些因素都不同程度地促进使慢性肾衰的发生和发展。这是第二种说法。

最近又发现血管紧张素Ⅱ在本病恶化过程中存在重要的推动效果。血管紧张素Ⅱ是一种效用很强的血管收缩物质,其浓度在体内增高就会相应的引起肾小球毛细血管高压,损伤肾小球和肾小管。

4.3 慢性肾衰的现代医学治疗方法

4.3.1 内科治疗

4.3.1.1 早期诊断及一般治疗

就是要务必做到有周期、有规律进行身体检查,做到在发病前期给予积极干预措施。疾病已经发生之后,要弄清楚、弄明白它的病理变化过程,尽快针对最根本的原因进行干预,在疾病的过程中,要时刻关注到血肌酐的变化,采取积极有效的方法和措施阻止其继续增长,做到少食肉,食物清淡,情绪稳定,坚持长期适当的锻炼。

4.3.1.2 延缓CRF进展治疗

(1)控制高血压,以ACEI、ARB、钙拮抗剂的应用较为广泛。有试验研究得到这样的结果,ACEI、ARB在降血压的同时可以减少尿蛋白的含量,保护肾脏组织[8]。

(2)控制尿蛋白,蛋白尿是慢性肾衰肾功能进行性恶化的独立因素。

(3)纠正代谢性中毒,水、钠紊乱和高钾血症。

(4)贫血的治疗。

慢性肾衰进行性发展,后期会产生贫血,这时要马上纠正贫血,给予相应的治疗。

(5)防止感染,整个过程,注重防护,避免感染生成。

(6)营养支持治疗,低优质蛋白饮食。

4.3.2 透析疗法

21 世纪以来,我国 CRF 患者替代治疗人数逐年上升,登记在册的血透、腹透和肾移植患者 2006 年已经达到 66 700 人,估算每年医疗费用超过 60 亿。

4.3.3 肾移植术

肾移植术是慢性肾衰到后期肾脏组织几乎全部破坏的一种替代治疗手法,这种方法在某种情况下给予患者一丝生存的希望,但同时,也存在着一些问题,期待更好的解决措施出现。

4.4 TGF-β_1、BMP-7 对慢性肾衰的影响

肾纤维化(包括肾小球纤维化、肾间质纤维化、肾血管纤维化)基本上是所有的肾脏疾病发展至晚期肾功能衰竭的最后病症。当代研究指出肾脏纤维化的转归有以下四个阶段:第一阶段是相应细胞的功能激活和被破坏;第二阶段是多种有很强功能活性的促纤维化因子的产生和排放;第三阶段是纤维化的形成,主要是体内蛋白质数量增加,消耗减少,过多的蛋白在肾组织内停积造成的,而这些蛋白的消耗分解主要依赖于某些蛋白物质的功能;第四阶段是肾组织受到损伤,是细胞外基质在体内积聚的结果,表现为肾小管毛细血管不通等。

转化生长因子(TGF-β)是 TGF-β 超家族当中比较关键的成员,其家族成员包含了 TGF-β 家族、活化素、骨形成蛋白三个大的类别。

TGF-β 超家族参与到了很多的生理过程当中，能够在组织的纤维化、炎症反应等多个生理病理过程起到极其关键的作用。TGF-β 是最为关键的促进纤维化的影响因子，在肾脏纤维化发展过程当中，所变现出来的生物学活性就包含了：①对 ECM 的影响 TGF-β 的分泌以及活化所造成细胞外基质（ECM）的含量上升以及代谢变缓，一定量的活化能够造成正常组织构造的重塑以及损伤的恢复，过量的分泌会造成器官以及组织的纤维化。TGF-β 对细胞外基质蛋白的调节作用主要包括增加其合成和减少其正常的降解，从而使 ECM 积聚。②对细胞增生的影响：TGF-β 可抑制上皮细胞，肾小管及肾小球上皮细胞。TGF-β 还具有双重作用的特性，对于某些细胞如肾小球系膜细胞、成纤维细胞，当它浓度低时推动细胞繁殖，当它浓度高时阻止细胞繁殖。有实验数据显示 TGF-β 转基因小鼠血液当中的 TGF-β 比正常组的水平高了 8 倍，同时出现了显著的肾小球纤维化，这就表明循环过程或者部分区域分泌的 TGF-β 使得肾小球基质的堆积增生[9]。

TGF-β 超家族，总共包含了 30 多个家族成员，在人体当中的各个重要器官当中有着极其重要的作用[10]。

BMP-7 大部分在肾脏组织当中存在和生成，在胚胎时期进行肾脏发育的时候就表现出了极其重要的作用。BMP-7 在肾脏发育当中的重要功能是引导间充质细胞往健康肾单元的进行变化[11-12]。BMP-7 是 BMP 当中同肾脏纤维化由一定关联的细胞因子，因为其具有保护肾脏的作用。当 BMP-7 表达降低时可能会促肾脏纤维化的发生[13]。很多试验结果说明，运用 BMP-7 在多数肾病动物体中有非常不错的治疗效果。BMP-7 是一种肾脏的保护因子，在慢性肾脏病不断发展恶化的过程中，它的含量也不断地减少，因此适当地给机体注入一些 BMP-7 可阻止或逆转肾脏疾病的发展，保护肾小球和肾小管的功能。

BMP-7 的保护机制如下。

（1）BMP-7 能够阻碍上皮细胞向间充质细胞转化（EMT）。EMT 会造成肾小管健康细胞数量的下降，肾小管缩小会推动肾间质纤维化，但是TGF-β是导致EMT最为关键的物质，BMP-7能够在基因水平上起到抑制TGF-β所造成的EMT[14]。

(2)BMP-7能够利用诱导间充质细胞往上皮细胞转进行转化,推动肾间质成纤维细胞往肾小管上皮细胞进行转换，对有损伤的肾小管起到修复的作用[15]。

(3)帮助ECM进行代谢。

(4)阻止炎症反应。BMP-7还能够对近端小管分泌透明质酸进行醋精，避免其同单核细胞结合之后TGF-β的水平上升[16]。

(5)有效地调节肾血流情况。BMP-7可调节肾血液的流通,增加肾小球滤过率。

TGF-β和BMP-7在肾脏器质性病变过程中是一对效果相反的细胞因子,前者促进和推动肾脏器质性病变的发生;后者对肾组织有一定的预防功能,能够阻止肾脏组织破坏的进一步进行。它们相互监督动态改变能够间接地反映出肾脏的状况与纤维化的程度。

4.5 我们对慢性肾衰的机理认识

慢性肾衰病因主要由感受各种致病邪气、情绪不舒畅、吃不干净的食物、过分暴食,身体和心理劳损、淫欲过度等,损伤脾肾两脏,脾失运化,肾失开阖,长时间不能够治愈,损耗人体的精气阴阳,造成肾气衰惫,从而肾精流失。“夫精者,身之本也。”肾精的盛衰影响着我们的生长变化和一些其他疾病的发生、转归。肾病初期阶段,肾气伤于外邪,或先天肾气不足,涉及肺、脾,三脏皆与水液运化及代谢密切相关。三焦决渎无权,膀胱气化不利,水液排泄障碍而发为水湿，日久化热，则同时会有热象之证。“肾主水”,“主藏精”,内寓真阴元阳,津液亏损日久必伤阳,随着疾病的进展,阳虚则脾阳受损,不能健运,不能将吃入的饮食物转化为人体需要的精微物质,可出现血虚、精神不振等症。本病正虚兼有邪实,由虚导致邪实的产生,相互影响。水湿浊毒是主要的内在病邪，同时还兼有脾和肾的虚弱不足，这就是本病的病机之所在。

4.5.1 升降失常，脾肾两虚为其本

元阳司气化，以升为要；元阴主滋养，以内守为宜；肾阳在外统摄，肾阴在内镇守，元阴元阳各自完成自己的职责，整个脏腑的气化才能正常运行；且脾升清阳，能运化津液，以滋补涵养人体之精。脾胃的功能正常是由肾中阳气的鼓动，肾阳表现的固密不乱，赖于脾胃化生的精微物质。肾主水，水液运行的正常状态须赖脾阳的升清和健运，脾主运化水液依靠肾气的蒸化与肾阳的作用，故脾肾升降彼此配合，相辅相成，相互协调完成水液的正常代谢。脾肾相互滋生、互相依存，脾主运化，主升清，将精华物质上输于头部、心肺，下藏于肝肾，布达于全身四肢，在气机的各种运行过程中起到非常重要的作用。慢性肾衰，引起疾病发生的因素有很多，病变虽涉及多个脏腑，但病位多数在脾肾。如果多种因素造成脾肾亏虚，而致脾失健运，化生水谷的过程发生障碍，运化水湿，肾失其蒸化之职，久则清中之精不升，浊中之浊不降，故水湿不化，郁成湿浊，形成水毒，阻遏三焦，气机逆乱，升降失司，血行瘀滞，湿热瘀毒等俱生，它们既是脾肾虚损，气机运化反常的病理产物，又是造成气机运化失常的致病因素。

4.5.2 湿浊血瘀为其标

慢性肾衰是机体内各种的亏虚，因虚致实的病证。脾的阳气虚弱则无法运化水液，聚而生湿、生痰，肾的阳气虚弱无以蒸化，调控水液，也会造成水液在体内的潴留，同时肾的阳气不充足，无法温煦人体的脾阳，则会更加加重恶化脾主运化的生理机能。痰湿停留，影响气机，使得气机郁滞，气机运行障碍，则津血停滞，则会出现水肿、血液停留。痰浊、瘀血形成后造成各个部分的功能紊乱，如此形成一个恶性循环。

4.5.3 慢性肾衰的临床分型

基于对慢性肾衰临床实际，我们认为慢性肾衰的临床分型主要有以下

几个。

(1)脾肾两虚型:在慢性肾衰病程中,脾肾两虚是最常见的证型。脾虚不能消化吸收精微物质,肾虚无以储藏和调节先天之精的运化,温煦机体。证见腹胀纳少、腰膝酸胀不舒、精神不振、大便溏薄、舌淡苔薄白、脉细弱等。

(2)肝郁脾虚型:肾病病人通常会表现出肝脾失去调和状态的病症,肝郁气滞,脾失健运会导致口苦咽干、目赤、便溏、舌质略红、脉弦涩等。

(3)湿浊血瘀型:由虚致实,虚实夹杂,湿浊、血瘀停留于体内,影响脏腑气化,影响气血运行。表现为胸部不舒、呕恶,或咳嗽痰多,躯干四肢困重或水肿,口干渴不欲饮,小便清长,大便稀溏,舌淡或有紫色斑块、舌苔厚腻,脉濡涩等。

(4)心肾阳虚型:肾阳不能上济心阳,或者是心阳虚不能够下温肾阳,导致心、肾阳两虚,水湿充斥在人体内,表现出水肿、喘促等,形成恶性循环,这个阶段就会使得病情进一步的加重。证见神疲乏力、形寒畏冷、胸闷气喘、肢体浮肿、心悸怔忡、腰酸等。

4.5.4 立方依据

4.5.4.1 立方原则及辨证用药

我们根据理论研究和临床分析,优化筛选了“升清降浊胶囊”组方。诸药合用,符合慢性肾衰的病机,起到健脾益肾,升清降浊,祛除瘀浊之邪的作用。在治疗患者时,获取了较常规辨证治疗更好的疗效。

4.5.4.2 方药的药物分析及药理作用

升清降浊胶囊是通过对慢性肾衰基本病理、升降理论相关思想以及临床经验而总结出的用于干预慢性肾衰的经验方,能够达到扶正与祛邪的功效,祛除湿浊、血瘀之邪,正中慢性肾衰的病机。

组方配伍释义:柴胡、枳壳一升一降疏肝解郁,升达清阳,调畅气机;党参、半夏、陈皮、茯苓益气健脾,利湿化浊以绝湿浊生化之源;山茱萸补益肝肾;熟地黄、炒山药培补肾精,是为阴中求阳之用;僵蚕、蝉蜕皆为升浮之品,清热解郁化痰;大黄通便泻热以降浊驱废。丹参活血化瘀利水治其标。配伍砂仁辛温香窜气之品,补肺益肾,和胃醒脾,快气调中,通行结滞。

主要药物分析如下。

柴胡:其轻清升散,能息争表里、调畅人体的肝气。现如今的研究表明它能够起到抗菌、抗纤维化抑菌调节免疫等功能[21]。

枳壳:其气散、性缓,具有宽中降气散结之效,与柴胡合用,一升一降,能疏肝解郁、宽中;通过对药理研究发现枳壳能缓解和改善心脏的功能,增加心动力,从而使泵血增强,减少耗氧量;利尿、抗过敏、抗血栓;有效地调节肾血流状况等功效。

熟地黄:味甘,性微温。当代的相关研究显示[22],熟地黄可以提升人体的免疫功能,具有抗氧化、抗突变的功效,促进内皮细胞生长,同时还有降压的功效,能够有效地保护肾脏的功能;有利尿、扩张血管、减少血清胆固醇以及甘油三酯的作用,对内分泌系统有很多的功效[23]。

山茱萸:补益肝肾,防止气血津液的滑脱。相关的动物实验显示:有利尿、降压、缓解糖尿病、兴奋交感神经等功效[24]。

山药:味甘,性平。相关的研究显示[25],山药能够起到调节血糖、增强人体免疫力的功效。

茯苓:味甘,性淡平。健脾渗湿、泄中兼补。其药理显示茯苓能够抗衰老、提升免疫能力、抗肿瘤、利水消肿、抗菌、抗炎、抗病毒、降低血糖的功能[26-30]。茯苓素能帮助机体进行水盐代谢的作用,因此拥有利水渗湿的功能,可以减少水肿等病症[31]。

党参:实验报告说明,本药存在着提升人体正气,补益脑髓,安定神志的作用。

蝉蜕:味甘,性寒。可以升清气,胜风除湿。同时也是虫类药物更善祛顽痾痼疾,在临床上常用于肾病的治疗。可以减少血液聚集,避免体外血栓出现,推动血液在血管中的正常流动,减少全部血液中脂类物质的过度堆积[32]。

僵蚕：味咸、辛，性平。多个实验报告表明，它拥有抗凝、提高免疫力、降脂等功能，对凝血酶拥有显著的抑制功效[33、34]。

丹参：味苦，性微寒。可以起到祛除体内残存的瘀血、消化血栓等作用。对其进行药理研究发现它拥有：①提升肾脏血流量；②去除氧自由基；③降低肾脏细胞的凋亡；④调节免疫[35-39]。同时，抑制血小板黏附，提高组织血流量[40]。

半夏：味辛，性温。对中枢神经有镇静作用，可解除支气管痉挛，并使支气管分泌减少而有镇咳祛痰作用；可抑制呕吐中枢而止呕。

砂仁：味辛，性温。有健胃作用，能促进胃液分泌，可排除消化道积气。

大黄：味苦，性寒。能增加肠蠕动抑制肠内水分吸收，促进排便；有抗感染作用；可以止血、保肝、降压、降低血清胆固醇等。

4.6 疗效分析

4.6.1 临床症状的改善

根据试验中患者的数据，升清降浊胶囊组与肾衰宁组治疗前后腰膝酸胀不适、精神不振、少气懒言、食少纳呆、大便不实等主要病证均有所缓解，升清降浊组症状消失的要比肾衰宁组多（$P<0.05$）。说明用升降做指导原则，重视疾病的标本虚实，切中慢性肾衰的发病机理，可以有效解决患者表现出来的症状和体征。

4.6.2 肾功能改善情况

两组用药后 Scr、BUN 的降低和 Ccr 的升高与用药前相比有显著性差异（$P<0.05$）；用药后 Scr、BUN、Ccr，升清降浊胶囊组与肾衰宁组差别明显（$P<0.01$），得出采用升清降浊胶囊施治后，患者的 BUN、Scr 比肾衰宁组的下降的显著，Ccr 比肾衰宁组提高的显著，结果显示慢性肾衰患者服用升清降浊胶囊后比运用肾衰宁改善肾功能作用明显。

4.6.3 TGF-β_1、BMP-7 水平的改变

肾纤维化是指在各种致病因子和遗传因素等的作用下，造成细胞内基

质的大量堆积、降解减少导致的肾小球硬化和肾小管间质的纤维化。肾纤维化几乎是所有慢性肾脏疾病进展到终末期肾衰竭的共同通路。阻止或减慢这一过程可预防慢性肾衰竭的发生、发展。细胞因子在肾纤维化发展过程中起着重要作用。影响肾纤维化的细胞因子可分为促肾纤维化的因子和抗肾纤维化因子。促肾纤维化因子 TGF-β_1 可通过多途径刺激肾小球系膜细胞和肾间质成纤维细胞的增殖、活化，激发其分泌大量的 ECM 和细胞因子等，细胞因子继续作用产生恶性循环，造成大量 ECM 沉积肾脏，引起肾脏纤维化。抗肾纤维化因子 BMP-7 具有保护肾脏的作用。当 BMP-7 表达降低时可能会促肾脏纤维化的发生。BMP-7 的高表达可以在一定程度缓解或扭转肾脏纤维化病理状态。

用药后 TGF-β_1、BMP-7 水平，升清降浊胶囊组与肾衰宁组差异有显著性（$P<0.05$），得出采用升清降浊胶囊施治后，患者的 TGF-β_1 比肾衰宁组的降低得明显，BMP-7 比肾衰宁组提高得明显，说明升清降浊胶囊能阻止和改善肾脏纤维化的程度，从而干预、遏制慢性肾衰的进行性恶化，阻止或逆转了肾脏病理组织的损坏。

4.7 结论

（1）脾肾两虚，升降失常，湿浊血瘀阻滞是慢性肾衰病机的关键和疾病进展的本质。以中医升降理论为指导，运用升清降浊胶囊治疗慢性肾衰后，病人临床病情得到了显著地改善。尿素氮、血肌酐水平同治疗之前相比有显著地减少，同时降低了 TGF-β_1 水平，升高了 BMP-7 水平。表明升清降浊胶囊在改善临床症状、降低血肌酐、尿素氮水平，延缓肾脏功能，阻止肾脏纤维化等方面优于常规措施。

（2）在试验前后及整个过程中，通过各项血液生化检查，确定了升清降浊胶囊治疗慢性肾衰的安全性。升清降浊胶囊在临床应用中是安全有效的。

参考文献

[1] 张路霞,左力,徐国宾,等. 北京市石景山地区老年人群中慢性肾脏病的流行病学研究[J]. 中华肾脏病杂志,2006.22(2):67-71.

[2] 叶任高，李幼姬，刘冠贤. 临床肾脏病学：第二版［M］. 北京：人民卫生出版社，2007,530-542.

[3] 樊均明. 临床询证治疗手册肾脏疾病:第一版[M]. 北京:人民卫生出版社,2008:143-144.

[4] Francesco Locatelli,Lucia Del Veccio Pietro Pozzonni. Theimportanceof DialTransplant,2002,17:2-7.

[5] 梁金香,童安荣,童楠. 升清降浊胶囊对慢性肾衰大鼠模型生化指标的影响[J]. 宁夏医学杂志,2012,43(10):949-950.

[6] 桑志强. 升清降浊胶囊对慢性肾衰模型大鼠的保护作用及血清 SOD、MDA 的影响[J]. 宁夏医科大学学报,2012,34(7):684-685.

[7] 宋丽. 升清降浊胶囊对腺嘌呤所致大鼠肾性贫血肾组织 TNF-α 表达的影响[J]. 宁夏医科大学学报,2012,34(5):488-451.

[8] 叶花华. 血管紧张素受体拮抗剂和血管紧张素转换酶抑制剂与肾脏病关系 [J]. 国外医学泌尿系统分册,2000,20(6):259-260.

[9] Kopp JB,Facror VM,Mozes M,et al.Transgentic mice with increased plasma levels of TGF-beta 1 develop progressive renal disease.Lab Invest,1996,74:991-1003.

[10] MCDONNELL CO,HOLDEN G.Improvement in efficacy of chemoradiotherapy by ad dition of an antiangiogenic agent in a murine tumor mode[J]. J.Surg Res,2004,16(1):19-23.

[11] ZHAO SP,WANG CL.Expression and clinical significance of vascular endothe lial grouth factor in nasopharyngeal carcinoma [J]. Chinese Journal of Otorhinolaryngology,2001,36(5):372-375.

[12] GUAN H,ZHOU ZC,et al. A small interfering RNA targeting vascular endothelial growth factor inhibits Ewing's sarcoma growth in a xenograft mouse model [J]. Cancer Therapy,2005,11(7):2662-2669.

[13] Zeisberg M, Hanai J,Sugmoto H, et al. BMP-7 counteracts TGF-β1induced epithelial

totransition and reverses chronic renal injury[J]. Nat Med. 2003,9(7):964-968.

[14] Gould SE,Day M,Jones SS,et al. BMP-7 regulates chemoki-Ne cytokine,and hemedynamic gene expression in proximal tubule cells [J].Kidney Int,2002,61(1):51-60.

[15] Zeisborg M,Kalluri R.The role of epithelial-to-mesenc-hymal transition in renal fibrosis[J]. J Mol Med,2004,82(3):175-181.

[16] Zhang XL,Selbi W,de la Motte C.et al. Bone morphogenie protein-7 inhibits monocyte-stimulated TGF-betal generati-On in renal proximal tubular epithelial cells [J].J Am Soc Nephrol,2005,16(1):79-89.

[17] 姚源璋,片昌兴. 慢性肾功能衰竭辨证规律探讨[J]. 中国中医药信息杂志,2003,10(4):71.

[18] 杨文利,杨成志. 乔成林教授治疗慢性肾功能衰竭的经验 [J]. 山西中医,2005,26(12):1349-1351.

[19] 王春芳,夏艳. 中药药浴治疗慢性肾功能衰竭的临床观察[J]. 中国社区医疗,2012,14(21):218.

[20] 朱焕平. 升降浮沉内涵及临床指导作用[J]. 中医药学学报,2005,23(5):532-533.

[21] 时振声. 时氏中医肾脏病学[M]. 北京:中国医药科技出版社,1997.

[22] 朱妍,徐畅. 熟地黄活性成分药理作用研究进展 [J]. 亚太传统医药,2011,7(11):173-175.

[23] 刘青云. 中药药理学[M]. 北京:人民卫生出版社,1997,1-204.

[24] 时振声. 时氏中医肾脏病学[M]. 北京:中国医药科技出版社,1997.

[25] 陈佳希. 铁棍山药有效成分提取分离及其活性研究[J]. 西北大学学报,2011.

[26] 沈映君. 中药药理学[M]. 上海:上海科学技术出版社,1995,87-89.

[27] 徐锦堂. 中国药用真菌学 [M]. 北京:北京医科大学/中国协和医科大学联合出版社,1997,547-573.

[28] 应建浙,卯晓岚,马启明,等. 中国药用真菌图鉴[M]. 北京:科学出版社,1987:202-203.

[29] 杨冉,李建军,屈凌波,等. 茯苓菇类的高效液相色谱指纹图谱研究[J]. 中草药,2004,35(3):273-275.

[30] 张敏,高晓红,孙晓萌,等. 茯苓的药理作用及研究进展[J]. 北华大学学报(自然科学版),2008,9(1):63-68.

[31] 金琦,曹静,王淑华. 大剂量茯苓的药理作用及临床应用概况[J]. 浙江中医杂志,2003, 38(9):410-411.

[32] 刘善庭,李建美,王立赞,等. 蝉蜕对大鼠血液流变学影响的实验研究[J]. 中医药学报,2004,32(3):56-58.

[33] 彭新君,赵建国,徐爱良,等. 僵蚕抗凝活性及其成分的分析[J]. 湖南中医学院学报,2005,25(1):1-2.

[34] 彭延古,葛金文,邓奕辉. 僵蚕抗实验性静脉血栓及作用机理的研究[J]. 血栓与止血学,2001,7(3):104-105.

[35] 徐曼,王逸平,孙伟康,等. 丹参多酚酸盐对大鼠漫性肾衰时肾功能及内源性内皮素释放的影响[J]. 中国药理学与毒理学杂志,2001,15(1):39-42.

[36] 杨伟东, 朱鸿良, 赵保路. 丹参的氧自由基清除作用 [J]. 中国药理学通报,1990,6(2):118-120.

[37] 王晓玲,刘平,刘成海,等. 丹酚酸A对成纤维细胞活力、增殖及胶原合成的影响[J]. 中西医结合肝病杂志,2000,10(1):24-25.

[38] 杨倩春,杨霓芝,陈伯钧. 黄芪注射液与丹参注射液对慢性肾炎细胞免疫影响的比较[J]. 中国中医药信息杂志,2004,11(5):390-392.

[39] 李文华. 丹参注射液的临床应用与不良反应[J]. 中医中药,2014,12(3):169-170.

[40] 朱庆磊,吕欣然. 葛根素的药理学和临床应用研究进展[J]. 中草药,1997,28(11):693.

升清降浊胶囊的制备工艺、质量控制研究

【摘要】

目的:优选升清降浊胶囊的提取工艺、制备工艺,制定质量标准,进行稳定性的研究,制备出工艺先进、质量可控的治疗慢性肾衰的中药复方胶囊剂。

方法:以浸膏得率、多糖含量及毛蕊花糖苷的含量为评价指标,采用正交设计法优选提取工艺,多糖含量采用紫外分光光度计进行测定,毛蕊花糖苷的含量采用高效液相色谱法进行测定;以浸膏得率、毛蕊花糖苷含量为评价指标,采用离心、醇沉法对纯化工艺进行研究;以浸膏粉性状、毛蕊花糖苷含量、烘干时间为评价指标,优选真空干燥、恒温干燥的方法;以堆密度、休止角、吸湿率为评价指标,优选胶囊的成型工艺,制定工艺流程,进行中试研究,确定质控点,制定质量标准。

结果:多糖含量在 0.020 5~0.122 9 mg 范围内线性关系良好;毛蕊花糖苷含量在 0.029 6~0.296 0 ug 范围内线性关系良好,回收率为 99.01,RSD 为 2.78%。升清降浊囊的最佳提取工艺为:加水量 12 倍,每次煎煮提取 1 h,提取 3 次。最佳纯化工艺为:提取液直接离心。干燥工艺为:真空干燥法。浸膏和辅料配比为 1:0.5,浸膏:淀粉:微晶纤维素=1:0.3:0.2。

结论:升清降浊胶囊的提取工艺、制备工艺稳定可行。含量测定方法专属性强,重复性好,结果准确,可用于升清降浊胶囊的质量控制。

【关键词】 升清降浊胶囊;制备工艺;质量标准

1 前言

升清降浊胶囊是根据多年的临床经验而总结出治疗慢性肾衰的经验方，本方由调理脾胃气机的药物柴胡、陈皮、大黄、砂仁、茯苓、半夏，补阴药熟地黄、山茱萸。采取疏肝健脾补肾，以治慢性肾衰之本，理气降逆，活血化浊以治慢性肾衰之标，党参、熟地黄为君药，益气健脾补肾，以茯苓、山茱萸为臣药，以加强君药健脾补肾之功能，佐使以柴胡疏肝理气解郁，半夏、陈皮理气降逆止呕，大黄、砂仁排毒泻浊，共奏疏肝健脾补肾，理气降逆止呕，活血泻浊排毒之功能。

中药绝大多数系无毒副作用或毒副作用很轻的天然药物，对改善患者的临床症状和提高患者的生活质量有很大促进作用，并且价格低廉，应用范围广等。因此开展复方中草药治疗慢性肾功能衰竭，具有广泛的社会效益和极大的经济效益。

2 升清降浊胶囊制剂工艺研究

2.1 剂型选择[1-3]

本处方为临床经验方，根据本方的功能主治及用药对象，在保证疗效的前提下，为了便于服用和携带，故考虑制备成固体制剂。在中医药理论指导下，根据临床用药需要、方中药物性质、服药剂量及预实验结果，对处方进行深入分析，通过纯化工艺处理后，颗粒剂和胶囊剂均符合临床用药要求。

胶囊剂是由改善服药方法发展起来的[4]，随着电子及机械工业的发展，胶囊剂从理论到生产均有了较大的发展，已成为世界上使用最广泛的口服剂型之一，在许多国家和地区其产量次于片剂和注射剂。且胶囊剂具有如下优点：(1)外表整洁美观，容易吞服；(2)可掩盖药物不适的苦味及臭味；(3)崩解时限宜控制，囊壳破裂后，药物迅速分解，故药物释放溶出快，显效迅速，药物的生物利用度高，在胃肠道中崩解快，吸收好，一般后 3~10 min 即可崩解释放药物;(4)提高药物的稳定性,如对光敏感的药物,遇热不稳定的药物,可装入不透光的胶囊中,防止药物受湿气和空气中氧、光线的作用,从而提高了药物的稳定性,从生产和治疗效果两方面进行考虑,最终选择制成胶囊剂。

2.2 指标成分测定方法的建立和提取工艺研究

2.2.1 试药与仪器

升清降浊胶囊原料药:宁夏明德中药饮片有限公司。

无水葡萄糖:广东光华化学厂有限公司。95%乙醇:天津市北联精细化学品开发有限公司。苯酚:北京市旭东化工厂。正丁醇:天津市北联精细化学品开发有限公司。乙腈:北京化工厂。毛蕊花糖苷对照品:中国食品药品检定研究院。甲醇:天津市光复精细化工研究所,批号为Q/12NK 4021-2003。乙醚、醋酸、浓硫酸:天津市富宇精细化工有限公司。

升清降浊胶囊辅料:淀粉、糊精:西安悦来医药科技有限公司。微晶纤维素:西安惠安纤维化工有限公司。

仪器:HH-B型数控恒温水浴锅:上海树立仪器仪表有限公司。FA2104电子天平:上海舜宇恒平科学仪器有限公司。电热恒温干燥箱:上海跃进医疗器械厂。DV215CD电子天平。UV-1800紫外可见分光光度计:日本岛津公司。LC-20AT高效液相色谱仪:日本岛津公司。KQ2200型超声波清洗器:昆山市超声仪器有限公司。SHZ-D(Ⅲ)型循环水真空泵:天津华鑫仪器厂。SC-3612低速离心机:科达创新股份有限公司。

2.2.2 提取工艺方法与结果

处方:党参15 g,熟地黄15 g,山茱萸15 g,炒山药20 g,远志12 g,石菖蒲12 g,丹参30 g,蝉蜕12 g,炒枳壳15 g,姜半夏15 g,僵蚕12 g,神曲10 g,生柴胡12 g,陈皮12 g,砂仁10 g,茯苓20 g,甘草10 g,大黄15 g。

2.2.2.1 浸泡时间的考察

取适量处方药材三份,分别加入5倍量水,每隔30 min观察1次浸泡程度，结果见表1。

表1 浸泡时间的考察

序号	浸泡时间(min)		
	30 min	60 min	90 min
1	浸泡液颜色较浅，表面浸透，内部无透心，硬	浸泡液颜色较深且浑浊，表面浸透，内部透心不完全	浸泡液颜色深且浑浊，表面浸透，内部已透心完全，药材全部泡软
2	浸泡液颜色较浅，表面浸透，内部无透心，硬	浸泡液颜色较深且浑浊，表面浸透，内部透心不完全	浸泡液颜色深且浑浊，表面浸透，内部已透心完全，药材全部泡软
3	浸泡液颜色较浅，表面浸透，内部无透心，硬	浸泡液颜色较深且浑浊，表面浸透，内部透心不完全	浸泡液颜色深且浑浊，表面浸透，内部已透心完全，药材全部泡软

经观察，各组药材大致在 60~90 min 即可浸泡透心，则确定浸泡药材时间为 1.5 h。

2.2.2.2 浸泡吸水量的考察[5]

将处方药材加适量的水浸泡，每隔 30 min 记录 1 次，倒出水，将药材沥干，称重，增加的重量即为吸水量，结果见表 2。

药材吸水量(%)= 吸水药材重−原药材重×100%原药材重

表2 浸泡吸水量的考察

序号	浸泡时间(min)	药材加水重(g)	药重(g)	吸水量(%)
1	30	49.2	26.4669	85.89
	60	54.55		106.10
	90	61.2		131.23
2	30	50.41	26.5331	89.99
	60	54.34		104.80
	90	59.89		125.72
3	30	49.95	26.5835	87.99
	60	54.75		105.95
	90	61.46		131.20

由数据可知，药材浸泡吸水量为 30 min<60 min<90 min，表明时间越长吸水量越多，药材浸泡的越好。

2.2.2.3 正交试验设计

以处方提取液的浸膏得率、多糖含量和毛蕊花糖苷的含量为考察因素，建立三因素三水平正交试验，用 $L_9(3^4)$ 正交表，优选处最佳的生产工艺，见表3。

表3 水平因素表

因素	加水量	提取时间	提取次数
1	8	1	1
2	10	1.5	2
3	12	2	3

按表 4$L_9(3^4)$正交试验，共设 9 组试验，每次都按照处方比例的 1/10，分别称取干燥药材，精密称定后，置于 500 ml 的圆底烧瓶中，按比例加水浸泡 1.5 h，用水浴法进行提取，双层纱布过滤，合并提取液，并测定所得到的提取液总体积。且每组试验（相同工艺条件）设置平行对照试验 3 次。

2.2.2.4 浸膏得率[6]

取以上操作方法中各组所得的水提液 5 ml，置于蒸发皿中，在水浴上蒸干，移至恒温干燥箱中 105℃烘 0.5 h，拿出放置于干燥器中 0.5 h，称重。结果分析见表 4、表 5。

$$浸膏得率(\%)=(W_2\times V_1)/(V_2\times W_1)\times 100\%。$$

式中 W_2 为干燥后浸膏质量，V_1 为总体积，V_2 为精密吸取的体积，W_1 为药材总质量。

对表 4 直观分析表可知，以浸膏得率为评价指标，主要影响因素为提取次数，方差分析提取次数对浸膏得率的影响有显著意义，优选出最佳提取工艺条件为 A1B3C3，即加水量为 8 倍，提取时间为 2 h，提取次数为 3 次。

表 4　正交试验结果直观分析表

试验序号/因素	加水量 A	提取时间 B	提取次数 C	空白	试验结果(%)
1	1	1	1	1	23.96
2	1	2	2	2	35.6
3	1	3	3	3	39.7
4	2	1	2	3	28.25
5	2	2	3	1	32.27
6	2	3	1	2	21.88
7	3	1	3	2	34.54
8	3	2	1	3	23.56
9	3	3	2	1	30.33
均值 1	33.087	28.917	23.133	28.853	
均值 2	27.467	30.477	31.393	30.673	
均值 3	29.477	30.637	35.503	30.503	
级差	5.620	1.720	12.370	1.820	

表 5　正交试验结果方差分析表

因素	偏差平方和	自由度	F 比	F 临界值	显著性
加水量	48.657	2	8.024	19.00	P>0.05
提取时间	5.418	2	0.893	19.00	P>0.05
提取次数	238.137	2	39.271	19.00	P<0.05
误差	6.06	2			

2.2.2.5　多糖含量

取各组提取液部分浓缩，加入 95%的乙醇至其浓度为 80%进行醇沉，室温下静止过夜，次日除去上清液，收集沉淀。将得到的沉淀里加入 95%的乙醇 50 ml 充分搅拌，除去上清液，收集沉淀，重复 3 次再向，然后在沉淀中加入乙醚 50 ml 充分搅拌，除去上清液，收集沉淀，重复 3 次后，收集多糖沉淀用水浴蒸干，放入真空干燥器中进行真空干燥，最后称重。

2.2.2.5.1 方法学考察

2.2.2.5.1.1 葡萄糖标准曲线的研究及制作

(1)5%苯酚溶液的用量考察

精密吸取 0.1 mg/ml 的葡萄糖标准溶液 1.0 ml,置于 10 ml 具塞试管中,加入 5%苯酚溶液分别为 0.8、1.0、1.2、1.4、1.6、1.8 ml,摇匀,加浓硫酸 5 ml 摇匀,放置 10 min,加水至刻度摇匀,置于 40℃水浴中加热 15 min,取出用冷水冷却至室温,空白跟上述方法一样,不加苯酚溶液,用可见分光光度计于 486 nm 处测定吸光度值,结果见表 6、图 1。

表 6 5%苯酚溶液的吸光度值

编号	1	2	3	4	5	6
5%苯酚溶(ml)	0.8	1.0	1.2	1.4	1.6	1.8
吸光度 A	0.305	0.378	0.388	0.419	0.489	0.476
吸收峰	491	490.57	491	491.09	491.6	491.6

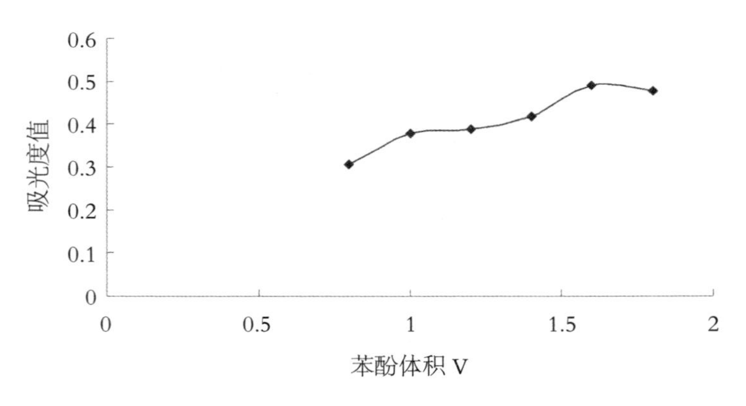

图 1 5%苯酚溶液各用量的吸光度值

由表 6、图 1 可得,其 5%苯酚溶液的加入量为 1 ml。

(2)浓硫酸(95%~98%)用量考察

精密吸取葡萄糖标准溶液 1.0 ml 置于 10 ml 具塞刻度试管中,加 5%苯酚溶液 1.6 ml,摇匀,浓硫酸(95%~98%)加入量分别为 4.0、5.0、6.0、7.0 ml,摇匀,放置 10 min,加水至刻度,摇匀。置于 40℃水浴中加热 15 min,取出用冷水冷却至室温。另取 1.0 ml 葡萄糖标准溶液加入 5%苯酚溶液 1.6 ml,加水至刻度,摇匀,作为空白溶液。用可见分光光度计于 486 nm 处测定吸光度值,结果见表 7、图 2。

表 7　浓硫酸(95%~98%)用量考察

编号	1	2	3	4	5	6	7
浓硫酸(ml)	1.0	2.0	3.0	4.0	5.0	6.0	7.0
吸光度 A	0	0.053	0	0.315	0.529	0.757	0.913
吸收峰				491.6	491.6	490.57	488.52

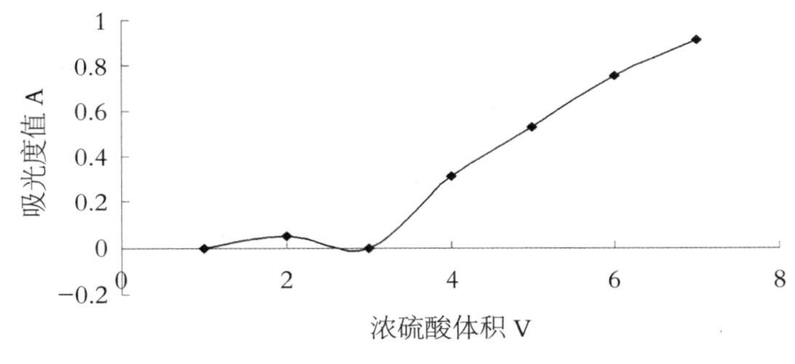

图 2　浓硫酸(95%~98%)各用量的吸光度值

表 7 可以看出,在加入 5%苯酚溶液 1.6 ml,6 ml 浓硫酸后,测得的吸收峰离 490 nm 较远,所以还是采用药典中多糖标准曲线的方法。

(3)根据药典加入 5%苯酚溶液为 1 ml,浓硫酸为 5 ml,后测定标线。

精密吸取 0.1 mg/ml 的葡萄糖标准溶液 0.2 ml、0.4 ml、0.6 ml、0.8 ml,1.0 ml 置于 10 ml 具塞试管中,依次加入蒸馏水补至 2 ml,混匀,另取一试管加 2.0 ml 蒸馏水作为空白,在分别向试管中加入 5%苯酚溶液 1.0 ml,浓硫酸5.0 ml,混匀,置于 40℃水浴中加热 15 min,取出用冷水冷却置室温,于 490 nm 处测定吸光度值,结果见表 8。

表 8　5%苯酚溶液为 1 ml,浓硫酸为 5 ml 的吸光度值

编号	1	2	3	4	5
体积(ml)	0.2	0.4	0.6	0.8	1.0
吸光度 A	0.184	0.263	0.345	0.437	0.608
吸收峰	488.52	489.04	489.2	489.6	489

通过表 8 考察,确定 5%苯酚含量和浓硫酸的含量的分别为 1 ml 和 5 ml。

(5)葡萄糖标准曲线制作

采用苯酚-硫酸法测定多糖含量。精密称取无水葡萄糖 10 mg,用 100 ml 容量瓶定溶,浓度为 0.102 4 mg/ml,分别取 0.2、0.4、0.6、0.8、1.0、1.2 ml 依次补加至 2 ml 蒸馏水。用蒸馏水作对照,分别向每个试管中加入 5%苯酚 1 ml,加入浓硫酸 5 ml,振荡均匀后,冷却至室温,在 490 nm 处测他们的吸光度值,绘制标准曲线,见表9。

表 9　葡萄糖吸光度

序号	体积 V(ml)	吸光度值 A
1	0.2	0.200
2	0.4	0.362
3	0.6	0.560
4	0.8	0.751
5	1.0	0.933
6	1.2	1.121

按上述条件测定吸光度,以吸光度值为横坐标,体积为纵坐标,绘制标准曲线,经线性回归,得回归方程为:$y=1.074\ 9x-0.003\ 5$,$R^2=0.999\ 5$。由此可见,多糖含量在 0.020 5~0.122 9 mg 范围内线性关系良好。

2.2.2.5.1.2　重复性试验

将(1)配制的对照品溶液,吸取 0.6 ml,按上述葡萄糖标准曲线制作中对照品溶液的配制方法配制,连续测定 6 次,记录在 490 nm 处测定的吸光度值，计算 RSD 值为 0.5%（n=6），结果见表 10。

表 10　葡萄糖对照品重复性试验结果

序号	1	2	3	4	5	6
吸光度(A)	0.576	0.575	0.577	0.579	0.580	0.583
平均值(A)	0.578					
RSD (%)	0.5%					

由表10 测得结果表明，本方法精密度良好。

2.2.2.5.1.3　精密度试验

将(1)配制的对照品溶液，吸取 0.6 ml，按上述葡萄糖标准曲线制作中对照品溶液的配制方法配制 6 份，分别测定其 490 nm 处的吸光度值，计算 RSD 值为 3.07%（n=6），结果见表11。

表 11　葡萄糖对照品精密度试验结果

序号	1	2	3	4	5	6
吸光度(A)	0.503	0.538	0.537	0.524	0.534	0.551
平均值(A)	0.531					
RSD (%)	3.07%					

由表 11 测得结果表明，本方法重复性良好。

2.2.2.5.1.4　稳定性试验

将(1)配制的对照品溶液，吸取 0.6 ml，按上述葡萄糖标准曲线制作中对照品溶液的配制方法配制，分别于 0、2、4、6、24、72 h 测定其吸光度值，计算 RSD 值为 1.29%（n=5），结果见表12。

表 12　葡萄糖对照品稳定性试验结果

序号	1	2	3	4	5
时间(h)	0	2	4	6	8
吸光度(A)	0.618	0.606	0.613	0.626	0.623
平均值(A)	0.617 2				
RSD (%)	1.29				

由表12测得结果表明,本对照品溶液在室温条件下,8h内较稳定。

2.2.2.5.1.5　加样回收率测定

称取6份样品,各2 mg,分别加入1.5 ml 0.02 mg/ml的葡萄糖溶液一起定容至100 ml容量瓶中,得供试品溶液,按照标准曲线测定方法测定其吸光度,计算多糖含量。

回收率(%)=实际测得量-样品含量/对照品含量×100%

结果见表13。

表13　加样回收率试验

序号	称样量(mg)	吸光度	回收率(%)	平均回收率(%)	RSD
1	2.52	0.334	100.4	97.17	1.89
2	2.42	0.319	98.4		
3	2.61	0.342	96.8		
4	2.35	0.308	96.6		
5	2.22	0.291	96.3		
6	2.42	0.315	94.5		

2.2.2.5.2　含量测定方法与结果

精密称取各多糖样品2.5 mg,定溶至10 ml的容量瓶中,摇匀待用。然后用1 ml多糖样品溶液补加2 ml蒸馏水,再加入5%苯酚1 ml,加入浓硫酸5 ml,振荡均匀后,冷却至室温,在490 nm处测他们的吸光度值,根据测得多糖的样品的吸光度值,对照标准曲线即可计算处多糖样品中总糖的含量。结果分析见表14、表15。

表14　正交试验结果直观分析表

试验序号/因素	加水量A	提取时间B	提取次数C	空白	试验结果(%)
1	1	1	1	1	2.680
2	1	2	2	2	5.167
3	1	3	3	3	2.889

续表

试验序号/因素	加水量 A	提取时间 B	提取次数 C	空白	试验结果(%)
4	2	1	2	3	2.895
5	2	2	3	1	4.753
6	2	3	1	2	20.534
7	3	1	3	2	31.155
8	3	2	1	3	16.093
9	3	3	2	1	38.314
均值 1	3.58	12.24	13.10	15.294	
均值 2	19.39	8.67	15.46	18.95	
均值 3	28.52	20.58	12.932	7.29	
级差	24.94	11.908	9.83	11.660	

对表 14 直观分析表可知，以多糖含量为评价指标，主要影响因素为加水量，方差分析加水量对多糖提取的影响有显著意义，优选出最佳提取工艺条件为优选出最佳提取工艺条件为 A3B3C3，即加水量为 12 倍，提取时间为 2 h，提取次数为 2 次。

表 15　正交试验结果方差分析表

因素	偏差平方和	自由度	F 比	F 临界值	显著性
加水量	1 021.751	2	85.402	19.00	P<0.05
提取时间	224.045	2	18.727	19.00	P>0.05
提取次数	11.964	2	1.000	19.00	P>0.05
误差	11.96	2			

2.2.2.6　毛蕊花糖苷的含量

2.2.2.6.1　测定方法[7]

色谱条件与系统适用性试验以十八烷基硅烷键合硅胶为填充剂；以乙腈—0.1%醋酸溶液(20:80)为流动相；检测波长为 334 nm。理论板数按毛蕊花糖苷峰计算应不低于 5 000。

(1)对照品溶液制备:取毛蕊花糖苷对照品适量,精密称定,加流动相制成每 1 ml 含 10 μg 的溶液,即得,见图 3。

(2)供试品溶液制备:取样品浸膏干粉约 0.23 g,精密称定,置锥形瓶中,加入 80%甲醇溶液 50 ml,称定重量,超声 30 min,放冷,再称定重量,用 80%甲醇溶液补足减失的重量,摇匀,滤过,量取续滤液 30 ml,蒸干,残渣加水 20 ml 使溶解,加正丁醇 50 ml 萃取(分别按 20 ml、20 ml、10 ml 依次萃取),合并正丁醇液,蒸干,加甲醇溶解,转移至 10 ml 容量瓶至刻度,摇匀,用微孔滤膜滤过,取续滤液,即得,见图 5。

(3)测定法:分别精密吸取对照品溶液 5 ul,供试品溶液各 15 μl,注入液相色谱仪,测定,即得。

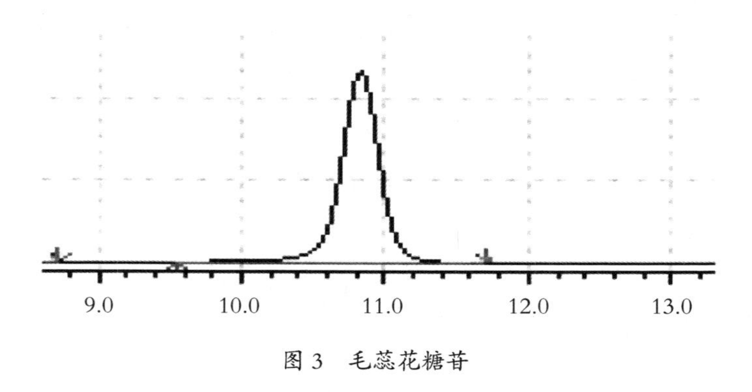

图 3　毛蕊花糖苷

2.2.2.6.2　毛蕊花糖苷方法学考察[8]

2.2.2.6.2.1　线性关系考察

将浓度为 14.8 ug/ml 的毛蕊花糖苷分别吸取 2、5、10、15、20 ul,按上述色谱条件进行测定,见表 16、图 4。

表 16 毛蕊花糖苷含量

序号	进样量(ul)	保留时间(min)	峰面积	理论板数	拖尾因子
1	2	11.126	44 978	8 991.727	1.053
2	5	11.135	119 596	8 889.663	1.057
3	10	11.147	246 029	9 075.188	1.050
4	15	11.177	375 377	9 260.132	1.058
5	20	11.178	455 535	9 206.471	1.054

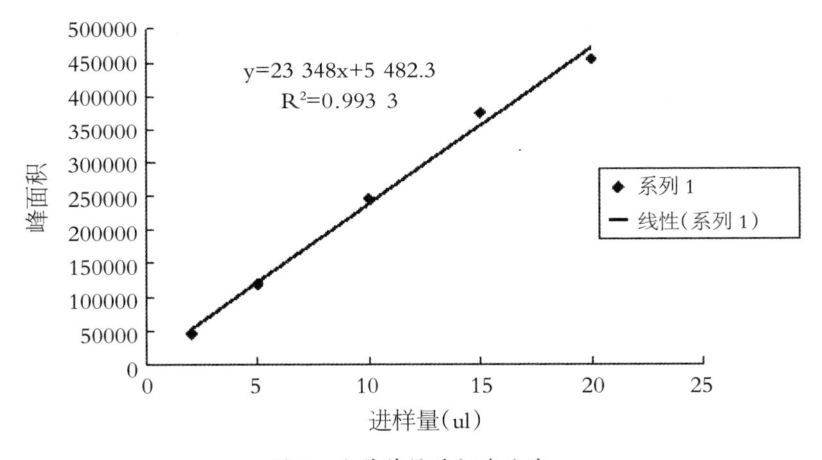

图 4 毛蕊花糖苷标准曲线

按上述条件测定毛蕊花糖苷含量，以峰面积为横坐标，进样量为纵坐标，绘制标准曲线，经线性回归，得回归方程为:y=23 348x+5 482.3，R^2=0.993 3。由此可见，毛蕊花糖苷含量在 0.029 6~0.296 0 ug 范围内线性关系良好。

2.2.2.6.2.2 重复性试验

取样品制备成供试品溶液，连续进样 6 次，记录色谱峰图，计算 RSD 值为 3.02%(n=6)，结果见表 17。

表 17　重复性试验

次数	1	2	3	4	5	6
峰面积	38 628	38 024	38 917	40 012	41 354	39 838
均值	39 462.17					
RSD(%)	3.02					

从表 17 中看出,本方法重复性良好。

2.2.2.6.2.3　稳定性试验

取上述供试品溶液,分别于 0、4、8、10、24 h 进样,记录色谱峰面积,计算 RSD 值为 1.76%,结果见表18。

表18　稳定性试验

时间(h)	0	4	8	10	24
峰面积	17 102	17 863	17 209	17 233	17 484
均值	17 378.2				
RSD(%)	1.76				

从表 18 中看出，本方法制得的供试品溶液在室温条件下,24 h 内稳定稳定。

2.2.2.6.2.4　精密度试验

按照最佳提取工艺分别制备 6 份供试品溶液，记录色谱峰面积，计算 RSD 值为 4.16%(n=6),结果见表19。

表 19　精密度试验

次数	1	2	3	4	5	6
峰面积	38 724.5	43 872.5	40 729.5	40 684	41 990.5	40 670.5
均值	41 111.92					
RSD(%)	4.16					

从表 19 中看出,本方法精密度良好。

2.2.2.6.2.5　加样回收率试验

精密称取已知含量的升清降浊胶囊浸膏粉约 0.23 g，加入毛蕊花糖苷对照品 2.81 mg，置具塞锥形瓶中混合，按“供试品溶液的制备”同法操作，得回收率试验用溶液。精密吸取 15 ul，连续进样 6 次，记录色谱图，计算平均加样回收率为 99.01%，RSD 为 2.78%，结果见表 20。

表 20　回收率试验

<table>
<tr><th>序号</th><th>样品中毛蕊花糖苷量(mg)</th><th>加入毛蕊花糖苷量(mg)</th><th>测得总量(mg)</th><th>回收率(%)</th><th>均值(%)</th><th>RSD(%)</th></tr>
<tr><td>1</td><td>0.053 94</td><td>0.040 5</td><td>0.094 10</td><td>99.17</td><td rowspan="6">99.01</td><td rowspan="6">2.78</td></tr>
<tr><td>2</td><td>0.053 94</td><td>0.040 5</td><td>0.096 00</td><td>103.96</td></tr>
<tr><td>3</td><td>0.053 94</td><td>0.027 0</td><td>0.080 20</td><td>97.26</td></tr>
<tr><td>4</td><td>0.053 94</td><td>0.027 0</td><td>0.080 90</td><td>99.85</td></tr>
<tr><td>5</td><td>0.053 94</td><td>0.021 6</td><td>0.074 70</td><td>96.11</td></tr>
<tr><td>6</td><td>0.053 94</td><td>0.021 6</td><td>0.075 10</td><td>97.96</td></tr>
</table>

2.2.3　对最佳提取工艺条件验证

根据最终确定的提取条件进行提取，平行做 3 份分别测定浸膏得率、多糖量、毛蕊花糖苷含量，测定结果如下表 21。

表 21　测定浸膏得率、多糖量、毛蕊花糖苷含量

序号	浸膏得率(%)	多糖含量	毛蕊花糖苷含量(%)
1	51.98		0.032 3
2	53.28		0.030 7
3	53.06		0.031 8
RSD(%)	1.32		2.59

2.2.3.1　讨论与小结

根据上述处方药物所含主要成分及药理作用，避免生产工艺复杂化而提高生产成本，确定该制剂处方药材的提取工艺路线如下：处方药材以水为溶剂混合煎提。以浸膏得率、多糖含量及毛蕊花糖苷含量为参考指标，进行正交试验，参照直观分析结果，方差分析结果，以毛蕊花糖苷含量为主，多糖含量为中，浸膏得率次之，并结合节约生产能源实际因素考虑，优选出的最佳方案为：A3B1C3，即加水量（12 倍）；提取时间（1 h）；提取次数（3 次）。

2.3 纯化工艺研究

采用提取液直接离心、提取液浓缩后加水离心、醇沉法对主要活性成分进行提取精制的研究，通过浸膏得率、生药含量、毛蕊花糖苷含量、吸湿率，优化确定对有效成分转移率高的提取分离工艺。

2.3.1 纯化工艺方法

2.3.1.1 提取液直接离心

取 1/10 处方药加 12 倍水，浸泡 1.5 h，每次 1 h，煎煮 3 次，提取液离心（3 000 r/min）30 min，取上清液。

2.3.1.2 提取液浓缩后加水离心

取 1/10 处方药加 12 倍水，浸泡 1.5 h，每次 1 h，煎煮 3 次，浓缩至稠浸膏，加部分水离心（3 000 r/min）30 min，取上清液，再加剩余水，搅匀。

2.3.1.3 提取液醇沉

取 1/10 处方药加 12 倍水，浸泡 1.5 h，每次 1 h，煎煮 3 次，浓缩至浸膏，加 95%（浸膏量的 2 倍）乙醇醇沉，使酒精度达 60%以上，充分搅拌，静置过夜，取上清液，重复 3 次后合并上清液。

2.3.2 纯化工艺优选

2.3.2.1 浸膏得率、生药含量比较

取以上三种操作方法中各组所得的提取液 5 ml，按“2.2.4 结果得率”中的方法进行处理，比较浸膏得率，并计算生药含量，结果下见表 22。

由表 22 数据可知，浸膏得率由多到少的顺序为：提取液直接离心>提取液浓缩后加水离心>提取液醇沉；生药含量由多到少的顺序为：提取液醇沉>提取液浓缩后加水离心>提取液直接离心。

表 22　浸膏得率、生药含量比较

方法	浸膏得率(%)				生药含量(g/g)
	平行 1	平行 2	平行 3	平均值	
提取液直接离心	31.52	32.48	31.58	31.86	5.3
提取液浓缩后加水离心	26.45	27.44	27.20	27.03	6.4
提取液醇沉	14.15	14.09	15.30	14.51	12.5

2.3.2.2　毛蕊花糖苷含量比较

将上述三种纯化后的提取液浓缩、烘干成浸膏粉，按“2.2.6.1 测定方法中供试液溶液制备”的方法进行处理，测定毛蕊花糖苷的含量，进行比较，结果见下表23。

表 23　毛蕊花糖苷含量比较

方法	进样量(ul)	峰面积	毛蕊花糖苷含量(%)
提取液直接离心	15	40 500	0.125 5
提取液浓缩后加水离心	15	40 117	0.113 1
提取液醇沉	15	98 920	0.053 7

由以上数据可知，毛蕊花糖苷含量由多到少的顺序为：提取液直接离心>提取液浓缩后加水离心>提取液醇沉。

2.3.2.3　浸膏粉吸湿率比较[9]

将称量瓶烘至恒重，冷却后准确称重，分别加入表中混匀后的混合粉，在底部均匀摊成厚 2 mm，打开瓶盖 105℃烘约 5 h 至恒重，取出，干燥器冷却，准确称重。另将底部盛有 NaCl 过饱和溶液的干燥器放入 25℃恒温培养箱内恒温 24 h，此时恒温培养箱内的相对湿度大约为 75%。将称量瓶打开，放入干燥器上部，于 25℃恒温培养箱内保存与 84 h 称重，按下式计算各时间的吸湿百分率，结果见表 24。

吸湿率=(吸湿后药粉重−吸湿前药粉重)/吸湿前药粉重×100%

表 24　浸膏粉吸湿率比较

方法	吸湿率(%)		
	平行 1	平行 2	平均值
提取液直接离心	3.89	3.99	3.94
提取液浓缩后加水离心	4.37	4.17	4.27
提取液醇沉	21.86	17.94	19.9

由以上结果可知，三种纯化工艺测得的吸湿率结果由大到小为：提取液醇沉>提取液浓缩后加水离心>提取液直接离心。

2.3.3　讨论与小结

通过以上研究，以浸膏得率、毛蕊花糖苷含量、浸膏粉吸湿率为参考指标，对三种纯化工艺进行比较，由结果可知，浸膏得率最多的为提取液直接离心，毛蕊花糖苷含量最高的为提取液直接离心，浸膏粉吸湿率最低的为提取液直接离心，并结合节约生产能源实际因素考虑，可得最佳纯化工艺为：将提取液直接离心。

2.4　浓缩、干燥工艺研究[10–16]

2.4.1　浓缩工艺研究

浓缩有常压蒸发、减压蒸发、薄膜蒸发、多效蒸发等几种方法。其中以常压蒸发与减压蒸发两种应用较为普遍。结合生产实际，我们采用常压浓缩，温度为 100℃，将液体浓缩至相对密度为 1.30~1.40 之间的稠膏。

按以上研究工艺提取、纯化的液体进行常压浓缩，测得浸膏平均相对密度为 1.34 g/ml。

2.4.2　干燥工艺研究

常用的干燥方法有烘干法、真空干燥法等。通过其各自烘干时间、性状、毛蕊花糖苷含量等进行比较，优选最佳干燥方法。烘干法的温度应控制在 80℃以下。通过烘干时间、性状、毛蕊花糖苷含量比较，确定最佳干燥工艺。结果见下表 25。

表 25　干燥工艺比较

方法	烘干时间	性状	浸膏粉重	毛蕊花糖苷含量(%)
烘干法	15 h	块状,棕黄色,表面光滑,有小孔,质硬	107.75	0.022 7
真空干燥法	1 min	面包块状,棕褐色,蜂窝状,质软、疏松	102.92	0.031 7

由以上结果表明,真空干燥法干燥时间较短,有效成分破坏少,因此,为了更好地保证制剂中有效成分的保留率和保证制剂的疗效,并结合实际生产,我们采用真空干燥法进行干燥。

2.5　成型工艺的研究

浸膏与辅料的比例选择

根据文献报道[17],通过浸膏与辅料比为 1:0.2,1:0.5,1:1 的比例,研究辅料分别与浸膏混合后的吸湿性、流动性、堆密度及制粒,确定浸膏与辅料的比例值。

2.5.1　微波

根据文献资料及生产实际,分别以浸膏与辅料的比为 1:0.2、1:0.5、1:1 的辅料量加入浸膏中,搅拌均匀,微波 1 min。

2.5.2　干燥

将微波后的浸膏块放置 80℃烘箱中烘干,粉碎。

2.5.3　吸湿百分率的测定[15]

将称量瓶烘至恒重,冷却后准确称重,分别加入混合粉约 2 g,在底部均匀摊成厚 2 mm,打开瓶盖 105℃烘约 5 h 至恒重,取出,干燥器冷却,准确称重。另将底部盛有 NaCl 过饱和溶液的干燥器放入 25℃恒温培养箱内恒温 24 h,此时恒温培养箱内的相对湿度大约为 75%。将称量瓶打开,放入干燥器上部,于 25℃恒温培养箱内保存,分别与 0 h、6 h、12 h、24 h、36 h、48 h、60 h、72 h 称重,按下式计算各时间的吸湿百分率,结果见表 26。

吸湿率=(吸湿后药粉重−吸湿前药粉重)/吸湿前药粉重×100%

表 26　吸湿百分率

浸膏:辅料	吸湿率(%)						
	6 h	15 h	24 h	40 h	48 h	64 h	72 h
1:0.2	0.53	0.97	1.07	1.28	1.58	1.98	2.31
1:0.5	0.47	0.83	1.63	1.88	1.94	2.06	2.11
1:1.0	0.69	1.71	2.17	2.55	2.61	2.74	2.70

注入法:将粉体从漏斗上方慢慢加入,休止角越小,摩擦力越小,流动性越好,一般认为倾斜角小于等于 30°时流动性好,小于等于 40°时可以满足生产过程中的流动性需求,辅料为浸膏的 0.5 倍时,休止角越小,流动性越好,装量越好控制。

2.5.4　堆密度的测定

取药粉 5 g,精密称定置量筒中,手置量筒反复振动 5 次后,测定药粉的容积,共测定 5 次,计算堆密度,结果见下表 27。

堆密度=药粉的重量/容积

表 27　不同比例混合粉的堆密度

序号	浸膏:辅料	1	2	3	4	5	均值
1	1:0.2	0.768	0.757	0.774	0.772	0.760	0.766
2	1:0.5	0.784	0.781	0.773	0.782	0.780	0.780
3	1:1.0	0.774	0.773	0.785	0.787	0.788	0.781

由上表数据可知,根据堆密度小则空隙大,堆密度大则流动性好,浸膏辅料 1:0.5 与浸膏辅料 1:1 的堆密度相差不大,结合实际辅料加入量越少越好,所以通过性状、吸湿率、休止角、堆密度的比对确定选用浸膏与辅料比例为 1:0.5 为最佳。

结论:通过吸湿率、休止角、堆密度及颗粒剂的制备,确定浸膏与辅料比为 1:0.5 合适。

表 28　制粒性状描述

序号	浸膏:辅料	颗粒	硬度	结块	颜色
1	1:0.2	不均匀	大	结块	深棕色
2	1:0.5	均匀	适中	无	棕黄色
3	1:1.0	均匀	手捏即碎	无	灰棕色

2.6　辅料用量比例的确定[12-13]

根据浸膏与辅料比例为 1:0.5，选用淀粉、糊精、微晶纤维素为辅料，分别按表 29 所示组成 11 组，微波后，粉碎过 20 目制粒，由 20 目与 100 目筛整粒，测定吸湿率、流动性、休止角，优选最佳辅料配比。

表 29　浸膏与辅料的比例

序号	浸膏量(g)	淀粉(g)	糊精(g)	微晶纤维素(g)
1	100	50		
2	100		50	
3	100			50
4	100	10	40	
5	100	20	30	
6	100	30	20	
7	100	40	10	
8	100	10		40
9	100	20		30
10	100	30		20
11	100	40		10

2.6.1　吸湿百分率的测定[15]

将称量瓶烘至恒重，冷却后准确称重，分别加入表中混匀后的混合粉，在底部均匀摊成厚 2 mm，打开瓶盖 105℃烘约 5 h 至恒重，取出，干燥器冷却，准确称重。另将底部盛有 NaCl 过饱和溶液的干燥器放入 25℃恒温培养箱内恒温 24 h，此时恒温培养箱内的相对湿度大约为 75%。将称量瓶打开，放入干燥器上部，于 25℃恒温培养箱内保存，分别与 0 h、6 h、12 h、24 h、36 h、48 h、60 h、72 h 称重，按下式计算各时间的吸湿百分率，结果见表 30、图 5。

吸湿率=(吸湿后药粉重−吸湿前药粉重)/吸湿前药粉重×100%

表 30　混合粉吸湿百分率

名称		时间(h)/吸湿率%							
		0	6	12	24	36	48	60	72
浸膏+淀粉		0	1.32	3.04	4.27	5.06	5.76	6.15	6.32
浸膏+糊精		0	2.04	3.26	3.96	4.58	5.06	5.50	5.84
浸膏+微晶纤维素		0	0.88	2.53	3.68	4.64	5.09	5.35	5.51
浸膏+	淀粉+糊精 10:40	0	1.34	2.12	3.12	4.05	4.75	5.56	5.88
	淀粉+糊精 20:30	0	1.18	2.25	2.94	3.59	4.12	4.56	4.78
	淀粉+糊精 30:20	0	1.10	1.96	2.97	3.74	4.03	4.11	4.24
	淀粉+糊精 40:10	0	1.06	2.56	3.65	4.53	4.97	5.13	5.32
浸膏+	淀粉+微晶纤维素 10:40	0	0.70	1.73	2.77	3.54	4.62	5.52	5.77
	淀粉+微晶纤维素 20:30	0	0.89	1.72	2.92	3.79	4.52	4.84	4.95
	淀粉+微晶纤维素 30:20	0	0.87	2.06	2.86	3.30	3.45	3.54	3.49
	淀粉+微晶纤维素 40:10	0	0.82	2.16	2.84	3.23	3.46	3.58	3.59

图 5　辅料的吸湿曲线

从表 30、图 5 中可以看出,浸膏加淀粉加微晶纤维素 100:30:20 和 50:40:10 制得的颗粒吸湿率较低,因微晶纤维素价格相对高,因此选用浸膏加淀粉加微晶纤维素 100:30:20 的比例比较合适。

2.6.2 休止角的测定

采用固定漏斗法测定混合粉休止角[16]。将三只漏斗错位串联起来,固定于水平放置的圆形培养皿的中心点上面,将粉粒从漏斗中流出,堆积至平皿上缘溢出为止,结果见表 31。

tana=h/r　a:休止角　r:培养皿底部半径

h:培养皿上边缘至颗粒顶部的高度。

表 31　混合粉休止角

名称		次数/休止角			
		1	2	3	均值
浸膏+淀粉		30.87	30.87	31.83	31.19
浸膏+糊精		34.59	31.83	32.77	33.06
浸膏+微晶纤维素		32.77	30.87	31.83	31.82
浸膏+	淀粉+糊精 10:40	30.87	31.83	30.87	31.19
	淀粉+糊精 20:30	34.59	32.77	32.77	33.38
	淀粉+糊精 30:20	33.69	31.83	31.83	32.45
	淀粉+糊精 40:10	34.59	34.59	33.69	34.29
浸膏+	淀粉+微晶纤维素 10:40	31.83	33.69	32.77	32.76
	淀粉+微晶纤维素 20:30	32.77	32.77	31.83	32.46
	淀粉+微晶纤维素 30:20	30.87	31.83	31.83	31.51
	淀粉+微晶纤维素 40:10	31.83	32.77	32.77	32.46

由上表可知,上述五种不同比例制得的颗粒休止角均小于 40,流动性很好,都适合胶囊填充。

2.6.3 堆密度的测定

取药粉 5 g，精密称定置量筒中，手执量筒反复振动 5 次后，测定药粉的容积，共测定 3 次，计算堆密度，结果见下表 32。

堆密度=药粉的重量/容积

表 32 混合粉堆密度

<table>
<tr><th colspan="2" rowspan="2">名称</th><th colspan="4">次数/堆密度</th></tr>
<tr><th>1</th><th>2</th><th>3</th><th>均值</th></tr>
<tr><td colspan="2">浸膏+淀粉</td><td>0.613 7</td><td>0.615 8</td><td>0.609 3</td><td>0.612 9</td></tr>
<tr><td colspan="2">浸膏+糊精</td><td>0.584 8</td><td>0.577 8</td><td>0.573 0</td><td>0.578 5</td></tr>
<tr><td colspan="2">浸膏+微晶纤维素</td><td>0.646 1</td><td>0.658 7</td><td>0.667 5</td><td>0.657 4</td></tr>
<tr><td rowspan="4">浸膏+</td><td>淀粉+糊精 10:40</td><td>0.631 0</td><td>0.615 1</td><td>0.610 2</td><td>0.618 8</td></tr>
<tr><td>淀粉+糊精 20:30</td><td>0.645 2</td><td>0.652 9</td><td>0.648 8</td><td>0.649 0</td></tr>
<tr><td>淀粉+糊精 30:20</td><td>0.616 1</td><td>0.608 0</td><td>0.613 6</td><td>0.612 6</td></tr>
<tr><td>淀粉+糊精 40:10</td><td>0.629 6</td><td>0.632 3</td><td>0.629 4</td><td>0.630 4</td></tr>
<tr><td rowspan="4">浸膏+</td><td>淀粉+微晶纤维素 10:40</td><td>0.697 5</td><td>0.692 5</td><td>0.700 6</td><td>0.696 9</td></tr>
<tr><td>淀粉+微晶纤维素 20:30</td><td>0.711 1</td><td>0.704 4</td><td>0.700 3</td><td>0.705 3</td></tr>
<tr><td>淀粉+微晶纤维素 30:20</td><td>0.742 2</td><td>0.740 8</td><td>0.745 1</td><td>0.742 7</td></tr>
<tr><td>淀粉+微晶纤维素 40:10</td><td>0.681 7</td><td>0.699 9</td><td>0.692 8</td><td>0.691 5</td></tr>
</table>

由上表可知，堆密度小则空隙大，堆密度大则空隙小，浸膏加微晶纤维素、淀粉制得的颗粒堆密度相对都很大，相应的填充剂量就大些，因此选用浸膏:淀粉:微晶纤维素比为 1:0.3:0.2 比较适合。

2.6.4 服用量的计算[18–20]

本处方按一日服用量计，每日服用 3 次，一次 5 粒，每日服用的颗粒量为 6 g，生药量为 15.8 g，其中药材重 15.8 g，出膏量为 5.9 g 左右，辅料为 3 g，共计 8.9 g，制成颗粒装胶囊，每粒胶囊约装 0.40 g/粒。

采用 0 号硬胶囊填充，已知 0 号胶囊的容积为 0.75 ml，药粉的平均堆密度为 0.52 g/ml，由平均堆密度可计算出 0 号胶囊理论装量为 0.52 g。

本品为胶囊剂，内容物具有吸湿性，临界相对湿度在 64%以下进行分装，需密闭、防潮。故药品包装用铝箔和高密度聚乙烯瓶作为直接接触药品的包装材料。

2.6.5 讨论与小结

由以上试验结果可知，微晶纤维素的吸湿性较小，流动性也较好，但鉴于微晶纤维素成本较高，淀粉吸湿之后的成型效果较差，又结合实际生产，故选择混合辅料淀粉和糊精进行制粒。

2.7 工艺制法及流程图

2.7.1 制法

由升清降浊胶囊中提取工艺、纯化工艺及辅料筛选等的研究，确定其最佳制备工艺为：处方中 18 味药，加 12 倍量水浸泡，加热煎煮 3 次，每次 1 h，合并煎煮液，将煎煮液直接离心，常压浓缩成浸膏。

2.7.2 流程图

通过上述研究，现在可确定制备工艺流程如图 6。

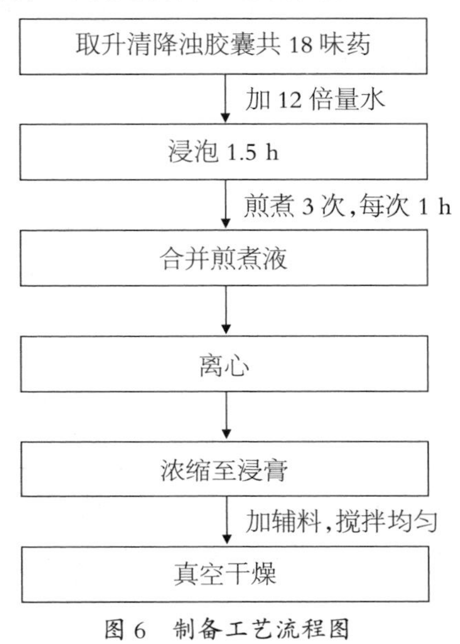

图 6 制备工艺流程图

3 升清降浊胶囊的中试研究[21-22]

3.1 中试样品的制备

按照制法连续投料、生产三批中试样品，三批中试样品的有关数据见表 33。

表 33 中试结果

批号	20120501	20120602	2012603
投料量(kg)	2.92	2.92	2.92
加水量(ml)	10.5 万	10.5 万	10.5 万
浸膏量(kg)	1.324	1.265	1.408
辅料用量(kg)	0.264	0.253	0.281
半成品量(kg)	1.009	0.965	1.074
理论产量(粒)	2 522	2 412	2 685
实际产量(粒)	2 550	2 443	2 700
成品率(%)	101.1	101.3	100.6
规格(g/粒)	0.4	0.4	0.4

上述中试结果表明，该工艺路线基本稳定可行，具有可操作性。

3.2 中试样品一般质量检查

将三批中试样品按 2010 年版《中国药典》胶囊剂项下检查，结果见表34。

表 34 中试样品一般治疗检查结果

批号	水分(%)	崩解时限	装量差异	微生物限度	毛蕊花糖苷含量(mg/粒)
20120501	2.58	符合规定	符合规定	符合规定	0.097 2
20120602	3.12	符合规定	符合规定	符合规定	0.082 0
20120603	3.06	符合规定	符合规定	符合规定	0.085 2

由上表可知，三批试制的样品，按照胶囊剂通则及本品含量测定方法检查均符合要求，结果表明该制剂的工艺可行且基本稳定，为进一步应用于大生产提供了理论依据。

4 升清降浊胶囊的质量标准的研究[23-24]

制剂质量的好坏，不仅影响临床疗效，而且关系到临床用药的安全性。为了控制升清降浊肾康胶囊的质量，保证临床用药安全、有效，故对本制剂的质量进行了研究。

4.1 原料药、辅料质量标准

4.1.1 原料药质量标准

本制剂原料药由生柴胡、陈皮、砂仁、茯苓、甘草、大黄、熟地黄、山茱萸、炒山药、远志、石菖蒲、丹参、蝉蜕、炒枳壳、党参、姜半夏、僵蚕、神曲组成，均符合2010年版《中国药典》一部各单味药材项下的有关规定。

4.1.2 辅料质量标准

本制剂所用辅料为淀粉和糊精，为白色或类白色粉末，无臭、无味，符合2010年版《中国药典》二部“淀粉、糊精”项下的有关规定。

4.2 中间产品、成品质量标准草案及起草说明

4.2.1 中间产品质量标准草案

【处方】生柴胡12 g，陈皮12 g，砂仁10 g，茯苓20 g，甘草10 g，大黄15 g，熟地黄15 g，山茱萸15 g，炒山药20 g，远志12 g，石菖蒲12 g，丹参30 g，蝉蜕12 g，炒枳壳15 g，党参15 g，姜半夏15 g，僵蚕12 g，神曲10 g。

【制法】由升清降浊胶囊中提取工艺、纯化工艺及辅料筛选等的研究，确定其最佳制备工艺为：处方中18味药，加12倍量水浸泡，煎煮3次，每次1 h，合并煎煮液，将煎煮液直接离心，常压浓缩成浸膏。

【性状】本品为棕褐色的颗粒；味苦。

【检查】水分：取供试品内容物，按《中国药典》2010年版一部附录IX H水分测定法第一法（烘干法）进行检查，除另有规定外，不得超过9.0%。

【功能主治】慢性肾功能衰竭。

【有效期】24个月。

【贮藏】密封,置阴凉处。

4.2.2 成品质量标准草案

升清降浊胶囊

【名称】升清降浊胶囊(Shengqing jiangzhuo jiaonang)

【处方】生柴胡 12 g,陈皮 12 g,砂仁 10 g,茯苓 20 g,甘草 10 g,大黄 15 g,熟地黄 15 g,山茱萸 15 g,炒山药 20 g,远志 12 g,石菖蒲 12 g,丹参 30 g,蝉蜕 12 g,炒枳壳 15 g,党参 15 g,姜半夏 15 g,僵蚕 12 g,神曲 10 g。

【制法】由升清降浊肾康胶囊中提取工艺、纯化工艺及辅料筛选等的研究,确定其最佳制备工艺为:处方中 18 味药,加 12 倍量水浸泡,煎煮 3 次,每次 1 h,合并煎煮液,将煎煮液直接离心,常压浓缩成浸膏。

【性状】本品为胶囊剂,内容物为棕褐色的颗粒;味苦。

【鉴别】

(1)取本品内容物 0.5 g,加甲醇 20 ml,浸渍 1 h,过滤,取滤液 10 ml,蒸干,残渣加水 10 ml,使溶解,再加盐酸 1ml,置水浴上加热回流 30 min,立即冷却,用乙醚振摇提取 2 次,每次 20 ml,合并乙醚提取液,蒸干,残渣加氯仿 1 ml 溶解,作为供试品溶液。取大黄对照药材 0.1 g 同法制成供试品溶液。另取大黄素对照品,用氯仿制成 1 ml/mg 的溶液,作为对照品。照薄层色谱法(附录ⅥB)试验,吸取上述供试品溶液各 15 μl,对照品 5 μl,对照药材 10 μl,分别点于同一硅胶 G 板上,以石油醚(30~60℃):甲酸乙酯:甲酸=15:5:1 的上层溶液为展开剂,展开,取出,晾干,供试品色谱中,在与对照品、对照药材色谱相应的位置上,显相同的黄色荧光斑点。

(2)取本品粉末 3 g,加乙酸乙酯 10 ml,超声处理 15 min,滤过,滤液蒸干,残渣加无水乙醇 2 ml,使溶解,作为供试品溶液。另取熊果酸对照品,加无水乙醇制成每 1 ml 含 1 mg 的溶液,作为对照品溶液。再取山茱萸对照药材 0.5 g,加无水乙醇制成对照药材溶液。照薄层色谱法(附录ⅥB)试验,吸取上述溶液各 5 μl,分别点于同一硅胶 G 薄层板上,以甲苯:乙酸乙酯:甲酸

(20:4:0.5)为展开剂,展开,取出,晾干,喷以10%硫酸乙醇溶液,在105℃加热至斑点显色清晰。供试品色谱中,在与对照品色谱相应的位置上,显相同的紫红色斑点;置紫外光灯(365 nm)下检视,显相同的橙黄色荧光斑点。

(3)取本品10 g,加甲醇30 ml,超声处理30 min,滤过,滤液蒸干,残渣加水20 ml,使溶解,用乙醚振摇提取2次,每次10 ml,弃去乙醚液,用水饱和的正丁醇振摇提取3次,每次20 ml,合并正丁醇液,用正丁醇饱和的水洗涤3次,每次20 ml,弃去水溶液,取正丁醇液蒸干,残渣加甲醇1 ml,使溶解,作为供试品溶液。取甘草对照药材1 g,同法制成对照药材溶液。照薄层色谱法(附录ⅥB)试验,吸取上述溶液各5 μl,分别点于同一用1%氢氧化钠溶液制备的硅胶G板上,以乙酸乙酯:甲酸:冰醋酸:水=15:0.5:3:2为展开剂,展开,取出,晾干,喷以10%硫酸乙醇溶液,在105℃加热至斑点显色清晰,置紫外灯(365 nm)下检视。供试品色谱中,在与对照药材色谱和对照品色谱相应的位置上,显相同颜色的荧光斑点。

(4)取本品4 g,加甲醇50 ml,加热回流30 min,滤过,滤液蒸干,残渣加水40 ml,使溶解,用石油醚(60~90℃)40 ml振摇提取,分取水层,加稀盐酸调节pH值至2~3,再用乙醚振摇提取两次,每次30 ml,合并乙醚提取液,挥发干,残渣加甲醇1 ml,使溶解,作为供试品溶液。取丹参对照药材0.5 g,加甲醇20 ml,超声处理20 min,滤过,滤液浓缩至1 ml,作为对照药材溶液。照薄层色谱法(附录ⅥB)试验,吸取供试品溶液2 μl,对照药材溶液5 μl,分别点于同一硅胶G板上,以甲苯:三氯甲烷:乙酸乙酯:甲醇:甲酸(2:3:4:0.5:2)为展开剂,展开,取出,晾干,喷以5%三氯化铁乙醇溶液。供试品色谱中,在与对照品色谱相应的位置上,显相同颜色的斑点。

(5)取本品粉末20 g,加乙醚30 ml,超声处理30 min,放冷,滤过,弃去乙醚液,药渣挥发干乙醚,加甲醇30 ml,加热回流30 min,放冷,滤过,滤液蒸干,残渣加水20 ml使溶解,用水饱和的正丁醇振摇提取2次,每次20 ml,合并正丁醇液,加氨试液15 ml洗涤,弃去氨试液,正丁醇液蒸干,残渣加甲醇 1 ml,使溶解,作为供试品溶液。取柴胡对照药材 0.5 g,同法制成对照药材溶液。取柴胡皂苷 a 和柴胡皂苷 d 对照品,加甲醇制成每 1 ml 含 0.5 mg 的溶液,作为对照品溶液。照薄层色谱法(附录ⅥB)试验,吸取上述溶液各 5 μl,分别点于同一硅胶 G 板上,以乙酸乙酯:乙醇:水(8:2:1)为展开剂,展开,取出,晾干,喷以含 2%对二甲氨基苯甲醛的 40%硫酸溶液,热风吹至斑点显色清晰。供试品色谱中,在与对照药材色谱相应的位置上,显相同颜色的斑点。

【检查】

重金属:除另有规定外,按《中国药典》2010 年版一部附录 IX E 重金属检查法(第二法)进行检查,应符合规定。

其他:根据《中国药典》2010 年版一部附录 I L 胶囊剂项下有关规定进行检查。

【含量测定】照高效液相色谱法(2010 年版《中国药典》一部第 117 页)测定。

色谱条件与系统适用性试验:以十八烷基硅烷键合硅胶为填充剂;以乙腈—0.1%醋酸溶液(20:80)为流动相;检测波长为 334 nm。理论板数按毛蕊花糖苷峰计算应不低于 5 000。

对照品溶液制备:取毛蕊花糖苷对照品适量,精密称定,加流动相制成每 1 ml 含 10 μg 的溶液,即得,见图 4。

供试品溶液制备:取样品浸膏干粉约 0.23 g,精密称定,置锥形瓶中,加入 80%甲醇溶液 50 ml,称定重量,超声 30 min,放冷,再称定重量,用 80%甲醇溶液补足减失的重量,摇匀,滤过,量取续滤液 30 ml,蒸干,残渣加水 20 ml 使溶解,加正丁醇 50 ml 萃取(分别按 20 ml、20 ml、10 ml 依次萃取),合并正丁醇液,蒸干,加甲醇溶解,转移至 10 ml 容量瓶至刻度,摇匀,用微孔滤膜滤过,取续滤液,即得,见图 5。

测定法:分别精密吸取对照品溶液 5 μl,供试品溶液各 15 μl,注入液相色谱仪，测定，即得。

本品按干燥品计算，每粒含毛蕊花糖苷（C29H36015）不得少 0.075 mg。

【功能主治】慢性肾功能衰竭。

【用法用量】温开水送服，1 次 5 粒，一日 3 次。

【规格】每瓶装 60 粒，每粒 0.4 克。

【有效期】24 个月。

【贮藏】密封，置阴凉处。

4.2.3 半成品质量标准起草说明

4.2.3.1 仪器

DHS16−A 烘干称量法水分测定仪（上海精密科学仪器有限公司）。

4.2.3.2 处方

通过对升清降浊胶囊工艺的研究制定制剂处方：

生柴胡 12 g，陈皮 12 g，砂仁 10 g，茯苓 20 g，甘草 10 g，大黄 15 g，熟地黄 15 g，山茱萸 15 g，炒山药 20 g，远志 12 g，石菖蒲 12 g，丹参 30 g，蝉蜕 12 g，炒枳壳 15 g，党参 15 g，姜半夏 15 g，僵蚕 12 g，神曲 10 g。

上述原料药均购自宁夏明德中药饮片厂，符合《中国药典》2010 年版一部项下有关的各项规定。

4.2.3.3 制法

根据升清降浊胶囊的工艺研究试验可得中间品最佳制法为：由升清降浊胶囊中提取工艺、纯化工艺及辅料筛选等的研究，确定其最佳制备工艺为：处方中 18 味药，加 12 倍量水浸泡，煎煮 3 次，每次 1 h，合并煎煮液，将煎煮液直接离心，常压浓缩成浸膏。

4.2.3.4 性状

按照升清降浊胶囊的制法制备三批中间产品，并在室温下对其性状进行观察。

本品为棕褐色的颗粒；味苦。三批样品在室温下性状检查结果见表 35。

表 35　升清降浊胶囊性状检查结果

批号	20120501	20120602	20120603
性状	本品为棕褐色的颗粒;味苦	本品为棕褐色的颗粒;味苦	本品为棕褐色的颗粒;味苦

4.2.3.5　检查

水分:取中间产品,按《中国药典》2010 年版一部附录 IX H 水分测定法第一法(烘干法)进行检查,除另有规定外,不得超过 9.0%,结果见表 36。

表 36　升清降浊胶囊中间产品水分检查结果

批号	20120501	20120602	20120603
结果	2.58	3.12	3.06

结果三批升清降浊胶囊中间产品水分均符合规定。

4.2.3.6　功能主治

慢性肾功能衰竭。

4.2.3.7　有效期

24 个月。

4.2.3.8　贮藏

密封,置阴凉处。

4.2.4　成品质量标准起草说明

4.2.4.1　仪器、试剂

FA2104 型电子天平(上海舜宇恒平科学仪器有限公司);KDM 型电热套(鄄地华鲁电热仪器有限公司);恒温水浴锅(上海树立仪器仪表有限公司);SHZ-D(Ⅲ)型循环水真空泵(天津化鑫仪器厂);ZF-I 型三用紫外分析仪(上海顾村电光仪器厂);KQ-500DB 数控超声清洗器(昆山市超声仪器有限公司);DHS16-A 烘干称量法水分测定仪(上海精密科学仪器有限公司);ZBS-6Z 智能崩解试验仪(天大天发科技有限公司);LC-20AT 高效液相色谱仪(日本岛津)。

升清降浊胶囊原药材(生柴胡、陈皮、砂仁、茯苓、甘草、大黄、熟地黄、山茱萸、炒山药、远志、石菖蒲、丹参、蝉蜕、炒枳壳、党参、姜半夏、僵蚕、神曲)均购自宁夏明德中药饮片厂；升清降浊胶囊三批（自制，批号分别为：20120501，20120602，2010603)；石油醚(30~60℃)(天津市富宁精细化工有限公司)；石油醚(60~90℃)(天津市富宁精细化工有限公司)；乙酸乙酯(天津市富宁精细化工有限公司)；甲醇(天津市富宁精细化工有限公司)；甲酸(北京化工厂)；乙醚(天津市富宁精细化工有限公司)；三氯甲烷(天津市富宁精细化工有限公司)；正丁醇(天津市北联精细化工有限公司)；其他试剂均为分析纯。

大黄素(批号:0756-200110,中国药品生物制品检定所)；熊果酸(中国药品生物制品检定所)；柴胡皂苷a(中国药品生物制品检定所)；柴胡皂苷d(中国药品生物制品检定所)。

4.2.4.2 来源

升清降浊胶囊是宁夏回族自治区中医医院肾病科专家根据肾功能衰竭的发病机理、运用中医辨证理论,结合现代中药药理研究,自行研发的治疗慢性肾功能衰竭的复方制剂,主药由生柴胡、陈皮、砂仁、茯苓、甘草、大黄、熟地黄、山茱萸等18味药组成,具有疏肝健脾补肾,理气降逆止呕,活血泻浊排毒之功能,主治慢性肾功能衰竭。其临床疗效已经得到了较好的验证,本课题通过对升清降浊胶囊提取及制备工艺的研究,加强制剂的稳定性、安全性和可控性。

4.2.4.3 名称

升清降浊胶囊是按《中国药品通用名称命名原则》的要求制定的。

4.2.4.4 处方

通过对升清降浊胶囊工艺的研究制定制剂处方：

生柴胡12 g,陈皮12 g,砂仁10 g,茯苓20 g,甘草10 g,大黄15 g,熟地黄15 g,山茱萸15 g,炒山药20 g,远志12 g,石菖蒲12 g,丹参30 g,蝉蜕

12 g,炒枳壳 15 g,党参 15 g,姜半夏 15 g,僵蚕 12 g,神曲 10 g。

上述原料药均购自宁夏明德中药饮片厂,符合《中国药典》2010 年版一部项下有关的各项规定。

4.2.4.5　制法

根据升清降浊胶囊的工艺研究试验可得最佳制法为：由升清降浊胶囊中提取工艺、纯化工艺及辅料筛选等的研究,确定其最佳制备工艺为:处方中 18 味药,加 12 倍量水浸泡,加热煎煮 3 次,每次 1 h,合并煎煮液,将煎煮液直接离心,常压浓缩成浸膏。

4.2.4.6　性状

按照升清降浊胶囊的制法制备三批成品,并在室温下对其性状进行观察。

本品为胶囊剂,内容物为棕褐色的颗粒,味苦。三批样品在室温下性状检查结果见表 37。

表 37　升清降浊胶囊性状检查结果

批号	20120501	20120602	20120603
性状	本品为胶囊剂,内容物为棕褐色的颗粒,味苦	本品为胶囊剂,内容物为棕褐色的颗粒,味苦	本品为胶囊剂,内容物为棕褐色的颗粒,味苦

4.2.4.7　鉴别

在鉴别试验中考察了本实验室自制硅胶 G 板及青岛海洋化工厂生产的硅胶 G 板,结果表明,该化工厂生产的硅胶 G 板分离度、重现性较自制板优,故选择其为升清降浊胶囊鉴别试验用硅胶板。

本试验参考《中国药典》2010 年版一部,对提取溶剂、展开剂进行反复试验,研究了升清降浊胶囊处方中大黄、山茱萸、甘草、丹参、柴胡的薄层鉴别,方法与结果分别如下。

(1)大黄[25]

供试品溶液的制备:取本品内容物 0.5 g,加甲醇 20 ml,浸渍 1 h,过滤,取滤液 10 ml,蒸干,残渣加水 10 ml,使溶解,再加盐酸 1 ml,置水浴上加热回流 30 min,立即冷却,用乙醚振摇提取 2 次,每次 20 ml,合并乙醚提取液,蒸干,残渣加氯仿 1 ml 溶解,作为供试品溶液。

对照药材制备:取大黄对照药材 0.1 g 同上制成供试品溶液。

对照品溶液:取大黄素对照品,用氯仿制成 1 ml/mg 的溶液,作为对照品。

大黄空白对照溶液的制备:除大黄外其余 17 味药加 12 倍水回流提取 3 次,每次 1 h,提取液浓缩成浸膏,并加辅料制成粉末,做成胶囊,再按供试品方法进行制备。

照薄层色谱法(附录ⅥB)试验,吸取上述供试品溶液、空白溶液各 15 μl,对照品 5 μl,对照药材 10 μl,分别点于同一硅胶 G 板上,以石油醚(30~60℃):甲酸乙酯:甲酸=15:5:1 的上层溶液为展开剂,展开,取出,晾干,供试品色谱中,在与对照品、对照药材色谱相应的位置上,显相同的黄色荧光斑点。(见图 6)。

(2)山茱萸[26]

供试品溶液的制备:取本品粉末 3 g,加乙酸乙酯 10 ml,超声处理 15 min,滤过,滤液蒸干,残渣加无水乙醇 2 ml,使溶解,作为供试品溶液。

对照品溶液的制备:另取熊果酸对照品,加无水乙醇制成每 1 ml 含 1 mg 的溶液作为对照品溶液。

对照药材的制备:另取山茱萸对照药材 0.5 g,加无水乙醇制成对照药材溶液。

山茱萸空白对照溶液的制备:除山茱萸外其余 17 味药加 12 倍水回流提取 3 次,每次 1 h,提取液浓缩成浸膏,并加辅料制成粉末,做成胶囊,再按供试品方法进行制备。

照薄层色谱法(附录ⅥB)试验,吸取上述 4 种溶液各 5 μl,分别点于同一硅胶 G 薄层板上,以甲苯:乙酸乙酯:甲酸=20:4:0.5 为展开剂,展开,取出,晾干,喷以 10%硫酸乙醇溶液,在 105℃加热至斑点显色清晰。供试品色谱中，在与对照品色谱相应的位置上，显相同的紫红色斑点；置紫外光灯(365 nm)下检视，显相同的橙黄色荧光斑点。(见图7)

图中从左至右为:
1 供试品 15 μl
2 大黄素 5 μl
3 大黄对照药材 10 μl
4 空白溶液 15 μl

图6　大黄的薄层色谱鉴别图

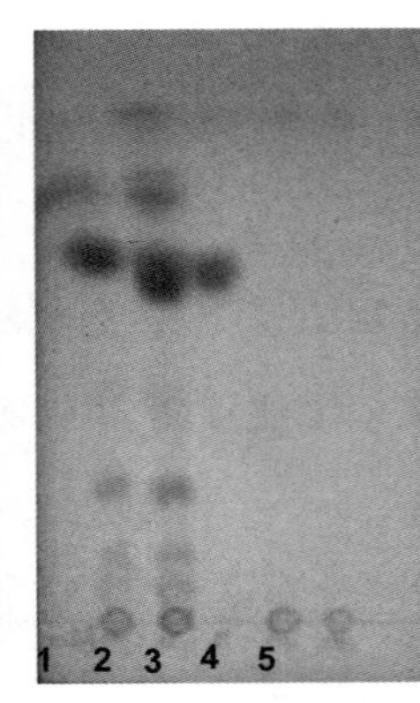

图7　山茱萸的薄层色谱鉴别图

图中从左至右为:
1 供试品 5 μl
2 山茱萸对照药材 5 μl
3 熊果酸 5 μl
4、5 空白溶液 5 μl

(3)甘草[27]

供试品溶液的制备:取本品 10 g,加甲醇 30 ml,超声处理 30 min,滤过,滤液蒸干,残渣加水 20 ml,使溶解,用乙醚振摇提取 2 次,每次 10 ml,弃去乙醚液,用水饱和的正丁醇振摇提取 3 次,每次 20 ml,合并正丁醇液,用正丁醇饱和的水洗涤 3 次,每次 20 ml,弃去水溶液,取正丁醇液蒸干,残渣加甲醇 1 ml,使溶解,作为供试品溶液。

对照药材溶液的制备:取甘草对照药材 1 g,同法制成对照药材溶液。

甘草空白对照溶液的制备:取除甘草外的药材制成的胶囊 10 g,按供试品溶液的方法制备。

照薄层色谱法(附录ⅥB)试验,吸取上述溶液各 5 μl,分别点于同一用1%氢氧化钠溶液制备的硅胶 G 板上,以乙酸乙酯:甲酸:冰醋酸:水=15:0.5:3:2为展开剂,展开,取出,晾干,喷以 10%硫酸乙醇溶液,在 105℃加热至斑点显色清晰,置紫外灯(365 nm)下检视。供试品色谱中,在与对照药材色谱和对照品色谱相应的位置上,显相同颜色的荧光斑点。(见图8)

(4)丹参[28]

供试品溶液的制备:取本品 4 g,加甲醇 50 ml,加热回流 30 min,滤过,滤液蒸干,残渣加水 40 ml,使溶解,用石油醚(60~90℃)40 ml 振摇提取,分取水层,加稀盐酸调节 pH 值至 2~3,再用乙醚振摇提取 2 次,每次 30 ml,合并乙醚提取液,挥发干,残渣加甲醇 1 ml,使溶解,作为供试品溶液。

对照药材溶液的制备:取丹参对照药材 0.5 g,加甲醇 20 ml,超声处理 20 min,滤过,滤液浓缩至 1 ml,作为对照药材溶液。

丹参空白对照溶液的制备:称取除丹参的药材制成的胶囊,按供试品溶液的方法制备。

照薄层色谱法(附录ⅥB)试验,吸取供试品溶液和空白对照溶液各 2 μl,对照药材溶液 5 μl,分别点于同一硅胶 G 板上,以甲苯:三氯甲烷:乙酸乙酯:甲醇:甲酸=2:3:4:0.5:2 为展开剂,展开,取出,晾干,喷以 5%三氯化铁乙醇溶液。供试品色谱中,在与对照品色谱相应的位置上,显相同颜色的斑点。(见图 9)

图中从左至右为:
1、2 供试品 5 μl
3 甘草对照药材 5 μl
4、5 空白溶液 5 μl

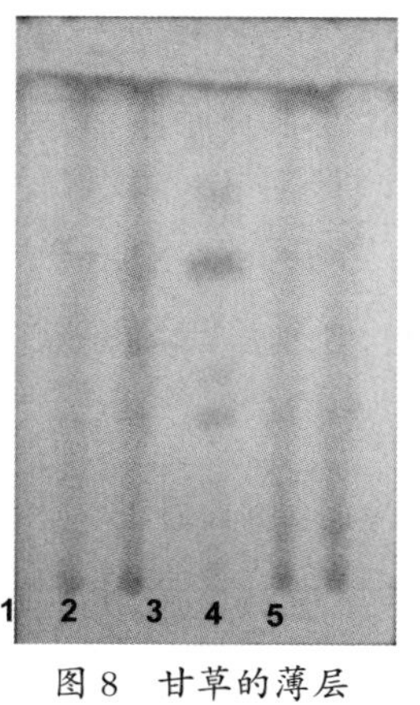

图 8 甘草的薄层色谱鉴别图

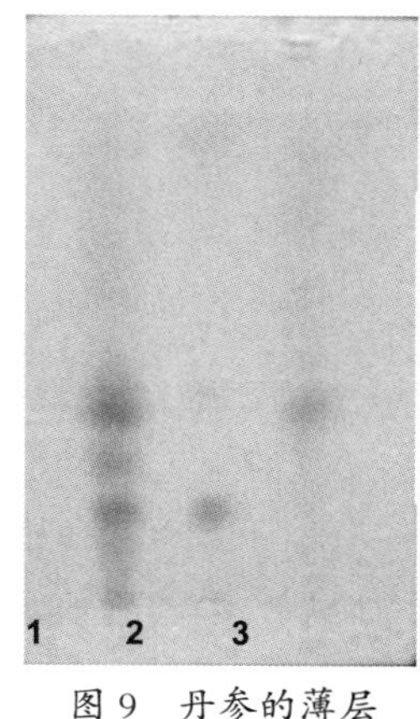

图 9 丹参的薄层色谱鉴别图

图中从左至右为:
1 供试品 2 μl
2 丹参对照药材 5 μl
3 空白溶液 2 μl

(5)柴胡[29]

供试品溶液的制备:取本品粉末 20 g,加乙醚 30 ml,超声处理 30 min,放冷,滤过,弃去乙醚液,药渣挥发干乙醚,加甲醇 30 ml,加热回流 30 min,放冷,滤过,滤液蒸干,残渣加水 20 ml,使溶解,用水饱和的正丁醇振摇提取

2 次，每次 20 ml，合并正丁醇液，加氨试液 15 ml 洗涤，弃去氨试液，正丁醇液蒸干，残渣加甲醇 1 ml，使溶解，作为供试品溶液。

对照药材溶液的制备：取柴胡对照药材 0.5 g，同法制成对照药材溶液。

对照品溶液的制备：取柴胡皂苷 a 和柴胡皂苷 d 对照品，加甲醇制成每 1 ml 含 0.5 mg 的溶液，作为对照品溶液。

空白对照溶液的制备：取除柴胡外的药材制成的胶囊 20 g，按供试品溶液的方法制备。

照薄层色谱法（附录ⅥB）试验，吸取上述溶液各 5 μl，分别点于同一硅胶 G 板上，以乙酸乙酯:乙醇:水=8:2:1 为展开剂，展开，取出，晾干，喷以含 2%对二甲氨基苯甲醛的 40%硫酸溶液，热风吹至斑点显色清晰。供试品色谱中，在与对照药材色谱相应的位置上，显相同颜色的斑点。（见图 10）

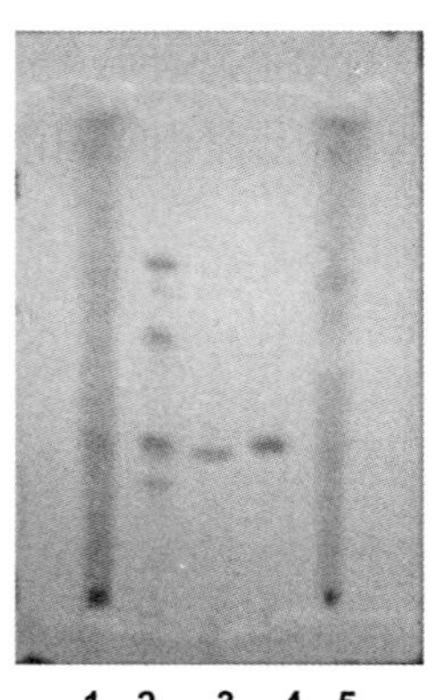

1 2 3 4 5

图中从左至右为：

1 供试品 5 μl

2 柴胡对照药材 5 μl

3 柴胡皂苷 a 5 μl

4 柴胡皂苷 d 5 μl

5 空白溶液 5 μl

图 10　柴胡的薄层色谱鉴别图

4.2.4.8　检查

根据《中国药典》2010 年版一部附录 I L 胶囊剂项下有关规定进行检查。

（1）水分

取供试品内容物，按《中国药典》2010 年版一部附录 IX H 水分测定法第一法（烘干法）进行检查，除另有规定外，不得超过 9.0%，结果见表 38。

表 38　升清降浊胶囊水分检查结果

批号	20120501	20120602	20120603
结果	2.58	3.12	3.06

结果三批升清降浊胶囊样品水分均符合规定。

(2)装量差异

取本品三批各 10 粒,照最低装量检查法测定(中国药典 2010 年版一部附录 XⅡC)检查,结果见表39。

表 39　升清降浊胶囊装量检查结果

批号	20120501	20120602	20120603
结果	符合规定	符合规定	符合规定

结果三批升清降浊胶囊样品装量均符合规定。

(3)崩解时限

除另有规定外,取供试品 6 粒,按《中国药典》2010 年版一部附录 XII A 崩解时限检查法进行检查,结果见表40。

表 40　升清降浊胶囊崩解时限检查结果

批号	20120501	20120602	20120603
结果	符合规定	符合规定	符合规定

结果三批升清降浊胶囊样品崩解时限均符合规定。

(4)重金属

除另有规定外，按《中国药典》2010 年版一部附录 IX E 重金属检查法(第二法)进行检查,结果见表 41。

表 41　升清降浊胶囊重金属检查结果

批号	20120501	20120602	20120603
结果	符合规定	符合规定	符合规定

结果三批升清降浊胶囊样品重金属均符合规定。

(5)微生物限度

取三批升清降浊胶囊样品,照《中国药典》2010年版一部附录XIII C微生物限度检查法进行检查,结果均符合规定。

(6)其他

均符合胶囊剂项下有关的各项规定(2010年版《中国药典》一部附录IL)。

4.2.4.9 含量测定[30]

照高效液相色谱法(2010年版《中国药典》一部第117页)测定。

色谱条件与系统适用性试验:以十八烷基硅烷键合硅胶为填充剂;以乙腈:0.1%醋酸溶液=20:80为流动相;检测波长为334 nm。理论板数按毛蕊花糖苷峰计算应不低于5 000。

对照品溶液制备:取毛蕊花糖苷对照品适量,精密称定,加流动相制成每1 ml含10 μg的溶液。

供试品溶液制备:取样品浸膏干粉约0.23 g,精密称定,置锥形瓶中,加入80%甲醇溶液50 ml,称定重量,超声30 min,放冷,再称定重量,用80%甲醇溶液补足减失的重量,摇匀,滤过,量取续滤液30 ml,蒸干,残渣加水20 ml使溶解,加正丁醇50 ml萃取(分别按20 ml、20 ml、10 ml依次萃取),合并正丁醇液,蒸干,加甲醇溶解,转移至10 ml容量瓶至刻度,摇匀,用微孔滤膜滤过,取续滤液。

测定法:分别精密吸取对照品溶液5 μl,供试品溶液各15 μl,注入液相色谱仪,测定。

本品按干燥品计算,含毛蕊花糖苷(C29H36015)不得少于0.075 mg/粒。

表42 升清降浊胶囊含量测定结果

批号	20120501	20120602	20120603
结果	0.076 mg/粒	0.078 mg/粒	0.080 mg/粒

结果三批升清降浊胶囊样品含量测定结果均符合规定。

4.2.4.10　功能主治

慢性肾功能衰竭。

4.2.4.11　用法用量

温开水送服，1 次 5 粒，一日 3 次。

4.2.4.12　规格

每瓶装 60 粒，每粒 0.4 g。

4.2.4.13　有效期

24 个月。

4.2.4.14　贮藏

密封，置阴凉处。

5　升清降浊胶囊的稳定性研究

稳定性试验的目的是考察原料药或药物制剂在温度、湿度、光线的影响下随时间变化的规律，考察药物制剂的化学或物理变化，探讨药物制剂的稳定性，为药品的生产、包装、运输及贮存条件提供科学的依据，同时建立药品的有效期。参照《中华人民共和国药典》2010 版第二部附录药物稳定性试验指导原则，我们采用了加速试验和长期试验对该胶囊剂的稳定性进行了考察。

5.1　处方与制备

升清降浊胶囊

【处方】生柴胡 12 g，陈皮 12 g，砂仁 10 g，茯苓 20 g，甘草 10 g，大黄 15 g，熟地黄 15 g，山茱萸 15 g，炒山药 20 g，远志 12 g，石菖蒲 12 g，丹参 30 g，蝉蜕 12 g，炒枳壳 15 g，党参 15 g，姜半夏 15 g，僵蚕 12 g，神曲 10 g。

【制法】由升清降浊胶囊中提取工艺、纯化工艺及辅料筛选等的研究，确定其最佳制备工艺为：处方中 18 味药，加 12 倍量水浸泡，煎煮 3 次，每次 1 h，合并煎煮液，将煎煮液直接离心，常压浓缩成浸膏。

【性状】本品为胶囊剂,内容物为棕褐色的颗粒,味苦。

5.2 稳定性试验

5.2.1 仪器与试药

KDM 型电热套(鄄地华鲁电热仪器有限公司);恒温水浴锅(上海树立仪器仪表有限公司);SHZ-D(Ⅲ)型循环水真空泵(天津化鑫仪器厂);ZF-I 型三用紫外分析仪(上海顾村电光仪器厂);KQ-500DB 数控超声清洗器(昆山市超声仪器有限公司);DHS16-A 烘干称量法水分测定仪(上海精密科学仪器有限公司);ZBS-6Z 智能崩解试验仪 (天大天发科技有限公司);LC-20AT 高效液相色谱仪(日本岛津);FA2104 型电子天平(上海舜宇恒平科学仪器有限公司);WD-A 药物稳定性检查仪(天津药典标准仪器厂)。升清降浊胶囊三批(自制,批号为:20110101, 20110202, 20110303)

5.2.2 考察条件

5.2.2.1 加速试验

分别取留样 1 个月、2 个月、3 个月、6 个月的三个批样品,按照《中国药典》2010 年版二部附录 XIX C 中药物制剂加速试验(留样条件:温度为 40±2℃,湿度为 75%±5%)进行考察,并记录考察结果。

5.2.2.2 长期试验

分别取留样 0 个月、3 个月、6 个月、9 个月、12 个月、18 个月的三个批样品,按照《中国药典》2010 年版二部附录 XIX C 中药物制剂长期试验(留样条件:温度为 25±2℃,湿度为 60%±10%)进行考察,并记录考察结果。

5.2.3 考察项目

5.2.3.1 性状

按本品质量标准性状项下描述,从宏观上观察胶囊剂的颜色是否发生变化,有黏结、变形、渗漏或囊壳破裂现象和异臭。

5.2.3.2 鉴别

按本品质量标准鉴别项下的方法,对处方中大黄、山茱萸、甘草、丹参、柴胡分别进行薄层鉴别。

5.2.3.3 检查

按本品质量标准检查项下的规定，对样品分别进行水分、装量差异、崩解时限、重金属、微生物检查、含量测定。

5.2.4 考察结果

5.2.4.1 加速试验

三批检品分别在加速1个月、2个月、3个月、6个月均无明显变化，皆为胶囊剂，内容物为棕褐色的颗粒，味苦。均能鉴别出方中大黄、山茱萸、甘草、丹参、柴胡。其水分、装量差异、崩解时限、重金属、微生物检查、含量测定均符合规定。结果见表1。

5.2.4.2 长期试验

三批检品在0个月、3个月、6个月、9个月、12个月、18个月均无明显变化，皆为胶囊剂，内容物为棕褐色的颗粒，味苦。均能鉴别出方中大黄、山茱萸、甘草、丹参、柴胡。其水分、装量差异、崩解时限、重金属、微生物检查、含量测定均符合规定。结果见表2。

5.2.5 结论

在温度为40±2℃，湿度为75%±5%条件下放置6个月，胶囊剂的性状无明显变化，水分、装量差异、崩解时限、重金属、微生物检查、含量测定结果均符合规定，且能鉴别出方中大黄、山茱萸、甘草、丹参、柴胡。在25±2℃，相对湿度60%±10%的条件下放置18个月，胶囊剂的性状无明显变化，水分、装量差异、崩解时限、重金属、微生物检查、含量测定结果均符合规定，且能鉴别出方中大黄、山茱萸、甘草、丹参、柴胡。

本品进行加速试验6个月和长期试验18个月，各项指标均无明显变化。说明胶囊剂的处方、生产工艺及包装材料选择是合理的，产品具有良好的稳定性。

参考文献

[1] 吴君剑. 柴芩清肝胶囊的制备工艺及质量标准研究[J]. 2009:17.

[2] 钟怡. 产后解郁胶囊的药学部分研究[J]. 2008:10.

[3] 杨亚飞. 产康胶囊的药学部分研究[J]. 2007:7.

[4] 张兆旺. 中药药剂学[M]. 北京:中国中医药出版社,2003:349-350.

[5] 钟怡. 产后解郁胶囊的药学部分研究[J]. 2008:16.

[6] 钟怡. 产后解郁胶囊的药学部分研究[J]. 2008:18.

[7] 国家药典委员会. 中华人民共和国药典. 一部 [M]. 北京: 中国医药科技出版社, 2010:117-117.

[8] 张贵财. HPLC 法测定兰州肉苁蓉中毛瑞花糖苷的含量[J]. 2010.

[9] 丁菊英. 芪参玉液胶囊的实验研究[J]. 2007:33.

[10] 余军. 骨痛胶囊的药学研究[J]. 2007:20.

[11] 樊莉. 黄芪天麻胶囊的制备工艺及质量标准研究[J]. 2009:18.

[12] 钟怡. 产后解郁胶囊的药学部分研究[J]. 2008:27.

[13] 樊莉. 黄芪天麻胶囊的制备工艺及质量标准研究[J]. 2009:19-24.

[14] 郑柏勤. 脉舒胶囊的制备工艺及其质量控制研究[J]. 2007:34.

[15] 苏平菊,李奉勤,姚道鲁,等. 莲花清瘟胶囊成型辅料的选择与工艺研究[J]. 中成药,2006,12(2):1822-1824.

[16] 杨基森. 中药制剂设计学[M]. 贵阳:贵州科技出版社,1991.

[17] 丁菊英. 芪参玉液胶囊的实验研究[J]. 2007:34.

[18] 钟怡. 产后解郁胶囊的药学部分研究[J]. 2008:33.

[19] 傅秀娟. 心清宁胶囊的药学部分研究[J]. 2008:24.

[20] 李若宇. 双夏胶囊的制备及质量标准的研究[J]. 2009:52.

[21] 沈俊. FRQ 胶囊的药学部分研究[J]. 2008:37.

[22] 钟怡. 产后解郁胶囊的药学部分研究[J]. 2008:35.

[23] 钟怡. 产后解郁胶囊的药学部分研究[J]. 2008:37-44.

[24] 傅秀娟. 心清宁胶囊的药学部分研究[J]. 2008:31-48.

[25] 国家药典委员会. 中华人民共和国药典. 一部[M]. 北京:中国医药科技出版社,大黄,2010:22.

[26] 国家药典委员会. 中华人民共和国药典. 一部[M]. 北京:中国医药科技出版社,山茱萸,2010:26.

[27] 国家药典委员会. 中华人民共和国药典. 一部[M]. 北京:中国医药科技出版社,少阳感冒颗粒,2010:547.

[28] 国家药典委员会. 中华人民共和国药典. 一部[M]. 北京:中国医药科技出版社,白蚀丸,2010:656.

[29] 国家药典委员会. 中华人民共和国药典. 一部[M]. 北京:中国医药科技出版社,健胃愈疡片,2010:1002.

[30] 国家药典委员会. 中华人民共和国药典. 一部[M]. 北京:中国医药科技出版社,熟地,2010:117.

升清降浊胶囊对肾衰模型大鼠的损伤保护作用及对炎性因子的影响

【摘要】

目的:通过升清降浊胶囊对腺嘌呤所致SD大鼠慢性肾功能衰竭的治疗作用及其机制探讨,为升清降浊胶囊治疗慢性肾功能衰竭(CRF)提供了实验室依据,为应用中医升降理论治疗慢性肾衰提供了的依据和具体的中药制剂。

方法:本研究采用动物实验,用腺嘌呤对SD大鼠灌胃制作慢性肾功能衰竭动物模型。运用生物化学、病理组织学、免疫组化、酶联免疫(Elisa)、蛋白印记(Western)等方法,观察升清降浊胶囊对大鼠红细胞、血红蛋白、血肌酐、尿素氮、肝功能等各项生化指标;肾脏病理改变;肾组织中TNF、TGF及BMP表达的影响。分析升清降浊胶囊对肾功能衰竭大鼠的作用及机制。探讨升清降浊胶囊的作用机理,为CRF的治疗提供实验室客观的理论支持。

结果:用腺嘌呤制作CRF实验动物模型成功,治疗四周和六周后模型对照组与正常对照组比较,红细胞、血红蛋白水平明显降低($P<0.05$);血肌酐及尿素氮水平明显升高($P<0.05$);谷草转氨酶、谷丙转氨酶无明显改变($P>0.05$);肾重/体重比值升高,血Ca/P比值降低,肾组织炎性细胞浸润,肾脏肥大、纤维化明显。肾衰宁组,升清降浊胶囊高、中、低浓度组与模型组比较:红细胞、血红蛋白水平明显升高($P<0.05$);血肌酐及尿素氮水平明显降低($P<0.05$);谷草转氨酶、谷丙转氨酶无明显改变($P>0.05$);肾重/体重比值降低，血 Ca/P 比值升高，肾脏肥大、纤维化明显减轻。肾组织中 TNF-α 的阳性表达率明显降低($P<0.05$)，血液及肾组织中 $TGF-\beta_1$ 的表达率明显降低($P<0.05$)，肾组织中 Smad-6，BMP-7 蛋白的表达率明显增加($P<0.05$)。治疗 6 周时升清降浊胶囊低浓度组较肾衰宁对照组 RBC、HGB 升高明显 ($P<0.05$)，Scr、BUN 降低明显($P>0.05$)。

结论：升清降浊胶囊可有效地防治慢性肾衰的发生发展，能有效地改善肾功能，缓解肾性贫血，抑制肾脏肥大、纤维化，调节 Ca、P 代谢。升清降浊胶囊通过提高血中红细胞、血红蛋白水平，降低血肌酐及尿素氮的水平，从而抑制 TNF-α 在肾脏组织的表达，起到治疗肾性贫血的作用；通过升高 Smad-6 和 BMP-7 蛋白的表达，降低 $TGF-\beta_1$ 的蛋白表达，从而抑制了 $TGF-\beta_1$ 信号向细胞核内转导的通路，而减轻肾间质纤维化的机制之一。升清降浊胶囊低浓度组与肾衰宁胶囊对照组治疗效果相当。

【关键词】 腺嘌呤；慢性肾衰；TNF-α；BMP-7；Smad-6；$TGF-\beta_1$

1 前言

慢性肾功能衰竭(chronic renal failure CRF)[1]是由多种肾脏疾病引起的慢性持久性肾功能减退，导致代谢产物在体内潴留、水电解质及酸碱平衡失调，呈现全身多系统症状的一个临床综合征。是肾脏及与肾脏有关疾病的最终归宿，预后不良，是威胁人类健康和生命的重要疾病之一[2,3]。

慢性肾脏疾病(chronic kidney disease CKD)起病隐匿，早期症状不明显，导致知晓率低、早期诊断率低和治疗率低；而患病率高、致残率高和医疗费用昂贵导致的危害巨大。因此 CKD 已经成为全球性公共健康问题。依据 2009 年美国营养调查数据库资料分析显示，美国人群 CKD 患病率 11.5%；日本 20 岁以上 CKD 患年病率 13%；2008 年北京 20 岁以上人群 CKD 患病率 13%；推算我国 CKD 患者超过 1 亿人。CKD 进行性发展引发尿毒症。国外资料显示普通人群中尿毒症的患病率为 0.2%~0.4%，目前日本人口 1 亿

3 000万，正在血液进化治疗的患者28万余人；预计我国尿毒症患者大概100万~200万，有肾源接受移植的仅1万人。2005年我国透析费用为70多亿元，随着我国医疗保障制度深入改革，接受血液进化治疗患者增长迅速，如果全部尿毒症患都能实施血液进化治疗，则医疗费用将超过1 000亿元。虽然腹膜透析、血液透析及肾移植术的开展为慢性肾衰的治疗提供了新的治疗途径，延长了部分患者的生命，但由于存在费用昂贵、肾源不足及各种并发症的问题，在目前尚无法普及。

寻找延缓CRF进展的有效治疗措施和方法是医学研究的重要课题。因此，积极寻求解决肾功能不全的早期预防和治疗，延缓病程的发展，推迟透析或移植时间，使部分患者肾功能得到改善，生活质量提高，寿命延长，具有重要意义。

目前全世界罹患终末期肾功能衰竭（endstage renal disease ESRD）的患者以每年8%的速度递增。我国每年终末期肾脏疾病的发病率大约为10/10万人口，不仅严重影响了患者的生命健康，也给家庭及社会带来了沉重的经济负担。西医多以对症治疗为主，这些药物由于服药时间长，毒副作用大，患者往往难以接受。中医药在防治慢性肾脏病方面有悠久的历史和明显的疗效。中药具有经济便宜、疗效可靠、毒副作用小的特点，在缓解症状、延缓病程进展、保护残余肾功能以推迟透析和肾移植时间等方面取得了瞩目的成就[4,5]，提高了CRF患者的生存生活质量，使其在慢性肾脏病治疗中具有不可比拟的优势。所以探讨提高慢性肾功能衰竭疗效的中医治疗方法显得至关重要。

近年来，中医药治疗慢性肾功能衰竭已有不少尝试，且取得了一定进展，显示了中医药治疗慢性肾功能衰竭方面的良好前景。CRF根据其临床表现属于中医学的“关格”“虚劳”“溺毒”等范畴，其病程绵长，病机变化复杂多样，本质是虚证，尤其是脾肾虚损，而体内毒性物质的积聚可导致一系列的邪实现象。治疗以扶正补虚、祛邪排毒、虚实兼顾、标本同治为原则。祖国医学认为本病初起多因素体亏虚,感受外邪或饮食情志失调,劳欲过度等致脾肾阳气或肝肾阴血的亏损,正虚水液代谢失调又导致痰饮、淤血、湿浊等邪实的产生而致气机逆乱,络脉阻滞,生热生瘀。其病理过程是因虚致实,继之又因实加重脾肾损伤,呈虚实夹杂的证候,各种实邪中出现的痰饮[6]、湿浊、淤血正是脾肾亏虚之后水液代谢障碍的病理产物亦是加重虚证的病因。三焦气化,不利湿浊秽毒内阻,致枢机升降不利,三焦气化失职为本病共性[7,8]。

升降理论是中医学理论体系的重要组成部分，是中医认识人体生理变化、病理反应并指导临床实践的独特理论。如《素问·六微旨大论》曰:“出入废则神机化灭,升降息则气立孤危,故非出入,则无以生长壮老已,非升降,则无以生长化收藏。是以升降出入,无器不有。……故器无不出入,无不升降……”所以脏腑之气皆有升降出入。升降出入是人体进行新陈代谢、维持生命活动的基本形式。正气虚弱,脏腑功能失调,气机升降失常,是疾病产生的根源。

近来诸多研究发现 CRF 患者存在微炎症反应状态。这种微炎症状态既有别病原微生物感染,亦有别于全身炎症反应综合征。慢性微炎症反应与肾功能下降程度密切相关[9]。同时微炎症反应亦在 CRF 进展恶化中起着重要作用,是 CRF 患者心血管事件高发生率和死亡率居高不下的主要原因。目前已引起国内外肾脏病学者的广泛关注，亦成为研究和预防 CRF 发生、发展及预后的关键。目前对微炎症状态尚缺乏有效的治疗方法，因此加强对 CRF 微炎症状态的中西医发病机制相关性的探讨及治疗方面的研究，对改善 CRF 患者的预后有极其重要的意义。

近年来研究发现许多炎症因子与 CRF 微炎症状态关系密切:在诸多的炎症因子中 TNF-α_1、L-1 及 IL-6 尤为重要,其能刺激内皮细胞分泌炎性介质,激活凝血系统,抑制纤溶系统,增加中性粒细胞溶酶体酶释放和炎性渗出及氧自由基的产生从而促进炎症的发生与发展[10]。中医学无“微炎症状态”

的病名，但从微炎症状态的病理产物炎症因子来看，可归属于中医学“浊毒”“瘀血”等范畴。实验研究已证实解毒通络法具有抑制体内 AGE，降低肾素血管紧张素系统活性，干预 Ang-II、转化生长因子-β（TGF-β）过度形成，促进细胞外基质降解，保护肾功能的作用[11]。纤维化信号的传递表现为可溶性因子的释放，包括细胞因子、生长因子、血管活性因子和趋化黏附因子等，其作用可分为促进纤维化和抑制纤维化两种。促进纤维化的因子主要包括转化生长因子-$β_1$（TGF-$β_1$）、结缔组织生长因子（CTGF）、血管紧张素Ⅱ（AngⅡ）、内皮素-1（ET-1）等。而抑制纤维化因子则主要有肝细胞生长因子（HGF）、骨形成蛋白（BMP）、干扰素-γ（IFN-γ）等。二者相互制约，形成动态平衡，从而维持肾脏的正常形态结构及功能，当这一动态平衡被打破，则导致纤维化的形成。TGF-β 被认为是促肾纤维化最关键的因子之一，它分为 3 个亚型，在肾脏纤维化过程中以 TGF-$β_1$ 表达增强为主。许多学者[12,13,14]在不同的条件下研究 CTGF 与 TGF-β 的关系时，发现 CTGF 是 TGF-β 介导的肾间质纤维化的重要下游效应因子。CTGF 作为 TGF-β 的下游效应因子，在病理状态时过度表达，可促进细胞增生和 ECM 在间质沉积，从而参与 RIF 的发生发展。而 RIF 是各种不同病因的慢性肾脏病（CKD）进展到终末期肾病最终共同病变过程。无论基础疾病如何，CKD 一旦进展，终将导致肾实质细胞进行性减少和肾脏的纤维化形成，表现为肾单位毁损和终末期肾功能衰竭。近年来慢性肾衰的动物模型无论是从药物制备、外科手术制备还是二者相结合共同制备，造模技术均不断完善[15,16]，肾脏病理切片的制备也很成熟。为药物的动物实验奠定了良好基础。

童安荣主任认为慢性肾衰发病的一个主要机理是升降失常。慢性肾衰水、钠潴留，代谢产物在体内蓄积，是清阳不升、浊阴不能出下窍所致。是产生水湿浊毒诸邪的本源，是内生肌酐清除率下降的主要原因，是慢性肾衰竭发生发展的一个重要病机。而引起清阳不升、浊阴不能出下窍的原因是脾肾两虚，故应用中医升降理论调理脏腑气机升降，以达到清升浊降，防治慢性肾衰,能够缓解症状、保护残余肾功能、延缓病程发展、推迟腹膜透析、血液透析和肾移植时间等,可大大地提高患者的生存生活质量。

升清降浊胶囊是童安荣主任医师根据慢性肾衰竭患者脏腑功能升降失常的病机,结合辨证与辨病的原则,在运用传统中医健脾补肾的基础上,引入中医升降理念,加用具有升清降浊功效的中药,精心选组方研制而成的中药制剂。经过长期临床验证,其效果显著,能明显改善患者疲乏无力,食少纳呆,恶心呕吐,脘腹胀满,胃脘嘈杂,腰部疼痛,大便秘结不通等症状,并且降低血清尿素氮、肌酐的水平,改善肾功能,提高患者的生活质量,延缓 CRF 的进展。为中医升降理论在慢性肾功能衰竭治疗中运用的进行了理论、临床与实验研究。

2 实验材料与方法

2.1 材料

2.1.1 动物

雄性 Sprague Dawley(SD)大鼠 96 只,体重(300±30)g,购自宁夏医科大学实验动物中心,动物合格证书:scxk(宁) 2005-0001。固体饲料也由宁夏医科大学实验动物中心提供。

2.1.2 药物

腺嘌呤(Adenine):C5H5N5,FW: 135.13 中国生化学会。上海佰奥生物科技公司提供。进口分装,批号:97048。升清降浊胶囊:由柴胡、枳壳、党参、半夏、陈皮、茯苓、大黄、砂仁、丹参、熟地黄、山茱萸、炒山药、蝉蜕、僵蚕等中药组成,由宁夏回族自治区中医医院制剂室配制。每粒胶囊含生药 2.32 g,制剂 0.6 g/粒。肾衰宁胶囊:云南理想药业有限公司生产,生产批号为 20110407,国药准字 Z53021547,0.35 g/粒。

2.1.3 主要试剂

肌酐测定试剂盒　　　　南京建成生物工程研究所产品

血尿素氮测定试剂盒　　南京建成生物工程研究所产品

钙离子测定试剂盒　　南京建成生物工程研究所产品

磷离子测定试剂盒　　南京建成生物工程研究所产品

水合氯醛

2.1.4　主要仪器

全血分析仪 Sysmex，kx-21N　　日本

全自动生化分析仪 GLYMPUS，AU640　　日本

脱水机 LEICA，ASP300　　德国

组织包埋机 EG1150C　　德国

切片机 RM2245　　德国

显微镜 OLYMPUS-BX40　　日本

图像采集器 OLYMPUS U-SPT　　日本

2.2 方法

2.2.1　实验分组及给药方法

大鼠适应性饲养 1 周后，根据体重分为 6 组。正常对照组（A 组，n=16），模型对照组(B 组，n=16)，升清降浊胶囊高、中、低浓度组(分别以 C、D、E 组表示，每组 n=16)，肾衰宁胶囊对照组(F 组，n=16)。大鼠给药剂量按人与大鼠间体表面积折算等效剂量。A、B 组灌服等容积生理盐水；C、D、E、F 组分别灌服药物 0.192 g·ml^{-1}（含生药量 0.748 8 g)、0.096 g·ml^{-1}（含生药量 0.375 4 g)、0.048 g·ml^{-1}(含生药量 0.187 2 g)、0.046 g·ml^{-1} 溶液(相当于生药量 0.387 g)，每日灌胃 1 次。

2.2.2　模型制作

根据郑平东[17]，王卫民[18]用腺嘌呤制作慢性肾衰动物模型的方法。除了正常组外，取腺嘌呤加自来水兑成 30 mg·ml^{-1} 的混悬液，给大鼠灌胃(10 ml·kg^{-1})，每日 1 次，连续灌胃 21 d 后，每组随机处死 1 只大鼠检测红血肌酐(Scr)、尿素氮(BUN)，血钙(Ca)、血磷(P)等生化指标，取右侧肾脏做

HE 病理切片结果均检测模型制作成功。休息 2 d 后给予升清降浊胶囊和肾衰宁胶囊治疗。治疗 28 d 和 44 d 后观测指标。期间动物自由饮水、进食。

2.2.3 标本采集

各组治疗 4 周、6 周后,大鼠用水合氯醛麻醉,心脏取血 3 ml 血液收集后经高速低温离心(3 000 r/min,15 min)分离出血清,用全自动生化分析仪测血肌酐(Scr)、尿素氮(BUN),血钙(Ca)、血磷(P)等生化指标。大鼠取血完毕后脱颈椎处死大鼠,迅速剖腹将试验双肾取下,用生理盐水冲洗,除去血污及血管脂肪等非肾脏组织,用吸水纸吸去水分,用精密天平称湿重。选取大鼠右肾放入 10%的福尔马林溶液中固定经脱水、透明、浸蜡、包埋、常规切片, HE 染色,光镜下观察病理组织学变化。

2.2.4 血生化指标的测定

分别检测各组的血肌酐(Scr)、尿素氮(BUN),血钙(Ca)、血磷(P)等生化指标,均采用南京建成试剂盒测定。

2.2.5 HE 病理图片

细胞核呈蓝色;细胞浆、肌肉、结缔组织、红细胞和嗜伊红颗粒呈不同程度的红色。钙盐和各种微生物也可染成蓝色或紫蓝色。染色步骤如下。

(1)将石蜡包埋的肾脏组织标本切成 4 μm 切片用二甲苯和梯度酒精脱蜡 2 次,每次 10 min。

(2)无水乙醇洗去二甲苯 3 次。

(3)95%、80%、70%酒精各 1 min,自来水洗 1 min。

(4)苏木素染色 1 次 5 min,自来水洗 3 次,每次 1 min。

(5)1%盐酸酒精分化20 s,自来水洗 1 min。

(6)稀氨水(1%)返蓝 30 s,自来水洗或蒸馏水洗 1 min。

(7)伊红染色 20 s~5 min,自来水洗 30 s。

(8)70%酒精脱水 20 s,80%酒精 30 s。

(9)95%酒精 2×1 min。

(10)无水乙醇 2×2 min。

(11)二甲苯 3×2 min。

2.3 统计学方法

用 SPSS 18.0 统计软件处理数据,计量资料用单因素方差分析。试验结果以($\bar{x}\pm s$)表示,$P<0.05$ 为有统计学差异。

2.4 结果

2.4.1 大鼠的一般表现

正常组大鼠食量正常,无明显消瘦,鼠毛润泽、光亮、粗壮;模型组大鼠,逐渐出现食少,明显消瘦, 皮毛无光泽、疏松,干枯,耳郭苍白,目色淡红,眯眼眼睑浮肿,尾巴湿冷,外阴周围潮湿等现象,表现出活动度减少,反应迟钝,多饮、多尿、多食、生长迟缓等症状。经治疗后上述症状改善。

2.4.2 治疗 4 周、6 周时各指标检测结果

治疗过程中,模型组死亡 2 只,肾衰宁组和高、中剂量组各死亡 1 只,共死亡 5 只。模型组与正常组比较大鼠体重明显减轻($P<0.05$),双肾脏重量明显升高($P<0.01$),钙、磷离子浓度明显升高($P<0.05$)血肌酐及尿素氮水平明显升高($P<0.01$)。治疗后升清降浊胶囊高、中、低浓度组,肾衰宁组分别与模型组比较:大鼠体重明显增加($P<0.01$);双肾脏重量、钙离子浓度、磷离子浓度、血肌酐及尿素氮水平明显降低($P<0.01$)。升清降浊胶囊高、中、低浓度组,肾衰宁组分别与正常组比较: 大鼠体重增加($P<0.05$);双肾脏重量、钙离子浓度、磷离子浓度、血肌酐及尿素氮水平明显降低($P<0.05$)。升清降浊胶囊各浓度组与肾衰宁组比较:大鼠体重、钙离子浓度、磷离子浓度、血肌酐、尿素氮无显著性差异($P>0.05$)。升清降浊胶囊高、中、低浓度组各组间比较无显著性差异($P>0.05$)。升清降浊胶囊低浓度组的均值最低相对治疗效果最好。延长治疗周期能更好地缓解肾功能衰竭的进展。(见表 1、表 2)

2.4.3 肾脏病理改变

造模 21 d 时, 每组随机处死 1 只大鼠, 取双侧肾脏做病理切片。肉眼

表 1 治疗 4 周时各组各项指标的测定($\bar{x}\pm s$)

组别	n	体重（g）	双肾重（g）	Ca（mmol/L）	P（mmol/L）	BUN（mmol/L）	Scr（μmol/L）
正常组	7	445.0±35.86	2.64±0.13	2.61±0.87	4.51±0.54	7.95±0.518	41.66±0.78
模型组	7	286.6±31.8▲	11.3±2.1▲▲	2.85±0.96▲	6.97±2.12▲	74.10±27.9▲▲	242.7±90.3▲▲
高浓度组	7	381.3±63.57	4.46±0.99	2.74±0.18	4.71±0.92	16.44±6.8▲★★	73.±38.8▲★★
中浓度组	7	385.0±65.47	5.41±1.66	2.45±0.92	4.71±1.56	17.30±3.9▲★★	67.4±26▲★★
低浓度组	8	376.3±47.79	6.66±0.80	2.76±0.22	3.88±0.96	20.03±4.8▲★★	85.4±25▲★★
肾衰宁组	7	357.1±62.91	5.58±1.09	2.62±0.10	3.83±0.66	20.07±2.5▲★★	89±67.5▲★★

注：与正常组比较，▲$P<0.05$，▲▲$P<0.01$；与模型组比较，★$P<0.05$，★★$P<0.01$；与肾衰宁组比较，#$P<0.05$。

表 2 治疗 6 周时各组各项指标测定结果($\bar{x}\pm s$)

组别	n	体重（g）	双肾重（g）	Ca（mmol/L）	P（mmol/L）	BUN（mmol/L）	Scr（μmol/L）
正常组	7	501.25±55.92	2.76±0.10	2.67±0.11	4.74±0.52	7.06±1.12	40.63±3.88
模型组	6	323.1±86.06▲	10.0±2.3▲▲	2.66±0.57▲	6.3±2.06▲	50.38±25.2▲▲	178.45±84.8▲▲
高浓度组	7	418.00±66.39	4.56±2.70	2.60 ±0.37	4.41±0.45	16.1±8.20▲★★	72.5±29.2▲★★
中浓度组	7	420.00±40.82	4.12±2.06	2.61±0.16	4.70±1.65	17.0±5.17▲★★	69.5±20.3▲★★
低浓度组	7	436.2±33▲★★	5.6±1.6▲★	2.60±0.2▲★	3.9±0.5▲★	17.3±10.3▲★★	84.4±64.3▲★★
肾衰宁组	7	403.33±56.10	4.88±0.98	2.46±0.38	3.83±0.66	34.2±42.3▲★★	104±101▲★★

注：与正常组比较，▲$P<0.05$，▲▲$P<0.01$；与模型组比较，★$P<0.05$，★★$P<0.01$；与肾衰宁组比较，#$P<0.05$。

观，正常组肾脏呈深红色，表面光滑，包膜完整，与肾实质不粘连，切面皮髓质分界清晰。模型组较正常组明显增大，颜色苍白，无光泽，表面不光滑，颗粒感明显，可见点状苍白色脂肪颗粒和瘀血斑，呈类似“大白肾”。切面可见皮质颜色变暗。升清降浊胶囊高、中、低浓度组，肾衰宁组病变程度介于正常组和模型组之间。HE 结果显示：正常组肾脏组织的肾小球体积未见增大，未见系膜细胞增生和系膜区增宽，肾小管间质区结构清楚，肾小管上皮细胞呈方形，大小一致，排列整齐；模型组肾脏组织的肾小球的体积增大，肾小球呈分叶状，肾小管坏死，并见较多异物肉芽肿，间质纤维化明显，肾小管内有大量褐色尿酸盐结晶沉积，肾小球数目减少，慢性炎性细胞浸润，局部纤维组织增生与文献报道一直[19,20]。经治疗 C、D、E、F 组与 B 组比较，肾小管内仍有大量结晶，肾小管坏死明显减轻，未见慢性炎性细胞浸润病变明显减轻，介于正常组和模型组之间。D 组肾脏体积，肾小球肾小管管腔较其他治疗组减

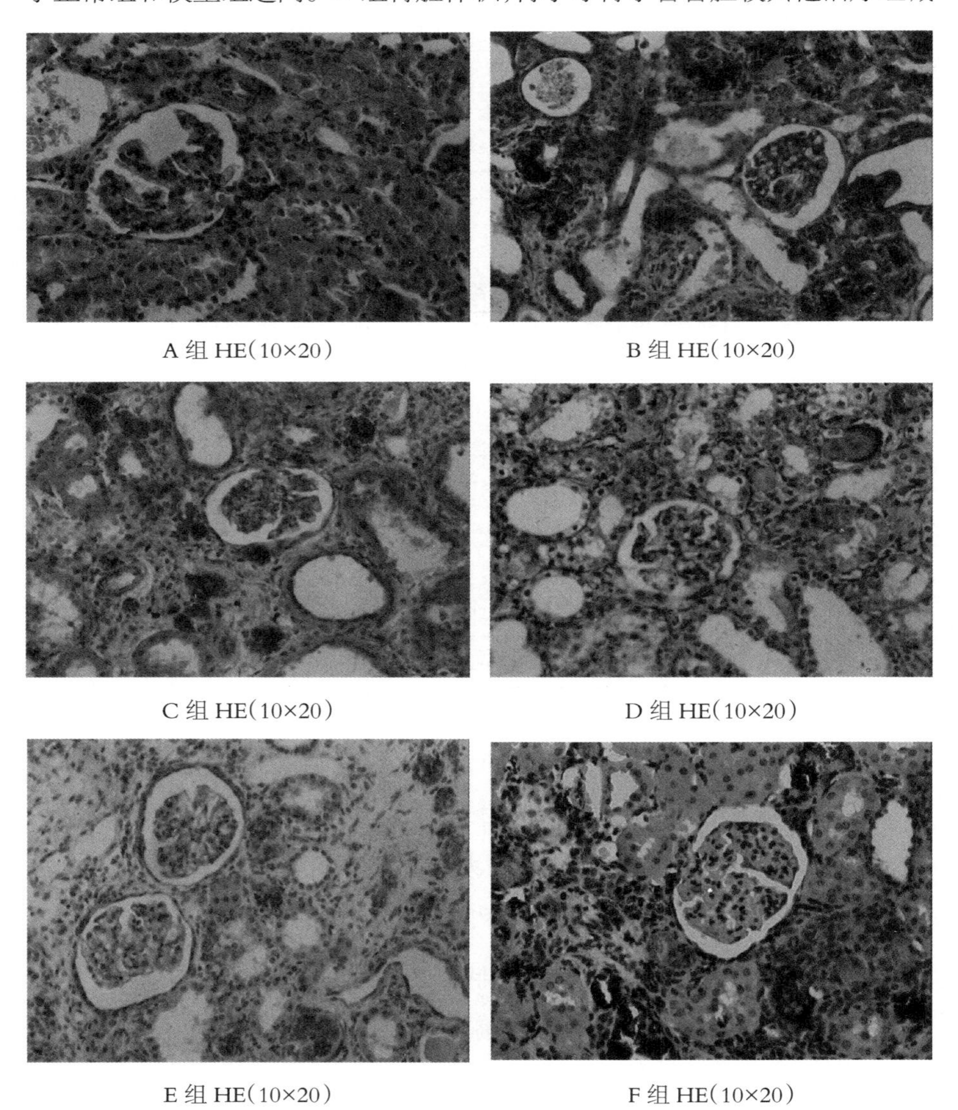

A 组 HE(10×20)　　B 组 HE(10×20)

C 组 HE(10×20)　　D 组 HE(10×20)

E 组 HE(10×20)　　F 组 HE(10×20)

图 1　升清降浊胶囊对慢性肾衰大鼠肾组织病理形态学 HE 染色图片

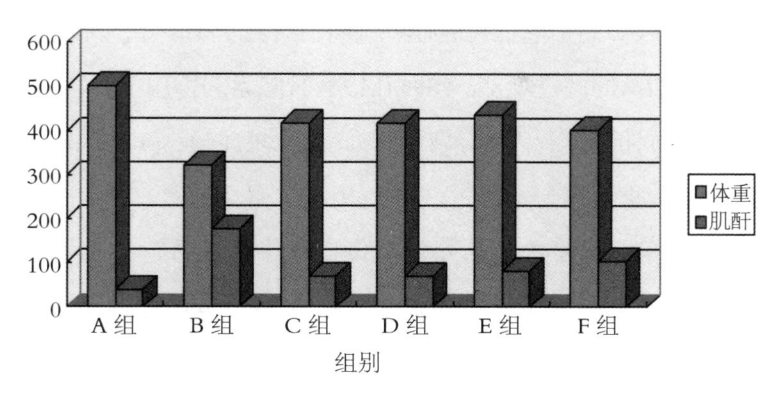

图 2　升清降浊胶囊对慢性肾功能衰竭大鼠体重、血肌酐的影响

小更明显。说明升清降浊胶囊高浓度更能延缓肾脏纤维化;升清降浊胶囊与肾衰宁胶囊均可减轻腺嘌呤对大鼠的肾脏损害,疗效相当。然而肾脏组织的损伤是不可逆的,治疗可以延缓进一步恶化,但不能彻底根治,治愈还有待于继续研究。经治疗后各组病理图片如图 1 所示。

2.5　讨论

2.5.1　生化指标变化

肾脏复杂的多分子构成反映了其功能特性的复杂性质。该器官负责保持体液的容量和离子平衡,分泌固定性或不易挥发的代谢废物如肌酐、尿素和尿酸并清除外源性药物和毒素[21]。因此,选用血肌酐(Scr)、血尿素氮(BUN)反映肾功能,是目前临床常测的肾功能重要生化指标,反映肾小球滤过功能。本实验结果表明,升清降浊胶囊高、中、低浓度组,肾衰宁胶囊均能改善慢性肾衰大鼠肾功能状态。

肾脏在钙的即刻、精细调节中起重要作用,而肠道与骨骼主要维持钙的中长期稳定。肾脏根据机体的需要,主要通过调节肾小球对钙离子的重吸收维持钙离子浓度的稳定。正常情况下,经肾小球滤过的钙离子大多被肾小管重吸收。磷存在于细胞内、外液中,直接或间接参与机体内绝大部分代谢过程,并以磷酸盐形式跨细胞膜转运。血磷酸盐的浓度长期稳定,主要依赖肾小管根据机体需要重吸收来调节。慢性肾功能衰竭时:活性维生素 D_3 产生减少，钙离子吸收障碍引起低钙血症[22]。常见磷酸盐潴留引起高磷血症[23]，残余肾单位对磷酸盐的滤过增加。同时在甲状旁腺素的作用下，肾小管对磷酸盐的重吸收进行性减少。从而导致高磷血症。因此调节 Ca、P 代谢有助于缓解肾功能的进一步恶化。

2.5.2 腺嘌呤在慢性肾衰大鼠肾脏损伤中的作用机制

Adenine 是一种含氮杂环嘌呤类化合物，其最终代谢产物是尿酸盐。尿酸在血中呈过饱和状态而形成结晶，并沉积于肾小管及肾间质，刺激局部引起化学炎性反应，进一步损伤肾实质，使疾病的发展形成恶性循环[24]。腺嘌呤诱导的 CRF 模型存在氧自由基（oxygen free radical，OFR）清除障碍，致 OFR 生成增多。这可能是腺嘌呤介导肾实质损害的因素之一[25]。Bendich 等报告[26]，高浓度腺嘌呤（300 $mg \cdot kg^{-1} \cdot d^{-1}$ 或高达 400 $mg \cdot kg^{-1} \cdot d^{-1}$）通过黄嘌呤氧化酶的作用生成极难溶于水的 2，8-二羟基腺嘌呤，后者沉积在肾小管，影响氮质化合物的排泄，导致毒素蓄积，电介质和氨基酸代谢紊乱，引起氮质血症，最终引起肾功能衰竭。

通过实验可见腺嘌呤灌胃所致大鼠 CRF 模型与人类 CRF 所表现的血肌酐、尿素氮、电解质等各项生化指标变化十分相似。肾衰模型的大鼠临床症状表现为体重减轻，活动减少，反应迟钝，卷曲拱背，毛松便稀，肢尾湿冷等，与人类肾气虚型慢性肾衰临床表现也十分相似，这为临床常用一些补肾益气之品治疗慢性肾衰患者提供了实验理论依据。

2.5.3 升清降浊胶囊对慢性肾衰大鼠肾脏损伤的防治作用

我们在中医药传统理论与长期临床研究的基础上，认为 CRF 的病机虽然错综复杂，但根据中医升降理论，认为慢性肾衰发病的一个主要机理是升降失常。慢性肾衰水、钠潴留，代谢产物在体内蓄积，是清阳不升、浊阴不能出下窍所致，是产生水湿浊毒诸邪的本源，是内生肌酐清除率下降的主要原因，是慢性肾衰竭发生发展的一个重要病机。而引起清阳不升、浊阴不能出下窍的原因是脾肾两虚，故应用中医升降理论调理脏腑气机升降，以达到清升浊降，防治慢性肾衰，通过临床病例观察证实，应用中医升降理论治疗慢性肾衰，能够缓解症状、保护残余肾功能、延缓病程发展、推迟腹膜透析、血液透析和肾移植时间等，可大大地提高患者的生存生活质量。

升清降浊胶囊针对CRF的病机，以益气健脾补肾以升清，调畅气机，利水化瘀排毒以降浊为根本大法。益气鼓舞人体正气，推动机体气血的运行，使正能胜邪，驱邪于外；助阳，以“益火之源，以消阴翳”。滋肾使肾精化生，肾气充足，肾中精气发挥其正常的蒸腾气化之功能，使津液代谢得以正常运行。转输健脾，使脾土旺以制肾水泛滥，消肿利湿。脾肾双补、阳气滋生，气血水津液循其常道，以绝湿浊瘀毒之源，促进五脏六腑功能障碍的恢复，加强自身机体功能的代偿，从而使肾之元气得以维护与保存。湿浊瘀毒既是慢性肾功能衰竭的病理产物，又是慢性肾功能衰竭加重恶化的病理因素，贯穿于CRF病变的始终。升清降浊胶囊针对CRF发病的这一重要环节，通过疏肝、益气健脾补肾、化瘀、解毒，使弥漫三焦之湿浊瘀毒排出体外，气血调和，气机通畅，从而减轻湿浊瘀毒对肾脏功能的进一步损害。升清降浊胶囊由柴胡、枳壳、党参、半夏、陈皮、茯苓、熟地黄、山茱萸、炒山药、僵蚕、蝉蜕、大黄、砂仁、丹参等药物组成，具有益气健脾补肾、升清降浊、活血化瘀之功。方中柴胡、枳壳一升一降疏肝解郁，升达清阳，调畅气机；党参、半夏、陈皮、茯苓益气健脾，利湿化浊以绝湿浊生化之源；山茱萸补益肝肾，《雷公炮炙论》曰：“壮元气，秘精”；熟地黄、炒山药培补肾精温肝，是为阴中求阳之用；僵蚕、蝉蜕皆为升浮之品，清热解郁化痰；“升者引之以咸寒，则沉而直达下焦”的理论，用味苦性寒之大黄通便泻热以降浊驱废。“盖取蝉蜕，升阳中之清阳；大黄，降阴中之浊阴，一升一降，内外通和，而杂气之流毒顿消矣。”[28]“久病必瘀”，“血不利则为水”[29]，方中配伍丹参以活血化瘀利水治其标。配伍砂仁辛温香窜气之品，补肺益肾，和胃醒脾，快气调中，通行结滞。可见全方诸药合用标本兼治。未取桂附等刚燥之温阳药，其理在于：以益气滋肾法来维持机体较低水平的阴阳平衡为宗旨，防矫枉过正；且温补之品，多属刚燥，妄加使用，不仅可打破这种低水平的平衡向新的偏胜转化，而且可使糖、蛋白质、脂肪分解加速，导致氮质血症和血压升高，甚则诱发出血。故升清降浊胶囊根据《内经》“少火生气，壮火食气，久而增气，物化之常，气增而常，天之由也”的理论，采用微浸调节之法，使脾肾阳气缓慢升发，调动机体发挥内在自稳调节机能，从而维护肾气之目的。

目前大多数学者认为残存肾的代偿肥大和高代谢状态是造成 CRF 进行性恶化的重要机制[30]。而现代药理研究证明：党参对神经系统有兴奋作用，能增强机体抵抗力，调节胃肠运动，抗溃疡抑制胃酸分泌；大黄具有改善 CRF 患者氮质血症，抑制肾脏代偿性肥大和高代谢状态，纠正 CRF 患者脂质代谢紊乱及清除 CRF 患者过多的氧自由基，从而延缓 CRF 进展的作用[31]；丹参中有效成分紫草酸镁 β，具有降低血尿素氮、肌酸酐、甲基胍、胍基琥珀酸和无机磷酸盐，伴以增加尿中尿素、肌酸酐和电解质分泌作用[32]。符合多靶点相关集合作用的中药作用机理。结合药物的现代药理研究更科学准确地治疗慢性肾功能衰竭。

本试验通过用腺嘌呤制成混悬液灌胃的方法复制慢性肾衰模型，观察升清降浊胶囊对肾功能、血 Ca/P 比值、肾重/体重，肾脏病理组织等的影响。结果表明：升清降浊胶囊具有明显降低血 Scr、BUN，肾重/体重比值，可明显升高血 Ca/P 比值，减轻腺嘌呤对肾脏组织损害的作用，疗效接近肾衰宁胶囊，推测升清降浊胶囊的疗效机理，可能主要是通过改善肾功能，拮抗对肾脏的损伤作用，抑制肾脏肥大，调节 Ca、P 代谢，修复肾脏病变组织而实现的。

2.6 结论

（1）腺嘌呤在肾小管的沉积与肾脏病理改变、肾功能减退相平行。肾的代偿肥大和高代谢状态可能是引起 CRF 的重要因素。

（2）升清降浊胶囊可改善肾功能生化指标及肾脏形态学。

（3）升清降浊胶囊防治CRF 的作用与降低 BUN、Ca，肾重/体重比值作用，升高血 Ca/P 比值，减轻腺嘌呤对肾脏组织损害的作用有关。

参考文献

[1] 叶任高，陆再英，谢毅，等. 内科学[M]. 北京：人民卫生出版社，2004(6):543.

[2] 张道友. 肾功能衰竭诊断治疗学[M]. 合肥：安徽科技出版社，2006:80-81.

[3] 郑法雷，章友康，陈香美，等. 肾脏病临床与进展[M]. 北京：人民军医出版社，2005:110-111.

[4] 张景红，黎磊石，俞雨生，等. 大黄对不同病因所致慢性肾衰的疗效[J]. 肾脏病与透析肾移植杂志，1993，2(1):66-70.

[5] 尹鸿萍，吕小波，陈涛. 虫草多糖对腺嘌呤诱发慢性肾衰大鼠的治疗作用[J]. 中药新药与临床药理，2007，18(6):451-453.

[6] 周恩超，曾安平，王钢. 从痰论治慢性肾衰[J]. 长春中医药大学学报，2007，23(4):35-36.

[7] 马云，侯连兵，肖炜. 肾衰宁分散片治疗腺嘌呤致慢性肾衰竭大鼠的实验研究[J]. 中药材，2007，30(4):432-435.

[8] 张佩青，刘锂，乔会秀. 肾衰保肾胶囊延缓腺嘌呤致大鼠慢性肾功能衰竭的实验研究[J]. 2007:35，1.

[9] 谢恺庆，张绍峰，杨海波，等. 非透析慢性肾功能衰竭患者的微炎症反应与肾功能的关系[J]. 临床荟萃，2005，20(14):791-793.

[10] Hall Tj. Role of Hsp70 in cytokine production [J]. Experiential.1944.50 (11-12):1048-1051.

[11] 赵贤俊，李才，邓悦，等. 解毒通络保肾胶囊对糖尿病大鼠肾脏的保护作用[J]. 中国中医基础医学杂志，2003.9(8):590.

[12] Mori T, Kawara S, Shinozaki M, et al. Role and interaction of connective tissuegrowth factor and transforming growth factor-β in persistent fibrosis: A mouse fibrosis model[J]. J Cell Physiol, 1999, 181(1): 153-159.

[13] Duncan MR, Frazier KS, Abramson S, et al. Connective tissue growth factor mediates transforming growth factor-β induced collagen synthesis: down regulationby cAMP[J]. FASEB J, 1999, 13(13): 1774-1786.

[14] Yokoi H, Mukoyama M, Sugawara A, et al. Role of connective tissue growth factorin fibronectin expression and tubulointerstitial fibrosis [J]. Am J 42Physiol, 2002, 282(5): 933-942.

[15] 杨爱东，何立群，周宗骏. 肾衰91冲剂对不同慢性肾衰大鼠毒素作用的实验研究[J]. 中国中医基础医学杂志, 1999, 5(9): 25-29.

[16] 耿静. 腺嘌呤所致大鼠慢性肾功能衰竭的实验[J]. 研究河南中医学院学报, 2008, 11(6): 24-25.

[17] 郑平东, 朱燕俐, 丁名城, 等. 用腺嘌呤制作慢性肾功能不全动物模型[J]. 中华肾脏病杂志. 1989, 5(6): 342.

[18] 王卫民. 肾衰Ⅰ号汤防治腺嘌呤所致大鼠慢性肾功能衰竭的实验研究 [J]. 中国中医药科技, 2001, 8(2): 79-80.

[19] 李淑菊, 张佩青, 王今朝, 等. 肾衰胶囊抗肾间质纤维化的组织形态学研究[J]. 中国中西医结合肾病杂志, 2006, 7(6): 350-353.

[20] 孙燕丽, 温景荣, 何永生, 等. 刺灸对腺嘌呤致慢性肾功能衰竭大鼠肾功能影响的研究[J]. 天津中医药, 2008, 25(6): 462-464.

[21] Bennett, Plum. 西赛尔内科学[M]. 白永权, 总主译. 西安: 世界图书出版西安公司, 1999, (1): 754-755.

[22] 黎磊石, 刘志红. 中国肾脏病学[M]. 北京: 人民卫军医版社, 2008(1): 219-231.

[23] Delmez JA, Slatopolsky E. Hyperphosphatemia: its con sequences and treatment in patients with chronic renal disease. Am J Kidney DIS, 1992, 19: 303-317.

[24] 周小舟, 张盛光, 阳晓, 等. 腺嘌呤所致大鼠慢性肾功能衰竭的机理研究[J]. 基础医学与临床, 1997, 17(1): 54-57.

[25] 阳晓, 周小舟, 魏毅. 腺嘌呤致大鼠慢性肾功能不全中氧自由基的作用[J]. 中国危重病急救医学, 1996, 8(8): 455-456.

[26] Bendich A. The Direct Oxidation of Adenine in Vivo [J]. J Biolhem, 1980, 183(1): 267-269.

[27] 余春, 魏冬梅, 宋丽. 调理升降中药配合西药治疗慢性肾功能衰竭的疗效观察 [J]. 辽宁中医, 2011, 38(6): 1121-1123.

[28] 李宁. 升降散源流及临床应用体会[J]. 中医药学刊, 2005, 23(8): 1486.

[29] 梁金香,童安荣,童楠. 肾衰胶囊配合西药治疗慢性肾功能衰竭 42 例[J]. 陕西中医,2010,31(4):395.
[30] 大葡彦吉. 大黄对氮代谢影响的基础与临床研究和实验研究[J]. 国外医学:中医药分册,2001,(2):53.
[31] 黄翠玲,李才,邓义斌. 大黄延缓慢性肾功能衰竭机制的研究进展[J]. 中国中西医结合杂志[J]. 1995,15(8):506.
[32] YoKoZaWat·国外医学:中医中药分册. 1994,16:38.

升清降浊胶囊对腺嘌呤所致大鼠肾性贫血肾组织中 TNF-α 表达的影响

1 前言

肾脏分泌促红细胞生成素（erythropoietin EPO），而目前大量的临床及动物实验研究表明肾脏分泌 EPO 产生不足和尿毒素干扰红细胞的生成和代谢可引起肾性贫血[1]。早在 1836 年 Richard bright 首先注意到肾脏病人伴有贫血，肾性贫血是 CRF 患者最常见的并发症之一。严重的肾性贫血可影响患者的生存质量，并参与患者心血管的结构与功能改变[2]。因此，肾性贫血的改善一直是临床所关注的研究课题之一。

慢性肾衰时，某些分子代谢产物，即尿毒症毒素在体内蓄积，使红细胞代谢发生障碍而易于破坏，发生溶血，导致贫血[3]。有研究认为，炎症状态可调控以下机制引起贫血的产生：①炎症信号激活巨噬细胞，红细胞在循环中的清除率加快，而红细胞的寿命缩短，使 HGB 浓度下降；②炎症状态下乳铁蛋白增加，结合大量游离铁，被巨噬细胞摄取运送至红细胞前体。由于红细胞前体不能表达乳铁蛋白受体，引起铁缺乏[4]。然而肾脏疾病时，有多种细胞促使 TNF-α 分泌增加，包括肾脏固有细胞（如系膜细胞、近曲小管上皮细胞等）和浸润聚集于肾组织的炎症细胞。TNF 还是红细胞生成的负性调节因子，抑制红细胞形成，降低骨髓对 EPO 的反应性，从而加重贫血[5]。

为此，通过腺嘌呤灌胃制作慢性肾功能衰竭肾性贫血模型，研究大鼠肾脏组织中TNF-α表达的水平与肾性贫血的发生的关系，探讨升清降浊胶囊治疗慢性肾功能衰竭肾性贫血的作用机制。

2 材料与方法

2.1 材料

2.1.1 动物

同第一部分1.1动物。

2.1.2 实验药物

同第一部分1.2实验药物。

2.1.3 主要试剂

TNF-α兔抗大鼠多克隆抗体	北京博奥森生物技术有限公司
免疫组化二步法试剂盒PV6001	北京中杉金桥有限公司
DAB显色剂	北京中杉金桥有限公司
谷丙转氨酶测定试剂盒	南京建成生物工程研究所产品谷草转氨酶测定试剂盒　南京建成生物工程研究所产品

2.1.4 主要仪器

全血分析仪Sysmex，kx-21N	日本
全自动生化分析仪GLYMPUS，AU640	日本
脱水机LEICA，ASP300	德国
组织包埋机EG1150C	德国
切片机RM2245	德国
显微镜OLYMPUS-BX40	日本
图像采集器OLYMPUS U-SPT	日本

2.2 方法

2.2.1 分组与模型复制

同第一部分 2.1 分组与模型复制。

2.2.2 观察指标

各组治疗 4 周、6 周后，大鼠用水合氯醛麻醉，心脏取血 5 ml，其中 2 ml 放入抗凝管用全血分析仪测血红细胞（RBC）、血红蛋白（HGB）；其余 3 ml 血液收集后经高速低温离心（3 000 r/min，15 min）分离出血清，用全自动生化分析仪测谷草转氨酶（AST）、谷丙转氨酶（ALT）、血肌酐（Scr）、尿素氮（BUN）等生化指标。大鼠取血完毕后脱颈椎处死大鼠，迅速剖腹将实验双肾取下，用生理盐水冲洗，除去血污及血管脂肪等非肾脏组织，用吸水纸吸去水分，选取大鼠右肾放入 10%的福尔马林溶液中固定经脱水、透明、浸蜡、包埋、常规切片。用免疫组化法观测大鼠肾组织中 TNF-α 的表达，TNF-α 表达阳性率是以中等阳性（++）的表达计算。根据每张切片阳性反应颗粒的颜色深浅和占细胞总数的比例定为：阴性（-）为未见或偶见阳性颗粒，颜色呈浅黄色；阳性（+）为阳性颗粒少于 1/3，颜色呈淡棕黄色；中等阳性（++）为阳性颗粒介于 1/3~2/3，颜色介于+至+++间；强阳性（+++）为阳性颗粒数>2/3，颜色呈棕褐色。每张切片观察 3 个视野。

2.2.3 血生化指标的测定

分别检测各组的谷草转氨酶、谷丙转氨酶、红细胞、血红蛋白等生化指标，均采用南京建成试剂盒测定。

2.2.4 免疫组化步骤

（1）将石蜡包埋的肾脏组织标本切成 3 μm 切片用二甲苯和梯度酒精脱蜡、水化组织切片。

（2）用 PBS 液冲洗切片标本 3 次，每 5 min 1 次，滴加 3%H_2O_2，室温孵育 20 min，以消除内源性过氧化物酶的活性。用 PBS 冲洗切片标本 3 次，每 5 min 1 次。

(3)分别滴加按1:150浓度稀释的TNF-α兔抗大鼠多克隆抗体20 μl,37℃孵育2 h,避免抗体蒸发。再用冷PBS液冲洗3次,每次5 min。

(4)加入二抗IgG工作液(二抗山羊抗兔),37℃孵育30 min,再用PBS液冲洗3次,每5 min 1次。

(5)加入DAB(DAB 5 mg,ddW 9 ml,0.1M PBS 1 ml,30%$H_2O_2$10 μl)显色,用自来水阻断显色反应,仔细观察避免背景颜色过高。脱水,复染,封片。

(6)显微镜观察、照相,分析结果。

2.3 统计学方法

用SPSS 18.0统计软件处理数据,计量资料用单因素方差分析,等级资料用秩和检验。实验结果以($\bar{x}\pm s$)和百分率表示,$P<0.05$为差异有统计学意义。

2.4 结果

2.4.1 升清降浊胶囊对慢性肾衰肾性贫血大鼠血液生化指标的影响

治疗4周、6周后结果均显示为:模型组与正常组比较红细胞、血红蛋白水平明显降低($P<0.05$),血肌酐及尿素氮水平明显升高($P<0.05$),谷草转氨酶、谷丙转氨酶无明显改变($P>0.05$)。治疗后肾衰宁组,升清降浊胶囊高、中、低浓度组与模型组比较,红细胞、血红蛋白水平明显升高($P<0.05$),血肌酐及尿素氮水平明显降低($P<0.05$),谷草转氨酶、谷丙转氨酶无明显改变($P>0.05$)。升清降浊胶囊低浓度组与肾衰宁组比较:治疗4周时肾衰宁组血红蛋白升高明显($P<0.05$),红细胞、血肌酐、尿素氮水平无明显差异($P>0.05$);治疗6周时升清降浊胶囊低浓度组红细胞、血红蛋白升高明显($P<0.05$),血肌酐、尿素氮水平明显降低($P>0.05$)。升清降浊胶囊高、中、低浓度各组间比较:治疗4周时高浓度组红细胞、血红蛋白水平较中、低浓度组升高明显($P<0.05$);血肌酐、尿素氮水平较中、低浓度组明显降低($P<0.05$);谷草转氨酶、谷丙转氨酶水平无明显差异($P>0.05$)。治疗6周时低浓度组红细胞、血红蛋白水平较高、中浓度组升高明显($P<0.05$);血肌酐、尿素氮水平较高、中浓度

组明显降低($P<0.05$);谷草转氨酶、谷丙转氨酶水平无明显差异($P>0.05$)。升清降浊胶低浓度组治疗6周比治疗4周大鼠全血RBC、HGB升高明显($P<0.05$),Scr、BUN无明显改变。(见表1、表2)

表1 治疗4周时升清降浊胶囊对肾性贫血大鼠生化指标的影响

组别	n	RBC($\times10^{12}$/L)	HGB(g/L)	AST(U/L)	ALT(U/L)	BUN(mmol/L)	Scr(μmol/L)
A组	7	8.13±.049	153.25±6.71	194.1±65.9	83.50±37.65	7.95±0.518	41.66±0.78
B组	7	5.12±0.83▲	98.60±14.98▲	162.8±300.12	74.2±34.31	74.10±27.9	242.78±90.36▲
C组	7	6.56±0.37#	131.62±5.95#	152.25±186.08	70.62±32.34	16.44±6.86	73±38.80▲★
D组	7	5.90±1.14	120.00±22.77	150.75±43.17	50.75±14.87	17.30±3.91	67.45±26.31▲★
E组	8	6.24±1.41	123.50±23.06	135.38±804.88	66.00±114.24	20.03±4.85	85.48±25.04▲★
F组	7	6.61±0.62	134.57±9.32#	147.71±390.73	64.42±22.79	20.07±2.52	89.49±67.56▲★

注:与A组比较▲$P<0.05$,与B组比较★$P<0.05$,与E组比较#$P<0.05$。

表2 治疗6周时升清降浊胶囊对肾性贫血大鼠生化指标的影响

组别	n	RBC($\times10^{12}$/L)	HGB(g/L)	AST(U/L)	ALT(U/L)	BUN(mmol/L)	Scr(μmol/L)
A组	7	8.73±0.96	158.0±9.56	178.08±35.20	73.25±7.09	7.06±1.12	40.63±3.88
B组	7	5.86±1.15▲	115.8±25.33▲	141.80±38.62	64.8±25.27	50.38±25.24	178.45±84.81▲
C组	7	6.91±1.76#	138.4±33.45#	137.0±18.69	45.4±11.07	16.07±8.20	72.50±29.24▲★
D组	7	7.35±0.54	146.14±9.21	143.7±25.21	59.85±36.86	17.04±5.17	69.51±20.36▲★
E组	8	7.36±0.58	145.0±12.27	139.5±31.72	47.75±8.54	17.35±10.36	84.41±64.3▲★
F组	7	7.03±1.81	142.5±35.62	153.50±26.99	74.00±42.28	34.2±42.32	104.01±101.5▲★

注:与A组比较▲$P<0.05$,与B组比较★$P<0.05$,与E组比较#$P<0.05$。

2.4.2 肾性贫血大鼠肾组织HE病理图片结果

正常组肾组织的肾小球体积未见增大,未见系膜细胞增生和系膜区增宽,肾小管间质区结构清楚,肾小管上皮细胞呈方形,大小一致,排列整齐;模型对照组肾组织的肾小球体积增大,肾小球呈分叶状,肾小管坏死,并见较多异物肉芽肿,肾小管内有大量尿酸盐结晶沉积呈褐色,肾小球数目减少,炎性细胞浸润,间质纤维化明显与文献报道一致[6,7,8]。经治疗 C、D、E、F 组与 B 组比较,肾小管内仍有大量结晶,肾小管坏死明显减轻,慢性炎性细胞浸润病变，介于正常组和模型组之间。经治疗后各组病理图片如图 1 所示。

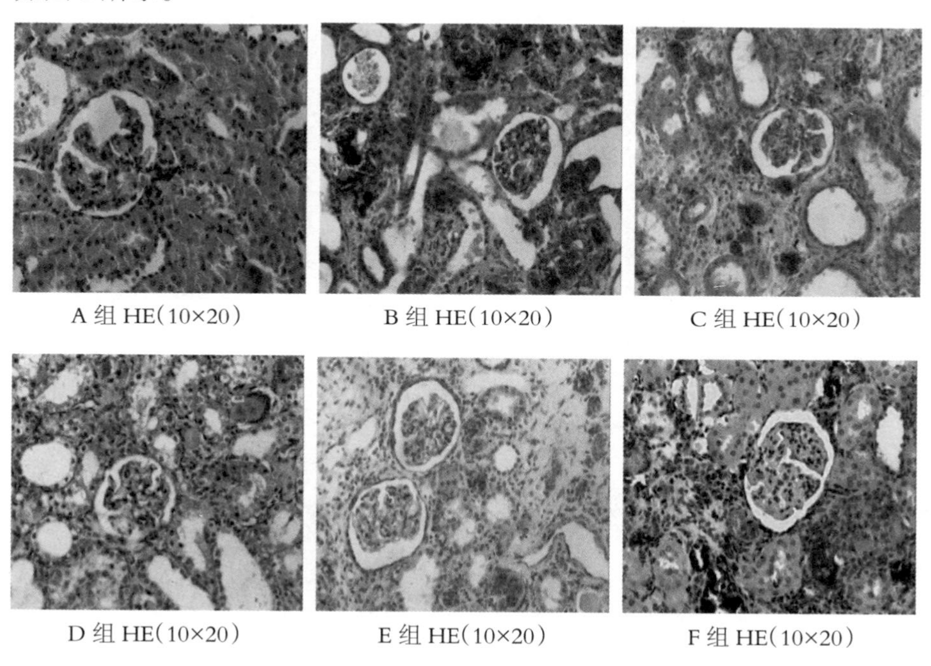

图 1　升清降浊胶囊对肾性贫血大鼠肾组织影响的 HE 病理图片

2.4.3　升清降浊胶囊对肾性贫血大鼠肾组织 TNF-α 表达的影响

TNF-α 的阳性表达主要在肾小管上皮细胞,以胞浆着色为主,肾小球有少量表达,各组表达结果见图 2。模型对照组与正常对照组比较肾组织中 TNF-α 的阳性表达率明显升高($P<0.05$)。治疗 4 周和 6 周后肾衰宁胶囊对照组,升清降浊胶囊高、中、低浓度组分别与模型对照组比较肾组织中 TNF-α 的阳性表达率明显降低($P<0.05$);升清降浊胶囊低浓度组与肾衰宁对照组比较肾组织中 TNF-α 的阳性表达率明显降低($P<0.05$)。升清降浊胶囊低浓度组治疗 6 周比治疗 4 周抑制 TNF-α 的阳性表达率更明显($P<0.05$)。(见表 3、表 4)

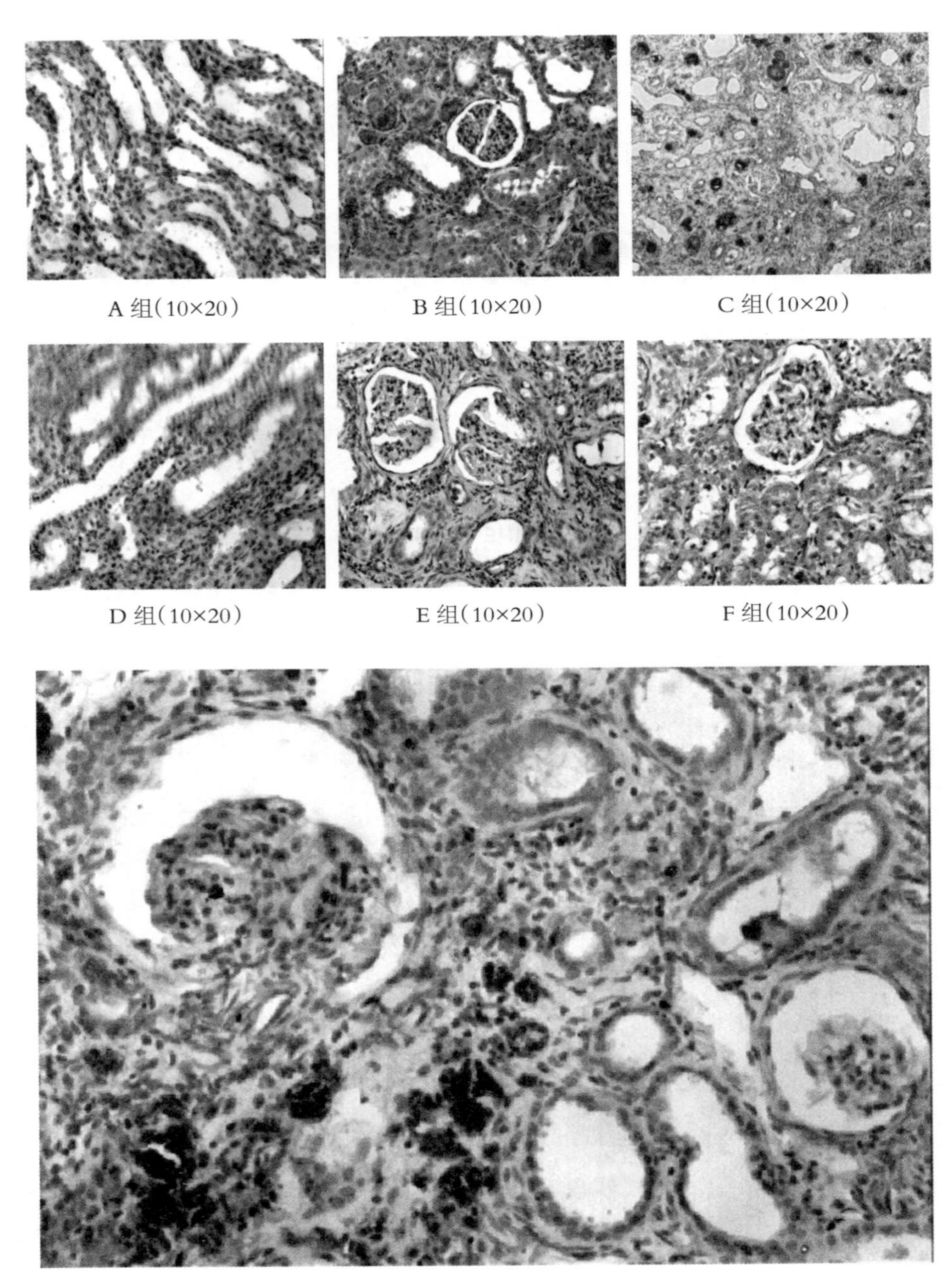

A 组(10×20)　B 组(10×20)　C 组(10×20)

D 组(10×20)　E 组(10×20)　F 组(10×20)

TNF-α 因子表达的阴性对照图(10×20)

图 2　升清降浊胶囊对肾性贫血大鼠肾组织 TNF-α 表达影响的免疫组化

表 3　治疗 4 周时升清降浊胶囊对肾性贫血大鼠肾组织 TNF-α 表达的影响

组别	n	TNF-α 的表达				阳性率(%)
		−	+	++	+++	
正常对照组(A)	7	5	1	1	0	14.28
模型对照组(B)	7	0	1	2	4	85.71▲
升清降浊胶囊高浓度组(C)	7	0	2	2	3	71.43★★
升清降浊胶囊中浓度组(D)	7	0	4	2	1	42.86★★
升清降浊胶囊低浓度组(E)	8	1	5	2	0	25.00▲★
肾衰宁胶囊对照组(F)	7	1	4	2	0	28.57▲★#

注:与 A 组比较▲$P<0.05$,与 B 组比较★$P<0.05$,与 E 组比较 #$P<0.05$。

表 4　治疗 6 周时升清降浊胶囊对肾性贫血大鼠肾组织 TNF-α 表达的影响

组别	n	TNF-α 的表达				阳性率(%)
		−	+	++	+++	
正常对照组(A)	7	4	2	1	0	14.28
模型对照组(B)	6	0	1	2	3	83.33▲
升清降浊胶囊高浓度组(C)	7	1	1	3	1	57.12★★
升清降浊胶囊中浓度组(D)	7	2	2	2	1	42.86★★
升清降浊胶囊低浓度组(E)	7	2	4	1	0	14.28▲★
肾衰宁胶囊对照组(F)	7	0	5	2	0	28.57▲★#

注:与 A 组比较▲$P<0.05$,与 B 组比较★$P<0.05$,与 E 组比较 #$P<0.05$。

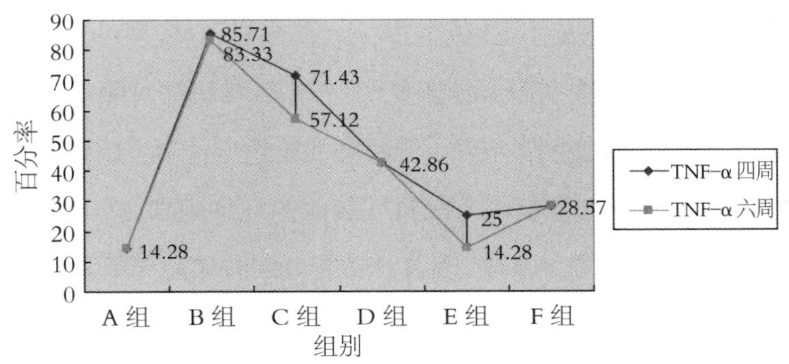

图 3　治疗 4 周、6 周时升清降浊胶囊对肾性贫血大鼠肾组织 TNF-α 表达的比较

2.5 讨论

肾性贫血是CRF患者最常见的表现之一，可严重影响CRF患者的生活质量，并参与患者心血管的结构与功能改变。因此，改善CRF患者肾性贫血的研究一直是临床所关注的课题之一。目前大量的临床及动物实验研究表明肾性贫血主要由红细胞生成素（EPO）产生不足和尿毒素干扰红细胞的生成和代谢引起。近年研究发现，CRF的微炎症状态是造成促红细胞生成素（EPO）抵抗的一个重要因素。

1975年Carswell等发现肿瘤坏死因子（tumor necrosis factor，TNF）。1985年Shalaby把巨噬细胞产生的TNF命名为TNF-α，把T淋巴细胞产生的淋巴毒素（lymphotoxin，LT）命名为TNF-β。TNF-α与肾脏疾病关系密切，它是一种分子量为17KD的炎性因子。有研究认为，炎症状态可调控以下机制引起贫血的产生：①炎症信号激活巨噬细胞，红细胞在循环中的清除率加快，而红细胞的寿命缩短，使HGB浓度下降；②炎症状态下乳铁蛋白增加，结合大量游离铁，被巨噬细胞摄取运送至红细胞前体。由于红细胞前体不能表达乳铁蛋白受体，引起铁缺乏[9]。然而肾脏疾病时，有多种细胞促使TNF-α分泌增加，包括浸润聚集于肾组织的炎症细胞和肾脏固有细胞（如系膜细胞、近曲小管上皮细胞等）。TNF还是红细胞生成的负性调节因子，抑制红细胞形成，降低骨髓对EPO的反应性，从而加重贫血[9]。

本实验采用腺嘌呤灌胃技术制作CRF肾性贫血模型，观察升清降浊胶囊对其治疗结果的影响及作用机制的探讨。结果显示，模型对照组中红细胞和血红蛋白明显降低，血肌酐及尿素氮明显升高，与正常对照组相比具有统计学意义，肾性贫血模型制备成功。升清降浊胶囊与肾衰宁胶囊均可有效改善腺嘌呤所致慢性肾功能衰竭大鼠肾性贫血的红细胞和血红蛋白水平，并能有效降低血肌酐、尿素氮水平，改善肾功能。同时实验结果显示药物长期治疗，即使加大药量也并未对肝脏有毒副作用，总体治疗有效。升清降浊胶囊低浓度组与中、高浓度组比较虽然血肌酐、尿素氮经长时间治疗无明显降低,但是以最小药物浓度起到治疗作用并能将其保持一定水平,并控制肾衰的进一步恶化,其治疗是最有效的。治疗6周后升清降浊胶囊低浓度组与肾衰宁组比较血肌酐、尿素氮水平下降更明显,炎性细胞浸润,间质纤维化减轻,并且对肾组织TNF-α的阳性表达率抑制更明显,表明升清降浊胶囊低浓度组的长期治疗更有效。然而肾脏组织的损伤是不可逆的,治疗可以保护残余的肾功能延缓其进一步恶化,但不能彻底根治,治愈还有待于继续研究。慢性病的治疗是一个循序渐进的过程,以期望加大药量缩短治疗周期来寻求捷径是不可取的。

升清降浊胶囊是童安荣主任医师从多年临床实践中总结出的经验方,是在益气健脾补肾,佐以活血化浊的基础上,加用升清降浊中药,脾胃为气血生化之源,肾主骨生髓,精血互生,其成分如党参、炒山药益气健脾以滋气血生化之源;砂仁补肺益肾,和胃醒脾,快气调中,通行结滞,以助血运通畅;丹参为活血化瘀之品,以求瘀去则新血化生;大黄具有抑制肾脏代偿性肥大和高代谢状态,清除过多的氧自由基,清除毒素从而延缓CRF进展的作用[10]。诸药合用具有一定的改善肾性贫血作用。通过药物治疗后,肾功能改善,炎性细胞浸润、间减少,纤维化减轻,肾组织TNF-α的阳性表达率降低,肾性贫血得以缓解。由以上结论得知升清降浊胶囊可能是通过清除尿毒素增加红细胞的生成,降低炎性细胞浸润,抑制TNF-α在肾组织的表达减少促红细胞生成素抵抗延长红细胞寿命,起到治疗肾性贫血的作用。这可能是其延缓CRF肾性贫血进展的作用机理。

2.6 小结

(1)尿毒素在体内的蓄积造成肾功能的恶化,引起肾脏分泌EPO产生不足和干扰红细胞的生成和代谢可能是引起肾性贫血肾的重要因素。

(2)肾脏组织炎性细胞的浸润程度与肾性贫血的产生密切相关。

(3)TNF-α在腺嘌呤所致肾性贫血SD大鼠肾脏组织中的异常高表达可能是其发病的重要机制之一

(4)升清降浊胶囊可改善肾功能、肾形态学,同时可降低 TNF-α 在腺嘌呤所致慢性肾性贫血肾脏组织中的异常表达。

参考文献

[1] Lee Goldman,Dennis Ausiello 等主编,王贤才总主译. 西式内科学[M]. 西安:世界图书出版公司,2009,(22):1086-1087.

[2] Stenvinkel P,Heimbürger O,Paultre F,et al. Strong Associa-tion between Malnutrition, Inflammation,and Atherosclerosisin Chronic Renal Failure[J]. Kidney Int,1999,55(5): 1899-1911.

[3] 黄颂敏,刘先蓉. 肾脏疾病鉴别诊断与治疗学[M]. 北京:人民军医出版社,2006,1(1):441.

[4] 郝继英. 炎症、C 反应蛋白与红细胞生成素抵抗的关系 [J]. 临床和实验医学杂志,2002,1(3):199-201.

[5] 陈婷. 单核因子与终末期肾病并发症 [J]. 国外医学泌尿系统分册, 2004, 24(2): 254-257.

[6] 张晓东,宋保利,方敬爱,等. 活血复肾胶囊对慢性肾衰竭大鼠肾性贫血的影响[J]. 中国中西医结合肾病杂志,2006,7(5):267-268.

[7] 郑平东,朱燕俐,丁名城,等. 用腺嘌呤制作慢性肾功能不全动物模型[J]. 中华肾脏病杂志,1989,5(6): 342.

[8] 马云, 侯连兵, 肖炜. 肾衰宁分散片治疗腺嘌呤致慢性肾衰竭大鼠的实验研究[J]. 中药材,2007,30(4)432-435.

[9] Stivelman JC. Benefits of anaemia treatment on cognitive function [J]. Nephrol Dial Transplant,2000,15(Suppl 3):29-35.

[10] 翁涛,潘源虎,游菲. 大黄治疗慢性肾功能衰竭有效成分研究[J]. 时珍国医国药,2007,18(6):1427-1428.

升清降浊胶囊对SD大鼠BMP-7、Smad-6、TGF-β_1信号转导通路的影响

1 前言

慢性肾功能衰竭(chronic renal failure,CRF)又称慢性肾功能不全,国际肾病学会发布的最新权威数据表明,全球由慢性肾脏病所引起的终末期肾衰患者数量正以每年8%的速度增长。目前有超过150万人依赖肾脏替代治疗(指透析和肾移植)而生存[1]。慢性肾衰已经成为严重影响我国居民健康的疾病。在人类死亡的主要疾病中,CRF占第5位至第9位[2]。因此积极研究非透析疗法治疗CRF,减轻患者经济负担,具有非常重要的意义。肾间质纤维化是多种慢性进展性肾脏疾病长期迁延、最终导致慢性肾功能衰竭的主要病理基础。

肾脏纤维化(renal fibrosis)是一种病理生理改变,肾脏内固有细胞纤维化、硬化的过程也就是肾脏纤维化的过程。肾脏纤维化是以细胞外基质(ECM)的异常沉积为特征的[3]。肾纤维化包括肾小球硬化和肾间质纤维化(renal interstitial fibrosis,RIF),其主要病理变化是肾小管上皮细胞的减少,细胞外基质积聚,以及一定阶段内间质中出现较多的肌成纤维细胞。肾小管间质纤维化是各种肾病的终末期共同表现,其主要的病理变化是肾小管上皮细胞的减少,细胞外基质聚集和一定阶段中间质出现较多的肌成纤维细胞。转化生长因子(transforming growth factor,TGF)超家族是对细胞生长、分化和多种生理、病理过程起重要调节作用细胞因子,可抑制肾小管、肾小球上皮细胞生长。TGF-β具有多种生物学活性,与ECM的沉积密切相关,刺激

系膜细胞(mesangial cells,MC)和小管细胞肥大有重要作用,是肾小球硬化、肾小管间质纤维化的重要调节因子。TGF-β 有三种异构体,肾脏以 TGF-β_1 为主,在肾小管上皮细胞含量较多,肾小球含量较少。TGF-β 是肾脏 ECM 合成和纤维化的决定性介质,会促使发生肾小球硬化[4]。

Smad 蛋白家族是现在发现的 TGF-β 的唯一底物,是将 TGF-β 受体的信号从细胞质转到细胞核内的中转分子。Smad 蛋白分为三类,其中 Smads 为拮抗性底物,包括 Smad6、Smad7,对 TGF-β 超家族成员的信号起负调控作用。TGF-β_1/Smads 信号通路是肾脏纤维化主要的最终通路[5]。

骨结核蛋白-7(BMP-7)是重要的抗 RIF 因子,可通过影响 TGF-β_1/Smad-6 通路的信号转导、与 TGF-β_1 存在相反作用等多种途径发挥抗肾纤维化作用。

本研究采用腺嘌呤复制 SD 大鼠肾脏纤维化模型,应用免疫组化法检测肾脏组织中 BMP-7 的表达水平;Western 法检测肾脏组织中 Smad-6 在蛋白水平上的变化;Elisa 法和 Western 法检测肾脏组织中 TGF-β_1 蛋白水平上的变化和蛋白含量的关系。通过观察升清降浊胶囊对腺嘌呤致肾脏纤维化 SD 大鼠 BMP-7/Smad-6/TGF-β_1 信号转导通路的影响,以期探讨升清降浊胶囊延缓肾脏纤维化进展及抗肾间质纤维化的机制。

2 材料与方法

2.1 材料

2.1.1 动物

同第一部分 1.1 动物。

2.1.2 实验药物

同第一部分 1.2 实验药物。

2.1.3 主要试剂

TGF-β_1 Elisa 试剂盒　　解放军总医院科技开发中心放免所产品

BMP-7兔抗大鼠多克隆抗体　北京博奥森生物技术有限公司

TGF-β_1兔抗大鼠多克隆抗体　美国Santa Cruz公司

Smad-6兔抗大鼠多克隆抗体　美国Santa Cruz公司

全蛋白生物提取试剂盒　凯基生物有限公司

免疫组化二步法试剂盒PV6001　北京中杉金桥有限公司

DAB显色剂　北京中杉金桥有限公司

PVDF膜

2.1.4　主要试剂的配制

2.1.4.1　固定剂的配制

取100 ml 4%多聚甲醛,加入1.4 ml 25%戊。

2.1.4.2　0.1 M PBS配制

2.1.4.3　30%丙烯酰胺混合液

丙烯酰胺29g,N,N-亚甲叉双丙烯酰胺1 g,加H_2O至100 ml,储于棕色瓶,4℃避光保存。严格核实pH不得超过7.0,因为发生脱氨基反应是光催化或碱催化的。使用期不得超过2个月,隔几个月须重新配制。如有沉淀,可以过滤。

2.1.4.4　分离胶缓冲液

1.5 mmol/LTris-HCl（pH 8.8）配制18.15 g Tris和48 ml 1 mol/LHCl混合,加水稀释到100 ml终体积。过滤后4℃保存。

2.1.4.5　十二烷基硫酸钠(SDS)溶液

0.1 g SDS,1 ml H_2O去离子水配制,室温保存。

2.1.4.6　10%过硫酸铵

0.1 g过硫酸铵,1 ml H_2O去离子水,临用前配制。

2.1.4.7　浓缩胶缓冲液0.5 mmol/LTris-HCl(pH 6.8）配制

6.05 g Tris溶于40 ml H_2O中，约48 ml,1 mol/L HCl调至pH 6.8,加水稀释到100 ml终体积。过滤后4℃保存。

2.1.4.8　Tris－甘氨酸电泳缓冲液

30.3 g Tris、188 g 甘氨酸、10 g SDS、用蒸馏水溶解至 1 000 ml，得 0.25 mol/L Tris－1.92 mol/L 甘氨酸电极缓冲液。临用前稀释 10 倍。

2.1.4.9　转移缓冲液

配制 1 L 转移缓冲液，称取 2.9 g 甘氨酸、5.8 g Tris 碱、0.37 g SDS，并加入 200 ml 甲醇，加水至总量 1 L。

2.1.4.10　脱脂奶粉 5%(w/v)

5 g 脱脂奶粉，加双蒸水至 100 ml。

2.1.4.11　配制 10%的 PAGE 分离胶

1.9 ml 蒸馏水，1.7 ml 30%丙烯酰胺混合液，1.3 ml 1.5 mol/L Tris (pH 8.8)，0.05 ml 10% SDS，0.05 ml 10%过硫酸铵，0.002 ml TEMED，总体积为 5 ml。

2.1.4.12　配制 12%的 PAGE 分离胶

1.6 ml 蒸馏水，2.0 ml 30%丙烯酰胺混合液，1.3 ml 1.5 mol/L Tris (pH 8.8)，0.05 ml 10% SDS，0.05 ml 10%过硫酸铵，0.002 ml TEMED，总体积为 5 ml。

2.1.4.13　配制浓缩胶

2.7 ml 蒸馏水，0.67 ml 30%丙烯酰胺混合液，0.5 ml 1.5 mol/L Tris(pH 6.8)，0.04 ml 10% SDS，0.04 ml 10%过硫酸铵，0.004 ml TEMED，总体积为 4 ml。

2.1.5　主要仪器

脱水机 LEICA，ASP300	德国
组织包埋机 EG1150C	德国
切片机 RM2245	德国
显微镜 OLYMPUS－BX40	日本
图像采集器 OLYMPUS U－SPT	日本

2.2　方法

2.2.1　分组与模型复制

同第一部分 2.1 分组与模型复制。

2.2.2 标本采集

造模成功后，动物休息2 d。治疗后，禁食12 h，大鼠用水合氯醛麻醉，心脏采血，收集3 ml血液经高速低温离心(3 000 r/min，15 min)分离出血清，保存于-80℃冰箱，待测。大鼠取血完毕后，迅速剖腹将实验双肾取下，用生理盐水冲洗，除去血污及血管脂肪等非肾脏组织，用吸水纸吸去水分，用精密天平称湿重。选取大鼠右肾脏放入10%的福尔马林溶液中固定、脱水、透明、浸蜡、包埋，常规切片。左肾低温取材放入冻存管保存于-80℃冰箱，待测。BMP-7表达阳性率是以中等阳性的表达计算。根据每张切片阳性反应颗粒的颜色深浅和占细胞总数的比例定为：阴性(-)为未见或偶见阳性颗粒，颜色呈浅黄色；阳性(+)为阳性颗粒少于1/3，颜色呈淡棕黄色；中等阳性(++)为阳性颗粒介于1/3~2/3，颜色介于+~+++间；强阳性(+++)为阳性颗粒数>2/3，颜色呈棕褐色。每张切片观察3个视野。

2.2.3 血浆TGF-β_1的测定

TGF-β_1采用Elisa法检测，按试剂盒说明操作。

2.2.4 免疫组化步骤

(1)将石蜡包埋的肾脏组织标本切成3 μm切片用二甲苯和梯度酒精脱蜡、水化组织切片。

(2)用PBS液冲洗切片标本3次，每5 min 1次，滴加3%H_2O_2，室温孵育15 min，以消除内源性过氧化物酶的活性。用PBS冲洗切片标本3次，每5 min 1次。

(3)分别滴加按1:150浓度稀释的BMP-7兔抗大鼠多克隆抗体20 μl，37℃孵育3 h，避免抗体蒸发。再用冷PBS液冲洗3次，每次5 min。

(4)加入二抗IgG工作液(二抗山羊抗兔)，37℃孵育30 min，再用PBS液冲洗3次，每5 min 1次。

(5)加入DAB(DAB 5 mg，ddW 9 ml，0.1 M PBS 1 ml，30% H_2O_2 10 μl)显色，用自来水阻断显色反应，仔细观察避免背景颜色过高。脱水，复染，封片。

（6）显微镜观察、照相，分析结果。

2.2.5　组织蛋白含量测定用 lowry[5]法

首先制作标准曲线，取标准蛋白溶液 1 ml，浓度分别为 0.02、0.04、0.08、0.12、0.16、0.2 mg/ml，加入试剂 A、B（9:1 临用前配制）1 ml，混匀后，置于 50℃水浴 10 min，冷却，加入试剂 C 3 ml，立即混匀，置于 37℃水浴 30 min，冷却后测定 650 nm 波长处的光密度值，以各标准溶液浓度为横坐标，光密度值为纵坐标作图，绘制标准曲线。以 1 ml 待测样品代替标准蛋白溶液，按上述方法测出 650 nm 波长处的光密度值，根据蛋白标准曲线计算出样品蛋白含量。

2.2.6　Western blot 实验步骤

（1）组织取材：低温取材组织块称重。

（2）利用液氮、研钵粉碎组织块。

（3）提取组织蛋白：加入 RIPA 缓冲液（每克组织 3 ml RIPA），加入 PMSF（每克组织 30 μl，10 mg/ml PMSF），冰上孵育 30 min，移入离心管 4℃约 20 000 g（约 15 000 转）15 min。

（4）上清液为组织裂解液可分装−20℃保存。

（5）进行 Bradford 比色法测定蛋白质浓度。

（6）用 PT−PCR 仪温度 94℃，5 min，1 次循环，蛋白变性。

（7）取相同质量的细胞裂解液（体积×蛋白质浓度），并加等体积的 2×电泳加样缓冲液。

（8）上样：保证每个组蛋白浓度含量一致。

（9）电泳（浓缩胶 20 mA，分离胶 35 mA）。

（10）半干法转膜（100 mA 40 min）。

（11）膜用丽春红染色，胶用考马斯亮蓝染色。

（12）ECL 发光试剂盒显色。

（13）暗室曝光，采集图像，分析比较记录。

2.3 统计学方法

用SPSS 18.0统计软件处理数据，计量资料用单因素方差分析，等级资料用秩和检验。实验结果以($\bar{x}±s$)和百分率表示，$P<0.05$为有统计学差异。

2.4 结果

2.4.1 大鼠血液中TGF-$β_1$表达的影响

治疗4周、6周后结果均显示为：模型对照组与正常对照组比较TGF-$β_1$含量显著增加($P<0.01$)；治疗后肾衰宁胶囊组、升清降浊胶囊各浓度组与模型对照组比较，TGF-$β_1$明显降低($P<0.05$)；升清降浊胶囊低浓度组与升清降浊胶囊高、中浓度组，肾衰宁胶囊组比较，TGF-$β_1$降低更明显($P<0.05$)，升清降浊胶囊高、中浓度组与肾衰宁胶囊组比较，TGF-$β_1$含量无明显差异($P>0.05$)。治疗6周与治疗4周相比较：治疗6周时肾衰宁胶囊组、升清降浊胶囊各浓度组TGF-$β_1$降低更明显。升清降浊胶囊低浓度组治疗6周比其他治疗组TGF-$β_1$含量减低明显($P<0.05$)。各治疗组与正常组比较，TGF-$β_1$浓度较高($P<0.05$)。（见表1、表2）

表1　治疗4周时升清降浊胶囊对肾脏纤维化大鼠肾血清TGF-$β_1$表达的影响

组别	n	TGF-$β_1$(mg/ml)
正常对照组(A)	7	$34.81±1.93^{\#\#▲}$
模型对照组(B)	7	$43.98±3.21$
升清降浊胶囊高浓度组(C)	7	$37.35±1.47^{\star\#\#▲}$
升清降浊胶囊中浓度组(D)	7	$37.02±1.64^{\star\#\#▲}$
升清降浊胶囊低浓度组(E)	8	$36.585±1.39^{\star\#\#}$
肾衰宁胶囊对照组(F)	7	$37.36±1.82^{\star\#\#▲}$

注：与A组比较，$^{\star}P<0.05$，与B组比较，$^{\#}P<0.05$，$^{\#\#}P<0.01$，与E比较，$^{▲}P<0.05$，$^{▲▲}P<0.01$。

2.4.2 升清降浊胶囊对大鼠肾组织中BMP-7蛋白质表达的影响

BMP-7的阳性表达主要在肾小管上皮细胞，以胞浆着色为主，肾小球有少量表达，各组表达结果见图1。模型对照组与正常对照组比较肾组织中

表 2 治疗 6 周时升清降浊胶囊对肾脏纤维化大鼠肾血清 TGF-β_1 表达的影响

组别	n	TGF-β_1(mg/ml)
正常对照组(A)	7	32.73±1.85 $^{\#\#▲}$
模型对照组(B)	6	46.69±2.13
升清降浊胶囊高浓度组(C)	7	36.25±2.74$^{★\#\#▲}$
升清降浊胶囊中浓度组(D)	7	36.56±2.11$^{★\#\#▲}$
升清降浊胶囊低浓度组(E)	7	35.73±1.79 $^{★\#\#}$
肾衰宁胶囊对照组(F)	6	36.64±1.87$^{★\#\#▲}$

注:与 A 组比较,$^{★}P<0.05$,与 B 组比较,$^{\#}P<0.05$,$^{\#\#}P<0.01$,与 E 比较,$^{▲}P<0.05$,$^{▲▲}P<0.01$。

BMP-7 的阳性表达率明显升高($P<0.05$)。治疗后肾衰宁胶囊对照组,升清降浊胶囊高、中、低浓度组分别与模型对照组比较肾组织中 BMP-7 的阳性表达率明显升高($P<0.05$);升清降浊胶囊低浓度组与肾衰宁对照组比较肾组织中 BMP-7 的阳性表达率增加明显($P<0.05$)。升清降浊胶囊低浓度组治疗 6

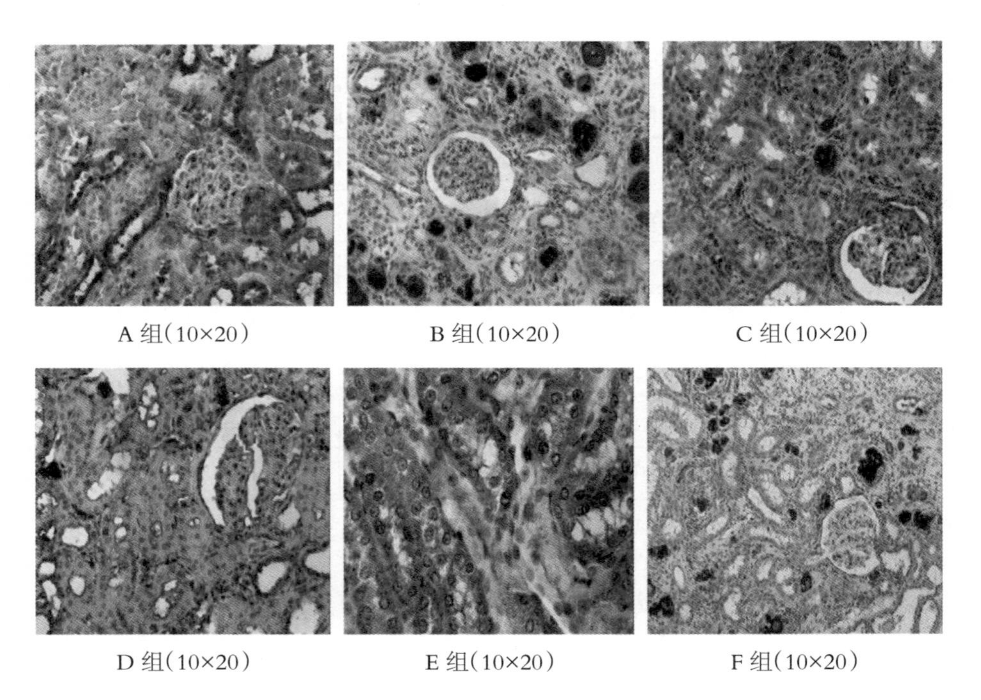

A 组(10×20)　B 组(10×20)　C 组(10×20)

D 组(10×20)　E 组(10×20)　F 组(10×20)

图 1 升清降浊胶囊对 CRF 肾组织纤维化中 MBP-7 表达影响的免疫组化

周比治疗 4 周促进 BMP-7 的阳性表达率更明显(P<0.05)。各治疗组与正常组比较,BMP-7 的阳性表达率较少(P<0.05)。(见表 3、表 4)

表 3　治疗 4 周时升清降浊胶囊对肾脏纤维化大鼠肾组织 BMP -7 表达的影响

组别	n	BMP -7 的表达				阳性率(%)
		−	+	++	+++	
正常对照组(A)	7	1	0	5	2	100.00
模型对照组(B)	7	3	3	1	0	14.28▲
升清降浊胶囊高浓度组(C)	7	1	3	2	1	42.85★
升清降浊胶囊中浓度组(D)	7	1	2	3	1	57.14★
升清降浊胶囊低浓度组(E)	8	0	2	2	3	62.50▲★#
肾衰宁胶囊对照组(F)	7	1	3	2	1	42.85▲★

注:与 A 组比较,▲P<0.05,与 B 组比较,★P<0.05,与 F 组比较,#P<0.05。

表 4　治疗 6 周时升清降浊胶囊对肾脏纤维化大鼠肾组织 BMP -7 表达的影响

组别	n	BMP -7 的表达				阳性率(%)
		−	+	++	+++	
正常对照组(A)	7	0	1	3	3	88.89
模型对照组(B)	6	2	3	1	0	16.67▲
升清降浊胶囊高浓度组(C)	7	2	1	2	2	57.14★
升清降浊胶囊中浓度组(D)	7	1	2	3	1	57.14★
升清降浊胶囊低浓度组(E)	7	0	2	2	3	71.42▲★#
肾衰宁胶囊对照组(F)	6	0	2	2	2	66.67▲★

注:与 A 组比较,▲P<0.05,与 B 组比较,★P<0.05,与 F 组比较,#P<0.05。

2.4.3　升清降浊胶囊对大鼠肾组织中 Smad6, TGF-β_1 蛋白质表达的影响

Smad6 与 BMP-7 的蛋白表达趋势一致。模型对照组与正常对照组比较,Smad6 的蛋白表达显著减少(P<0.01),各治疗组与模型对照组相比,Smad6 的蛋白表达显著增多(P<0.01);升清降浊胶囊低浓度组与肾衰宁胶囊对照组相比,Smad6 的蛋白表达显著升高(P<0.01)。模型对照组与正常对照组比较,TGF-β_1 蛋白表达明显增多(P<0.01)。各治疗组与模型组相比

表 5　治疗后各组 Smad6 及 TGF-β_1 Western Blot 法检测结果比较

组别	Smad6	TGF-β_1
正常对照组(A)	0.834±0.008★★##▲	0.197±0.078★★##▲▲
模型对照组(B)	0.262±0.005	0.853±0.013
升清降浊胶囊高浓度组(C)	0.356±0.004★#▲▲	0.423±0.009★★#▲▲
升清降浊胶囊中浓度组(D)	0.432±0.0087★★	0.439±0.031★★▲
升清降浊胶囊低浓度组(E)	0.689±0.004★★#	0.378±0.004★★#
肾衰宁胶囊对照组(F)	0.435±0.008★★▲	0.367±0.014★★

注:与 A 组比较，★P<0.05,与 B 组比较，#P<0.05，##P<0.01,与 E 比较，▲P<0.05,▲▲P<0.01。

TGF-β_1 蛋白质表达减少(P<0.01)。升清降浊胶囊低浓度组与肾衰宁胶囊对照组相比，TGF-β_1 的蛋白表达显著升高(P<0.01)。

2.5　讨论

肾脏纤维化是一种病理生理改变,是肾脏的功能由健康到损伤,再到损坏,直至功能丧失的渐进过程。肾脏内固有细胞纤维化、硬化的过程也就是肾脏纤维化的过程。肾脏纤维化是以 ECM 的异常沉积为特征的。

肾脏纤维化包括肾小球硬化和肾间质纤维化，RIF 是各种肾病的终末期共同表现,与慢性肾功能衰竭密切相关,其主要病理变化是肾小管上皮细胞的减少,细胞外基质积聚,以及一定阶段内间质中出现较多的肌成纤维细胞。

细胞因子在肾间质纤维化发展过程中起着重要作用，它们通过与靶细胞膜上的受体相结合,通过各自的传导通路,将指令传到靶基因产生生物学效应。各种原因引起的慢性肾功能损伤与肾间质纤维化的相关程度,较肾小球病变更为密切,肾间质纤维化是肾脏病情的重要预测指标,对肾病的预后有着重要的影响,抗肾间质纤维化防治 CRF 的重要地位已取得公认。

肾间质基质由三部分组成:胶原、糖蛋白和各种蛋白聚糖。基质蛋白的降解和失衡,造成细胞外基质在间质异常聚集,是间质纤维化的主要机制。

TGF-β的升高是ECM聚集的基础，也是造成肾小球系膜区基质堆积的主要致病因子。其通过三种途径促进ECM沉积:其一,明显增加ECM成分,如胶原Ⅰ、Ⅲ、Ⅳ、FN和蛋白多糖的表达;其二,刺激ECM受体与整合素的合成,影响基质的相互作用,调节靶细胞产生ECM的质和量;其三,通过减少多种蛋白降解酶(如胶原酶、羟基蛋白酶及金属蛋白酶等)的合成,促进基质蛋白降解抑制物(纤溶酶原激活剂等)的产生,减少ECM的降解[4]。

肾间质纤维化的影响因子分为抗肾间质纤维化因子,如BMP-7,和促肾间质纤维化因子,如TGF-β_1等。BMP-7是重要的抗RIF因子，在各种肾脏疾病模型中,BMP-7治疗具有维持肾组织结构和功能的重要作用[6]。通过影响TGF-β_1/Smads通路的信号转导并与TGF-β_1存在拮抗等多种途径，发挥抗肾纤维化作用。

体外实验证明,BMP-7在近曲小管上皮细胞中能增加Smad6表达,而Smad6抑制TGF-β_1的信号传导,抑制靶基因的转录。BMP-7在近曲小管上皮细胞的抗炎和细胞保护作用,与上调Smad6表达密切相关[7]。TGF-β1是肾脏ECM合成和纤维化的决定性介质,会促使发生肾小球硬化。其高表达是肾间质纤维化形成的中心环节[8]。Smads蛋白是TGF-β_1家族信号从受体到核的细胞内转导分子，是目前所知的唯一受体的胞内激酶底物。Smad6为抑制性Smad,是TGF-β_1信号通路负反馈调节因子,可以抑制信号转导[9]。而肾脏纤维化主要的最终的共同通路就是TGF-β_1/Smads信号通路。

实验证明，升清降浊胶囊能明显降低肾脏纤维化大鼠尿素氮、肌酐水平;改善肾小管间质病理变化;降低TGF-β_1的表达,升高肾组织中Smad6、BMP-7的表达。说明升清降浊胶囊可以减轻肾脏纤维化SD大鼠的肾功能损伤及肾小管及间质损害，推测升清降浊胶囊可能是通过下调TGF-β_1的表达,上调大鼠肾组织中BMP-7、Smad6的表达,从而抑制了TGF-β_1信号向细胞核内转导的通路;升清降浊胶囊通过影响BMP-7/Smad6/TGF-β_1信号通路的转导而减轻肾间质纤维化可能是其延缓慢性肾衰竭进展的机制之一。

2.6 结论

(1)腺嘌呤在肾小管的沉积与肾脏病理改变、肾功能减退相平行。尿毒素在体内的蓄积、肾的代偿肥大和高代谢状态可能是引起 CRF 的重要因素。

(2)CRF 引起大鼠食少、消瘦、耳郭苍白,目色淡红,眯眼,眼睑浮肿,尾巴湿冷,外阴周围潮湿;活动度减少、反应迟钝、多饮、多尿、多食、生长迟缓等症状与脾肾虚衰的临床症状相似,以此模型研究药物疗效有意义。

(3)升清降浊胶囊防治 CRF 的作用与降低 BUN、Scr,肾重/体重比值作用,升高血 Ca/P 比值,减轻腺嘌呤对肾脏组织损害的作用有关。

(4)尿毒素在体内的蓄积造成肾功能的恶化,引起肾脏分泌 EPO 产生不足和干扰红细胞的生成和代谢可能是引起肾性贫血的重要因素。

(5)肾脏组织炎性细胞的浸润程度与肾性贫血的产生密切相关。

(6)TNF-α 在腺嘌呤所致肾性贫血 SD 大鼠肾脏组织中的异常高表达可能是其发病的重要机制之一。

(7)升清降浊胶囊可通过改善肾功能、肾脏病理变化,抑制 TNF-α 在腺嘌呤所致慢性肾性贫血肾脏组织中的异常表达,治疗肾性贫血。

(8)升清降浊胶囊通过影响 BMP-7、Smad6、TGF-β_1 信号通路的转导而减轻肾间质纤维化延缓慢性肾衰竭的进展。

参考文献

[1] 于敏,张波. 从中医体质学说谈慢性肾脏病的发生与预防[J]. 中华中医药学刊,2009,9(23):1825.

[2] 陆再英,钟南山. 内科学:7 版[M]. 北京:人民卫生出版社,2008,550.

[3] 叶任高,陆再英,谢毅,等. 内科学[M]. 北京:人民卫生出版社,2004(6):543.

[4] 孙世澜,周朝阳. 肾脏病理论与实践[M]. 北京:人民军医出版社,2005(1):162-163.

[5] 邢静萍,陈楠. Smad 与肾纤维化[J]. 中国中西医结合肾病杂志,2005,6(5):302-304.

[6] 郭顺华，谌贻璞. BMP-7与肾脏保护作用 [J]. 国外医学：泌尿系统分册,2003,23(4):411-413.

[7] Leechuan CY,John CL. Identification of an osteogenic protein-1 responsive element in the aggrecan promoter.Bioch Bioph ResCom,2004,323(1):223.

[8] 赵湘,金李君,孙建实. 慢性肾衰竭的发病机制及中西医干预策略[J]. 中国中西医结合肾病杂志,2005,6(12):737-738.

[9] 王延叶,李荣山. TGF-β1/Smad与肾脏间质纤维化[J]. 国外医学:泌尿系统分册,2005,25(6):840-844.

升清降浊胶囊对慢性肾衰模型大鼠的保护作用及氧自由基代谢的影响

【摘要】

目的：观察升清降浊胶囊及肾衰宁胶囊对慢性肾功能衰竭(CRF)模型大鼠治疗作用以及氧自由基指标变化，探讨升清降浊肾衰胶囊的治疗作用以及慢性肾衰在自由基学说方面的发病机制。

方法：采用腺嘌呤给大鼠灌胃制造大鼠慢性肾功能衰竭模型，并采用不同方法治疗，采用全自动生化分析仪测量模型大鼠血尿素氮(BUN)、血肌酐(Scr)，肝功能，血细胞分析仪测量血常规，HE 染色，光镜下观察肾组织病理改变，用 ELISA 即酶联免疫分析法检测大鼠血清丙二醛(MDA)的含量，用免疫组化方法检测肾组织中超氧化物歧化酶(SOD)的表达和分布。

结果：腺嘌呤明显诱导大鼠肾脏组织纤维化，体积增大，肾脏肾小管扩张，变形，肾功能指标血尿素氮(BUN)、血肌酐(Scr)明显增高，血常规指标下降，使肾脏组织 SOD 含量下降，血清 MDA 含量增高，经不同方法治疗后，各治疗组血尿素氮(BUN)、血肌酐(Scr)明显降低，肾脏组织 SOD 含量增高，血清MDA 含量降低，血常规指标升高，肾脏组织体积明显，组织纤维化减弱，肾小管管腔不同程度缩小，各治疗组中升清降浊胶囊高浓度治疗组疗效强于中浓度和低浓度治疗组。肾衰宁治疗组与升清降浊胶囊治疗效果相近。

结论：升清降浊胶囊能够改善慢性肾衰模型大鼠肾功能，升高血常规指标,通过提高组织内SOD含量而清楚和抑制血清MDA的产生,从而改善肾衰模型大鼠自由基代谢水平,起到保护肾脏,延缓肾衰发展的机制。

【关键词】 慢性肾功能衰竭;氧自由基;超氧化物歧化酶;丙二醛

1 前言

众所周知,慢性肾功能衰竭(慢性肾衰,chronic renal failure,CRF)是严重危害人们健康和生命的常见病。近年来国内外有关资料表明,CRF的发病率、患病率均明显上升,世界各国面临和防治形式相当严峻。因此,加强和改善CRF的防治,已经成为不可忽视的医疗和社会问题。我国是一个人口众多的发展中国家,加强该方面的工作,不仅有利于提高人们健康水平,而且关系到经济发展和社会进步。从肾脏病专业的角度来说,探求CRF的发病机制,认识其危险因素,不断改善、延缓和逆转CRF进展的措施,将进一步提高CRF整体防治与研究水平。据有关国家统计,慢性肾衰的5年生存率为55%~70%,10年生存率为35%~55%。近20年来慢性肾衰的死亡率已有明显下降,但它在人类死亡原因中仍占第5位至第9位,可见,CRF是人类生存的重要威胁之一。慢性肾衰的治疗费用十分昂贵,即使在发达国家,其政府的负担也十分沉重(如美国政府1年为此支出200多亿美元)。由于CRF的患病率、发病率均不断上升,其治疗费用也不断攀升并将成倍增长。由于上述原因,慢性肾衰的防治受到许多国家的重视,在一些国家已经被列入政府的防治计划。慢性肾功能衰竭是肾脏功能衰退的现象之一。关于CRF进展机制的研究,已取得不少进展,学者们提出不少学说,如健存肾单位学说、肾单位高代谢学说、脂代谢紊乱学说、营养缺乏学说等。许多免疫及非实验研究已证实氧自由基在慢性肾脏损伤中的重要作用, 肾小管高代谢学说认为,CRF时残余肾单位肾小管代谢亢进是肾小球萎缩、间质纤维化和肾单位进行性损害的重要原因之一。代谢导致肾小管氧消耗增加和氧自由基增多,小管内液铁离子的生成和代谢性酸中毒所引起的补体旁路的激活和膜攻击复合物的形成,均可导致肾小管、肾间质损伤。机体内自由基产生和清除体系平衡失调与多种疾病的发病机制有关。自由基主要有超氧化物、过氧化氢和羟基。血清中丙二醛(Malondialdehyde,MDA)水平一般可反映细胞和组织内的氧化损伤情况，它是自由基攻击组织细胞内生物膜结构中的多聚不饱和脂生脂质过氧化反应的产物。超氧化物歧化酶(Superoxidedismutase,SOD)是衡量自由基基础代谢状态的主要指标,在人体内,超氧化物歧化酶主要由Cu/Zn-SOD（Copper/Zinc Superoxide dismutase，铜/锌超氧化物歧化酶)、Mn-SOD(Manganese Superoxide dismutase,锰超氧化物歧化酶)2种组成。大量研究表明,SOD是机体内抗自由基防御体系中最重要的酶类抗氧化剂,它可以直接清除超氧阴离子自由基,阻断自由基锁反应,保护细胞组织免受超氧阴离子自由基的损伤。因而,SOD的活性则反映了细胞内清除氧自由基即抗氧化的能力。在体内，一般情况下氧自由基的产生和清除可维持低水平的、有利无害的平衡。当这一平衡被打破时,无论是SOD活性降低还是自由基过量的生成都可导致自由基含量增多,并导致多种疾病的发生。相关文献报道，高浓度的腺嘌呤能通过黄嘌呤氧化酶的作用变成极难溶于水的二羟基腺嘌呤,后者沉积在肾小管内,影响了氮质化合物的排泄,最终引起了肾脏功能的损伤。此外,大量摄入腺嘌呤导致体内氧自由基产生过多和脂质过氧化也可能是腺嘌呤导致肾功能损伤的重要机制之一。氧自由基可由肾脏固有及浸润细胞所产生。由氧自由基因造成的肾损害,一方面取决于肾脏局部氧自由基的产生情况,另一方面氧自由的清除也起着重要作用。在慢性肾脏病变的发展进展过程中,不但肾组织内氧自由基产生过多,同时肾组织局部清除氧自由基的能力减弱,因此会造成肾组织的进一步损伤,最终可导致肾小球硬化、肾小管萎缩及间质纤维化等的发生。肾脏内局部组织氧自由基的产生及消除失衡是慢性肾脏病变发生发展众多因素中的一种重要致病机制。本研究通过制造大鼠慢性肾功能衰竭模型,并对其用不同方法治疗,测定各组大鼠肾功能指标和血常规指标,判定治疗效果,同时用不同方法检测组织和血清中SOD活性、MDA含量，探讨自由基代谢状况在大鼠慢性肾功能衰竭疾病的发病机制中的作用，利用SOD活性、MDA含量的表达差异，以期通过SOD、MDA检测，为中医药治疗慢性肾脏疾病提供一定的科学理论依据。

2 材料与方法

2.1 材料

2.1.1 实验动物

选用体重300±30 g、鼠龄2月，健康雄性SD大鼠96只。大鼠购自宁夏医科大学实验动物中心，上述动物检验合格，常规条件下饲养，自由饮水，普通饮食，实验前禁食12 h。

2.1.2 实验仪器

GLYMPUS，AU640型全自动生化分析仪，（日本）IMS-972型离子分析仪，（日本）LEICA，ASP3005脱水机，EG1150C组织包埋机，RM2245切片机，（德国）OLYMPUS-BX40显微镜，OLYMPUS U-SPT图像采集器，（日本）Sartorius电子分析天平，（德国）Ultra-Turax 25组织匀浆器，（德国）DSHZ-300多用途水浴恒温振荡器，（江苏）JJT-7A型超净台，（北京）302型二氧化碳孵育箱，（美国，SHELLAB）LG15-W离心机，（北京）RC5C高速低温冷冻离心机，（美国，Sorvall）Leica Q550IW图像分析仪，（德国）倒置相差显微镜，（Nikon）Olympus CHC-212型光学显微镜，（日本）1130/Biocut超薄切片机，（德国）REVCO超低温冰箱，（日本）BDF-1600型双恒电泳仪，（北京）DYY-III-7B转移电泳仪，（北京）垂直电泳槽，（北京）BIO-RAD转膜仪，（美国）TS-1型脱色摇床，（江苏）IDA-2000型数码图像分析系统，（北京）SZ-93自动双重纯水蒸馏器，（上海）纯水仪，（法国，MILLIPORE）可调微量加样器（芬兰，Finnpipette）。

2.1.3 实验药品和试剂

腺嘌呤(Adenine)：C5H5N5FW：135.13 中国生化学会。上海佰奥生物科技公司提供。进口分装，批号：97048。临用前将腺嘌呤加入自来水中配成30 mg/ml 的混悬液。肾衰宁胶囊：云南理想药业有限公司生产，生产批号：20110407 国药准字 Z53021547。0.35 g/粒。将肾衰宁胶囊溶于自来水中配成0.046 g/ml 的溶液，每 ml 含生药 0.387 g。升清降浊胶囊：由柴胡、枳壳、党参、半夏、陈皮、茯苓、大黄、砂仁、丹参、熟地黄、山茱萸、炒山药、蝉蜕、僵蚕等中药组成，由宁夏回族自治区中医医院药房配制。每粒胶囊含生药 2.32 g。0.6 g 每粒。每毫升含生药 1.473 g。

2.2 大鼠慢性肾衰模型制备

根据郑平东[1]、马云[2]等用腺嘌呤制作慢性肾衰实验动物模型的方法。取雄性 SD 大鼠 96 只(体重 300±30 g)，随机分为 6 组(每组 16 只)：正常对照组（简称 A 组，*n*=16)，模型对照组(简称正常 B 组，*n*=16)，升清降浊胶囊高、中、低浓度组(分别简称 C、D、E 组，每组 *n*=16)，肾衰宁对照组(简称 F 组，*n*=16)。取腺嘌呤加自来水兑成 30 mg/ml(0.75%)的混悬液，给大鼠灌胃(10 ml/kg)，除正常对照 A 组外，其他各组每日 1 次，动物自由饮水、进食，造模时间为 21 d。于造模成功 2 日后开始对 C、D、E、F 组进行治疗，大鼠给药剂量按人与大鼠间体表面积折算等效剂量。肾衰宁胶囊用蒸馏水配成0.046 g/m1 溶液(相当于生药量 0.387 g)；升清降浊胶囊使用前用蒸馏水分别配成 0.048 g/ml（含生药量 0.1872 g)、0.096 g/ml（含生药量 0.3744 g)、0.144 g/ml(含生药量 0.5613 g)的混悬液(相当于临床用量的 1、2、3 倍)。正常组和模型对照组灌服等容积生理盐水。

2.2.1 慢性肾衰模型制备大鼠的制备

2.2.2 造模有关药品的配制

2.3 相关检测指标

按上述方法饲养 4 周大鼠心脏取血，采用全自动生化分析仪检测血尿素氮(BUN)、血肌酐(Scr)、谷草转氨酶(AST)、谷丙转氨酶(ALT)、Ca、P 代谢水平。同时检测血常规指标红细胞(RBC)、血红蛋白(Hb)以及氧自由基指标(MDA、SOD)的影响水平,分析统计数据,对比不同治疗组间检测指标差异,得出结论。6 周后用同样方法检测剩余大鼠,分析统计数据。实验期间观察动物的体重、神态、体毛及活动等一般情况;给药 4 周、6 周后, 大鼠用戊巴比妥钠麻醉,心脏取血 5 ml, 血液收集后经离心(3 000 r/min,15 min)分离出血清和血浆,血清和血浆均保存于−80℃冰箱,待测。大鼠取血完毕后,迅速剖腹将实验双肾取下,用生理盐水冲洗,除去血污及血管脂肪等非肾脏组织,用吸水纸吸去水分,用精密天平称湿重。随机选取部分大鼠右肾脏放入 10%的甲醛中固定、脱水、透明、浸蜡、包埋、常规切片,HE 染色,光镜下观察病理组织学变化,用 ELISA 法检测丙二醛(MDA),用免疫组化方法检测肾组织中 SOD 的表达和分布。

(1)采用全自动生化分析仪检测血尿素氮(BUN)、血肌酐(Scr)、谷草转氨酶(AST)、谷丙转氨酶(ALT)、Ca、P 代谢水平。

(2)血细胞分析仪检测血常规指标红细胞(RBC)、血红蛋白(Hb)。

(3)用 ELISA 法检测丙二醛(MDA)。

(4)用免疫组化方法检测肾组织中 SOD 的表达和分布。制作程序如下。

①将石蜡包埋的肾脏组织标本切成 3 μm,切片用二甲苯和梯度酒精脱蜡、水化组织切片。

②用 PBS 液冲洗切片标本 3 次,每 5 min 1 次,滴加 3%H_2O_2,室温孵育 20 min,以消除内源性过氧化物酶的活性。用 PBS 冲洗切片标本 3 次,每 5 min 1 次。

③分别滴加按 1:150 浓度稀释的 SOD 兔抗大鼠多克隆抗体 20 μl,37℃孵育 2 h,避免抗体蒸发。再用冷 PBS 液冲洗 3 次,每次 5 min。

④加入二抗 IgG 工作液(二抗山羊抗兔),37℃孵育 30 min,再用 PBS 液冲洗 3 次,每 5 min 1 次。

⑤加入 DAB(DAB 5 mg,ddW 9 ml,0.1M PBS 1 ml,30% H_2O_2 10 μl)显色,用自来水阻断显色反应,仔细观察避免背景颜色过高。脱水,复染,封片。SOD 表达阳性率是以中等阳性的表达计算。根据每张切片阳性反应颗粒的颜色深浅和占细胞总数的比例定为:阴性(-)为未见或偶见阳性颗粒,颜色呈浅黄色;阳性(+)为阳性颗粒少于 1/3,颜色呈淡棕黄色;中等阳性(++)为阳性颗粒介于 1/3~2/3,颜色介于+~+++间;强阳性(+++)为阳性颗粒数>2/3,颜色呈棕褐色。每张切片观察 3 个视野。

(5)HE 染色,肾脏病理组织切片制作,其流程如下:

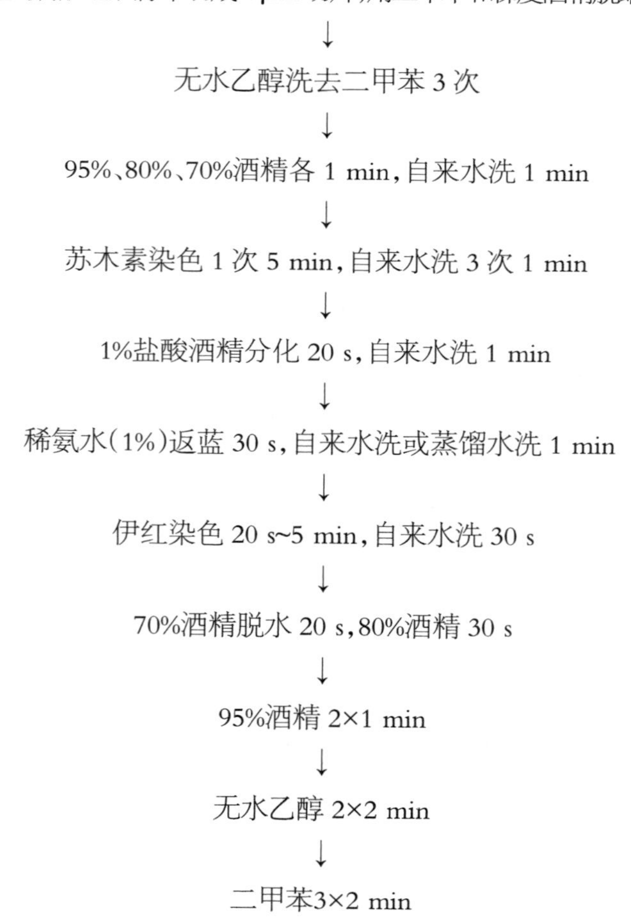

2.4 统计学处理

用 SPSS 15.0 统计软件处理数据，结果以 $\bar{x} \pm s$ 表示。

2.5 结果

2.5.1 慢性肾衰模型大鼠各治疗组指标以及肾功能指标变化

2.5.1.1 治疗 28d 时各组电解质指标及肾功能指标测定结果(见表 1)

表 1 治疗 28 d 时各组各项指标的测定($\bar{x} \pm s$)

组别	n	体重(g)	双肾重(g)	血		血	
				Ca(mmol/L)	P(mmol/L)	BUN(mmol/L)	Scr(μmol/L)
正常组	8	445.0±35.86	2.64±0.13	2.61±0.87	4.51±0.54	7.95±0.518	41.66±0.78
模型组	8	286.6±31.82	11.30±2.10	2.85±0.96	6.97±2.12	74.10±27.91	242.78±90.36▲
高浓度组	8	381.3±63.57	4.46±0.99	2.74±0.18	4.71±0.92	16.44±6.86	73.73±38.80▲★
中浓度组	8	385.0±65.47	5.41±1.66	2.45±0.92	4.71±1.56	17.30±3.91	67.45±26.31▲★
低浓度组	8	376.3±47.79	6.66±0.80	2.76±0.22	3.88±0.96	20.03±4.85	85.48±25.04▲★
肾衰宁组	8	357.1±62.91	5.58±1.09	2.62±0.10	3.83±0.66	20.07±2.52	89.49±67.56▲★

注：与空白组比较，▲$P<0.05$，与模型组比较，★$P<0.05$，与肾衰宁组比较，#$P<0.05$(下同)。

2.5.1.2 治疗 44 d 时各组电解质指标及肾功能指标测定结果(见表 2)

表 2 治疗 44 d 时各组各项指标测定结果($\bar{x} \pm s$)

组别	n	体重(g)	双肾重(g)	血		血	
				Ca(mmol/L)	P(mmol/L)	BUN(mmol/L)	Cr(μmol/L)
正常组	8	501.25±55.92	2.76±0.10	2.67±0.11	4.74±0.52	7.06±1.12	40.63±3.88
模型组	8	323.13±86.06	10.03±2.36	2.66±0.57	6.38±2.06	50.38±25.24	178.45±84.81▲
高浓度组	7	418.00±66.39	4.56±2.70	2.60±0.37	4.41±0.45	16.07±8.20	72.50±29.24▲★
中浓度组	8	420.00±40.82	4.12±2.06	2.61±0.16	4.70±1.65	17.04±5.17	69.51±20.36▲★
低浓度组	7	436.25±33.35	5.68±1.64	2.60±0.08	3.97±0.56	17.35±10.36	84.41±64.3▲★
肾衰宁组	7	403.33±56.10	4.88±0.98	2.46±0.38	5.36±1.76	34.2±42.32	104.01±101.5▲★

注：与空白组比较，▲$P<0.05$，与模型组比较，★$P<0.05$，与肾衰宁组比较，#$P<0.05$(下同)。

用 SPSS 15.0 统计软件处理数据后，数据结果显示模型制备成功，经过治疗，各治疗组肾功能指标血肌酐、尿素氮水平较模型组明显降低，其中升清降浊胶囊治疗组较肾衰宁胶囊治疗组降低慢性肾功能衰竭大鼠的肾功能指标明显，经过治疗，各治疗组调节 Ca、P 代谢有所好转。

2.5.2 慢性肾衰大鼠各治疗组血常规指标和肝功能变化

表 3 治疗 4 周时升清降浊胶囊对血常规指标和谷草转氨酶(AST)、谷丙转氨酶(ALT)的影响

组别	*n*	RBC($\times10^{12}$/L)	Hbg(g/L)	AST(U/L)	ALT(U/L)
正常组	7	8.13±.049	153.25±6.71	194.1±65.9	83.50±37.65
模型组	7	5.12±0.83▲	98.60±14.98▲	162.8±300.12	74.2±34.31
高浓度组	7	6.56±0.37	131.625±5.95	152.25±186.08	70.62±32.34
中浓度组	7	5.90±1.14	120.00±22.77	150.75±43.17	50.75±14.87
低浓度组	8	6.24±1.41	123.50±23.06	135.38±804.88	66.00±114.24
肾衰宁组	7	6.61±0.62	134.57±9.32	147.71±390.73	64.42±22.79

注：与正常组比较，▲P<0.05(下同)。

表 4 治疗 6 周时升清降浊胶囊对血常规指标和谷草转氨酶(AST)、谷丙转氨酶(ALT)的影响

组别	*n*	RBC($\times10^{12}$/L)	Hbg(g/L)	AST(U/L)	ALT(U/L)
正常组	7	8.73±0.96	158.0±9.56	178.08±35.20	73.25±7.09
模型组	7	5.86±1.15▲	115.8±25.33▲	141.80±38.62	64.8±25.27
高浓度组	7	6.91±1.76	138.43±33.45	137.0±18.69	45.4±11.07
中浓度组	7	7.35±0.54	146.14±9.21	143.7±25.21	59.85±36.86
低浓度组	8	7.36±.58	145.0±12.27	139.5±31.72	47.75±8.54
肾衰宁组	7	7.03±1.81	142.5±35.62	153.50±26.99	74.00±42.28

注：与空白组比较，▲P<0.05。

如表 3、表 4 所示，分别为治疗后 4 周和 6 周慢性肾衰模型大鼠的血常规和谷草转氨酶(AST)、谷丙转氨酶(ALT)指标变化，模型组与正常组比较，模型组的红细胞、血红蛋白水平明显降低(P<0.05)，肝功能指标谷草转氨

酶、谷丙转氨酶变化不明显($P>0.05$)。治疗后肾衰宁组,升清降浊胶囊高、中、低浓度组与模型组比较:红细胞、血红蛋白水平均明显升高($P<0.05$);谷草转氨酶、谷丙转氨酶变化不明显($P>0.05$)。升清降浊胶囊低浓度组与肾衰宁组比较:红细胞、血红蛋白无显著性差异($P>0.05$);升清降浊胶囊高、中、低浓度组各组间比较红细胞、血红蛋白谷草转氨酶、谷丙转氨酶比较无显著性差异($P>0.05$)。升清降浊胶囊与肾衰宁对慢性肾衰模型大鼠血常规治疗水平相近。

2.5.3 用免疫组化方法测定慢性肾衰大鼠各治疗组肾组织 SOD 的含量变化

表 5 治疗 4 周时升清降浊胶囊对肾脏组织 SOD 的表达的影响

组别	n	SOD 的表达				阳性率(%)
		−	+	++	+++	
正常组	7	0	1	1	5	85.71
模型组	7	4	2	1	0	14.29▲
升清降浊胶囊高浓度组	7	1	1	2	3	71.43★
升清降浊胶囊中浓度组	7	2	1	1	3	57.14★
升清降浊胶囊低浓度组	8	2	1	3	2	62.50▲★#
肾衰宁组	7	1	1	2	3	71.43▲★

注:与空白组比较,▲$P<0.05$,与模型组比较,★$P<0.05$,与肾衰宁组比较,#$P<0.05$。

表 6 治疗 6 周时升清降浊胶囊对肾脏组织 SOD 的表达的影响

组别	n	SOD 的表达				阳性率(%)
		−	+	++	+++	
正常组	7	0	1	1	5	85.71
模型组	6	4	1	1	0	16.67▲
升清降浊胶囊高浓度组	7	1	1	2	3	71.43★
升清降浊胶囊中浓度组	7	1	2	2	2	57.14★
升清降浊胶囊低浓度组	7	3	1	1	2	42.86▲★#
肾衰宁组	7	1	2	1	3	57.14▲★

注:与空白组比较,▲$P<0.05$,与模型组比较,★$P<0.05$,与肾衰宁组比较,#$P<0.05$。

SOD 表达阳性率是以中等阳性的表达计算。根据每张切片阳性反应颗粒的颜色深浅和占细胞总数的比例定为：阴性(-)为未见或偶见阳性颗粒，颜色呈浅黄色；阳性(+)为阳性颗粒少于 1/3，颜色呈淡棕黄色；中等阳性(++)为阳性颗粒介于 1/3~2/3，颜色介于+~+++间；强阳性(+++)为阳性颗粒数>2/3，颜色呈棕褐色。每张切片观察 3 个视野。

2.5.4　用 ELISA 即酶联免疫分析法检测各组血清丙二醛(MDA)的含量

表 7　治疗后各组血清MDA 表达的比较

组别	n	MDA(mg/ml)
空白对照组	14	33.72±1.84**▲▲△
模型对照组	13	44.01±3.18
高浓度组	14	36.25±1.45*▲△△
中浓度组	14	37.10±1.59**
低浓度组	15	36.579±1.58**▲
肾衰宁组	14	37.25±1.75**△

注：与模型组比较，*P<0.05，**P<0.01；与肾衰宁组比较，▲P<0.05，▲▲P<0.01；与中浓度组比较，△P<0.05，△△P<0.01。

对大鼠血液中 MDA 表达水平的影响。由上可见，治疗后，升清降浊胶囊高、中、低浓度组，肾衰宁治疗组与模型组比较，大鼠血清 MDA 表达水平显著减弱(P<0.01)；中浓度组与肾衰宁组比较，大鼠血清 MDA 表达水平显著减弱(P<0.05)，说明升清降浊胶囊能减少大鼠血清 MDA 的表达，具有清除血中过多自由基的能力，能起到保护肾脏的作用。

2.5.5　肾脏病理改变

肾脏病理肉眼观察：正常组肾脏色暗红，表面光滑，切面皮、髓质界限清晰，未见皮质缺血及出血现象；腺嘌呤组大鼠肾色苍黄、浊肿，部分肾脏呈“大白肾”，外观表面呈细颗粒状，切面见肾皮质略增厚，色淡，皮、髓质分界模糊。光镜观察：正常组，肾小球、肾小管及肾间质组织形态大致正常。腺嘌吟组:肾小管呈灶性坏死,坏死处可见大量慢性炎细胞及少量中性粒细胞浸润,大部分肾小管扩张或萎缩,其内充满棕黄色的结晶体,部分小管内可见蛋白管型及细胞管型。肾间质内可见棕黄色结晶体沉积,结晶体沉积处有慢性炎细胞浸润及上皮样细胞增生,上皮细胞及慢性炎细胞围绕结晶体形成慢性炎性肉芽肿结构。肾小球未见明显形态学改变。

2.6 讨论

慢性肾功能衰竭相当于中医学的"癃闭""关格""溺毒""肾劳"等范畴,慢性肾衰竭是由多种肾脏疾病转化而来,其原发病不同,病因病机也有差异,但总体来说,肾元虚衰,湿浊内蕴是其根本病机,感受外邪、饮食不当、劳倦过度、药毒伤肾常常是其诱发或加重的因素。病位主要在肾,涉及肺、脾(胃)、肝等脏腑,其基本病机是本虚、标实,本虚以肾元虚损为主,标实见水湿、湿浊、湿热、血瘀、肝风之证[3]。

我们根据多年的临床经验,在中医的升降理论指导下,自创了升清降浊胶囊,在临床取得了很好的疗效。

升降理论是中医学的重要组成部分,升降出入理论源自于《黄帝内经》,其中《素问·六微旨大论》说:"非出入,则无以生长壮老已;非升降,则无以生长化收藏。是以升降出入,无器不有。"中医学的升降理论,主要是指脏腑之气的运动形式。升降是指物质运动的具体体现,是阴阳矛盾运动的对立统一形式。升和降是两个相对的概念,是对事物相互对立的两种运动趋向和属性的概况。升降学说是研究升降在人体生命活动中的作用、升降的运动形式、升降失序的病理变化、调理升降的规律、药物升降浮沉之性能以及升降实质的理论。历代医家有很多学说,如"肝生于左,肺藏于右"的左升右降学说;有的以下升上降立说,如肝肾在下,其气主升,心肺在上,其气主降;还有水升火降学说,如心属火,宜降;肾属水,宜升等等。这些学说从不同角度阐述了脏腑之气升降出入的基本形式,具体可概括为:肝、脾、肾,三焦之气主升,心、肺、胃、膀胱之气主降。升降有广义和狭义之分。狭义主要指脾升、胃降,

“脾宜升则健，胃宜降则和”(《临证指南医案》)。广义则指以藏象为中心的生命活动，藏属肾，泄属肝；肝主升，肺主降；心主动，肾主静；脾主升，胃主降。五脏升降相因，共同维持机体的动态平衡，从而保持“清阳出上窍，浊阴出下窍；清阳发腠理，浊阴走五脏；清阳实四肢，浊阴归六腑”的生理状态。如果气机升降失常或是气化失调，就会表现出“出入废，则神机化灭；升降息，则气力孤危”的病理状态。

历代医家对 CRF 病因病机的认识不一，各有侧重。导师童安荣教授经过长期临床试验，结合古代医家以及现代研究对本病的认识，认为 CRF 的发病病机主要由于脾肾功能失调，升降开合失常，清阳不升，浊阴不出下窍所致。紧紧抓住这一病机特点，并在临床上取得了不错的疗效。因此致力于从中医升降理论治疗慢性肾衰，将调理升降中药用于慢性肾衰的临床诊治，形成了独特的思维理念，丰富了升降浮沉的理论内涵。我们根据慢性肾功能衰竭早期脾肾气阴两虚的病机特点，研制了升清降浊胶囊：由柴胡、枳壳、党参、半夏、陈皮、茯苓、大黄、砂仁、丹参、熟地黄、山茱萸、炒山药、白术、泽兰、蝉蜕、僵蚕等中药组成，有益气升清、利水降浊、健脾补肾的功效。主治慢性肾病。本方采用加味升降中药的中医理论，用六味地黄汤中熟地黄、山茱萸以滋阴补肾，用丹参、白术、茯苓以益气健脾；半夏燥湿化痰、降逆止呕；陈皮理气化痰除湿，茯苓以其味甘而从土化，土能防水，用之以制水脏之邪，益脾胃而培万物，两方相配益气健脾补肾、利水化湿。茯苓渗湿、泽兰利水渗湿，活血化瘀。脾虚者肝来乘之，故加柴胡、枳壳疏肝理气解郁，白芍养血柔肝。以防克伐脾土太过；大黄味苦性寒，具有通便泻热降浊驱废的作用，方中蝉蜕升阳中之清阳，大黄，降阴中浊阴，一升一降，内外通和。

我国早年曾报道，在尚未需透析治疗的肾功能衰竭早期，在西医治疗的基础上予以大黄辨证施治地使用治疗慢性肾功能衰竭，取得较好的疗效，中西医结合能够延缓肾功能衰竭的发生。从大黄中提取的蒽醌类衍生物，包括大黄素、芦荟大黄素、大黄素甲醚和大黄酚等 5 种成分，具有抗炎，抗菌，抗肿瘤及解毒等药理作用。近年来,国内外的研究均表明大黄(rhubarb)能延缓慢性肾衰的进展。现代医学的研究初步表明大黄可能有下述作用:①大黄的攻下泻毒导滞作用,能促使一部分氮质从肠道清除体外;②大黄有活血化瘀的作用,能改善慢性肾功能衰竭患者高凝,高黏状态;③抑制系膜细胞及肾小管上皮细胞的增生;④减轻肾脏代谢性肥大,抑制残余肾单位的高代谢状态;⑤矫正肾功能衰竭时的脂质紊乱;⑥大黄含有许多人体必需氨基酸。最近国内外很多实验更加证实,大黄素能明显抑制人肾成纤维细胞的分裂增殖,并通过促使蛋白高水平表达诱导细胞发生凋亡。通过上述机制,大黄能延缓慢性肾功能衰竭的进展,这对传统医学说大黄能攻积导滞,泻火凉血,逐瘀通经,是进一步新的注释。

慢性肾功能衰竭(chronic renal failure,CRF)是由各种原因造成的慢性肾实质损害,导致毒素不能排出体外,水、盐、酸碱失衡、代谢紊乱等肾功能失常及机体各系统受累,进而危及生命的综合征[4]。从总体来讲,CRF 病情进展的特点具有"两重性",既有进展延缓的一面,也有进展性发展和加重的一面;既有病程进展"不可逆"的一面,也有某些阶段中(主要在早中期)"可逆"的一面。一般而言,CRF 的病程是渐进性发展的,但是在 CRF 病程的某一阶段,肾功能可能出现急剧恶化,甚至进展到终末期,有时可严重威胁患者生命。肾功能出现急剧恶化的危险因素主要有:

(1)累及肾脏的疾病复发或加重,如原发性肾小球肾炎、慢性肾盂肾炎、高血压、糖尿病、缺血性肾病、狼疮性肾炎等的复发或加重。

(2)血容量不足,低血压,脱水,休克等。

(3)肾脏局部血供急剧减少,如肾动脉狭窄患者应用 ACEI、ARB 等药物。

(4)组织创伤或大出血。

(5)严重感染。

(6)肾毒性药物或其他理化因素致肾损伤。

(7)严重高血压未能控制。

(8)泌尿道梗阻。

(9)其他器官功能衰竭,严重心衰,严重肝衰竭。

(10)其他。高钙血症,高凝或高黏滞状态,严重营养不良,呼吸机的应用等。

在这些因素中,因血容量不足(低血压、脱水等)或肾脏局部血供急剧减少,致残余肾单位低灌注、低滤过状态,是导致肾功能急剧恶化的主要原因之一。对 CRF 中间出现的肾功能急剧恶化,如处理及时,往往具有一定的可逆性;但如诊治延误,或这种急剧恶化极为严重,则肾功能衰竭的加重也可能呈不可逆性发展。

慢性肾功能衰竭时存在钙磷代谢异常和代谢性骨病。钙磷代谢异常主要表现为血磷升高、血钙降低及钙磷乘积异常。肾性骨病也称肾性骨营养不良(renal osteodystrophy)。主要表现为骨矿化及骨代谢异常,它可发生于肾功能早期和终末期肾病透析患者中,表现为不同的病理类型及病理生理特点。其主要机制包括维生素 D 缺乏、甲状旁腺功能亢进(甲抗)和铝沉积。随着各种肾替代疗法广泛应用,肾性骨病成为尿毒症的主要并发症。

慢性肾衰发展至终末期可能出现血液系统的多种异常表现,如贫血、血小板减少、白细胞异常等,其中以肾性贫血最为常见。肾性贫血是由于各种因素造成促红细胞生成素(EPO)产生不足或尿毒症毒素干扰红细胞生成和代谢而导致的贫血。目前认为肾性贫血是由多种因素综合造成的,①慢性肾衰时 EPO 合成不足是肾性贫血的主要原因。大约 90%以上的 EPO 是由肾组织产生,EPO 的产生部位为肾远曲小管和肾皮质及外髓管周毛细血管内皮细胞。随着慢性肾衰过程肾组织的破坏,EPO 的产生减少,贫血的损伤程度与肾功能损害的程度成正相关。研究表明肾功能衰竭患者血中 EPO 水平正常或高于正常,但显著低于肾功能正常而贫血程度相同患者,因此存在 EPO 相对缺乏。②红细胞生长抑制因子,尿毒症患者血中存在某种抑制红细胞生成的物质。多个研究证实尿毒症患者血清或血浆可抑制红细胞的增殖和血红蛋白的合成。包括甲状旁腺素、精氨和多胺精氨、某些大分子蛋白质等。③红细胞寿命缩短,溶血是红细胞寿命缩短的主要原因之一,其他因素包括尿毒症毒素干扰细胞膜的功能和稳定性,红细胞渗透性增加,导致细胞稳定性和完整性改变。④其他因素,包括铁缺乏,部分与失血有关(反复抽血检查、穿刺、透析器与管路中残血、消化道出血);叶酸缺乏;甲状旁腺功能减弱;地中海贫血等。

氧自由基是肾小球损伤的重要介质。近年来,随着自由基学说的发展,发现血清丙二醛对慢性肾衰竭的发展起着重要的作用。慢性肾衰竭患者一般存在氧自由基异常的现象,这样极容易造成肾组织进一步损伤和肾功能恶化,因此,积极消除体内自由基水平,是治疗本病的关键所在。慢性肾衰竭各种原发病的发病机制中一般都有氧自由基的参与,发展至慢性肾衰竭末期,氧自由基对进行性肾功能损伤的程度则更为突出。氧自由基的毒性作用主要有:脂质过氧化,蛋白质、糖变性,核酸氧化,导致膜的通透性增加,蛋白质的生物活性受损,细胞受到广泛损伤,功能减退或丧失,并失去修复能力。氧自由基使细胞膜脂质过氧化,与细胞内某些共价键结合,使细胞损伤,线粒体氧化磷酸化障碍,溶酶体破裂等,最终造成细胞死亡,导致肾小球滤过率降低,肾小管重吸收及分泌功能障碍。同时,脂质过氧化物使纤维母细胞对胶原基因的表达增加,促进胶原在系膜区沉积,加重肾间质纤维化,使肾组织形态和结构改变,肾功能进行性损害。肾组织氧自由基的产生,已成为慢性肾衰竭进展的重要因素之一。SOD 是体内清除自由基的重要酶类,SOD 在肾脏中含量丰富,可阻断脂质过氧化链式反应以保护肾组织免受损伤;而 MDA 作为脂质过氧化的代谢产物,可反映氧自由基的代谢状况和组织损伤的程度。

机体内自由基产生和清除体系平衡失调与很多疾病的发生有关。大量研究表明,SOD 是体内抗自由基防御体系中最重要的酶类抗氧化剂,它可以直接清除超氧阴离子自由基，阻断自由基反应，保护组织免受超氧阴离子自由基损伤。因此，SOD 的活性反映了细胞内清除自由基即抗氧化的能力。在体内，氧自由基的产生和清除可维持低水平的、有利无害的平衡。当这一平衡被打破，无论是 SOD 活性降低还是自由基过量的生成都可导致自由基含量增多，导致多种疾病的发生。自由基是机体正常代谢的必然产物，在生物体内发挥着一定的生理作用，但如果生成过多超过机体的清除能力时，就会成为损害生物机体的毒素，导致组织损伤。SOD 是自由基的清除防御系统最重要的标志酶之一，在肾脏细胞内活性很高，可在一定程度上反映机体清除自由基能力的大小。MDA 是脂质过氧化作用的最终产物，故测定 MDA 水平可反映氧自由基的水平。现代研究认为脂质过氧化是氧自由基引起组织损伤的主要机理，氧自由基的代谢失衡在肾脏损伤中起着重要作用[5]。

本研究结果表明升清降浊胶囊能够改善慢性肾衰模型大鼠贫血状况，同时能降低 Scr、BUN 肾功能指标，通过降低肾脏的毒性物质而阻止部分氧自由基的产生，可以显著升高大鼠血清 SOD 含量，增加机体中的 SOD 活性提高机体清除氧自由基的能力，升清降浊胶囊能降低大鼠血清 MDA 含量，升高血清 SOD 能提高机体的抗氧化能力，减轻自由基对肾小球的损伤，从而起到改善肾功能，延缓慢性肾衰竭进一步发展的作用。说明升清降浊胶囊对慢性肾衰模型大鼠有保护和治疗作用。其中显示模型组 SOD 水平较正常组降低，而 MDA 水平明显升高，表明过氧化脂质损害增强，而抗氧化能力减弱，进一步证实了自由基代谢异常在慢性肾脏病的发病中起着重要作用。经过升清降浊胶囊的治疗后，各治疗组血清 SOD 的含量明显升高，MDA 的含量明显下降并接近正常，提示升清降浊胶囊通过升高 SOD 的含量、降低 MDA 的含量来实现对本病的治疗作用。综上所述，升清降浊胶囊对慢性肾衰大鼠确有良效。

2.7 结论

本实验在腺嘌呤诱导的大鼠慢性肾功能衰竭模型中，通过升清降浊胶囊和肾衰宁胶囊治疗组观察到慢性肾衰模型肾功能指标血尿素氮(BUN)、血肌酐(Scr)水平明显降低,肾性贫血得到改善,大鼠血清丙二醛(MDA)的表达降低,肾组织超氧化物歧化酶(SOD)含量增加,采用不同浓度的升清降浊胶囊进行治疗,明显减轻肾脏组织的损伤程度。本实验还观察到慢性肾衰模型肾功能指标血尿素氮(BUN)、血肌酐(Scr)改善时,肾组织超氧化物歧化酶(SOD)含量增加,大鼠血清丙二醛(MDA)的表达则降低,二者成负相关。本研究为SOD的保护效应提供了新的认识,并发现SOD抑制肾衰的效应可能部分与大鼠血清丙二醛(MDA)的表达降低有关。SOD通过调节体内自由基代谢产生对肾脏的保护效应,可作为肾脏疾病防治的新靶点,SOD与氧自由基因子的关系值得进一步研究。

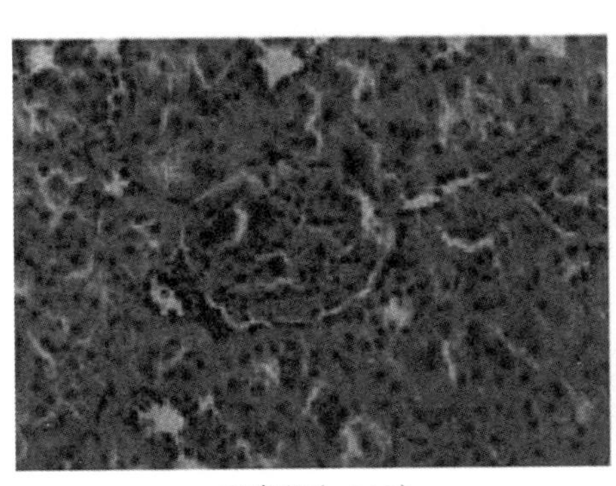

正常组(×200)

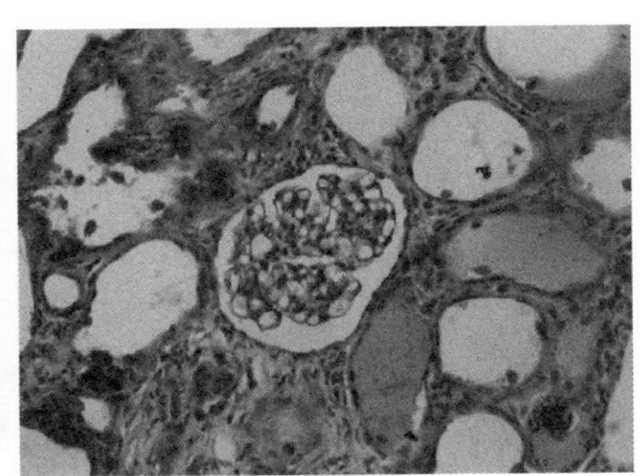

模型组(×200)

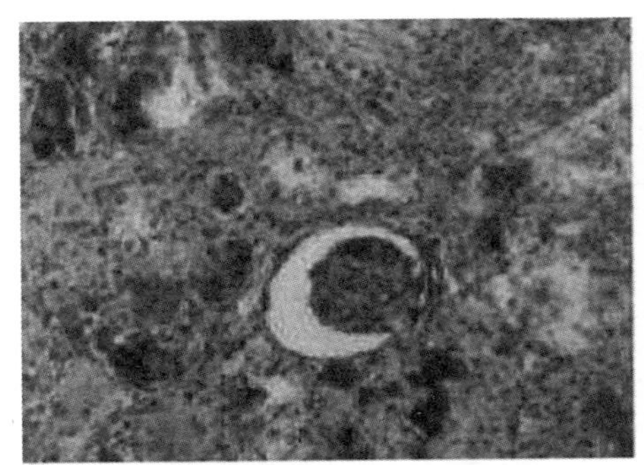

升清降浊胶囊高浓度治疗组(×200)

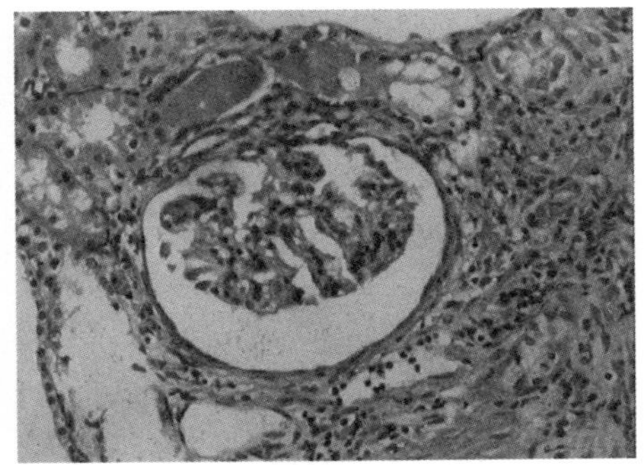

升清降浊胶囊中浓度治疗组(×200)

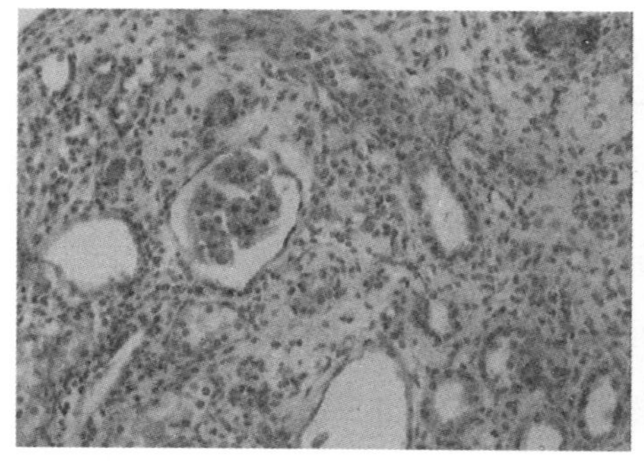

升清降浊胶囊低浓度治疗组(×200)

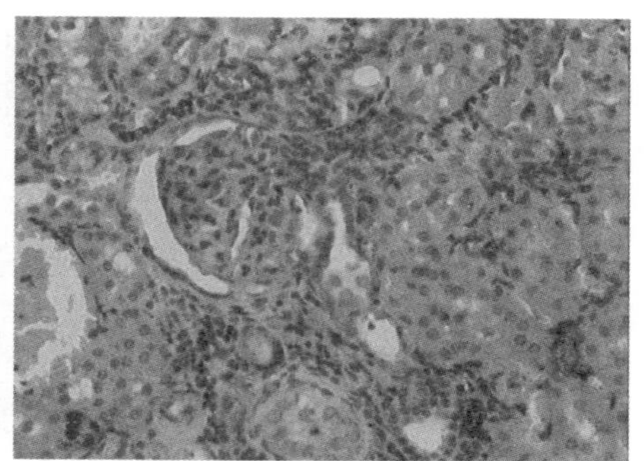

肾衰宁胶囊治疗组(×200)

SOD 免疫组化图片

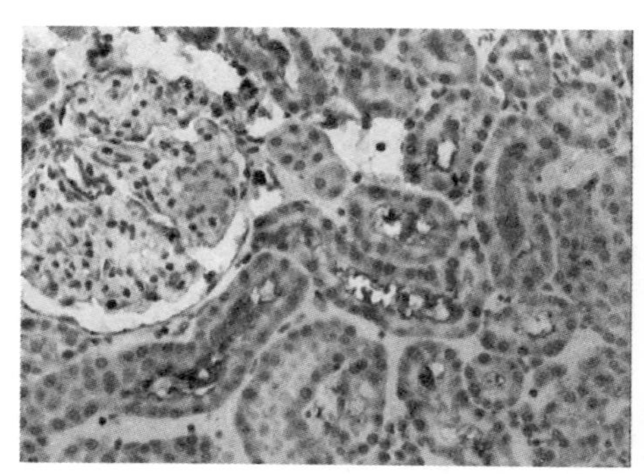

正常组(×200)

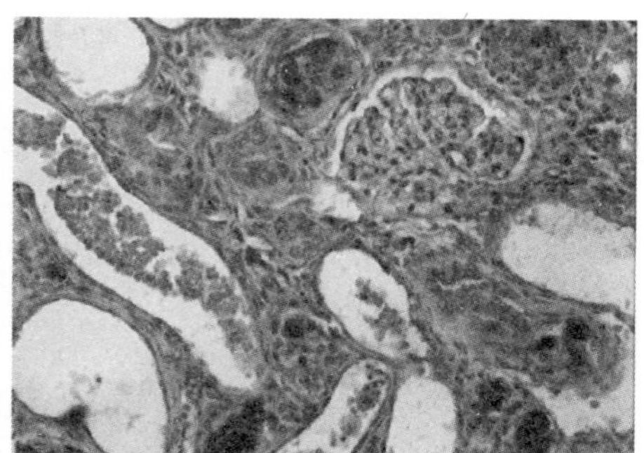

模型组(×200)

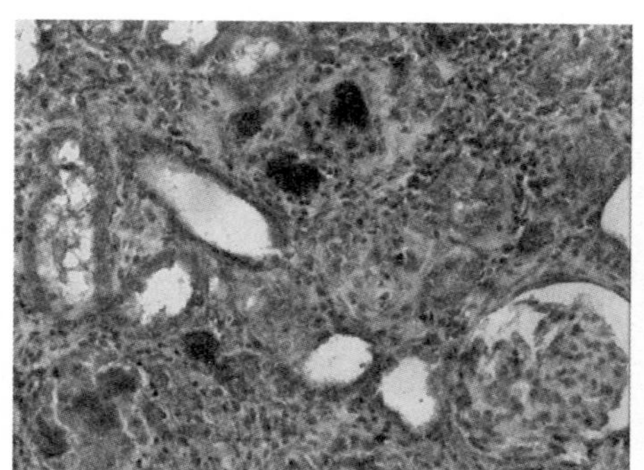

升清降浊胶囊高浓度治疗组(×200)

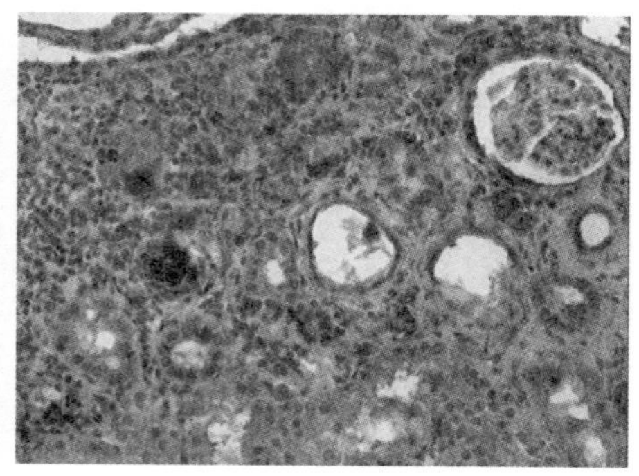

升清降浊胶囊中浓度治疗组(×200)

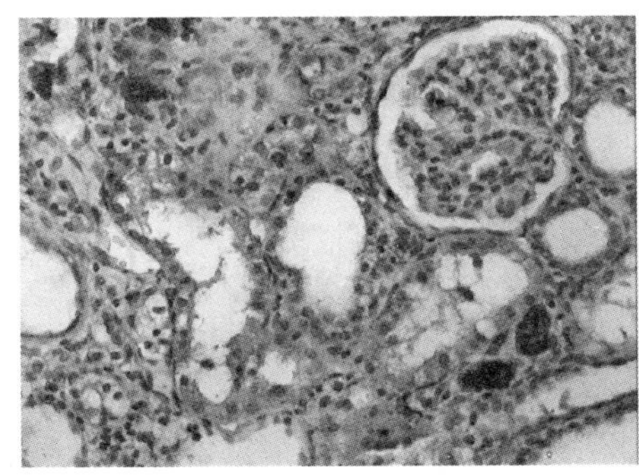

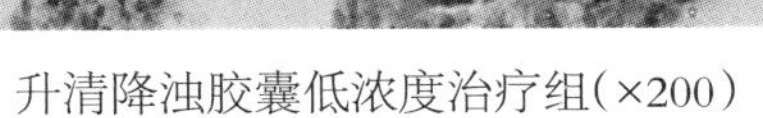
升清降浊胶囊低浓度治疗组(×200)

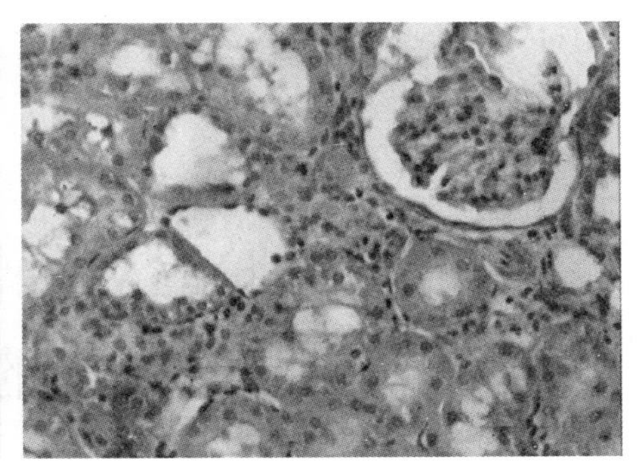
肾衰宁治疗组(×200)

参考文献

[1] 郑平东,朱燕俐,丁名城,等. 用腺嘌呤制作慢性肾功能不全动物模型[J]. 中华肾脏病杂志.1989,5(6):342.

[2] 马云, 侯连兵, 肖炜. 肾衰宁分散片治疗腺嘌呤致慢性肾衰竭大鼠的实验研究[J]. 药材. 2007,30(4):432−435.

[3] 杨进,李燕林,丁谊,等. 补肾泄浊汤治疗早、中期慢性肾衰 33 例[J]. 中医研究,2005,18(5):41−43.

[4] 林善锬. 当代肾脏病学:第 1 版[M]. 上海:上海科技教育出版社,2001,771.

[5] 钱璐, 付晓骏, 何力群. 肾毒宁冲剂对慢性肾衰竭患者自由基损伤的临床研究[J]. 浙江中医杂志.2011,46(4):237.

升清降浊胶囊对慢性肾功能衰竭大鼠保护机制的实验研究

【摘要】

目的:探讨升清降浊胶囊对腺嘌呤所致慢性肾功能衰竭大鼠的肾功能改善作用,以及对血清中钙、磷、FGF−23 及 TGF−β_1、Smads、BMP−7 信号通路的影响。

方法:将 72 只 SD 雄性大鼠随机抽取 62 只用腺嘌呤灌胃造模 28 d,另10只作为正常对照组正常饲养;提示造模成功后采用随机分组方法分为 5 组:模型组,升清降浊胶囊高、中、低浓度组(剂量分别为 0.09 g/ml、0.18 g/ml、0.36 g/ml)、肾衰宁胶囊组(剂量为 0.225 g/ml),每组各 10 只。造模后第 3 d,每天8 am 给药治疗,4 周后观察实验大鼠一般情况、肾脏病理形态学变化,检测血清中 Scr、BUN、钙、磷的变化,采用酶联免疫吸附法检测 FGF−23 水平;应用免疫组织化学法检测各组大鼠 TGF−β_1、Smad2、Smad6、BMP−7 蛋白表达。

结果:

(1)与正常组比较,模型组血清中 BUN、Scr、磷、FGF−23 水平明显升高,有统计学意义($P<0.05$),血钙水平显著下降($P<0.05$);与模型组比较,各治疗组BUN、Scr、磷、FGF−23 水平均有不同程度的下降($P<0.05$ 或$P<0.01$),以升清降浊胶囊高剂量组最为显著,血钙水平上升,仅有高剂量组有统计学意义($P<0.05$)。

(2)各组大鼠肾脏组织 TGF-β_1、Smad2、Smad6、BMP-7 蛋白表达:与正常组比较,模型组大鼠肾组织 TGF-β_1、Smad2 蛋白表达显著增高($P<0.05$);与模型组比较,各治疗组蛋白表达均有不同程度降低,以高剂量组有显著性差异($P<0.05$);Smad6、BMP-7 蛋白表达情况与上述因子表达情况相反。

结论:

(1)升清降浊胶囊能够有效改善慢性肾功能衰竭大鼠的肾功能,降低血清中磷、FGF-23 的水平,提高血钙水平,其高剂量组疗效明显。

(2)升清降浊胶囊对慢性肾功能衰竭大鼠有良好的保护作用,其机制可能是通过干预 TGF-β_1、Smads、BMP-7 信号通路达到抑制肾间质纤维化作用。

【关键词】 慢性肾功能衰竭;TGF-β_1、Smads、BMP-7 信号转导通路;FGF-23;钙磷代谢

英文缩略词表

(Abbreviation)

缩写	英文全称	中文全称
BUN	blood urea nitrogen	血尿素氮
Scr	serum creatinine	血肌酐
Ccr	endogenous creatinine clearance	内生肌酐清除率
CRF	chronic renal failure	慢性肾功能衰竭
CKD	chronic kidney disease	慢性肾脏病
GFR	glomerular filtration rate	肾小球滤过率
ACEI	angiotensin converting enzyme inhibitors	血管紧张素转换酶抑制剂
ARB	angiotensin receptor blocker	血管紧张素Ⅱ受体阻滞剂
CVD	cardiac vascular disease	心血管疾病
ESRD	end-stage renal disease	终末期肾病

缩写	英文全称	中文全称
CKD-MBD	chronic kiney disease-mineral and bone disorder	慢性肾脏病矿物质及骨代谢异常
RIF	renal interstitial fibrosis	肾脏纤维化
BMP-7	bone morphogenetic protein-7	骨形态形成蛋白-7
FGF-23	fibroblast growth factor-23	成纤维细胞生长因子-23
ECM	extracellular matrix	细胞外基质
TGF-β_1	promoting transforming growth factor-β_1	促转化生长因子 β_1

实验一：升清降浊胶囊对慢性肾功能衰竭大鼠钙、磷及 FGF-23 的影响

1 前言

慢性肾功能衰竭（CRF）是发生在各种慢性肾脏病的基础上，缓慢进行的肾功能减退乃至衰竭所表现出的一系列临床综合征。

随着社会进步，人类饮食结构、生活习惯发生变化，很多疾病都趋于年轻化，社会年龄比例失调，老年人口的增长，其发病率也随之增加。因为肾脏自身的代偿能力，在肾脏损害后处于长期的肾功能代偿阶段，不会引起相关理化指标的改变，导致了 CRF 早期诊断的漏诊，后期临床症状复杂，并发症多，常常伴有消化系统疾病、心血管疾病、内分泌紊乱、造血功能失常、电解质紊乱、神经系统等全身各个脏器和组织病变。

随着肾脏病患者肾功能的下降，血钙、血磷代谢发生紊乱，在慢性肾脏病早期钙磷代谢相关的调节因子可能已经发生了改变，由于钙磷代谢紊乱可通过影响心血管进而影响慢性肾脏病患者的远期生存率及预后，因此，早期纠正钙磷代谢紊乱具有重要作用。成纤维细胞生长因子-23（FGF-23）是机体重要的调磷因子之一，主要对机体的血磷及维生素 D 水平进行调节，有

相关慢性肾功能临床研究发现，FGF-23水平升高与左心室肥厚发病率呈正相关[1]，心血管疾病则是升高慢性肾功能衰竭患者死亡率的重要原因之一。

升清降浊胶囊是童安荣主任医师根据自己多年丰富的临床实践，以升降理论为指导，根据慢性肾功能衰竭的病因病机，在疏肝健脾补肾、佐以活血泄浊基础上，引入中医升降理念，确立以升清降浊治疗慢性肾衰升降失常治疗大法，筛选、优化组成升清降浊方，加工制成的院内制剂。本课题实验通过生化分析仪、ELISA方法检测慢性肾功能衰竭大鼠血清中FGF-23、钙、磷的水平，观察升清降浊胶囊对血钙、血磷及钙磷调节因子FGF-23的影响。

2 材料与方法

2.1 材料

2.1.1 动物

进行实验的72只大鼠购于宁夏医科大学所属的实验动物中心，体重300±30 g。

2.1.2 药物

上海佰奥生物科技公司购置的腺嘌呤（Adenine）：$C_5H_5N_5$；升清降浊胶囊由宁夏回族自治区中医医院制剂室提供，药物含量为2.32 g，制剂规格为0.6 g/粒，所需的原材料有枳壳、党参、柴胡、砂仁、姜半夏、陈皮、茯苓、熟地黄、丹参、大黄、山茱萸、泽兰、山药、炒白术、蝉蜕、僵蚕、神曲等；肾衰宁胶囊是由云南理想药业有限公司出产，生产批号：国药准字Z53021547，药物规格为0.35 g/粒。

2.1.3 试剂

大鼠FGF-23酶联免疫分析数据盒，检测范围为30~1 200 ng/L，购自北京诚林生物科技有限公司。

2.1.4 主要仪器

全血分析仪Sysmex，型号为kx-21N（日本）；全自动生化分析仪

GLYMPUS，型号为 AU640（日本）；酶标仪，型号为 352 型（芬兰）；洗板机，型号为 AC8（芬兰）；微量高速离心机，型号为 TG16W（国产）；隔水式恒温培养箱，型号为 GNP-9080（国产）。

2.2 方法

2.2.1 模型建立

采用张晓东[2]灌胃造模的方式，建立慢性肾功能衰竭动物模型。随机选取 62 只大鼠，腺嘌呤用蒸馏水配成 30 mg/ml 的悬浮液，每天 8 am，每只大鼠灌胃 1 次（按体重 10 ml/kg），持续灌胃造模 28 d；另 10 只大鼠灌等量生理盐水，自由饮水进食饲养 28 d，设为正常对照组。造模完成后分别从正常组和造模组（死亡率=16.7%）中随机抽取 3 只老鼠，心脏采集血液样本，并取其肾脏组织样本，检测血清中 Scr、BUN 水平，并做病理切片对照，与正常组对比，模型组血清中指标检测结果明显升高，其肾脏组织的形态、大小及颜色也发生了明显变化，正常组与模型组进行数据分析结果显示有显著性差异（$P<0.05$），提示造模成功。造模成功后第 3 天，开始药物治疗，每日 1 次，其中正常组、模型组给予生理盐水灌胃，药物治疗组分别用相应的药物灌胃，第 8 周观测相关指标，比较讨论得出结果。

2.2.2 分组及给药

大鼠灌胃所需剂量，根据人和大鼠的体表面积等效剂量之间的转换（大鼠的剂量=$X\ mg\cdot kg^{-1}\times 70\ kg\times 0.018/0.2\ kg=6.3X mg\cdot kg^{-1}$）而得肾衰宁胶囊组（$n=10$，用蒸馏水配成 0.225 g/ml 溶液，相当于生药量 0.387 g），升清降浊胶囊低剂量组（$n=10$，蒸馏水配成 0.09 g/ml 溶液，含生药量 0.45 g）、中剂量组（$n=10$，蒸馏水配成 0.18 g/ml 溶液，含生药量 0.9 g）、高剂量组（$n=10$，蒸馏水配成 0.36 g/ml 溶液，含生药量 1.8 g）的混悬液，升清降浊低中高之间用量比例为 1:2:4。在造模成功后第 3 天开始，按大鼠体重比例 10 ml/kg，每天灌胃给药 1 次，正常组（$n=7$）和模型对照组（$n=10$）用等量的生理盐水灌服 1 次。

2.2.3 观测指标及标本采集

2.2.3.1 观察指标

（1）一般状态：每日 8 am 准时灌胃 1 次，在第 4 周、第 8 周时称大鼠体重 1 次，并作记录。平日注意观察各组大鼠的活动习性、皮毛色泽、是否脱落、饮食量、大小便量及死亡情况。

（2）肾脏肉眼观察：实验结束后，取出正常组、模型组及各治疗组双肾组织，观察其形态大小、颜色、表面光滑度、纹理、质地及纵向剖开观察皮质与髓质变化。

2.2.3.2 标本采集

血液样本：实验结束后，用 10%水合氯醛腹腔麻醉大鼠，待大鼠麻醉后，迅速开胸暴露心脏，抗凝管和促凝管经左心室迅速采血 2 ml，送至宁夏回族自治区中医医院检测 Scr、BUN、钙、磷指标。另取血液 2 ml 到促凝管中，3 000 r/min 离心 10 min，分离血清，采用酶联免疫吸附法（ELISA）测血清 FGF−23 水平，具体按说明书操作，FGF−23 检测范围为 30~1 200 ng/L。

组织样本：实验结束后，用10%水合氯醛腹腔麻醉大鼠，心脏取血结束并取出双肾，去皮，沿纵向表面切割，固定在 10%甲醛液中，待做 HE 染色和免疫组化。

2.3 统计学处理

SPSS 17.0 For Windows 软件进行统计处理。对数据进行正态分布检验，符合正态分布且方差齐性资料比较采用单因素方差分析（one−factor ANOVA），多个样本均数间的多重比较采用 SNK−q 法检验；不符合正态分布且方差不齐的资料采用秩转换的非参数检验，以均数($\bar{x}\pm s$)±标准差(s)表示结果。显著性水准取 $\alpha=0.05$。

2.4 结果

2.4.1 观察指标

2.4.1.1 大鼠一般情况

通过观察实验过程中，正常组大鼠体重持续增长且增长速度快，毛发色泽光亮顺滑，反应灵敏，性情温和，进食、饮水、二便均正常；模型组大鼠体重先是增长缓慢，造模后期体重不但不增加反而减少，毛发枯黄且光泽度较差，反应迟钝，喜欢蜷缩在一起，活动量减少，性情暴躁、易咬人，饮食量下降，进水量增多，大小便量增多，粪便秽臭且稀、不成形；各治疗组在以上各方面较模型组均有不同程度的改善，介于正常组、模型组之间。从实验开始到结束，总计有 12 只大鼠死亡，经过统计死亡率达 16.7%。

2.4.1.2　肾组织一般观察

实验结束后取出双肾，肉眼观察肾脏组织，正常组可见其大小无变化，边缘规整，呈暗红色，手捏柔滑，表明光亮平整，沿肾脏纵轴切开，可见皮质髓质分界清晰，色泽正常，肾脏表面包膜连接紧密不易剥离；模型组可见其体积明显变大，颜色变浅呈灰白色，外观粗糙，可见表面有大量分散的白色斑点，质地坚硬，弹性差，剖开切面皮质明显变薄，表面包膜易剥离；各治疗组肾脏体积均有差异性增大，但各方面均介于正常组和模型组之间。

2.4.1.3　各组大鼠体重的变化

实验期间，每隔 4 周测大鼠体重 1 次，记录、分析，依次为 4 周、8 周。见表 1、图 1 所示：正常组大鼠时间越长，体重增长显著，第 8 周体重平均值为 488.2 g；模型组则相反，时间越长，体重则下降明显，第 8 周平均体重为

表 1　各组大鼠体重比较（g，$\bar{x}\pm s$）

组别	数量	4 周	8 周
正常组	7	396.8±14.72	488.2±29.46
模型组	10	298.8±35.55$^{\#\#}$	271.2±16.99$^{\#\#}$
肾衰宁组	10	341.4±23.26$^{*\blacktriangle}$	391.4±7.30$^{**\blacktriangle}$
高剂量组	10	355.2±26.85$^{*\blacktriangle}$	399.4±21.62$^{**\blacktriangle}$
中剂量组	10	312.4±20.17*	321.2±25.76**
低剂量组	10	300.8±33.41	306.3±21.20**

注：与正常组比较：$^{\#}P<0.05$，$^{\#\#}P<0.01$；与模型组比较：$^{*}P<0.05$，$^{**}P<0.01$；与低剂量比较：$^{\blacktriangle}P<0.05$；与肾衰宁比较：$^{\bigstar}P<0.05$。

271.2 g，与正常组有显著性差异（$P<0.01$）。与模型组比较，各治疗组在第 4 周时，体重均有不同程度提高，用药第 8 周，各治疗组体重明显增加（$P<0.05$ 或 $P<0.01$），尤以高剂量和肾衰宁组显著，两者之间无明显差异。

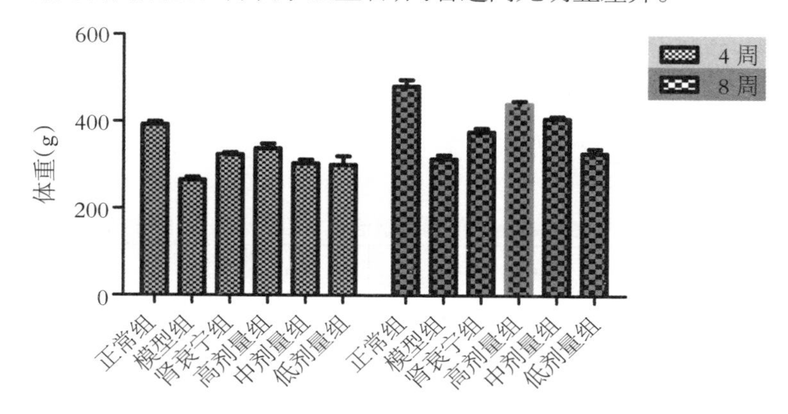

图1　各组大鼠体重变化

2.4.2　实验观察指标的水平变化

（1）表 2 示：实验进行 8 周后，与正常组比较，模型组的血清中 BUN、Scr 含量显著回落（$P<0.01$），提示大鼠肾功能受损；与模型组比较，各治疗组血清中 BUN、Scr 均低于模型组，差异有统计学意义（$P<0.05$ 或 $P<0.01$），其中，以高剂量组最为显著，中剂量组与肾衰宁组效果相当。

表 2　肾衰宁、升清降浊胶囊高中低剂量组治疗前后肾功能的比较（$\bar{x}\pm s$）

组别	n（只）	BUN（mmol/L）	Scr（μmol/L）
正常组	7	5.57±0.56	35.75±2.07
模型组	10	14.18±3.25##	90.65±48.85##
肾衰宁组	10	11.17±1.99**▲	53.4±13.09**▲
高剂量组	10	10.15±2.13**▲	48.55±3.56**▲★
中剂量组	10	11.85±0.67**▲	54.92±13.81**▲
低剂量组	10	13.95±5.06*	65.8±15.68**

注：与正常组比较：#$P<0.05$，##$P<0.01$；与模型组比较：*$P<0.05$，** $P<0.01$；与低剂量比较：▲$P<0.05$；与肾衰宁比较：★$P<0.05$。

（2）表3、图2、图3、图4示：实验进行8周后，与正常组比较，模型组血清中钙的水平有明显的降低（$P<0.05$），磷与FGF−23水平有明显升高，差异有统计学意义（$P<0.01$）。与模型组比较，各治疗组中钙的水平仅有高剂量组明显升高，差异有统计学意义（$P<0.05$），其余各组差异不明显；各治疗组中的磷与FGF−23水平均有不同程度的下降趋势，差异有统计学意义（$P<0.05$或$P<0.01$），其中以高剂量组作用显著，中剂量组与肾衰宁组效果相似。

表3 肾衰宁、升清降浊胶囊高中低剂量组治疗前后钙、磷、FGF−23的比较（$\bar{x}\pm s$）

组别	n（只）	Ca（mmol/L）	P（mmol/L）	FGF−23（ng/L）
正常组	7	2.80±0.60	1.84±0.06	470.30±87.60
模型组	10	2.62±0.06#	2.78±0.16##	1210.06±87.43##
肾衰宁组	10	2.69±0.16	2.59±0.10*	659.97±46.43**▲
高剂量组	10	2.77±0.10*	2.11±0.04*▲★	610.57±36.47**▲★
中剂量组	10	2.68±0.04	2.60±0.13*	797.31±36.59**▲
低剂量组	10	2.67±0.13	2.66±0.06*	959.75±46.92**

注：与正常组比较：#$P<0.05$，##$P<0.01$；与模型组比较：*$P<0.05$，** $P<0.01$；与低剂量比较：▲$P<0.05$；与肾衰宁比较：★$P<0.05$。

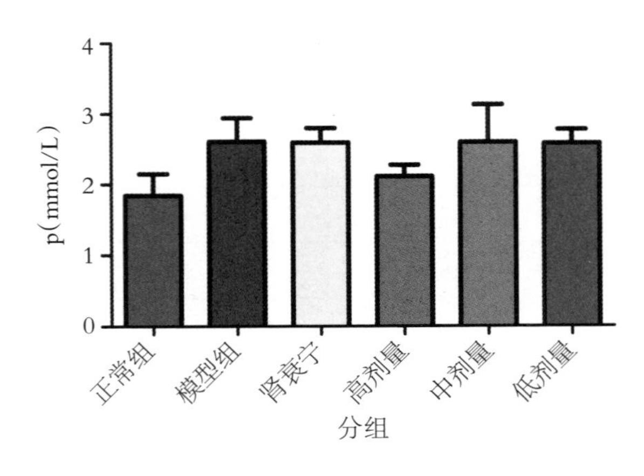

图2 治疗前后各组血清P水平的变化

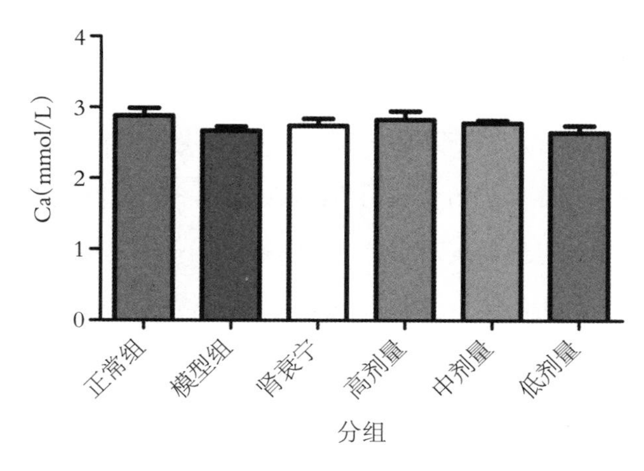

图 3　治疗前后各组血清 Ca 水平的变化

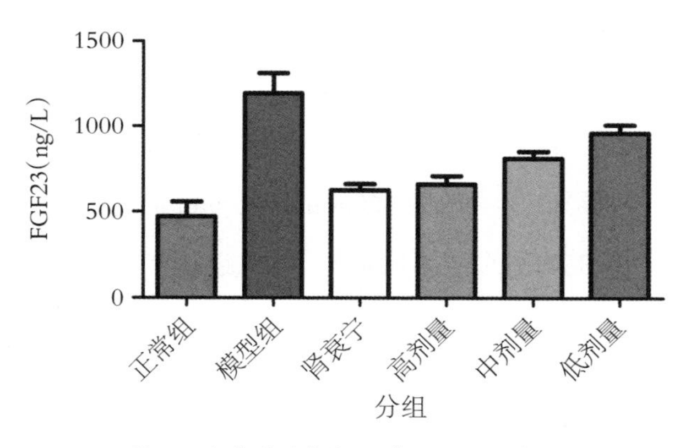

图 4　治疗前后各组血清 FGF-23 水平

实验二:升清降浊胶囊对慢性肾功能衰竭大鼠 TGF-β1、Smads、BMP-7 信号通路的影响

1　前言

慢性肾功能衰竭的肾组织病理上主要表现为肾小管萎缩、肾小球硬化以及肾间质纤维化(Renal interstitial fibrosis，RIF)等肾脏形态结构改变。有研究表明，终末期肾病与肾小管间质纤维化的关系较肾小球损伤的关系而

言更为重要，并且目前尚无特效的治疗方法[3]，因此积极防治肾间质纤维化对慢性肾衰竭的早期治疗和预防有重要意义。

各种肾脏病进展至终末期肾功能衰竭的主要病理表现即是肾间质纤维化。近年来，很多临床实验研究表明：肾脏在受到一些生长因子（TGF-β_1）或炎症因子的刺激下可以促使其肾小管上皮细胞、肾小球上皮细胞、肾间质成纤维均可转变为肌成纤维细胞，在肾间质纤维化、局灶节段性或球性肾小球硬化过程中起促进作用；同时在促使细胞外基质含量增多方面起到重要作用；肾间质纤维化发病机制复杂，近年来分子生物学研究认为，细胞因子和细胞信号通路表达和转导异常在引起肾间质纤维化的发病机制中有重要作用，而在多种细胞因子中，TGF-β_1 和其下游的信号转导因子在促进 RIF 起着重要作用[4]。Smad2、Smad3、Smad6、Smad7 是 TGF-β_1 信号转导通路中重要的转录因子，在肾间质纤维化演变过程中，TGF-β_1、Smads 信号转导通路则是必经之路。近年来，研究发现，骨形态发生蛋白-7（bone morphorgenetic proteins-7，BMP-7）不仅影响 TGF-β_1/Smads 通路的信号转导，还与 TGF-β_1 存在互逆作用，可多方面抵消 TGF-β_1 的促肾纤维化作用，具有维持肾组织结构和功能的重要作用。

CRF 的西医临床治疗方案中主要有三种：一般治疗、药物治疗、替代治疗。早期预防和治疗是延缓肾脏病发展的主要手段，当发展到尿毒症期，就必须采取血液透析维持或者肾移植，但西医治疗方法效果局限，而且具有一定副作用，价格昂贵，对患者及家庭带来了巨大的经济压力。近年来中医药研究发现，中医药对于改善肾功能，延缓肾脏病发展上具有明显优势，临床配合中医治疗也取得良好疗效，提高了患者生存质量。本实验设计研究目的就在于探讨升清降浊胶囊对 TGF-β_1、Smads、BMP-7 通路的影响，为该方对延缓肾间质纤维化的作用提供理论实验依据。

2 材料与方法

2.1 材料

2.1.1 动物

参见实验一。

2.1.2 药物

参见实验一。

2.1.3 主要实验试剂

BMP-7 bs-6401R	北京博奥森生物技术有限公司
SMAD2 bs-0718R	北京博奥森生物技术有限公司
SMAD6 bs-0566R	北京博奥森生物技术有限公司
TGFB-1 bs-7602R	北京博奥森生物技术有限公司
第二抗体试剂 SP-9002 试剂盒	北京中杉金桥
DAB 显色试剂	北京中杉金桥

2.1.4 实验仪器

显微镜:日本奥林巴斯	BX51T-PHD-J11
CMOS:日本奥林巴斯	
细胞图像真彩色分析综合管理系统	美国 Media Cybernetics 公司 Image-Pro Plus
石蜡切片机	德国莱卡 RM2015
离心机	德国 Eppendorf - 5430
低温冰箱	日本三洋 MDF-382E 型
移液器	德国 EPPENDORF
恒温水浴箱	江苏太仓医用仪器厂 DSHZ-300 型

2.2 实验方法

2.2.1 模型建立

参见实验一。

2.2.2 分组及给药

参见实验一。

2.2.3 标本采集及免疫组织化学染色法

标本采集参见实验一，免疫组化方法具体步骤为如下。

（1）取材：现取模型组、正常组、治疗组各肾脏组织用 PBS 冲洗，取小于 0.5 cm×0.5 cm×0.1 cm 组织块。

（2）固定和包埋：用 4%多聚甲醛进行固定，再用含量为 70%~100%之间的梯度酒精进行 2 次脱水，每次脱水半小时，然后用二甲苯透明 2 次，每次透明半小时，接着放置在温度为 55℃的石蜡液体中，进行 2 次，最后用铜材料做成的模具将组织块包埋。

（3）切片：将厚度为 3~5 um 的组织切片贴附在特制的载玻片上面，其中载玻片需进行过多聚赖氨酸处理，将整体进行 60℃恒温烘烤大约一晚上。

（4）脱蜡、入水：用二甲苯、梯度酒精脱蜡，再将其分别置于自来水和 PBS 液体中进行清洗，各 2 次。

（5）将其放在甲醇含量约为 1%的双氧水溶液中，大约 10 min，再用纯净的蒸馏水对其进行清洗 1 次，0.1 M PBS 洗 3 次，每次 5 min。

（6）通过以上步骤，再置入 0.01 M PBS 中，于微波炉内辐射 10 min；待修复液冷却至室温后，0.1 M PBS 洗 3 次，每次 5 min。

（7）用山羊血清制成的封闭液覆于切片上，在 37℃的正常温度下静置约 20 min，再除掉剩余的液体部分（不用清洗）。

（8）将第一抗体滴在切片上面，维持 4℃大约 12 h，0.1 M PBS 洗 3次，每次5 min。

（9）生物素化第二抗体（IgG）滴加于切片上，维持 37℃约 20 min，0.1 M PBS 洗 3 次，每次 5 min。

（10）切片上滴加辣根酶标记链霉卵白素工作液，37℃ 20 min，0.1 M PBS 洗 3 次，每次 5 min。

(11)进行DAB的显色:用A、B、C显色剂各一滴加纯净蒸馏水1 ml在DAB显色试剂盒中混合以后将其滴于标本上,显色6 min,继而水洗。

(12)苏木素复染细胞核1 min,充分水洗、1%盐酸酒精分解、1%胺水泛蓝、充足水洗、用梯度酒精脱水(10%为一个梯度,各5 min 2次),二甲苯透明5 min 2次、中性树脂封片。

(13)显微镜观察:选择模型组、正常组、各治疗对照组阳性和阴性蛋白表达组织进行的显微照相(400×)。

(14)图像分析:选择有意义的组织相,编号、采集、读取数据、统计分析,然后存盘。

2.3 统计学处理

使用Image-ProPILls 6.0专业图像分析软件对免疫组化学实验结果进行分析,每张切片随机选取5个视野对肾组织的病理变化进行积分光密度分析,本次数据整理分析方法参见实验一。结果以均数($\bar{x}$)±标准差(s)表示。显著性水准取α=0.05。

2.4 结果

2.4.1 肾衰模型大鼠肾脏组织TGF-β_1蛋白表达的影响

如图5所示(彩图见附录1):在正常肾脏组中,TGF-β_1仅有少量散在表

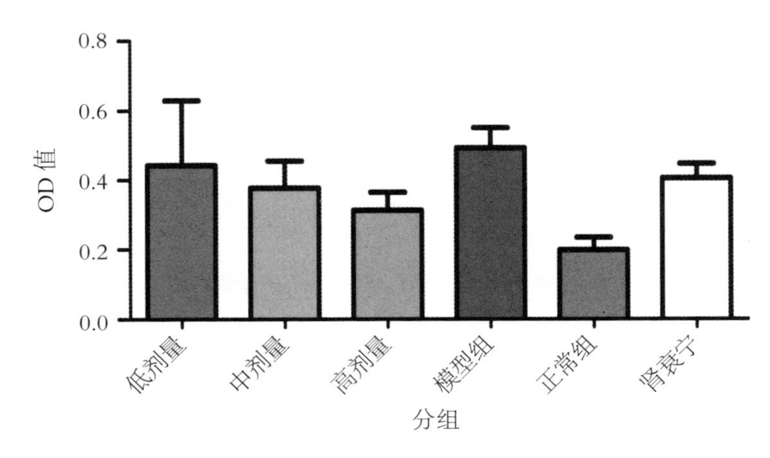

图5 各组大鼠肾组织中TGF-β_1蛋白的表达

达于肾小管上皮细胞中，着色浅，表达属弱阳性，在肾小球中未找到，仅有系膜增长。模型组中可见黄褐色颗粒状沉积广泛分布于肾小管和肾间质细胞中，呈强阳性，肾小球中可见少量显现；各治疗组蛋白表达均有不同程度的下降，肾衰宁组和高剂量组蛋白表达下降明显，以高剂量组蛋白表达显著。

如表 4 所示：对光密度值数据分析，与正常组对比，模型组 TGF-β_1 蛋白表达增高，差异有统计学意义（$P<0.05$）；与模型组比较，各治疗组 TGF-β_1 蛋白表现均呈现不同的降低趋势，介于正常组与模型组之间，其中升清降浊胶囊高剂量组表达降低最明显，差异有显著性（$P<0.05$）。

2.4.2　肾衰模型大鼠肾脏组织 Smad2 蛋白表达的影响

如图 6 所示（彩图见附录 2）：正常组肾组织中很少可见 Smad2 蛋白，仅在肾小管上皮细胞胞浆中可找到少量存在，肾小球中未见；模型组中 Smad2 表达显著增加，广泛分布于肾小管上皮细胞和肾小球中，着色深，呈强阳性表达；各治疗组蛋白表达下降，介于正常组与模型组之间，高剂量组着色最浅，呈弱阳性。

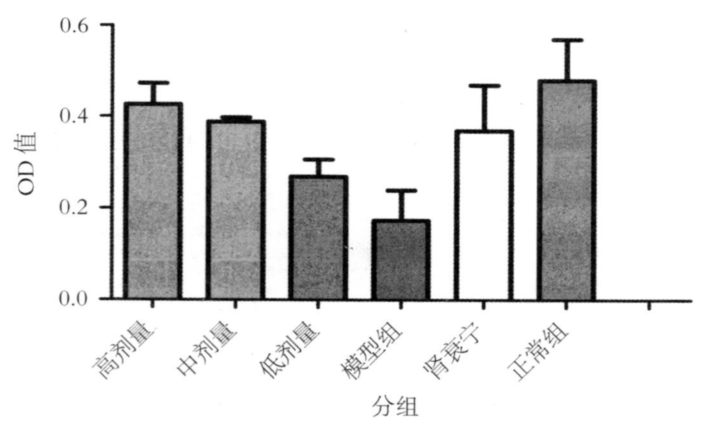

图 6　各组大鼠肾组织中 Smad2 蛋白的表达

如表 4 所示：对光密度值数据分析，与正常组比较，模型组蛋白表达升高，有显著性意义（$P<0.01$）；与模型组比较，各治疗组表达均有不同程度的下降趋势，差异有统计学意义（$P<0.05$），尤以高剂量组显著，高剂量组与肾衰

宁组的光密度值有差异($P<0.05$)。

2.4.3 肾衰模型大鼠肾脏组织Smad6蛋白表达的影响

见图7所示(彩图见附录3):在正常组大鼠肾组织中可见散在的大量棕色颗粒,显示Smad6蛋白阳性表达明显,主要集中在肾小球和皮质肾小管上皮细胞内,髓质肾小管可见少量分布;在模型组肾衰大鼠肾组织中仅见Smad6蛋白少量表现,色浅、棕色颗粒分布稀少,呈弱阳性表达;各治疗组蛋白表达均呈上升趋势,介于正常组与模型组间,高剂量组呈强阳性表达。

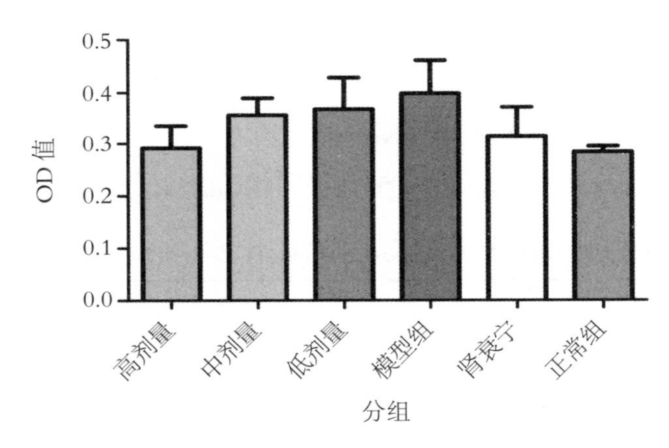

图7 各组大鼠肾组织中Smad6蛋白的表达

见表4所示:光密度值数据分析,与正常组比较,模型组蛋白表达显著低于正常组($P<0.05$);与模型组比较,各治疗组蛋白表达呈增长趋势,均有统计学意义($P<0.05$),尤以升清降浊胶囊高剂量组表达最强。

2.4.4 肾衰模型大鼠肾脏组织BMP-7蛋白表达的影响

见图8所示(彩图见附录4):光镜下观察正常组,BMP-7蛋白集中表达在肾组织肾小管、集合管和肾间质三个位置中,髓质区高于皮质区明显表达,棕褐色颗粒分布多见,呈阳性表达;BMP-7蛋白在模型组中的表达明显降低,着色浅,呈弱阳性,各治疗组蛋白表达均有不同程度的上升趋势,介于正常组模型组之间。

见表4所示:与正常组比较,两组光密度值差异显著,模型组统计学有

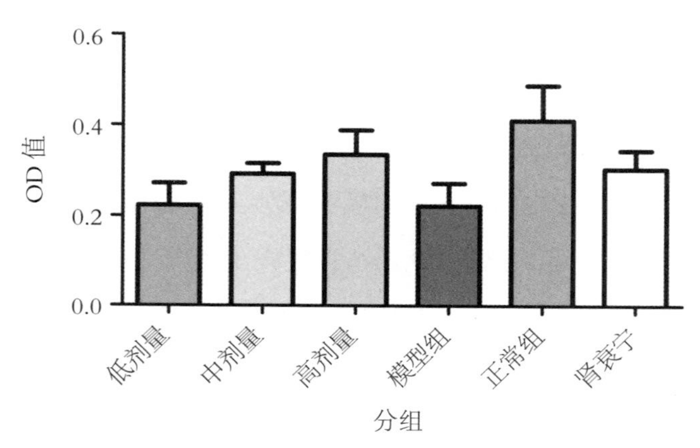

图 8　各组大鼠肾组织中 BMP-7 蛋白的表达

显著意义($P<0.05$)；与模型组比较，各治疗组 BMP-7 蛋白表达均有上升趋势，数据分析有统计学意义($P<0.05$)，以高剂量组最显著。

表 4　各组大鼠肾脏 BMP-7、Smad2、Smad6、TGF-β_1 平均光密度比较($\bar{x}\pm s$)

组别	n(只)	TGF-β_1	BMP-7	Smad2	Smad6
正常组	7	0.283 ± 0.011	0.41 ± 0.077	0.199 ± 0.036	0.425 ± 0.046
模型组	10	$0.420\pm0.062^{\#\#}$	$0.226\pm0.080^{\#\#}$	$0.492\pm0.058^{\#\#}$	$0.173\pm0.065^{\#\#}$
肾衰宁组	10	$0.313\pm0.575^{*}$	$0.303\pm0.041^{*}$	$0.378\pm0.077^{*}$	$0.351\pm0.093^{*}$
高剂量组	10	$0.291\pm0.044^{**\blacktriangle}$	$0.326\pm0.069^{**\blacktriangle}$	$0.305\pm0.041^{*\blacktriangle\bigstar}$	$0.380\pm0.026^{*\blacktriangle}$
中剂量组	10	$0.356\pm0.034^{*}$	$0.293\pm0.023^{*}$	$0.313\pm0.052^{*}$	$0.478\pm0.092^{*}$
低剂量组	10	$0.368\pm0.061^{*}$	$0.263\pm0.049^{*}$	$0.443\pm0.187^{*}$	$0.268\pm0.038^{*}$

注：与正常组比较：$^{\#}P<0.05$，$^{\#\#}P<0.01$；与模型组比较：$^{*}P<0.05$，$^{**}P<0.01$；与低剂量比较：$^{\blacktriangle}P<0.05$；与肾衰宁比较：$^{\bigstar}P<0.05$。

2.5　讨论

慢性肾功能衰竭作为临床常见的疑难杂症，具有发病率高，死亡率高的特点，一直深受社会关注。在慢性肾脏病代偿期和失代偿期的早期，由于其临床症状不明显而致漏诊延误了医治的最佳时期，而发展到终末期，慢性肾功能衰竭常常伴有其他脏腑疾病，增加了死亡率，近年来有很多关于血管活性物质、细胞因子、生长因子等研究，取得了一定进展。

2.5.1 FGF-23 与慢性肾脏病的关系

成纤维细胞生长因子-23(fibroblast growth factor-23，FGF-23)是人们近年发现的新型磷调节因子，不仅影响慢性肾脏病患者的钙磷代谢，还能引起心脏结构与功能的改变，从而使得患者预后变差。研究已证实，CKD 早期当肾小球滤过率(glomerular filtration rate，GFR)轻度受损时，FGF-23 已有升高，多数 CKD 患者直至进入终末期肾脏病阶段，FGF-23 浓度通常高于正常者 100~1 000 倍，但血磷浓度仅轻度增加或正常[5]，所以，FGF-23 对于早期发现钙磷代谢紊乱有很好的预警作用。很多国内外研究发现，血液中 FGF-23 水平的增高与慢性肾脏病患者心脏结构、心功能改变、动脉硬化形成及血管钙化等有关。相关调查研究发现，约 40% CKD2~4 期病人存在左心室肥厚[6]。慢性肾功能衰竭的患者多并发心血管疾病、肾性骨病、高磷血症等，高磷则是促进血管钙化的重要因素，所以在临床中，早期积极纠正钙磷代谢紊乱，干预疾病的进展。

慢性肾脏病矿物质及骨代谢异常（Chronic kiney disease-mineral and bone disorder，CKD-MBD)是慢性肾脏病(CKD)患者常见的严重的并发症之一。在临床中，慢性肾功能衰竭的患者几乎都伴有肾性骨病，钙磷代谢紊乱在 CKD-MBD 也是主要表现之一。

本实验结果显示，升清降浊胶囊能有效地降低血磷、FGF-23 水平，升高血钙水平，可以有效纠正钙磷代谢紊乱。

2.5.2 TGF-β_1、Smads、BMP-7 信号通路与肾间质纤维化的关系

肾脏纤维化是各种慢性肾脏疾病发展到终末期肾衰竭的共同病理表现，其中以肾间质纤维化为主。TGF-β_1 是主要的促肾间质纤维化的因子，它主要来源于肾间质、成纤维细胞和肌纤维母细胞，在肾小管上皮细胞也可产生。TGF-β_1 在促进肾间质纤维化中主要表现在促进细胞外基质(ECM)合成、沉积；抑制多种 ECM 降解酶的活性从而抑制 ECM 的降解；刺激肾小管

上皮细胞转化为肌纤维母细胞等几个方面发挥作用。

TGF-β_1 介导的肾小管上皮细胞主要通过 Smads 信号通路转导。当 TGF-β_1 与其受体结合后，需要激活的 Smad2、Smad3 进入细胞核中转录复制，促进基质合成增加。TGF-β 抑制炎性反应作用依赖 Smad3 途径，而导致细胞外基质沉积依赖 Smad2 途径[7]。

BMP-7 是抑制肾间质纤维化主要因子，可以抑制 TGF-β_1 促纤维化的作用。Smad6 是 TGF-β_1 信号通路的负反馈调节因子，可通过与 TGF-β_1 激活的 I 型受体结合，抑制 Smad2 和 Smad3 的活化而抑制其信号转导。相关实验表明，BMP-7 在近曲小管上皮细胞中能增加 Smad6 表达，而 Smad6 抑制 TGF-β_1 的信号转导，抑制靶基因的转录[8]。BMP-7 在近曲小管上皮细胞的抗炎症和细胞保护作用，与上调 Smad6 表达密切相关[9,10]。

本次实验结果显示升清降浊胶囊对 TGF-β_1、Smads、BMP-7 信号通路的有一定的影响，可能通过降低 TGF-β_1、Smad2 蛋白的表达，上调 Smad6、BMP-7 蛋白表达发挥抑制肾间质纤维化的作用。

2.5.3 我们对慢性肾功能衰竭的中医学认识

根据临床症状不同将慢性肾功能衰竭归属为中医的“关格”“水肿”“癃闭”“虚劳”等范畴。多数医家认为其病机属于本虚标实，本虚以脾肾两虚为主，标实以湿浊、痰浊、瘀血，多因外感邪气、情致内伤、饮食劳倦、水湿内蕴等因素所致；累及肺、脾、肾、肝、心、胃等脏腑。总结历代医家心得，结合自身多年丰富的临床经验，认为慢性肾功能衰竭的病机是脾肾两虚，脏腑升降失常，三焦水道不利，湿浊内蕴，使得清阳不升，浊阴不降，格拒于内所表现的一系列临床症状。

临床治病中，我们结合升降理论灵活应用于遣方用药中，顺应五脏六腑的生理特性，分析其病理特点，结合中医阴阳学说，根据病人体质不同，个体差异辨证论治，临床疗效显著。

升降浮沉理论也是指导中医临床遣方用药、防治疾病的主要方法。升降浮沉是中药药性的主要特点，熟知药物的性味归经及功效，相互配伍，因势利导，直达病所，调理恢复脏腑的升降功能，使其疗效加倍，如李东垣在《脾胃论》中说到"调理脾胃，治验治法用药若不明升降浮沉差互反损"，阐明了药物升降之功在治疗疾病时的重要性。

2.5.4 升清降浊胶囊的组方原则

2.5.4.1 药物组成

升清降浊胶囊：柴胡 12 g，枳壳 15 g，党参 15 g，半夏 15 g，陈皮 15 g，茯苓 20 g，大黄 6 g，砂仁 10 g，神曲 15 g，丹参 30 g，熟地黄 15 g，山茱萸 15 g，山药 20 g，白术 15 g，泽兰 15 g，蝉蜕 12 g，僵蚕 12 g。

2.5.4.2 组方分析及药理作用

柴胡、枳壳：柴胡，苦、辛，微寒归肝胆经，解表退热，疏肝解郁，升阳举陷；枳壳，苦泄辛散，归脾、胃、大肠经，宽中降气散结；两药合用，一升一降，可以调节全身气机。现代研究发现：枳壳能加强心肌收缩力和舒张功能优化其泵血功能，具有提高肾血流量等作用；柴胡具有镇痛镇咳、抗炎、降胆固醇、增强免疫力之效，对轻型尿毒症及氮质血症有效[12]。

党参、白术、茯苓、半夏、神曲、砂仁：党参、白术、茯苓为四君子加减，重在健脾益气，方中配以砂仁、神曲、陈皮、姜半夏以行气化湿，降逆止呕，有助于调理患者的消化道功能。现代药理学研究发现：党参在防止血小板聚集以及促进纤溶酶对纤维细胞的溶解方面具有重要功效[13,14]；砂仁可以镇痛，抑制血小板聚集，促进胃液分泌。

熟地黄、山茱萸、山药：为六味地黄丸中的三补，填精益髓，滋补阴血。研究发现：熟地黄能提高机体免疫力，促进内皮细胞增殖、降压和降血糖，有利尿、扩张血管、降血清胆固醇和甘油三酯的作用[15]。

蝉蜕、僵蚕：蝉蜕，甘、寒，归肺肝经，疏散风热，利咽退疹，息风止痉；僵蚕，味咸辛散，归肝肺胃经，息风止痉，祛风止痛，化痰散结；二者相配，能降血脂，预防血小板聚集，血栓形成；舒缓平滑肌痉挛的作用；搜邪外出。研究发现：僵蚕可以使凝血酶、凝血酶原时间延长[16,17]，具有明显的抗菌功效，还可以抗惊厥、抗肿瘤、降糖等；蝉蜕，有抗惊厥、镇静镇痛、对抗咖啡因的兴奋作用[18]。

大黄、丹参、泽兰：大黄，苦、寒，有泻下攻积，清热泻火，凉血解毒，逐瘀通经之功，其通腑泄浊荡涤肠胃作用强，助湿邪从下窍排出，提高尿磷的排出，使 CKD 患者的肾功能得以改善。由于慢性肾衰病会出现明显的肾脏纤维化，伴有肾脏萎缩，血液黏稠度高，肾脏血流量下降，所以在治疗中，活血化瘀贯穿始终。泽兰，苦、辛，微温，归肝脾经，具有活血调经，利水消肿之功，药理学研究：泽兰可以阻止血管的平滑细胞增多以及减缓动脉硬化的进程，同样也可以阻止肾间质的纤维化，促进肾功能以及凝血功能的改善，降血脂[19]。丹参，苦，微寒，活血调经，祛瘀止痛，除烦安神，凉血消痈，现代研究发现：可以增加肾脏血流量，阻碍纤维细胞的增殖化活动，加速其凋敝死亡，减少细胞外基质聚集，降血脂，改善肾功能，阻止血小板的附着，加大组织血液流通量[20]。

2.6 疗效评价

2.6.1 大鼠一般情况的改善

观察实验可见，各治疗组中，慢性肾衰模型大鼠的一般情况、体重变化及肾脏组织的病理变化均较模型组有不同程度的改善，其中以升清降浊胶囊高剂量组有显著性差异（$P<0.05$），证明升清降浊胶囊具有保护肾脏的作用。

2.6.2 降低血清 BUN、Scr、磷、钙、FGF-23 的水平

血清中肌酐和尿素氮水平的变化是临床诊断慢性肾脏病的重要参考依据，也是临床疗效的评估标准。此次实验研究证明：实验 8 周后，与模型组比较，各治疗组较肌酐、尿素氮均有下降，以升清降浊胶囊高剂量组明显（$P<0.05$），提示升清降胶囊可以改善肾功能。

现代研究显示 FGF-23 的异常增高和高磷血症是导致心血管疾病的重要危险因素，相关文献也表明 FGF-23 与血磷呈明显的正相关，是主要的调

磷因子之一。本实验研究显示：与模型组比较，各治疗组均有降低血磷和FGF−23的作用，提高血钙，尤以升清降浊胶囊高剂量作用显著。

2.6.3 升清降浊胶囊对TGF−β_1、Smads、BMP−7信号转导通路的影响

肾脏受损产生的炎症反应促进了肾脏纤维化的发展，主要表现在肾小管间质细胞的活化，TGF−β_1作为主要的促肾间质纤维化因子需要通过TGF−β1、Smads通路促进细胞外基质合成，而BMP−7具有抵消TGF−β_1的促纤维化的作用。本实验研究结果显示：与模型组比较，各治疗组对TGF−β_1、Smads、BMP−7信号转导通路具有差异性影响，其中升清降浊胶囊高剂量组作用显著，升清降浊胶囊的作用机制可能是通过调高CRF大鼠肾脏组织中的Smad6、BMP−7蛋白表达阻断TGF−β_1、Smads转导通路，从而抑制肾间质纤维化。

2.7 CRF大鼠模型的建的说明

利用环孢菌素、阿奇霉素[21]肾炎等药物诱导法建模的优点是操作简单、容易成功，其缺点是经济成本与时间成本比较高；通过延长致病周期等免疫介导法能够建立肾间质纤维化模型，但是实验周期比较长且实验结果并不稳定；利用庆大霉素虽然能够导致肾间质纤维化，但是其作用不是很显著，模型制备中不常采用。腺嘌呤代谢后最终会产生尿酸，使得血液中的尿酸含量上升并且形成结晶，最终能导致肾小管及间质损伤。因此腺嘌呤的主要造模原理是肾小管及间质损伤。所以本实验选择腺嘌呤造模，造模周期短，可行性强，期间动物死亡率低，易于成功。

2.8 结论

（1）升清降浊胶囊可以有效降低慢性肾功能衰竭大鼠血清中肌酐和尿素氮的含量，改善肾功能，改善大鼠的一般状态，降低血清中磷、FGF−23的水平，提高血钙水平。

（2）升清降浊胶囊对慢性肾功能衰竭大鼠有保护作用，其作用机制可能是通过调高CRF大鼠肾脏组织中的Smad6、BMP−7蛋白表达阻断TGF−β_1、Smad转导通路，从而抑制肾间质纤维化。

参考文献

[1] Faul C，Amaral AP，Oskouei B，et al. FGF23 induces left ventricular hypertrophy [J]. J Clin Invest，2011,121:4393-4408.

[2] 张晓东，宋保利，方敬爱. 活血复肾胶囊对慢性肾衰竭大鼠肾性贫血的影响 [J].中国中西医结合肾病杂志,2006,7(5):267-268.

[3] Elisabeth M. Zeisberg，Seott E Potenta，Hikaru Sugimoto，et al. Fibro-blastic Kidney Fibrosis Emerge via Endothelial to Mesenchymal Transition [J]. J Am Soe Ne Phrol，2008,19(12):2282-2287.

[4] Xu Y,Wan J,Jiang D，et al. BMP-7 counteracts TGF betal1 induce Epithe-lia to Mesenchymal transition in human renal proximal tubular epithelial cells J Nephrol. 2009,22(3):403-410.

[5] Mathew S,Tustison K S,Sugatani T,et al. The mechanism of phosphorus as a cardiovascular risk factor in CKD[J]. J Am Soc Nephrol，2008,19(6):1092-1105.

[6] Seiler S，Reichart B，Roth D，et al. FGF-23 and future cardiovascular events in patients with chronic kidney disease before initiation of dialysis treatment [J]. Nephrol Dial Transplant，2010,25(12):3983-3989.

[7] 王延叶，李荣山. TGF-B1/Smad 与肾脏间质纤维化 [J]. 国外医学泌尿系统分册，2005,25(6):840-843.

[8] 李世军，唐政，胡伟新. 骨形成蛋白-7 与肾脏病 [J]. 肾脏病与透析肾移植杂志，2002,11(5):468-471.

[9] Leechuan CY,John CL.Identification of an osteogenic protein respon-sive element in the aggrecan promoter [J]. Bioch Bioph Res Com，2004,323(1):223-225.

[10] 杨林，段惠军. 骨形成蛋白-7 在肾纤维化中的作用[J]. 河北医科大学学报，2006，27(3):225-227.

[11] 郭晶晶，宋立群，宋业旭. 运用心肾相关理论浅析慢性肾病心脏病变[J].长春中医药大学学报，2009，25(1)：5-6

[12] 朱妍，徐畅. 熟地黄活性成分药理作用研究进展 [J]. 亚太传统医药，2011，7(11)：173-175.

[13] 时振声. 时氏中医肾脏病学[M]. 北京：中国医药科技出版社，1997.

[14] 杨娥，钟艳梅，冯毅凡. 白术化学成分和药理作用的研究进展 [J]. 广东药学院学报,2012,28(2):218-221.

[15] 陈晓萍，张长林. 白术不同化学成分的药理作用研究概况 [J]. 中医药信息，2011，28(2):14-16.

[16] 彭新君，赵建国，徐爱良，等. 僵蚕抗凝活性及其成分的分析[J]. 湖南中医学院学报,2005,25(1):1-2.

[17] 彭延古,葛金文,邓奕辉. 僵蚕抗实验性静脉血栓及作用机理的研究[J]. 血栓与止血学，2001,7(3):104-105.

[18] 杨璐,李国玉,王金辉. 蝉蜕化学成分和药理作用的研究现状[J]. 农垦医学，2011,33(2):184-186.

[19] 聂波,李佳彦,王硕仁,等. 泽兰对人冠状动脉平滑肌细胞增殖的影响[J]. 中西医结合脑心血管病杂志，2010，8(9)：1078-1080.

[20] 李文华. 丹参注射液的临床应用与不良反应[J]. 中医中药，2014，12(3)：169-170.

[21] 魏明刚,孙伟,高坤,等. 雷至胶囊治疗阿奇霉素肾病大鼠的实验研究[J]. 中国现代医药杂，2009,11(2):7.

升清降浊胶囊对肾衰模型大鼠肾组织 TGF-β_1、Smads、BMP-7 信号传导通路的影响附录

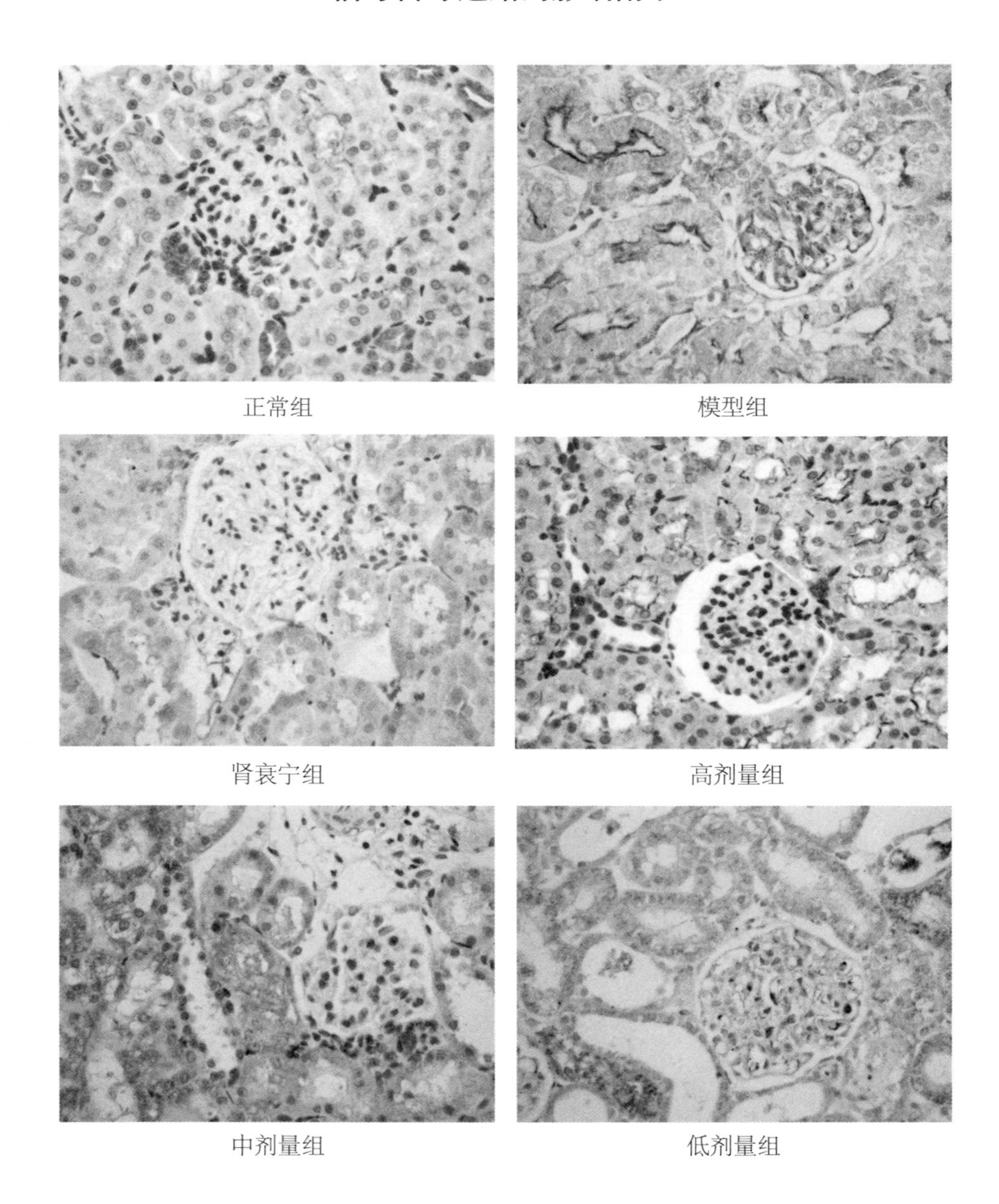

正常组　模型组

肾衰宁组　高剂量组

中剂量组　低剂量组

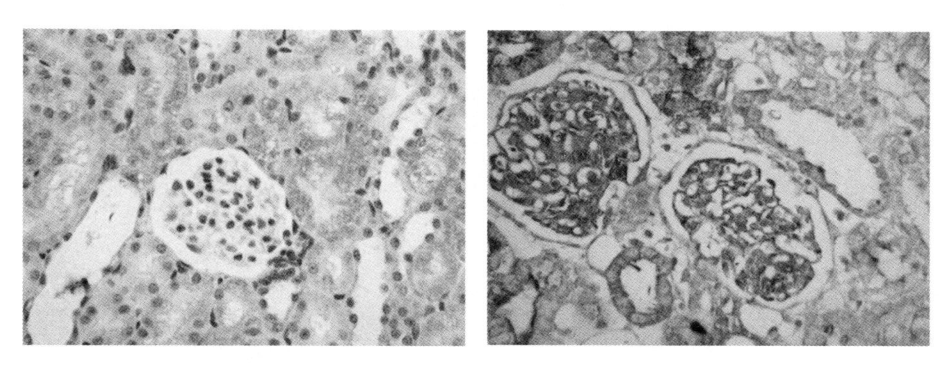

图 1　各组大鼠肾组织 TGF-β_1 免疫组化的表达(×400 倍)

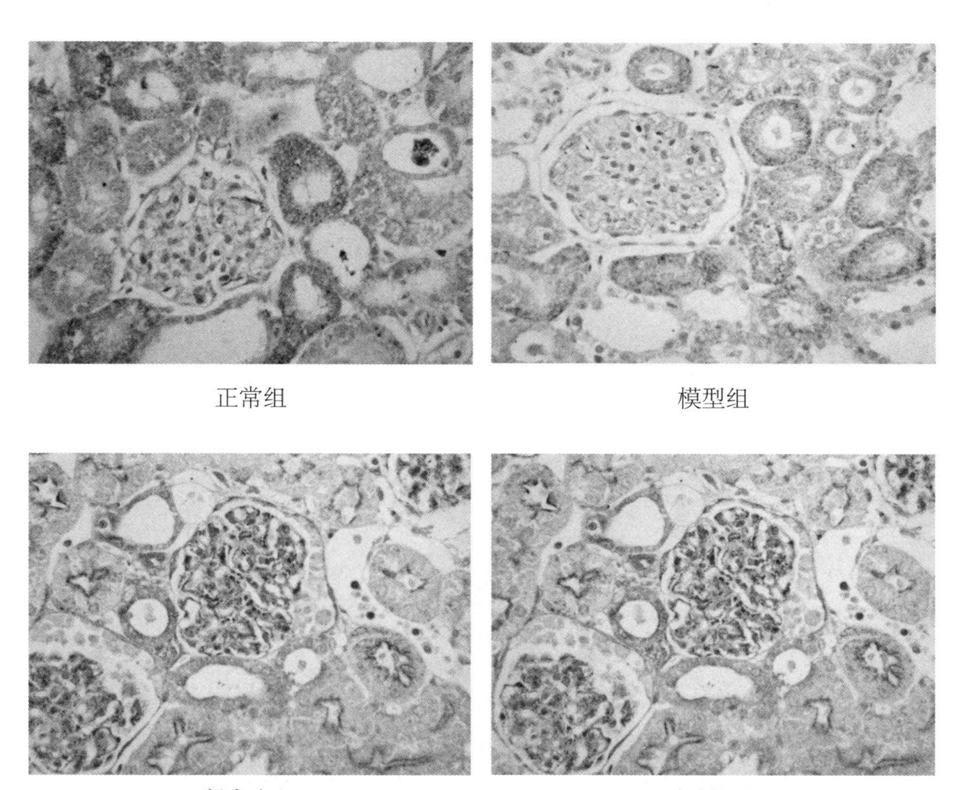

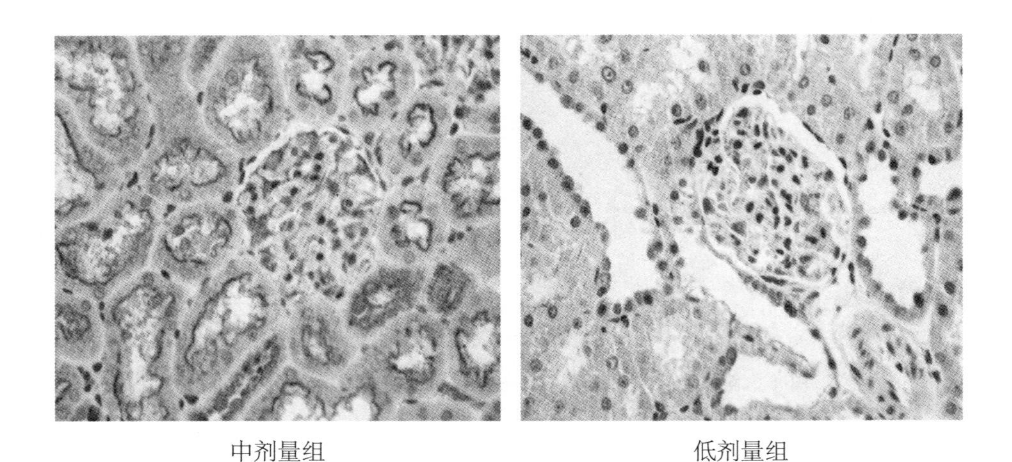

中剂量组　　低剂量组

图 2　各组大鼠肾组织 Smad2 免疫组化的表达(×400 倍)

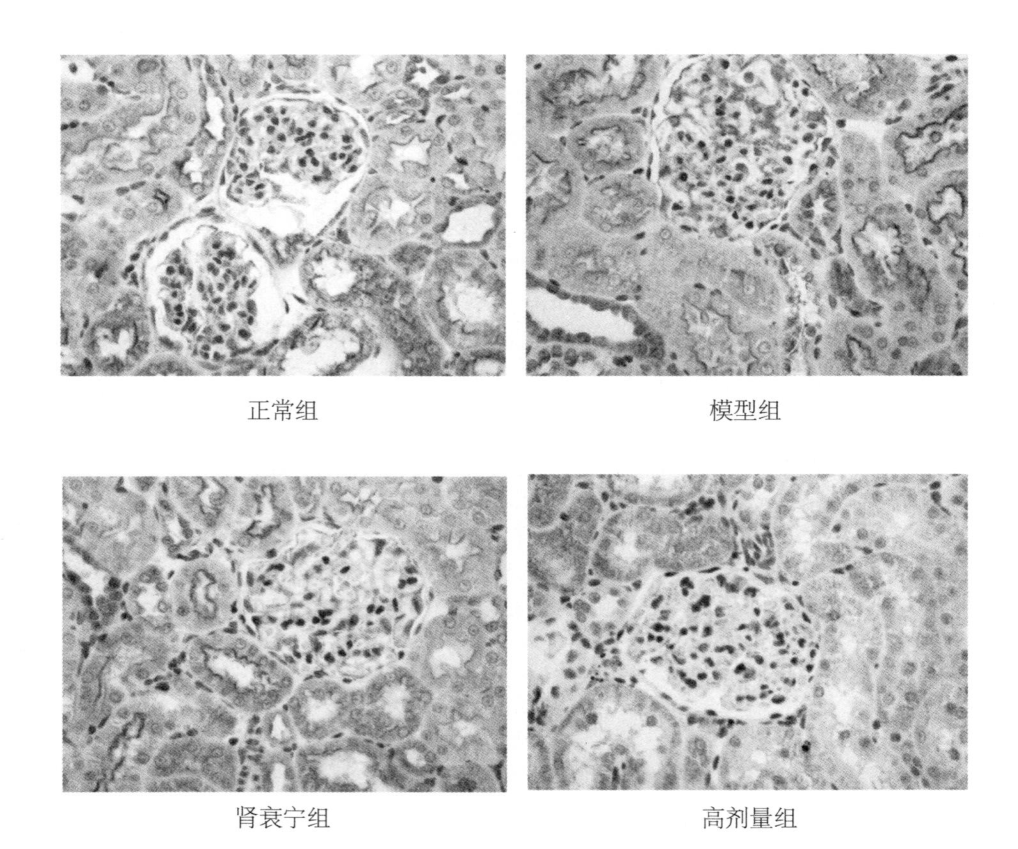

正常组　　模型组

肾衰宁组　　高剂量组

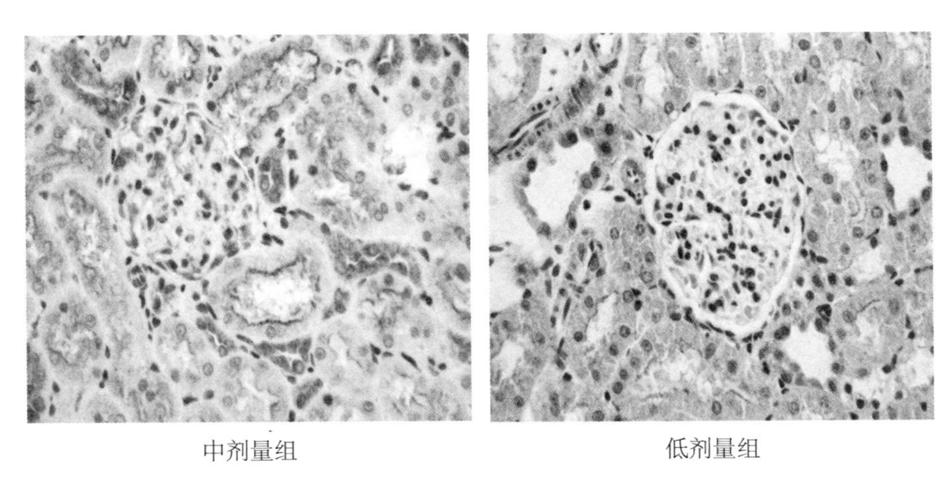

图3　各组大鼠肾组织Smad6免疫组化的表达(×400倍)

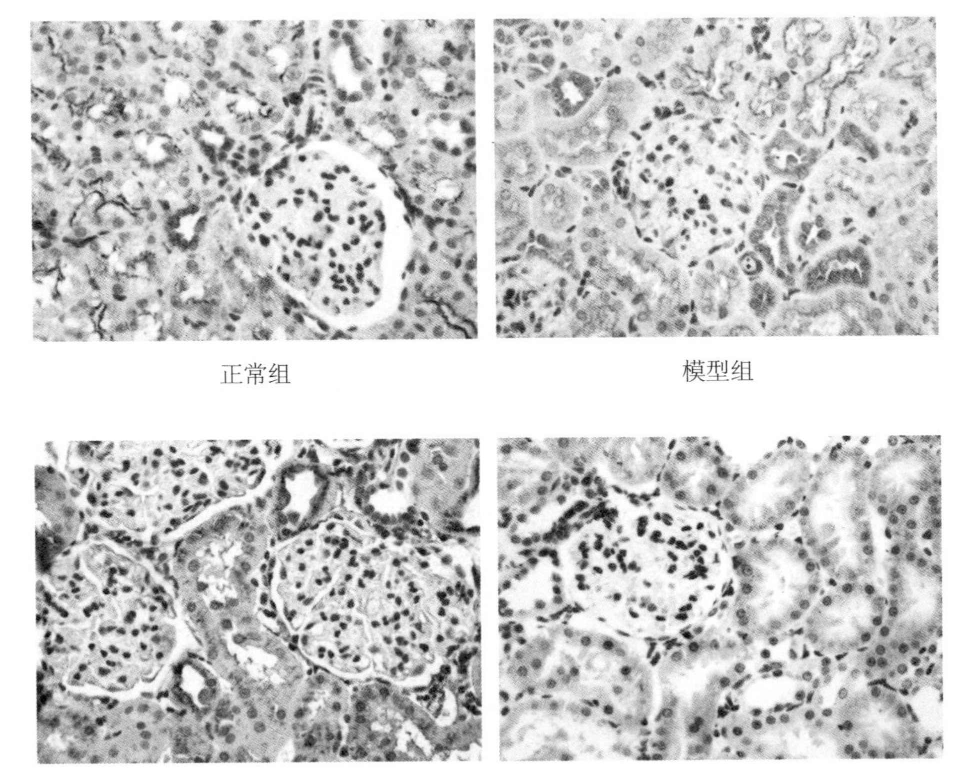

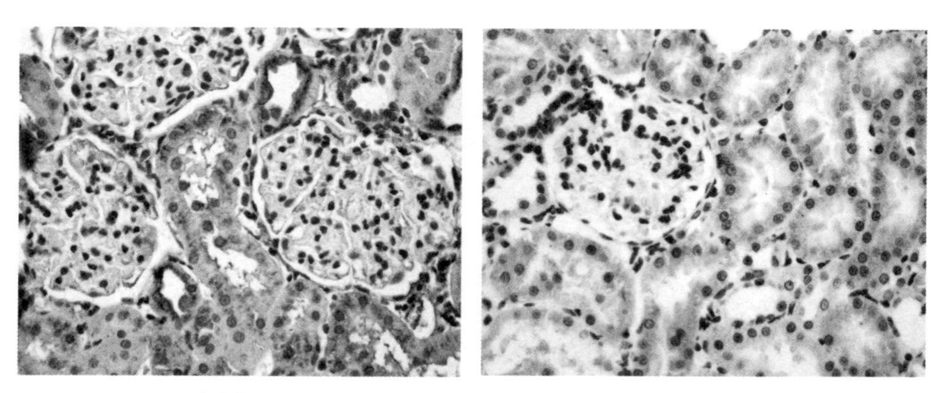

图 4　各组大鼠肾组织 BMP-7 免疫组化的表达(×400 倍)

交通心肾中药治疗慢性肾衰并发心血管病变的临床研究

1 前言

慢性肾功能衰竭(CRF简称慢性肾衰)是一组由于原发性或继发性慢性肾脏疾病所致肾功能损害及进行性恶化，不能维持机体内环境的稳定而出现的一系列水肿、少尿、贫血、乏力、恶心等症状和水电解质代谢紊乱、酸碱平衡失调、内分泌紊乱等组成的临床综合征。慢性肾脏病与心血管疾病(CVD)密切相关，一项针对慢性肾脏病患者的流行病学调查结果显示，冠状动脉疾病(CAD)的患病率为16.5%，左心室肥厚(LVH)为58.5%，充血性心力衰竭(CHF)为27.7%，脑卒中(CVA)为5.6%，大血管动脉粥样硬化性病变为31.5%[1]。另一项调查发现，CKD1、2、3、4、5期患者的CVD总患病率分别为5.13%、17.24%、27. 86%、26.92%、47.49%[2]。终末期肾病患者CVD患病率高达86.0%[3]。CVD是CKD患者的主要死亡原因，约占终末期肾病(ESRD)患者的50%，其病死率是普通人群10~20倍[4]。慢性肾衰一旦发生心血管病变往往病情危重，随着肾功能恶化，心血管事件的死亡率显著增高[5]，因此，控制心血管病变对慢性肾衰的预后越来越受到重视。由于现代医学对慢性肾衰并发心血管事件的发病机制仍存在争论，因此在治疗上并没有获得行之有效进展，无法从根本上降低肾衰患者的高死亡率。虽然肾脏替代治疗能明显提高患者的生存率，但费用昂贵，给患者及家庭造成沉重的压力和经济负担，如何在不造成患者过重的经济负担的前提下，延缓肾功能进展，防止各种并发症的发生，是当前医务工作者急需解决的重大问题，尤其是在我国这样一个发展中国家，有着重要的现实意义和社会意义。

现阶段对慢性肾衰的非透析治疗主要以针对危险因素治疗和对症治疗为主，如控制饮食，控制血压、血糖、血脂，改善贫血，调节水、电解质紊乱，改善心功能，纠正继发性甲状旁腺功能亢进及肾性骨病等治疗，但治疗中一些药物如利尿剂、血管紧张素转换酶抑制剂、血管紧张素受体拮抗剂，在出现肾功能不全时疗效下降，不良反应增加，有些药物和方法甚至成为禁忌，处理起来非常棘手[6-7]。

近几年，中医药在治疗慢性肾衰方面，许多医家针对其病因病机和邪正盛衰的不同，辨证予以内服外用等不同治疗方法，取得了良好的临床疗效。我们根据对慢性肾衰并发心血管病变的多年临床观察，结合中医心肾相交理论，认为慢性肾衰并发心血管病变的主要病机就是在肾衰原有脾肾衰败和浊毒瘀滞的基础上进一步发展而致浊毒上犯于心，心阳上亢，不能下移，肾阳衰败，水湿泛滥，“阳亢于上，阴盛于下，心肾阴阳水火不得相交，脏腑气机升降失常，水湿内停，痰瘀阻滞，最终导致阴阳离决。其病位主要在心、脾、肾三脏，病性为本虚标实”，故而在临床治疗中提出交通心肾、疏肝健脾、祛浊化瘀的治疗原则，经多年实践，疗效明确。本课题是在心肾相交理论指导下，对交通心肾中药治疗慢性肾衰并发心血管病变的疗效及安全性评价研究，现总结报告如下。

2 资料与方法

2.1 一般资料

全部病例来源于宁夏回族自治区中医研究院肾内科 2011 年 7 月—2012 年 7 月住院及门诊慢性肾衰竭并伴有心血管并发症的非透析患者，共 60 人，随机分为治疗组和对照组。治疗组 30 例，在饮食治疗及常规治疗的基础上加用中药辨证治疗。其中男14人，女16人，年龄29~68岁，平均(51.86±11.53)岁；病程平均(12.12±3.52)年；体重52~90 kg，平均(65.34±8.45)kg。原发病：慢性肾小球肾炎13例，糖尿病肾病6例，高血压肾病7例，多囊肾2例，慢性肾盂肾炎1例，狼疮性肾炎1例，病期肾功能不全代偿期1例(Scr 133~177 μmol/L)，肾功能不全失代偿期13例(Scr 186~442 μmol/L)，肾功能衰竭期16例(Scr 451~707 μmol/L)。并与对照组30例在饮食治疗及常规治疗的基础上加服中药治疗，进行临床疗效对比，其中男17例，女13例；年龄30~69岁，平均(49.69±11.65)岁；病程平均为(12.26±2.98)年；体重54~83 kg，平均(65.66±8.23)kg；原发病中多囊肾1例，慢性肾盂肾炎2例，狼疮性肾炎2例，糖尿病肾病7例，慢性肾小球肾炎12例，高血压肾病6例；病期肾功能不全代偿期2例，肾功能不全失代偿期14例，肾功能衰竭期14例。上述一般临床资料经统计学处理，组间各项参数均衡性良好，无显著性差异，具有较好的可比性($P>0.05$)。(见表1、表2、表3、表4)

表1　治疗组与对照组临床资料比较

临床资料	治疗组(30例)	对照组(30例)
年龄(岁)	51.86±11.53	49.69±11.65
病程(年)	12.12±3.52	12.26±2.98
体重(kg)	65.34±8.45	65.66±8.23

经t检验，两组在年龄、病程、体重均无显著性差异($P>0.05$)，各项参数均衡性良好，具有可比性。

表2　治疗组与对照组临床资料比较

临床资料	治疗组(30例)	对照组(30例)
性别(男:女)	14:16	17:13
病期		
肾功能不全代偿期	1	2
肾功能不全失代偿期	13	14

续表

临床资料	治疗组(30 例)	对照组(30 例)
肾功能衰竭期	16	14
原发病		
慢性肾小球肾炎	13	12
糖尿病肾病	6	7
高血压肾病	7	6
多囊肾	2	1
慢性肾盂肾炎	1	2
狼疮性肾炎	1	2

经 x^2 检验，两组在病期和原发病均无显著性差异($P>0.05$)，具有可比性。

表 3　治疗前两组 SCr、Ccr、BUN 水平比较

组别	例数	Scr(μmol/L)	Ccr(ml/min)	BUN(mmol/L)
治疗组	30	389.6±59.06	21.47±3.86	18.58±6.69
对照组	30	383.0±62.51	22.43±5.43	18.85±8.10

经 F 检验，治疗前两组 Scr、Ccr、BUN 无显著性差异($P>0.05$)，具有可比性。

表 4　治疗前两组症状积分水平比较(分)

组别	例数	症状积分
治疗组	30	22.06±5.37
对照组	30	21.54±5.56
t 值	0.770	
P 值	0.288	

经 t 检验，两组症状积分在治疗前无显著性差异($P>0.05$)，具有可比性。

2.2 病例选择

2.2.1 病例诊断标准

慢性肾功能衰竭诊断标准：（参照中华内科杂志编委会肾脏病专业组1993年拟定标准）

（1）内生肌酐清除率（Ccr）<80 ml/min。

（2）血肌酐（Scr）>133 μmol/L。

（3）有慢性肾脏疾病或累及肾脏的系统性疾病病史。

附：内生肌酐清除率（Ccr）计算公式：

男：

$$CCr(ml/min)=\frac{[140-年龄(岁)]\times 体重(kg)}{[Scr(\mu mol/L)/88.4]\times 72}$$

女：

$$Ccr(m1/min)=\frac{[140-年龄(岁)]\times 体重(kg)}{[Scr(\mu mol/L)/88.4]\times 85}$$

表5 慢性肾功能衰竭临床分期标准

（参照中华内科杂志编委会肾脏病专业组1993年拟定标准）

CRF 分期	肾小球滤过率（GFR）（ml/min）	血肌酐（Scr）（μmol/L）
肾功能不全代偿期	80~50	133~177
肾功能不全失代偿期	50~20	178~442
肾功能衰竭期	20~10	443~707
尿毒症期	<10	≥707

中医证候诊断标准：（见表6）参照中华人民共和国2002年颁布的《中药新药治疗慢性肾功能衰竭的临床研究指导原则》

表 6　慢性肾功能衰竭中医证候诊断标准

证型	临床症状	舌象	脉象
脾肾气虚	倦怠乏力,气短懒言,食少纳呆,腰酸膝软	舌淡、边有齿痕	沉细
脾肾阳虚	畏寒肢冷,倦怠乏力,气短懒言,食少纳呆,腰酸膝软	舌淡有齿痕	沉弱
脾肾气阴两虚	倦怠乏力,腰酸膝软,口干咽燥,五心烦热	舌淡有齿印	沉细
肝肾阴虚	头晕,头痛,腰酸膝软,口干咽燥,五心烦热	舌淡红少苔	沉细或弦细
阴阳两虚	畏寒肢冷,五心烦热,口干咽燥,腰酸膝软	舌淡有齿痕	沉细
湿浊(热)证	恶心呕吐,肢体困重,食少纳呆	舌苔厚腻	滑数
血瘀证	面色晦暗,腰痛,肌肤甲错	苔色紫暗有瘀点	细涩

心血管病变标准参照上海市肾脏病心血管并发症调查协作组制定的标准[8]。

(1)阳性主诉:心悸,胸闷,活动后气促,夜间阵发性呼吸困难,端坐呼吸,胸痛等。出现上述 1 种以上症状且排除其他因素。

(2)阳性体征:心律失常,心力衰竭(心功能≤Ⅲ级),心界扩大,心脏听诊杂音等,检出 1 种以上体征。

(3)实验室检查:胸片,心电图(ECG),超声心动图(UCG),心肌酶谱等,1 项以上异常者为阳性累及。

症状分级量化标准:参照中华人民共和国 2002 年颁布的《中药新药治疗慢性肾功能衰竭的临床研究指导原则》(见表 7)。

表 7　症状分级量化标准

主症＼积分	0 分	2 分(轻)	4 分(中)	6 分(重)
面部色泽	无	色黄暗光泽少	色暗黄光泽无	色暗黑光泽无
食少纳呆	无	食量减少 < 1/4,纳谷味香	食量减少 1/4~1/2,口味不香	食量减少 > 1/2,无饥饿感
恶心呕吐	无	每日 1~2 次	每日 3~4 次	每日 4 次以上

续表

主症＼积分	0分	2分(轻)	4分(中)	6分(重)
倦怠乏力	无	可坚持体力劳动,偶感乏力	日常活动勉强支持	日常活动不能支持,乏力持续出现
腰膝酸软	无	腰膝酸软晨起就有	膝软不能负重物,持续腰酸	膝软不欲行走,腰酸难以忍受
胸闷气短	无	时有胸闷气短	胸闷气短频发,无法活动	呼吸困难,不能平躺
心悸失眠	无	偶有心悸失眠	经常性心悸失眠	心悸严重,无法入睡
肌肤甲错		肌肤局限性粗糙、干燥失润	粗糙干燥、角化脱屑、基底潮红,可融合成片	肌肤广泛性粗糙干燥、角化、形如蛇皮
大便不实		大便不成形	大便不成形,一日三次	大便不成形,一日三次以上
舌象	舌质(1分)		舌苔(1分)	
	紫暗或有瘀点瘀斑,淡,有齿痕		厚或腻	
脉象	细涩或沉弱(1分)			

2.2.2 观察病例标准

2.2.2.1 病例纳入标准

(1)符合慢性肾功能衰竭的西医诊断标准。

(2)心血管病变1项以上阳性。

(3)未接受替代治疗。

(4)年龄特征18~75岁。

凡符合上述标准者,可纳入调查对象。

2.2.2.2 病例排除标准

(1)神志不清,不能配合者。

(2)慢性肾功不全已行血液透析或腹膜透析治疗的患者。

(3)合并有脑、肝和造血系统等严重原发性疾病者。

(4)过敏体质或对多种药物过敏者。

(5)处于哺乳期或妊娠期的妇女。

(6)年龄不满 18 周岁或超过 75 周岁。

2.2.2.3 病例剔除标准

(1)无法判断疗效或资料不全等影响疗效或安全性判断者。

(2)纳入的研究对象患有严重并发症,不遵医嘱,或因其他的生理变化等不适宜继续接受临床试验而自行退出者等,均视为脱落病例,统计分析时应结合具体情况处理。如发生不良反应者,应计入不良反应的统计;因无效而自行脱落者,应计入疗效分析;试验未坚持 1/2 疗程者,应视为自行脱落;试验超过 1/2 疗程者,应计入疗效统计。

(3)试验中出现过敏反应或严重不良反应者,终止试验;已超过 1/2 疗程者统计疗效。

(4)试验期间病人出现严重并发症,(如出现急性心力衰竭转入透析治疗、脑血管意外等)应终止试验;已超过 1/2 疗程者统计为无效。

(5)试验中因病情进展,需行肾脏替代治疗者均应视为脱落。

2.3 研究方法

将宁夏中医研究院肾内科住院及门诊符合条件的慢性肾衰并发心血管病变患者 60 例随机分为对照组和治疗组,每组各 30 例。

2.3.1 常规治疗措施

(1)饮食治疗:予以低盐低脂优质低蛋白饮食,蛋白摄入量:0.6 g/(kg·d),保证能量供给 125~146 kJ/(kg·d),适当补充复方-α 酮酸、维生素。

(2)积极改善心功能,针对不同心血管病变,予以不同治疗措施;调节血脂,控制血糖,纠正水电解质紊乱、钙磷代谢紊乱、防止高钾血症、肾性骨病、继发性甲状旁腺亢进症等。

(3)纠正酸中毒:根据二氧化碳结合率等变化口服碳酸氢钠片或静滴5%碳酸氢钠,对于心衰患者,注意碳酸氢钠输入量不宜过多,速度宜缓,以免心脏负荷加重。

(4)纠正贫血:当血红蛋白低于 100~110 g/L 或红细胞比积低于 30%~

33%时，应皮下注射重组人红细胞生成素，同时口服或静输铁剂。

（5）控制血压：针对患者具体情况选用ACEI、ARB、钙通道阻滞剂、利尿剂、β-受体阻滞剂、α-受体阻滞剂等降压药，以上可联合使用，血压应<130/80 mmHg，在控制血压的同时积极主动保护靶器官（心、脑、肾）。

（6）防止感染：注意防止各种病原体和病毒的侵害，有针对性地选用肾毒性最小的抗生素。

2.3.2 对照组治疗措施

将对照组30例病人在常规治疗的基础上，加服肾衰宁胶囊（药物组成：大黄、丹参、红花、黄连、太子参、茯苓、牛膝、陈皮、半夏、甘草），4~6粒/次，3~4次/d，30天为1个疗程，服3个疗程。

2.3.3 治疗组治疗措施

治疗组患者在常规治疗的基础上，辨证予以童安荣主任常用的具有交通心肾、健脾疏肝、祛浊逐瘀作用的经验方（柴胡12 g、枳壳15 g、党参15 g、黄芪30 g、熟地黄15 g、山茱萸15 g、山药20 g、茯苓20 g、远志15 g、石菖蒲15 g、陈皮12 g、半夏15 g、丹参30 g、泽兰20 g、大黄6 g、砂仁10 g、神曲10 g、山楂10 g）为基本方随症加减，其中心肾阴亏、虚火上炎者酌加女贞子、旱莲草、枸杞子、生地、当归、阿胶、柏子仁、酸枣仁、牡蛎、黄芩、黄连等，以滋阴降火，养心安神，交通心肾；心肾阳衰，寒水泛滥酌加桂枝、附子、淫羊藿、菟丝子、肉苁蓉、杜仲、白术、牛膝、半夏、桑白皮、车前子等，以温补心肾之阳，消肿化瘀利水，使心肾相交；湿热瘀浊阻滞，升降受阻，上下不交可酌加肉桂、黄柏、薏苡仁、桃仁、红花、川芎、枳实、僵蚕等，以清热利湿，泄浊逐瘀，使升降复、上下交。如蛋白尿者加蝉蜕、僵蚕；潜血者加白茅根、三七粉。水煎300 ml，1日1剂，1日2次温服，疗程为3个月。

2.4 试验观察指标

2.4.1 安全性观测指标

（1）包括患者性别、年龄、体重、脉搏、呼吸和血压等生命体征的观测；病史、病程、合并疾病及用药等。

(2)以及血、尿、便常规,于治疗前及治疗后每月检查记录1次。

(3)肾功能、肝功能、电解质、心电图检查、胸片、肾脏B超,每个月检查记录1次。

(4)随时记录观察出现的各种不良反应。

2.4.2 疗效性观测指标

(1)临床症状观测:主要对倦怠乏力、胸闷气短、心悸失眠、食少纳呆、恶心呕吐等症状和体征,其程度用记分法表示,于治疗前及治疗后每两周观察记录1次。

(2)生化指标检测:采用日立7060型全自动生化分析仪检测血肌酐(Scr)、尿素氮(BUN)、血糖(GLU)、总胆固醇(CHO)、甘油三酯(TG)、高密度脂蛋白(HDL)、载脂蛋白Al(ApoAI)、载脂蛋白B(ApoB)、血清白蛋白(ALB)、血红蛋白(Hb)等。

(3)血同型半胱氨酸(Hcy)检测:受检者均于治疗前及治疗后3个月清晨空腹采静脉血2 ml,并在1 h内离心分离血清。采用北京九强生物技术有限公司提供的Hcy试剂盒,运用酶联免疫吸附法(ELISA)测定Hcy水平,正常值为4.0~15.0 μmol/L,具体操作按说明书进行。

(4)C-反应蛋白测定:所有观察对象在治疗前及治疗后3个月清晨空腹肘静脉采血2 ml,置放含有肝素抗凝管,摇匀,3 000转/min离心10 min,分离血清后,-80℃保存,待测hs-CRP,采用免疫散射比浊法测定。(科华生物公司Hs-CRP试剂及配套校准品)具体操作按说明书进行。

以上检测指标均由宁夏中医研究院检验科协助完成。

2.5 疗效判定标准

2.5.1 慢性肾功能衰竭疗效判定标准(见表8)

参照中华人民共和国2002年颁布的《中药新药治疗慢性肾功能衰竭的临床研究指导原则》。

表8　慢性肾功能衰竭疗效判定标准

CRF 疗效判定	①临床症状积分	②内生肌酐清除率（Ccr）	③血肌酐（Scr）
显效	减少≥60%	增加≥20%	降低≥20%
有效	减少≥30%	增加≥10%	降低≥10%
稳定	临床症状改善，积分减少<30%	无降低，或增加<10%	无增加，或降低<10%
无效	临床症状无改善或加重	降低	增加

以上①项必备，②、③项具备一项，即可判定。

2.5.2　中医证候疗效判定标准（见表 9）

参照中华人民共和国 2002 年颁布的《中药新药治疗慢性肾功能衰竭的临床研究指导原则》。

表 9　中医证候疗效判定标准

CRF 疗效判定	中医临床症状、体征	证候积分减少
痊愈	消失或基本消失	≥95%
显效	明显改善	≥70%
有效	均有好转	≥30%
无效	均无明显改善，甚或加重	< 30%

注：计算公式（尼莫地平法）为：〔（治疗前积分－治疗后积分）÷治疗前积分〕×100%。

2.6　安全性及不良反应的判定

通过观测各项疗效性和安全性指标以及对患者临床表现的观察，分析判定有无不良反应。具体见以下不良反应及安全性程度划分表。（见表 10、表 11）

表 10　不良反应的程度划分表

不良反应程度	轻（3 级）	中（2 级）	重（1 级）		
与所用药物关系	可能有关	很可能有关	肯定有关	可能无关	肯定无关

表 11 安全性程度划分表

安全性	安全性程度	不良反应程度	安全性检查指标	处理措施
1 级	安全	无	无异常	无需任何处理
2 级	比较安全	轻度	无异常	无需处理 可继续用药
3 级	有安全性问题	中等	轻度异常	处理后 可继续用药
4 级	出现严重安全性问题	严重	明显异常	试验中止

2.7 统计分析

用 SPSS 11.5 统计学软件进行统计学处理。定量资料以 $\bar{x}\pm s$ 表示，组内治疗前后比较用配对样本 t 检验，组间采用成组设计两样本均数 t 检验，定性资料采用 x^2 检验，显著性水准取 $\alpha=0.05$。

2.8 结果

2.8.1 整体疗效情况（见表 12）

表 12 两组病例治疗后临床疗效比较例（%）

组别	n	显效	有效	稳定	无效	总有效率（%）
治疗组	30	4（13.33）	18（60.0）	5（16.67）	3（10.0）	90.0
对照组	30	1（3.33）	11（36.67）	10（33.33）	8（26.67）	73.33

治疗 3 个月后治疗组总有效率为 90.0%，明显高于对照组的 73.33%。两组比较有统计学差异（$P<0.05$），说明用交通心肾为主中药治疗后有效率明显高于对照组。

2.8.2 临床症状积分情况（见表 13、表 14）

治疗组治疗后主要症状积分倦怠乏力、腰膝酸软、胸闷气短、心悸失眠、食少纳差、恶心呕吐、水肿、头晕等症状与治疗前比较均有显著性差异（$P<0.01$）。

治疗组治疗后主要症状积分在倦怠乏力、腰膝酸软、胸闷气短、心悸失眠、食少纳差、恶心呕吐、水肿、头晕等症状和对照组治疗后比较有显著性差异（$P<0.01$）。说明治疗组治疗后的主要临床症状较对照组治疗后改善的更为明显。

表 13　治疗组治疗前后症状积分情况比较

治疗组	例数（例）	症状积分（分）
治疗前	30	22.06±5.37
治疗后	30	14.34±5.08
t 值	5.756	
P 值	0.001	

表 14　治疗组、对照组治疗后症状积分情况比较（分）

治疗后	例数（例）	症状积分（分）
治疗组治疗后	30	14.34±5.08
对照组治疗后	30	22.86±7.43
t 值	−6.818	
P 值	0.000	

2.8.3　两组治疗后中医症候疗效比较（见表 15）

表 15　两组治疗后中医症候疗效比较

例（%）

组别	痊愈	显效	有效	无效	有效率（%）
治疗组	2（6.67）	23（76.67）	2（6.67）	3（10.0）	90.0
对照组	0（00.0）	7（23.33）	14（46.67）	14（46.67）	70.0

两组治疗后中医症候疗效比较，治疗组有效率 90%，明显高于对照组的 70%。两组比较有统计学差异（$P<0.05$），说明用交通心肾中药治疗后临床症状体征较对照组治疗后大为改善。

2.8.4 肾功能治疗前后变化情况(见表16、表17)

表16 治疗组治疗前后肾功能变化情况比较

治疗组	例数(例)	尿素氮(mmol/L)	血肌酐(μmol/L)	内生肌酐清除率(ml/min)
治疗前	30	18.58±6.69	389.6±59.06	21.47±3.86
治疗后	30	15.67±4.59	340.6±60.61	25.75±5.92
t值		3.235	15.353	−3.597
P值		0.000	0.000	0.000

治疗组治疗后BUN、Scr明显下降,CCr明显升高,与治疗前相比具有显著意义(P<0.01)。

表17 治疗组对照组治疗后肾功能情况比较

治疗后	例数(例)	尿素氮(mmol/L)	血肌酐(μmol/L)	内生肌酐清除率(ml/min)
治疗组	30	15.67±4.59	340.6±60.61	25.75±5.92
对照组	30	18.29±7.65	360.1±59.98	23.64±5.40
t值		−2.423	−11.112	2.759
P值		0.024	0.036	0.048

治疗后BUN、Scr、Ccr组间相比较,治疗组与对照组差异明显(P<0.05)。

提示采用交通心肾中药治疗后,患者肾功能明显改善,相比较对照组差异明显。两组治疗前后实验室指标变化情况比较(见表18)。

表18 治疗组与对照组实验室指标比较

检测指标	治疗组		对照组	
	治疗前	治疗后	治疗前	治疗后
BUN(mmol/L)	18.58±6.69	15.67±4.59	18.85±8.10	18.29±7.65
Scr(μmol/L)	389.62±59.06	340.61±60.61	383.0±62.51	360.1±59.98
Ccr(ml/min)	21.47±3.86	25.75±5.92	22.43±5.43	23.64±5.40
Hb(g/L)	94.60±15.95	102.00±17.59	94.40 ± 20.85	96.114±24.28

续表

检测指标	治疗组		对照组	
	治疗前	治疗后	治疗前	治疗后
CHO(mmol/L)	6.06±1.89	6.03±1.61	5.84±3.35	5.36±2.50
TG(mmol/L)	2.28±1.87	1.79±0.79	2.27±1.17	2.11±0.89
Hcy(μmol/L)	26.81±6.06	21.87±5.48	26.98±7.57	24.32±7.50
Hs-CRP(mg/L)	5.15±2.58	4.02±1.26	5.63±2.31	4.96±2.34

结果提示:①治疗前两组间比较无显著差异($P>0.05$),具有可比性。②治疗组 BUN、Scr、Ccr 治疗前后相比较有显著差异($P<0.01$);对照组 Scr、Ccr 治疗前后相比较差异显著,但 BUN 无明显差异;三项治疗后组间相比较,治疗组与对照组差异明显($P<0.05$)。提示采用交通心肾中药治疗后,患者肾功能明显改善,相比较对照组差异明显。③两组治疗后血红蛋白均有不同程度升高,贫血症状均有改善,两组比较差异无统计学意义($P>0.05$)。④治疗组血清 Hcy 水平治疗前后有显著差异($P<0.01$),治疗组与对照组治疗后组间对比差异显著($P<0.05$)。说明经交通心肾中药治疗后,降低血清 Hcy 水平效果显著,与对照组相比差异明显。⑤治疗组与对照组治疗前后 hs-CRP 均有差异($P<0.05$),治疗后治疗组与对照组之间亦有明显差异($P<0.05$),说明运用交通心肾中药能使慢性肾衰并发心血管事件的患者 CRP 水平下降,改善患者体内微炎状态。

2.8.5　不良反应

治疗过程中,治疗组未发现服用中药后有明显不良反应,在服药初期,有 8 例患者出现大便次数增加,但便常规检查无明显异常,经调整药量后,症状消失;对照组有 2 例出现血钾升高、1 例血磷升高,经严格限制饮食和药物治疗后均得到有效控制,无 1 例脱落。研究对象中临床显效的 5 例,治疗后 6 个月追访这 5 例患者,有 2 例因未控制饮食,1 例因劳累,病情有所反复,其余未见异常。

2.9 讨论

在慢性肾脏病（CKD）的进展中，CVD 的发生率约为普通人群的 10~100 倍[9]，心血管疾病（CVD）是其主要死亡原因，约占终末期肾病（ESRD）患者的 50%，其病死率是普通人群 10~20 倍[10]。因而延缓患者的肾功能进展，提高患者的生存率，积极防治心血管并发症是当前迫切需要解决的难题。

2.9.1 慢性肾衰并发心血管病变发病的机制及危险因素

目前现代医学对于慢性肾衰并发心血管病变发病的机制尚未完全清楚，大多认为肾素–血管紧张素–醛固酮系统激活兴奋是其重要作用的发病机制，有学者认为，造成肾、心血管疾病关系密切的原因众多，血流动力学改变、代谢紊乱、贫血、内皮损伤等是其主要原因[11]。终末期肾脏病（ESRD）的心血管并发症的发生是高血压、贫血、动静脉瘘所致血流动力学障碍，继发性甲状旁腺功能亢进导致的钙磷代谢障碍、胰岛素、脂质代谢障碍，高尿酸血症，交感神经过度兴奋，维生素缺乏，以及由于肾脏功能减退而造成内环境稳态失调，氧化应激，各种致炎性细胞因子、生长因子大量启动等综合性结果所导致[12]。随着肾功能的进展发生 CVD 危险因素很多，目前分为传统因素和非传统因素两个方面，传统因素如高血压、高血脂、糖尿病、吸烟等；非传统因素即继发于 ESRD 的危险因素，如贫血、蛋白尿、钙磷代谢紊乱、高同型半胱氨酸血症、继发性甲状旁腺功能亢进及微炎性反应等，随着肾功能衰竭加重，危险因素逐渐以非传统因素为主导因素[13]，其中又以高同型半胱氨酸血症和炎症因子 CRP 作为独立危险因素和判断心血管疾病预后的敏感标志，受到广泛的关注。

2.9.2 Hcy 与慢性肾衰并发心血管病变的关系

血同型半胱氨酸（Homocysteinemia，Hcy）是蛋氨酸代谢循环中的一个重要中间产物，属于含硫氨基酸，其升高可损伤血管内皮细胞，促进平滑肌细胞增生、血小板凝聚和低密度脂蛋白氧化，加速心脑血管疾病的发生及发展。Hcy 的代谢途径[14-15]主要有三种。

(1)在机体摄入低蛋白情况下的转甲基途径。在甲基四氢叶酸-同型半胱氨酸甲基转移酶和亚甲基四氢叶酸还原酶催化下,以叶酸和维生素 B_{12} 为重要辅助因子,Hcy 甲基化转化为甲硫氨酸。在甲硫氨酸腺苷转移酶(MAT)作用下,甲硫氨酸转化为 S-腺苷甲硫氨酸,后者再去甲基化转化为 S-腺苷同型半胱氨酸,在 S-腺苷同型半胱氨酸水解酶(SAHH)催化下水解为腺苷和 Hcy;而在肝脏组织中,在甜菜碱 - 同型半胱氨酸甲基转移酶(BHMT)作用下,Hcy 甲基化重新转化为甲硫氨酸。

(2)体内转甲基途径饱和或半胱氨酸缺乏时,进入转硫途径;在胱硫醚-β-合酶的作用下,以维生素 B_6 为重要的辅助因子,Hcy 转化为胱硫醚,再进一步转化为半胱氨酸,半胱氨酸又进一步分解为牛磺酸和硫酸盐等随尿液排泄。

(3)直接释放入细胞外基质。

慢性肾衰患者普遍存在高同型半胱氨酸血症,并与其心血管病变有关,肾脏是 Hcy 代谢的主要器官之一,肾功能下降导致 Hcy 代谢减少是肾衰患者血浆 Hcy 升高的主要原因[16-17]。研究表明高 Hcy 血症可导致动脉粥样硬化的形成,是近年发现引起心血管疾病发生的独立的重要危险因素之一[18],而慢性肾功能不全患者是发生心脑血管疾病的高危人群[19],国外对慢性肾功能不全与心血管风险的系列研究发现,血浆 Hcy 浓度每增加 1μmol/L,心血管疾病的危险度增加 1%[20]。肾脏是清除血浆 Hcy,并将其进一步代谢的主要脏器,Hcy 主要通过对血管内皮细胞功能、血管平滑肌细胞、凝血功能及脂质过氧化的影响对心血管系统产生毒性作用[21,22]。Hcy 对血管损伤的机制在于对内皮细胞结构和功能的损伤,可能与以下几个方面有关[23,24]:①通过氧自由基介导损伤血管内皮,Hcy 在有金属离子存在的条件下,产生羟自由基、过氧化氢等氧自由基,其作用于细胞壁,破坏细胞的完整性,致细胞异常死亡。②一氧化氮(NO)绝对及相对不足,在 Hcy 血症时,Hcy 本身可降低内皮细胞释放 NO,并通过释放的氧自由基加速 NO 的降解,致 NO 不足,使

NO 介导的内皮依赖性血管舒张功能明显受损，易发生血管收缩和血栓形成。③致栓作用：Hcy 可通过抑制内皮细胞血栓调理蛋白的活性，使蛋白 C 不能活化，并可使抗凝血酶Ⅲ与内皮细胞表面的硫酸肝素结合减少，干扰内皮细胞的纤溶活性，使内皮细胞抗凝活性下降。④基因水平的损伤：Hcy 可使平滑肌细胞内 fos 癌基因与 cyclin mRNA 表达增加，诱导静止细胞进入分裂期，促进平滑肌细胞的增殖。为了降低肾衰患者血清高 Hcy 水平，降低心血管事件的发生率，临床上主要以叶酸和 B 族维生素（如维生素 B_6、B_{12} 等）药物进行治疗。

本试验结果显示，慢性肾衰并发心血管病变患者血清 Hcy 水平显著增高，且血清 Hcy 水平与血 Scr 水平呈正相关，与 Ccr 水平呈负相关，此结论与文献报道与研究相一致。

2.9.3 CRP 与慢性肾衰并发心血管病变的关系

C 反应蛋白（C-reactive protein，CRP）是由多种细胞因子诱导肝脏细胞产生的一种敏感的急性相反应蛋白，能激活补体，促进吞噬并具有其他的免疫调控作用，参与局部或全身炎症反应，可在机体发生炎症、组织损伤、感染和非感染性疾病时明显增高。CRP 作为炎症性急性时相反应物，是炎症的标志物[25]，研究发现肾排泄功能与微炎症具有直接相关性，在 CKD 患者普遍存在 CRP 水平增高，轻度肾功能减退的 CKD 患者体内 CRP 即开始升高，且随肾功能恶化进行性升高[26,27]。2000 年有学者提出了“微炎症状态”这一概念，认为终末期肾病患者循环中某些促炎症介质和急性时相蛋白（acutephase proteins）的水平升高，提示这类患者存在慢性炎症反应[28]，并与 ESRD 心血管病变、营养不良等多种并发症有关，是影响 ESRD 预后的主要因素[29]。研究发现炎症反应标志物 C 反应蛋白（ CRP）不仅是随肾功能恶化进行性升高，同时也直接参与各类心血管疾病的发生，是心血管事件的独立危险因素[30]。Ridker 等[31]证实急性冠状动脉综合征患者中，不论低密度脂蛋白胆固醇水平高低，高水平 CRP 患者比低水平 CRP 患者更容易发生心肌梗死。一项前瞻性研究表明[32],测定 hs-CRP 可作为评价急性冠状动脉综合征危险性的指标,hs-CRP 水平下降可降低斑块破裂的危险性。Kocm M 等[33]对 94 例冠心病患者及 92 例非冠心病伴心血管疾病风险患者的 Logistic 回归分析显示,hs-CRP,GFR,HDL,SBP 是冠心病的独立危险因素。Kablak-Ziembicka A 等[34]对 304 名患者的随访性研究发现,在已证实的动脉粥样硬化病变患者中血清 hs-CRP 水平升高,颈动脉 IMT 增厚。相关研究表明[35-38]CRP 参与心血管病变形成的机制为:CRP 在血管壁沉积可诱导血管内皮细胞黏附分子(ICAM-1、VCAM 等)表达增加,使单核/巨噬细胞在血管内皮细胞黏附并浸润到血管壁内，调理巨噬细胞胞饮摄入 LDL 形成泡沫细胞沉积于血管壁内;CRP 促进巨噬细胞释放组织因子,使局部血栓形成。

本临床试验研究发现慢性肾衰并发心血管事件患者普遍存在血清 CRP 水平升高,与上述文献报道研究一致。CRP 作为炎症标志物,是预测肾功能和心血管风险的强有力指标,早期监测和干预可以有效降低 CVD 的风险。

2.9.4 中医学对慢性肾衰并发心血管病变的认识

中医学文献中并无慢性肾衰并发心血管病变的具体病名记载，根据其临床表现与中医的“肾风”“心悸”“胸痹”“关格”“水气”“厥脱”等病症密切相关,《素问·奇病论》指出:“有病庬然如有水状,切其脉大紧,身无痛者,形不瘦,不能食,食少……病生在肾,名为肾风。肾风而不能食、善惊,惊已,心气萎死。”这里的水肿、食少、惊悸、心气萎死,与慢性肾病后期并发心脏病变,最终导致心气衰惫而亡的现象相似。《金匮要略·水气病脉证并治》谓“肾水者,其腹大,脐肿腰痛,不得溺,阴下湿如牛鼻上汗,其足逆冷,面反瘦”;“心水者,其身重而少气,不得卧,烦而躁,其人阴肿”,明确指出了肾病及心、心病及肾,心肾两脏在疾病过程中的密切联系。《世医得效方·卷七》:“肾水枯竭,不能上润,心火上炎,不能既济。煎熬而生,心烦躁渴,小便频数,白浊,阴痿弱。”《问斋医案·卷一》:“肾水下亏,心阳上亢,阳脐脉满,不成寐”。这些心肾相关的论述都与慢性肾衰并发心血管病变的临床表现极为相似，从而也佐证了心肾不交与其病机的密切关系，故而可以从心肾相关理论结合这些病证探讨其诊治规律。

2.9.4.1 中医心肾相交理论与慢性肾衰并发心血管病变的关系

心肾相关理论是中医理论的重要组成部分，是中医认识人体生理、病理关系，指导临床实践的一个重要理论。“心肾相交”理论对肾心两脏之间密切的生理关系有着系统而详细的论述，并针对病理情况下两脏的具体证治提出了治法与方药，这对于 CRF 并发 CVD 病变在治疗上提供了重要的思路与方法。

2.9.4.1.1 心肾相交理论形成与发展

心肾相交，又称水火既济，指心肾两脏在正常生理状态下，阴阳、水火之间升降有常，相互资助又相互制约关系的概括。源自于《易经》，即坎水离火上下相济之意，《周易·象上》曰：“天地交，泰”，泰卦，乾下坤上，天地交，万物通，其志同”。《内经》从经脉联系、阴阳水火升降及五行生克制化来阐述心肾二脏的依存对立关系。《灵枢·经脉》篇认为，“肾足少阴之脉，起于小指之下，……其支者，从肺出入心，注胸中”，从经脉联系方面说明了心肾两脏的密切关系。《素问·五脏生成篇》云：“心之合脉也……其主肾也。”清代医家张志聪注云：“心主火，而制于肾水，是肾乃心脏生化为主。”从五行生克制化的观点来对心火、肾水关系的进行了阐述。《素问·宣明五气篇》“咸走血……苦走肾”，咸属水，苦属火，心主血，肾主骨，这是从五味及心肾生理机能的联系上对心肾相交的阐述。《素问·阴阳应象大论》曰：“天地者，万物之上下也；……水火者，阴阳之征兆也。”又曰：“动静相召，上下相临，阴阳相错，而变由生也”。此从天地阴阳的正常升降交感方面对水火相交进行了论述。华佗《中藏经》提出“火来坎户，水到离扃，阴阳相应，方乃和平”的观点，认为水火相交才属正常。唐·孙思邈在《备急千金要方》提出了心肾相交的理论，“夫心者火也，肾者水也，水火相济”。金·刘河间从水火升降来论述坎离相交，其《素问病机气宜保命集·素问元气五行份考》云：“坎中藏真火，升真水而为雨露也，离中藏真水，降真火而为利气也”。元·朱丹溪《格致余论》指出：“人之有生，心为火居上，肾为水居下，水能升而火有降，一升一降，无有穷已，故生意存焉。”认为心火、肾水的升降有序共同主宰生命活动，攸关人之性命之本。宋之后真阴真阳学说逐渐兴起，心肾相交理论受其影响日臻完善。明·周之干在总结古典文献及前人观点的基础上首先提出“心肾相交”这一医学术语，并以水火升降理论和真阴真阳学说对其机理作出了详细的论述，其《慎斋遗书·阴阳脏腑》云：“心肾相交，全凭升降。而心气之降，由肾气之升，又因心气之降，夫肾属水，水性润下，如何而升盖因水中有真阳，故水亦随阳而升，至于心则生心中之火。心属火，火性炎上，如何而降盖因火中有真阴，故火亦随阴而降，至于肾则生肾中之水。升降者水火，其所以使之升降者，水火中之真阴真阳也。真阴真阳者，心肾中之真气也，故肾之后天，心之先天也。心之后天，肾之先天也。”至此心肾相交理论经周氏阐释后愈加明了始趋完备，后世医家均不出此范畴。

2.9.4.1.2　脾胃在心肾相交中的作用

随着升降学说的发展，中医学认为脾胃在气机升降中起着调畅全身气机的重要作用，明确提出脾胃为气机升降之枢。而水火升降的矛盾运动亦赖脾胃气机协调。同时因脾胃运化水谷精微可滋养肾精，肾精充足则肾气上升；水谷精微化血，心得血养则心火不亢而下降。从而维持“水火既济”“心肾相交”的生理功能。唐·孙思邈《千金方》提出了“脾旺则感于心矣”的观点。朱丹溪在其《丹溪心法》中亦指出：“经曰：饮食入胃，游溢精气，上输于脾，脾气散精，上归于肺，通调水道，下输膀胱，水精四布，五经并行。是脾具坤静之德，而有乾健之运，故能使心肺之阳降，肾肝之阴升，而成天地交之泰，是为无病之人。”正是基于此，后世医家常常强调脾胃在心肾相交中的重要作用，并明确提出心肾相交由脾所主持的观点。如明·王肯堂在《证治准绳》中说：“脾上交于心，下交于肾……道家交媾心肾，以脾为黄婆者，即此意。”清·李用粹《证治汇补》曰：“五脏之精华，悉运于脾，脾旺则心肾相交。”清·黄元卿在《四圣心源·劳伤解》中论述:“中气者,和济水火之机,升降金木之轴,道家谓之黄婆。婴儿(心)姹女(肾)之交,非媒不得,其义精矣。”清·唐容川亦指出:“水火两脏,皆系先天。人之授胎,以先天生后天;人之既有,以后天生先天,水火两脏全赖于脾。”都强调了脾胃在人体气机升降及心肾水火相交过程中发挥了至关重要的作用。

2.9.4.1.3 肝在心肾相交中的作用

在心肾交通理论中不少医家亦强调肝的重要作用。在五行中,肝属木,水涵木、木生火,与心肾两脏密切相关。在气机升降过程中,肝气的疏泄条达功能对心肾水火的升降亦起着重要的影响。正如傅山在《傅青主女科·经前大便带血二十七》所说:“补肝则肝气往来于心肾之间,自然上引心而下入于肾,下入肾而上入于心,不啻介绍之助也。此使心肾相交之一大法门,不特调经而然也。”王纶在《明医杂著》中亦指出“凡心脏得病,治疗必先调其肝肾两脏”。清·陈士铎《辨证录·不寐门》对不寐的治法提出“必须补肝血之燥,而益肾水之枯,自然水可以养木,而肝可以交心也”的观点,同时认为交通心肾包括直接和间接两法,前者是从直接治疗心、肾入手以交通心肾,而后者是从肝从胃入手交通心肾。

综上可见心肾相交理论体系主要从阴阳水火升降理论发展而来,源于《周易》,本于《内经》,唐宋金元时期有发挥日臻完善,至明清理论体系方完备并不断发展。

2.9.4.2 心肾相交的生理关系

心肾两脏在正常生理状态下,阴阳、水火之间升降有常,气血精液交感互化,从而可以保证心主血脉、主神明,肾主藏精、主生殖、主水及主纳气等生理功能的正常发挥。它涵盖了心肾之间的所有协调关系,可以理解为是对心肾阴阳、水火、精神、气血的全面交感的高度概括,既包括了心火和肾水、君火与相火的相交,也包括了肾阳和心阳、肾阴和心阴等的相交。具体指心阳下交于肾,以助肾阳温煦肾阴,使肾水不寒,肾阴上济于心,以资心阴,使心火不亢,心火与肾水上下交通,维持二者生理功能的平衡。其次,心主血脉,鼓动血液流注周身以发挥营养与滋润作用,肾主藏精,使精气在体内充盈以推动人体生命活动。精与血同出于脾胃所化生的水谷精微,心血循行流注于肾中,则与肾精化合而变为精,肾精入冲任上交于心,则与心血合化为血。由于精血同源,故心血可化生为肾所藏之精,肾精亦可转化为心所主之血;再次,心主君火,肾主命火。君火在上,为阳气之用,主出神明,心火离照当空,则万物以明,命火在下为阳气之根,主生主化,命火潜藏不露,则万物有生育之机,二火相互资助,协调共济则气血流畅,人之生长发育,五脏六腑之功能才能正常,此即吴达《医学求是》所言:“经云君火以明,相火以位者,君明于上,端拱无为,相守其职,而行令于下也。”再者,心神肾精相互依存,心主藏神,为人体生命活动的主宰,《灵枢·邪客》云“心者,五脏六腑之大主也,精神之所舍也”,肾藏精生髓,是人体生命活动的根本,精是神的物质基础,神是精的外在表现,二者相互为用,精神相依,所以说水火相济,全在阴精上承,以安其神,阳气下藏,以安其志,一升一降,无有穷已,上下交通,生意存焉[133]。

2.9.4.3 心肾相交的病理关系——心肾不交

心肾两脏之间正常的阴阳、水火、升降既济失调,所表现出的一系列病理变化及临床症状统称心肾不交。宋代医家严用和在《重订严氏济生方·白浊赤浊遗精论治》中首次提到“心肾不交”这一病理术语,其强调“心火上炎而不息,肾水散漫而无归,上下不得交养,心肾受病,心受病者令人遗精白浊,肾受病者亦令人遗精白浊。此皆心肾不交,关键不牢之所致也”,从心肾水火逆乱,两走其偏,上下不交,导致心主神明、主血脉及肾主温煦、主藏精及水液代谢功能的异常,说明心肾不交。明·周慎斋在其《慎斋遗书》中对心肾阴阳升降失常不得相交所致心肾病变亦有论述,如“若脏腑有邪,则有间隔,阳不得升,阴不得降,故心肾不交,则心虚而多骇,肾虚而多惊”。对于心肾不交所导致的严重后果,《冯氏锦囊秘录·调护水火论》指出:“水火宜平不宜偏，宜交不宜分，火性炎上而宜使之下，水性就下而宜使之上，水上火下名之曰交，交则既济，不交则为不济，交者生之象，不交者死之征也。”由上可见心肾不交不是单指某一种病症，是由心肾之间异常的病理变化所致一系列临床表现及综合征的高度概括。

心肾相关理论经历代医家的充实和发展，并不断为现代医学所证实和肯定，研究表明，中医藏象学的心、肾不仅包括现代解剖学上的心血管和肾脏，同时还包括了神经、内分泌、生殖、造血、免疫等系统的功能，心、肾两脏在生理、病理上密切联系、互相影响[39]。

2.9.4.4　心肾不交与慢性肾衰并发心血管病变的形成

目前，中医学对慢性肾衰并发心血管病变的病因病机尚无统一和系统的认识。根据其临床表现与中医的“肾风”“心悸”“胸痹”“关格”“水气”“厥脱”等病证密切相关，《素问·奇病论》指出：“有病庞然如有水状，切其脉大紧，身无痛者，形不瘦，不能食，食少……病生在肾，名为肾风。肾风而不能食、善惊，惊已，心气萎死。”这里的水肿、食少、惊悸、心气萎死，颇似慢性肾病后期并发心脏病变，最终导致心气衰惫而死亡的现象。《金匾要略·水气病脉证并治》谓“肾水者，其腹大，脐肿腰痛，不得溺，阴下湿如牛鼻上汗，其足逆冷，面反瘦”；“心水者，其身重而少气，不得卧，烦而躁，其人阴肿”。明确指出了肾病及心、心病及肾，心肾两脏在疾病过程中的密切联系。《世医得效方·卷七》：“肾水枯竭，不能上润，心火上炎，不能既济。煎熬而生，心烦躁渴，小便频数，白浊，阴痿弱。”《问斋医案·卷一》：“肾水下亏，心阳上亢，阳脐脉满，不成寐”。这些心肾相关的论述都与慢性肾衰并发心血管病变的临床表现极为相似，从而也佐证了心肾不交与其病机的密切关系，故而可以结合这些病证探讨其诊治规律。

外邪侵袭、饮食不节、过度劳累、精神情志异常等因素都可诱发慢性肾衰并发心血管病变，但心肾亏虚、阴阳不交为慢性肾病并发心血管疾病病因病机的关键，随着病情的进展，肾心虚损加重，鼓动无力，水湿浊邪内聚、湿浊交阻，既水气凌心，又可弥漫三焦，导致脏腑功能、阴阳、气血进一步失调，并以此为源衍生诸多变化，形成湿痰浊毒瘀各种标实之证[40]。

2.9.4.5 我们对慢性肾衰并发心血管病变的机理认识

我们根据长期的临床观察，结合中医升降理论和心肾相关理论，以及现代医学的病因病理认识，总结出 CRF 心血管病变是在肾衰原有脾肾衰败，升降失常，浊毒瘀滞的基础上进一步发展而致浊毒上犯于心，心阳上亢，不能下移；肾阳衰败，水湿泛滥；阳亢于上，阴盛于下，心肾阴阳水火不得相交，最终导致阴阳离决。

2.9.4.5.1 脾肾衰败，升降失常，心肾不交为其本

“肾为先天之本，脾为后天之本”，先天之元阴元阳寄寓于肾，元阳主气化，故肾气以升为宜；元阴为全身精血之根，以内守为要；肾阳气化升腾，肾阴内守，一升一降，相辅相成，五脏六腑升降功能才得以正常实现；脾主运化水谷精微，化生气血，为后天之本以充养先天。《医门棒喝》云：“脾胃能生化者，实由肾中元阳之鼓舞，而元阳以固密为贵，其所以能固密者，又赖脾胃生化阴精以涵耳。”《医碥》云：“下焦为中土之根，肾命为水火之本”。同时肾主水而司开阖又赖脾气的制约，脾主运化水湿又须肾阳的温煦蒸化，脾肾两脏互相协作才能完成水液的代谢，是故脾肾升降相因相成。慢性肾衰往往是因水肿、淋证、腰痛、癃闭等病证迁延日久，或失治误治，或反复感受外邪，迁延缠绵，久治不愈，导致脾肾功能严重受损，升降失常，随着病情的进展往往累及心、肝、三焦等脏腑，致使脏腑气血阴阳俱虚。《金匮·虚劳病篇》云：“五脏虚损，尤重脾肾”。《医宗必读· 虚劳》中认为：“夫人之虚，不属于气，即属于血，五脏六腑，莫能外焉。而独举脾肾者，水为万物之源，土为万物之母，二脏安和，一身皆治，百疾不生”。综上导师认为慢性肾衰并发心血管病变的常见病机是脾肾衰败，健运失职，气化失司，升降失调，或致心肾阳衰，水湿泛滥，心脉失养，水饮凌心；或致心肾阴虚，水火不济，心火上炎，扰乱心神；或痰湿瘀阻，浊毒上犯于心，心火上亢，心气失畅，不能下移；肾阳亢于上，阴盛于

下，心肾阴阳水火不得相交，最终导致阴阳离决。

2.9.4.5.2　水湿泛滥，浊毒瘀滞为其标

慢性肾衰并发心血管病变致使脏腑气血阴阳俱虚，并伴随一系列的水湿、痰浊、瘀血等病理产物，停于机体，导致脉络阻滞，进一步加重对脏腑功能的损害。现代研究亦证实本病的高 Hcy 水平、“微炎症状态”、高脂血症等中医病机可归于痰浊、血瘀范畴[41]。

阳虚，气化不力，则水湿泛滥，聚液生痰；脏腑失于温煦，心阳不振，无力推动血脉，则瘀血内停，血脉痹阻；阴虚，无力上济于心，心阴失养，阴血暗耗，脉道失润，血脉凝滞；气虚，推动无力，气行则血行，气滞则血凝，血行不畅，久则生瘀；血虚，血脉不充，则心脉失养；水湿、浊瘀久停不得外泄则蕴而为毒，邪毒上蒙于心，内陷心包，阻滞心脉，则进一步加重心血管病变。

2.9.4.5.3　我们对慢性肾衰并发心血管病变的临床分型

针对慢性肾衰并发心血管病变的病因病机，我们经过多年归纳总结其具体临床表现可概括为以下三种证型。

(1)心肾阴虚，水火不济：肾阴不足，肾水不能上济于心，心火失济，则心火亢盛，胸中炽热，心神不宁；心阴不足，不能引火下济，以致火亢于上，阴虚于下，水火不能既济。阴虚内耗，精血失养，上下不交，则脉道失润不通，神明失养而发为心血管病变。临床可见腰膝酸软、咽干咽痛、手足心热、心悸怔忡、心慌气短、虚烦不得眠、神识昏蒙、梦遗健忘、舌裂生疮、小便短赤、舌红少苔、脉多细数等症。

(2)心肾阳衰，君相不生：心阳式微，无力下温于肾阳，肾阳不足，肾水必寒凝而无生化之机，寒水泛滥，发为水肿、喘促等症；肾阳衰败，命门火微，不能蒸腾水气，则生化无源，精虚髓空不能生血，心肾水火失济，精血不能上奉于心，心体失养，阳气亏乏，鼓动无力，气血凝滞，血脉痹阻，症见畏寒肢冷、腰酸乏力、自汗或盗汗、头晕目眩、心悸怔忡、胸闷胸痛、面色晦暗、水肿、唇甲青紫、小便清长、大便稀溏、舌暗苔白、脉沉，甚则心阳暴脱。柯韵伯在《伤

寒论翼》中指出:“若君火不足,则肾液之输于心下者,不能入心为汗,又不能下输膀胱,所以心下有水气也。”说明了君火不足,命火衰微,则蒸化无权、水气泛滥而发为水肿。

(3)升降受阻,上下不交:肾病日久,升降失常,清浊相干,久则为瘀为毒,浊毒阻滞,弥漫三焦,阻滞气机,则清气不升,浊阴不降,上下不通,阴阳不和,重则导致阴阳离决之危候。如《证治汇补》载有“关格者,既关且格,必小便不通,旦夕之间,陡增呕恶;此因浊邪壅塞三焦,正气不能升降,所以关应下而小便闭,格应上而生呕吐,阴阳闭绝,一日即死,最为危候。”说明了疾病发展到此种升降阻滞,上下不交的危重阶段时,生命会受到严重的威胁。

2.9.5 运用交通心肾确立治疗方法

慢性肾衰一旦发生心血管病变往往病情危重,随着肾功能恶化,心血管事件的死亡率显著增高[5],因此,控制心血管病变对慢性肾衰的预后越来越受到重视。现阶段治疗 CKD 的药物,如利尿剂、血管紧张素转换酶抑制剂、血管紧张素受体拮抗剂,在出现肾功能不全时疗效下降,不良反应增加,有些药物和方法甚至成为禁忌,处理非常棘手[6-7]。故而从中医治法方药着手探索治疗有着重要的临床意义及价值。

如前所述,心肾不交是慢性肾衰并发心血管病变的主要因素,故运用交通心肾法,心肾同治,标本兼顾,调理阴阳气机升降是治疗其的基本治法。针对心肾两脏不相交通,历代典籍中载有很多交通心肾的具体治法和方药,如《伤寒论》中在少阴病的辨证论治,治疗肾虚而致心火亢于上的黄连阿胶汤、猪苓汤、猪肤汤,治疗心虚而肾水冲于上的苓桂术甘汤、桂枝加桂汤,治疗肾阳虚水犯凌心的真武汤等方,均以交通心肾为最终目的,为后世开创了治疗心肾不交的先河。宋·严用和《济生方》载有芡实丸方,以治疗思虑伤心、疲劳伤肾而导致的心肾不交。明·周慎斋《慎斋遗书》提出“欲补心者须实肾,使肾得升。欲补肾者须宁心,使心得降”的治疗原则,立方如六味地黄丸,认为方中丹皮、茯苓具有补心、宁心之用;地黄、山茱萸、山药,为补肾、实肾,是交心肾的具体方法。明·韩懋《韩氏医通》载有肾阳虚、心火旺，方用交泰丸清心降火、温肾助阳、引火归元，以调和寒热交通心肾。清·郑钦安《医法圆通》载有肾阳虚、心阳虚，用补坎益离丹以补君相之火，火旺则载水上升，以交于心。清·陈士铎《辨证录》载有肾气虚并心气虚，方用心肾两交通汤益气养阴以达到心肾相交的目的等。这些交通心肾的具体方药和证治法则都为我们临证提供了确切的思路与手段。

必须要注意的是，由于慢性肾衰并发心血管病变的病因病机非常复杂，临床表现症状繁多，所以并不是一证一方所能达到治疗效果的，故而临证时在交通心肾的基础上，要时时注意其本虚标实、浊毒瘀阻的疾病本质；同时由于在脏腑气化过程中，脏腑气机升降相联，心肾两脏与脾、胃、肝、肺等脏腑生理病理之间相互联系紧密，共同作用着人体阴阳水火升降的正常运行，故而临证中应顾护脾胃运化及肝肺在调畅气机升降中的作用。正如朱丹溪所言："是脾具坤静之德，而有乾健之运，故能使心肺之阳降，肾肝之阴升，而成天地交之泰，是为无病之人。"

2.9.5.1　组方配伍法则

慢性肾衰并发心血管病变，病因病机复杂多变，既有脏腑阴阳气血的亏虚，又有水湿、痰浊、瘀血等病理产物的停聚，李中梓《医宗必读》言："又有标实而本虚者，泻之不可，补之无力，极为危险。"故治当权衡其标本虚实缓急，扶正祛邪兼顾，我们提出补肾养心、健脾疏肝、祛浊除瘀、交通上下的治疗原则，临床上常以其经验方(柴胡 12 g、枳壳 15 g、党参 15 g、黄芪 20 g、熟地黄 15 g、山茱萸 15 g、山药 15 g、茯苓 20 g、远志 15 g、石菖蒲 15 g、陈皮 12 g、半夏 15 g、丹参 30 g、泽兰 20 g、大黄 6 g、砂仁 10 g、神曲 10 g 山楂 10 g)为基本方随证加减，其中心肾阴亏、虚火上炎者酌加生地、当归、阿胶、柏子仁、酸枣仁、牡蛎、黄芩、黄连等，以滋阴降火，养心安神，交通心肾；心肾阳衰，寒水泛滥酌加桂枝、附子、仙灵脾、菟丝子、肉苁蓉、杜仲、白术、牛膝、桑白皮、车前子等，以温补心肾之阳，消肿化痰利水，使心肾相交；湿热瘀浊阻滞，升降受阻，上下不交可酌加连翘、黄柏、薏苡仁、桃仁、红花、川芎、枳实、僵蚕、半夏等，以清热利湿，泄浊逐瘀，使升降复、上下交。如蛋白尿者加蝉蜕、僵蚕；潜血者加白茅根、三七粉。诸药合用，切中病机，使心肾得交、肝疏脾健、浊瘀得泄、升降有序，增强机体免疫力，控制病情，减少病理损害，有效地预防本病的进展及恶化，有学者[42]亦证实，通过调肝肾、祛痰降低血浆肾素、血管紧张素水平、一氧化氮含量而减轻左心室肥厚。

2.9.5.2　方药的药物分析及药理作用

我们经过多年临床经验总结出的经验方，扶正与祛邪兼顾，针对不同证型和邪正盛衰关系，辨证加减，切中慢性肾衰并发心血管病变的病机。方中党参、黄芪益气健脾；熟地黄、山茱萸、山药养阴补肾；茯苓健脾渗湿，宁心安神；远志、菖蒲养心定志、豁痰开窍、交通心肾；柴胡、枳壳一升一降，调畅气机，疏肝解郁；陈皮、半夏、砂仁，燥湿泄浊、和中止呕；丹参、大黄活血通络泄浊；泽兰活血利水消肿；神曲、山楂和中助运。

主要药物分析如下

党参：味甘，性微温，益气健脾，现代药理研究显示，党参的水溶液可使红细胞增加，血红蛋白显著增加，且党参碱具有明显的降压作用，可以提高心排出量而不增加心率，并可促进凝血但无溶血作用[43]，党参总皂苷能降低高脂血症大鼠血清总胆固醇、三酰甘油和低密度脂蛋白胆固醇的含量，具有显著调节血脂的作用[44,45]党参多糖可以很好地清除氧自由基，同时 SOD 活性升高，MDA 含量减少，此外党参还有抗疲劳[46]。抗应激[47]，增加血红蛋白、造血[48]等作用。

黄芪：味甘，性微温，归肺、脾经，具有补气升阳、托毒生肌、利水退肿之功。研究发现黄芪可通过以下机理延缓 CRF 进展[49-56]：①黄芪可提高机体免疫功能；②抗脂质过氧化，清除氧自由基；③扩张血管，改善微循环，从而改善肾血流动力学；④增加胰岛素敏感性，改善血脂代谢紊乱；⑤修复和激活损伤的红细胞，改善 CRF 患者的贫血状态；⑥可促进肝脏合成白蛋白能力，从而改善患者营养状况；⑦保护肾小球电荷和机械屏障减少蛋白尿；⑧能抑制系膜细胞的增生和基质的增多，减轻肾小球硬化，抑制肾间质纤维化。

熟地黄：性微温，味甘，具有补精益髓、滋阴补血的作用。现代研究表明[57]，熟地黄能增强机体的免疫力，有抗氧化、抗突变作用，促进内皮细胞增殖并有显著的降压作用，对肾脏有很好的保护作用；有利尿、扩血管、降低血清胆固醇和甘油三酯的功能，对内分泌系统有多方面的影响[58]。

山茱萸：味酸而微温，《本经疏证》云："熟地，乃补肾家之要药，益阴血之上品。"

动物实验有利尿、降压、改善糖尿病、兴奋交感神经等作用[59]。

山药：味甘，性平，益气养阴，补肺、脾、肾。研究表明[60]，山药不仅能健脾胃，益肺肾，还具有降糖、抗衰老、调节免疫、抗突变、降血脂、防治心血管疾病等作用。

茯苓：性平，味甘淡。有渗湿利水，健脾和胃，宁心安神之功效。药理实验表明茯苓具有渗湿利尿、和胃健脾、宁心安神、抗衰老、增强免疫功能，抗肿瘤、利水消肿、保护消化系统、预防结石、抗排斥反应、抗菌、抗炎、抗病毒、降低血糖的功效[61-65]，同时能加快造血机能的恢复[66]。

远志：味苦、辛，性温，归心、肾、肺经，既能宁心安神，治失眠、惊悸，又可豁痰开窍、化痰止咳，治痰迷神昏、咳嗽多痰等症，还能交通心肾，以苦温泄热振心阳，使心气下交于肾，令肾气上达于心，以致阴平阳秘，水火既济，诸症自平[67]。研究发现其具有降压[68]、减少心肌梗死[69]、强心[70]、降低 TG 的作用[71]。

石菖蒲：味辛、苦，性温，归心、胃经，具有芳香化浊、豁痰开窍宁神、活血止痛的作用，现代研究发现其对高胆固醇血症大鼠有降低血清低密度脂蛋白水平的作用[72]，同时能抑制胃酸分泌、抗溃疡，有细胞保护能力[73]。

远志、菖蒲相伍，名远志汤，出自《圣济总录》，以治久心痛，远志通于肾交于心，菖蒲开窍启闭宁神，二药伍用，通心窍、交心肾，益肾健脑聪智，开窍启闭宁神之力增强，研究发现二药同用能降低血液总胆固醇和低密度和极低密度脂蛋白胆固醇，不降低高密度脂蛋白胆固醇，可以有效地预防和治疗冠心病、高血压等心血管疾病发生[74]。

半夏：味辛，性温，有毒，归脾、胃、肺经，具有燥湿化痰、降逆止呕、消痞散结的功效。能明显减轻或消除肾衰患者恶心、呕吐症状。

陈皮：味苦、辛，健脾理气、燥湿化痰，药理研究表明其具有抗炎，利尿，扩张冠状血管以及预防由高脂饮食引起的动脉硬化，兴奋心脏的作用[59]。

柴胡：味苦、辛，性微寒，具有透表泄热、疏肝解郁，升举阳气的功效，研究发现具有抗炎，增强体液免疫和细胞免疫，对治疗轻型尿毒症及其他各种原因引起的氮质血症有效[59]。

枳壳：功能宽中降气散结，与柴胡相伍，一升一降，具有疏肝解郁，理气宽中之效；与大黄相伍，具有通腑泄浊，推陈致新之效。药理研究发现其具有增加冠状动脉和肾血管血流量，降低心肌氧耗量，利尿抗过敏等作用。

大黄：味苦性寒，入胃、肝、大肠经，具有清热解毒、通腑泻浊、破积滞、行瘀血之功效。《本经》谓大黄能："下瘀血，血闭，寒热，破瘀瘕积聚，留饮宿食，荡涤肠胃，推陈致新，通利水谷，调中化食，安和五脏。"研究大黄治疗 CRF 的主要机制有：[75-77]①抑制肾脏代偿性肥大、高滤过、高代谢状态；②抑制系膜细胞增生，减少细胞外基质的蓄积；③通过抑制肿瘤坏死因子（TNF）的产生、抑制转化生长因子-p（TGF-p）mRNA 基因的表达延缓肾脏纤维化；④改善 CRF 患者的氮代谢；⑤减轻脂代谢异常；⑥纠正钙、磷代谢紊乱；⑦清除过多的氧自由基；⑧改善机体免疫；⑨改善机体营养状况。

丹参：味苦，性微寒，归心、肝经，具有活血通经、化瘀止痛、清心除烦之效。现代药理研究证实：①改善肾脏微循环，增加肾血流量，提高肾小球滤过率；②清除氧自由基；③减少肾脏细胞的凋亡；④抑制成纤维细胞增殖、活化，促进成纤维细胞凋亡，减少细胞外基质积聚；⑤调节免疫；⑥改善脂代谢紊乱，延缓肾衰竭进展[78-81]。同时丹参的主要成分具有扩张动脉血管作用，缓解血小板的黏附聚集，降低血液黏度，改善微循环，加快血流速度，扩张冠状动脉，提高对心肌供氧能力，提高心肌对缺氧的耐受能力，增加心肌抗感染能力[82]。

泽兰：味苦、辛，性微温，不寒不燥，性质温和，活血祛瘀，利水消肿。有报道泽兰中的主要化学成分酚酸类成分则具有扩张血管及治疗心血管疾病活性[83]，能明显降低血液黏度、纤维蛋白原含量和红细胞聚集指数的异常升高[84]可以抑制血小板聚集[85]，改善微循环[86,87]，降低血脂[88]利尿作用及对血管平滑肌具有松弛作用[89]。

车前子：味甘性寒，无毒，主气癃止痛，利水通小便，除湿痹。现代药理研究表明：车前子具有止泻、护肝、降压、抑菌、降低血清胆固醇等作用。张杰[90]等用车前子对抗高脂血症大鼠脂质过氧化作用，可明显降低高脂血症大鼠血脂，增加机体抗氧化能力。还发现车前子能明显降低心肌丙二醛（MDA）含量，升高心脏中的谷胱苷肽过氧化物酶（GSH-Px）活性，提示车前子对机体自由基的防御机能可产生一定的影响，对动脉粥样硬化和冠心病具有一定的防治作用。

当归：味甘辛，性温，有补血和血、调经止痛、润肠通便的功效。《医学启源》曰："当归，气温味甘，能和血补血，尾破血，身和血。"当归主要成分具有明显的扩张血管，保护内皮细胞，改善微循环，降低血液黏度，抗炎抗氧化抗损伤等作用[91]；研究还发现其可降低血栓素 BZ 水平，扩血管改善肾脏血流动力学，清除氧自由基，抗脂质过氧化，当归含有维生素 B_{12}，参与体内各种代谢，对改善肾衰病人的贫血及神经系统的功能有一定作用[92,93]。

女贞子：具有滋阴、补肝肾功效，现代药理与化学研究表明，女贞子具有抗非特异性炎症、抗变态反应性炎症、抗肿瘤及免疫调节作用[94]。

牛膝：具有活血祛瘀、补肝肾、强筋骨、利尿通淋、引血下行的功效。研究发现怀牛膝具有抗动脉粥样硬化的作用[95]；显著降低血栓长度、湿重和干重的作用，降低血小板聚积性，改善红细胞变形能力，降低纤维蛋白原水平[96]；可提高机体免疫功能，激活小鼠外周血巨噬细胞对细菌的吞噬能力以及扩张血管、改善循环、促进炎性病变吸收[97];降低血糖[98, 99]。

蝉蜕:味咸甘,能祛风而胜湿,涤热而解毒,有抗惊厥、镇静、镇痛、解热、镇咳、祛痰、平喘、抗炎、抗氧化、免疫抑制、抗肿瘤等作用[100]。有报道蝉蜕对高脂血症病态下的血液流变学有明显的改善作用,能显著降低其全血和血浆黏度、体外血栓形成、红细胞聚集指数、血清甘油三酯及总胆固醇水平[101]。

僵蚕:归肝、肺、胃经,具有祛风定惊、化痰散结的功效。《本草求真》载“僵蚕,祛风散寒,燥湿化痰,温行血脉之品”,现代药理研究发现僵蚕具有抗凝、抗血栓、抗惊厥、抗癌、降糖、降脂等作用,凝血酶具有明显的抑制作用[102、103]。

砂仁:味辛、性温,归脾、胃经,具有化湿和胃,温脾止泻,理气安胎的功效。研究发现砂仁能明显抑制血小板聚集[104],砂仁复方制剂香砂六君子汤可使脾胃气虚患者外周血淋巴细胞的异常功能恢复到健康人的水平,具有纠正患者 T、B 细胞比例失常、把紊乱的免疫功能恢复到正常状态的功效[105]。

女贞子:滋阴、补肝肾。药理研究发现具有显著的抗菌抗炎[106,107],降血糖[108-110]、保肝[111,112]、免疫调节[113]、抗肿瘤[114]、抗衰老[115]、抗氧化[116]等多种作用。

红花:味辛、性温,具有活血通络、逐瘀止痛之功效。研究表明其具有延缓肾脏纤维化的作用[117]红花注射液为中药红花经加工提取制成的注射液,功能为活血化瘀,降低血脂及血清胆固醇,软化和扩张动脉,防止动脉粥样硬化,增加血液循环,调节心脏和内分泌,临床多用于治疗心脑血管疾病。

附子:味大辛,性大热,归心、肾、脾经,具有回阳救逆、补火助阳、散寒止痛之效,临床中常用于救治急性心肌梗死所致的休克、低血压状态、冠心病及风湿性心脏病等,均有很好疗效[118]。

白茅根:有凉血止血、清热利尿之功效。药理研究表明能缓解肾小球血管痉挛,从而使肾血流量及肾滤过率增加而产生利尿效果,同时改善肾缺血,减少肾素产生,使血压恢复正常[119],白茅花也可缩短小鼠出血时间和凝血时间[120],并能降低血管通透性[121],同时有抗菌[122]、免疫调控作用[123]。

淫羊藿：味甘，性辛温，有补肾壮阳，祛风除湿之效，研究发现其可扩张血管，降低血压，改善肾脏血流动力学，改善脂代谢紊乱，调节机体免疫功能，抗脂质过氧化，实验证实淫羊藿可明显减轻肾脏的组织学改变和减少细胞外基质产生[124,125]。

山楂：味甘酸、性微温，有消食化积、活血化瘀之效。山楂可防治心血管疾病，具有降压、降血脂、强心等作用，有学者报道其可显著降低冠心病患者血浆 Hcy 浓度[126]。

2.10 临床研究结果分析

2.10.1 总体临床疗效

治疗结果显示：治疗 3 个月后治疗组总有效率为 86.67%，明显高于对照组的 73.33%。两组比较有统计学差异（$P<0.05$）。说明运用交通心肾为主中药治疗后有效率明显高于对照组，体现以中医心肾相交理论为指导治疗慢性肾衰并发心血管病变具有特色优势。

2.10.2 临床症状的改善

通过对临床 30 例患者观察，加用交通心肾中药治疗后，主要症状倦怠乏力、腰膝酸软、胸闷气短、心悸失眠、食少纳差、恶心呕吐、水肿、头晕等症状和对照组治疗后比较有显著性差异（$P<0.01$），治疗组治疗后的主要临床症状较对照组治疗后改善得更为明显，说明以交通心肾、健脾疏肝、祛浊除瘀为治疗原则，切中慢性肾衰并发心血管病变的病机，故而对患者临床症状改善显著。

2.10.3 中医疗效比较

两组治疗后中医症候疗效比较，治疗组有效率 90%，明显高于对照组的 70%。两组比较有统计学差异（$P<0.05$）。说明用交通心肾中药治疗后临床症状体征较对照组治疗后大为改善。

2.10.4 肾功能改善情况

治疗组 BUN、Scr、Ccr 治疗前后相比较差异有显著性（$P<0.01$）；对照组

Scr、Ccr 治疗前后相比较差异显著，但 BUN 无明显差异；三项组间相比较，治疗组与对照组差异有显著性（$P<0.05$）。提示采用交通心肾中药治疗后，患者肾功能明显改善，相比较对照组差异明显。

2.10.5 贫血状态的改善

本试验两组治疗后血红蛋白均有不同程度升高，贫血症状均有改善，但两组比较差异无统计学意义（$P>0.05$），这可能与观察疗程时间较短有关。现代中药药理研究发现许多中药有改善贫血的作用，其主要机理是：抑制拮抗对造血干细胞向红系分化和拮抗精胺等血清抑制物质对红系集落（CFU-E）的抑制，提高了红细胞生成素（EPO）的基因表达，增加了血清 EPO 的浓度，同时也使骨髓对促红细胞生成素等红系造血刺激因子的反应性大大提高，从而增加了红细胞的生成水平，提高了血红蛋白的合成[127-131]。许多中药还有使红细胞寿命得到延长，使红细胞的流动性得到提高，使 CRF 患者机体的自由基代谢紊乱得到改善的功效，从而更好地改善慢性肾衰患者的贫血状况[132]。

2.10.6 炎症因子 CRP 的改善

治疗组与对照组治疗前后 hs-CRP 均有显著差异（$P<0.05$ 或 $P<0.01$），治疗后治疗组与对照组之间亦有显著差异（$P<0.01$），本方中许多药物经研究证明能使慢性肾衰并发心血管事件的患者 CRP 水平下降，改善患者体内微炎状态。

2.10.7 Hcy 水平的改善

治疗组血清 Hcy 水平治疗前后差异有显著性（$P<0.01$），治疗组与对照组组间对比差异有显著性（$P<0.05$）。因高 Hcy 属于中医痰浊、瘀血范畴，本方以交通心肾、健脾疏肝、祛浊除瘀为治疗原则，故而降低血清 Hcy 水平效果显著，与对照组相比差异明显。

2.11 结论

（1）我们根据对慢性肾衰并发心血管病变的多年临病例观察，结合中医心肾相交理论，认为慢性肾衰并发心血管病变的主要病机就是在肾衰脾肾衰败,浊毒瘀滞的基础上进一步发展而致浊毒上犯与心,心阳上亢,不能下移,肾阳衰败,水湿泛滥,阳亢于上,阴盛于下,心肾阴阳水火不得相交,脏腑气机升降失常,水湿内停,痰瘀阻滞,最终导致阴阳离决。其病位主要在心、脾、肾三脏,病性为本虚标实,故而在临床治疗中提出补肾养心、健脾疏肝、祛浊除瘀、交通上下的治疗原则,经多年临床验证,疗效明确,总有效率治疗组明显高于对照组,患者的各种临床症状和体征也得到了明显的改善。

(2)以中医交通心肾理论为指导,患者治疗后临床症状改善明显。尿素氮、血肌酐较治疗前明显降低,炎症因子 C-反应蛋白和高型半胱氨酸水平降低,内生肌酐清除率升高,说明交通心肾中药整体治疗慢性肾衰并发心血管病变疗效肯定而且安全可靠,是提高患者生活质量的有效方法。总之我们以补肾养心、健脾疏肝、祛浊除瘀、交通上下的治疗原则,来治疗慢性肾衰并发心血管病变临床效果显著。

(3)通过对交通心肾中药治疗慢性肾衰并发心血管病变的临床疗效研究,将中医学心肾相交理论运用到临床治疗之中,形成了独特的思维理念,明确了心肾衰惫不交，气血阴阳升降失调是其病因病机的关键和疾病进展的本质,并以此为指导辨证施治,取得了令人满意的效果,同时也认识到交通心肾,不仅仅局限于心肾两脏水火阴阳的相交,而脾胃运化功能正常,肝肺气机调畅，脏腑气机升降出入有序等正常的生理机能是心肾相交得以实现的基本条件,故而从整体把握脏腑阴阳气机的变化,紧密围绕疾病现阶段的主要矛盾,综合分析和调理,交通心肾才能够得以实现,才能够达到治疗的目的。

(4)丰富了祖国医学心肾相交理论内涵,为寻求中医药治疗慢性肾衰并发心血管病变提供了一种新的思路和探索。

参考文献

[1] 侯凡凡,马志刚,梅长林,等. 中国五省市自治区慢性肾脏病患者心血管疾病的患病率调查[J]. 中华医学杂志,2005,85(7):458-463.

[2] 陈晓农,潘晓霞,俞海瑾,等. 慢性肾脏病患者心血管疾病患病率调查[J]. 上海医学,2009,32(9):769 -770.

[3] 上海市肾脏病心血管并发症调查协作组. 上海地区慢性肾功能衰竭患者心血管并发症的调查[J]. 中华肾脏病杂志,2001,17(2):91 -94.

[4] Locatelli F,Marcelli D,Conte F,et al. Cardiovascular disease in chronic renal failure:the challenge continues[J]. Nephorl Dial Transplant,2000,15(5):69-80.

[5] Boerrigter G,Burnett C. Cardiorenal Syndrome in Decompensated Heart Failure: Prognostic and Therapeutic Implications Current [J]. Heart Failure Reports,2004(1): 113-120.

[6] Shlipak MG, Massie BM. The clinical challenge of cardiorenal Syndrome [J]. Circulation, 2004,110(12):1514-1517.

[7] Ezekowitz J, McAlister FA, Humphries KH, et al. The associationamong renal insufficiency, pharmacotherapy, and outcomes in 6,427patients with heart failure and coronary artery disease[J]. J Am Coll Cardiol,2004,44(8):1587-1592.

[8] 上海市肾脏病心血管并发症调查协作组. 上海地区慢性肾功能衰竭患者心血管并发症的调查[J]. 中华肾脏病杂志,2001,17(2):91-94.

[9] Foley RN,Parfrey PS,Sarnak MJ. Clinical epidemiology of cardiovascular disease in chronic renal disease[J]. Am J Kidney Dis,1998,32 (5 suppl 3):S112-S119.

[10] Locatelli F,Marcelli D,Conte F,et al. Cardiovascular disease in chronic renal failure:the challenge continues[J]. Nephorl Dial Transplant,2000,15(5):69-80.

[11] 林善铁. 肾素-血管紧张素系统在肾脏病心血管并发症发生机制中值得注意的一些新认识[J]. 中华医学杂志,2005,85(25):1729-1730.

[12] 林善铁. 慢性肾脏病与心血管病的相互关系——一个值得关注的重要问题 [J]. 诊断学理论与实践,2006,5(3):201-202.

[13] 卢文宣. 慢性肾脏病患者发生心血管疾病的研究进展 [J]. 临床合理用药,2011,4(6B):146-148.

[14] Hankey GJ, Eikelboom JW. Homocysteine and vascular disease [J]. Lancet, 1999, 354(9176):407-413.

[15] Werder S F. Cobalamin deficiency, hyperhomocysteinemia, and dementia[J]. Neuropsychiatr Dis Treat, 2010,6(1):159-195.

[16] Pema AF, Ingrosso D, Lom bard i C, et al. Possiblem echan isms of homocysteine toxicity[J]. K idney Int ,2003, Suppl:137-140.

[17] Pema AF, Ingrosso D, Satta E, et al. M etabolic consequences of hyperhomocysteinemia in urem ia[J]. Am J K idney D is, 2001,38:85-90.

[18] De Bree A,Berschuren WM,Kromhout D,et al. Homocysteine determ inants and the evidence to what extent hom ocysteine determ ine the risk of coronary heart disease[J]. Pharm acol Rev,2002,54(4):599-618.

[19] 余月明,侯凡凡,张训,等. 慢性肾功能衰竭患者的高同型半胱氨酸血症[J]. 中华肾脏病杂志,2002,18(1):34-36.

[20] Nagesh SA,Marc AP. Cardiovascular risk in chronic kidney disease [J]. Kidney Int, 2004,66(S):11-15.

[21] 董乘勇,舒茂琴. 高同型半胱氨酸血症与心血管疾病的研究进展[J]. 临床心血管病杂志,2005,21(2):123-125.

[22] 王立忠,尚小明,李燕. 同型半胱氨酸对颈动脉平滑肌细胞增殖和氧化及基质金属蛋白酶－9表达的影响[J]. 中国全科医学,2010,13(10):3298.

[23] Stubbs P J, Al-Obaidi M K, Conroy R M, et al. Effectofplasma homocysteine concentration on early and late events in patientswith acute coronary syndromes[J]. Circulation, 2000, 102(6):605-610.

[24] 余月明,侯凡凡,张训,等. 慢性肾衰竭患者高同型半胱氨酸血症、氧化应激和微炎症反应间的关系及其在动脉粥样硬化中的作用 [J]. 中华内科杂志, 2004,43(4):292-295.

[25] Nakou E S,LiberoPoulos E N,Milionis H J,et al.The role of C-reactive Protein in atherosclerotic cardiovaseular disease:an overview.[J].Curr Vase Pharmaeol,2008,6(4):258-270.

[26] Memoli B,Minutolo R,Bisesti V,et al. Changes of serum albumin and C-reactive

protein are related to changes of interleukin-6 release by peripheral blood mononuclear cells in hem odialysis patients treated with differentm em branes [J]. Am J Kidney Dis, 2002,39(2):266-273.

[27] 谢恺庆,史伟,夏运风,等.微炎症与慢性肾脏病进展的关系[J].山东医药,2010,50(17):62-63.

[28] Schoming M,Eisenhandt A,Ritz E. The microinflammatory state of urem ia [J]. Blood Purif,2000,18(4):327-332.

[29] Santoro A,Mancini E. Cardiac effects of chronic inflammation in dialysis patients[J]. Nephrol Dial Transplant,2002,17(Suppl 8):10-15.

[30] Kang DH,Park SK,Lee IK,et al. Uric acidinduced C-reactive protein expression: implication on cell proliferation and nitric oxide production of human vascular cells[J]. Am Soc Nephrol,2005,16(12):3553-3526.

[31] Ridker PM, Cannon CP,Morrow D, et al. C - reactive protein levels and outcomes after statin therapy[J]. N Engl JMed,2005,352(1):20-28.

[32] Ablij HC,Meinders AE.Atherosclerosis and inflammation:the role of C-reactive protein [J]. Ned Tijdschr Geneeskd,2003,147:15-20.

[33] Koc M, Batur MK,Karaarslan O,et al. Clinical utility of serum cystatin-C in predicting coronary artery disease[J]. Cardiol J, 2010,17(4):374-380.

[34] Kablak-Ziembicka A, Przewlocki T, Soko owski A,et al. Carotid intima-media thickness, hs-CRP and TNF-α are independently associated with cardiovascular event risk in patients with atherosclerotic occlusive disease[J]. Atherosclerosis, 2011 ,214(1): 185-190.

[35] Lu J,Marnell L L,Marjon K D. Structural recognition and functional activation of FcrR by innate pentraxins [J]. Nature,2008,456(7244):989.

[36] Chonchol M. Neutrophil dysfunction and infection risk in endstage renal disease [J]. Semin Dial,2006,19(4):291.

[37] Szalai A J,Mccrory M A,Cooper G S. Association between baseline levels of C-reactive protein (CRP) and a dinucleotide repeat polymorphis-m in the intron of the CRP gene [J].Genes Immun,2002,3(1):14.

[38] 叶云洁,倪兆慧,钱家麒. 终末期肾病微炎症状态和动脉粥样硬化的关系[J]. 中华肾脏病杂志,2004,20(3):173-176.

[39] 孙国强. 心肾相交实质初探[J]. 山东中医学院学报,1989;13(4):23.

[40] 郭晶晶. 从心肾理论辨治慢性肾病并发心血管疾病的临床研究 [J]. 黑龙江中医药硕士论文. 2008:25.

[41] 任燕,麻金木,任瑛. 中西医对慢性肾衰合并高同型半胱氨酸血症的认识[J]. 长春中医药大学学报,2008,24(5):501-502.

[42] 卢悼明,潘毅,梁颖瑜,等. 调肝肾、祛痰瘀治法提前干预对 SHR 血压及血管活性物质的影响[J]. 中国中医药信息杂志,2004,11(9):780-782.

[43] 林谦,王硕仁,吕晞莹,等. 党参黄芪治疗心气虚型冠心病的初步观察[J]. 北京医学,1990(1):86-87.

[44] Nie Song-liu, Xu Xian-xiang, Xia Lun-zhu. Effect of total saponins of Codonopsis on blood lipid and nitric oxide level in experimental hyperlipemia rats [J]. Journal of Anhui TCM College, 2002,21(4):40-41(In Chinese).

[45] Fu Pan-pan, Hong Tie, Yang Zhen. Effect of polysaccharides from radix Codonopsis on insulin resistance in diabetic mice [J]. Li shizhen Medicine and Materia Medica Research, 2008,19 (10):2414-2416 (InChinese).

[46] Wang Kai-zhen, Xu Hong, Liu Xiu-hua, et al. Preliminary study on anti-weary function of Codonopsis pilosula mixture [J]. Chinese Traditional Patent Medicine, 2008,30(4): 599-600 (In Chinese).

[47] Tong Xin, Zhang Xiao-dan, Liu Lin, et al. Comparative study on Astragalus and Codonopsis on effect of antistress of mice [J]. Journal of Harbin University of Commerce Natural Sciences Edition, 2003,19(5):514-516 (In Chinese).

[48] Guo Zhi-mei, Li Hai-jun, Qian Xin-hua. γ-globin synthesis in K562 cells induced with Tortois plastron, Astragali, Salviae miltiorrhizae and Codonopsis pilosula [J].Journal of Experimental Hematology,2008,16 (3):520,2008,16 (3):520 -524 (In Chinese).

[49] 杨焕荣,马景春,王秀平,等. 黄芪对慢性肾功能衰竭患者免疫功能的影响[J]. 中西医结合实用临床急救,1997,4(9):404-405.

[50] 崔美玉,郑晓寰. 黄芪对慢性肾功能衰竭患者红细胞及T细胞免疫功能影响的研究[J]. 山东医药,2000,40(3):26-27.

[51] 蒋晓峰,吴毅泰,李江涛,等. 黄芪对大鼠急性肾缺血再灌注损伤的保护作用[J]. 基础医学与临床,2002,22(5):497.

[52] 刘星增,喻正坤. 黄芪成分和药理活性研究进展[J]. 上海医药,19%,2:23-26.

[53] 祁忠华,林善谈,黄宇峰. 黄芪改善糖尿病早期肾血流动力学异常的研究[J]. 中国糖尿病杂志,1999,7(3):149.

[54] 崔冰, 姚孟英, 陶雅非. 黄芪注射液对慢性肾衰竭病人肾功能及内皮素的影响[J]. 中国中西医结合肾病杂志,2005,6(3):166-167.

[55] 李智军,魏连波,贺丰,等. 黄芪多糖治疗大鼠系膜增生性肾炎的实验研究[J]. 中国中西医结合肾脏病杂志,2000,1(4):206-208.

[56] 彭卫华, 曲强. 黄芪治疗肾脏病的现代药理研究 [J]. 中国中西医结合肾病杂志,2001,2(10):615.

[57] 朱妍, 徐畅. 熟地黄活性成分药理作用研究进展 [J]. 亚太传统医药,2011,7(11):173-175.

[58] 刘青云. 中药药理学[M]. 北京:人民卫生出版社,1997.

[59] 时振声. 时氏中医肾脏病学[M].北京:中国医药科技出版社,1997:84-9642.

[60] 陈佳希. 铁棍山药有效成分提取分离及其活性研究 [D]. 西北大学硕士学位论文,2011,3.

[61] 沈映君. 中药药理学[M]. 上海:上海科学技术出版社,1995: 87-89.

[62] 徐锦堂. 中国药用真菌学 [M]. 北京: 北京医科大学/中国协和医科大学联合出版社,1997:547-573.

[63] 应建浙,卯晓岚,马启明,等. 中国药用真菌图鉴[M]. 北京:科学出版社,1987:202-203.

[64] 杨冉,李建军,屈凌波,等. 茯苓萜类的高效液相色谱指纹图谱研究[J]. 中草药,2004,35(3):273-275.

[65] 张敏,高晓红,孙晓萌,等. 茯苓的药理作用及研究进展[J]. 北华大学学报(自然科学版),2008,9(1):63-68.

[66] 陈定南. 茯苓多糖抗肿瘤及其有关药理作用[J]. 中药通报,1987,12(9):553.

[67] 吕景山. 施今墨对药:第三版[M]. 北京:人民军医出版社,2005,265-266.

[68] 彭汉铎. 远志皂苷的降压作用及其机制[J]. 中国药理学报(英文版),1999,20(7):639.

[69] 郭健龙, 沈志斌. 远志皂苷对大鼠心肌缺血再灌注损伤的保护作用 [J]. 黑龙江医药,2005,18(4):263-264.

[70] 杨学东,徐丽珍,杨世林. 远志属植物中仙酮类成分及其药理研究进展[J]. 天然产物研究与开发,1999,12(5):88-94.

[71] 张志军. 远志对脂质代谢的影响[J]. 国外医学:中医中药分册,1996,18(2):36.

[72] Rodriguez P L, Juarez S M, Antunez S J, et al. AlPha-asarone inhibits HMG-CoA reductase,lowers serum LDL-Cholestrol levels and reduces biliary CSI in Hypercholesterolemic rats.Phytomedicine,2003,10(5):397-404.

[73] 沈莉纳. 曹蒲对大鼠的抗分泌、抗溃疡和细胞保护性质[J]. 国外医药:植物药分册,1995,10(2):84-85.

[74] 梁冰. 食花生可改善心血管疾病[J]. 粮油食品科技,2007,15(6):75.

[75] 魏建冬,黎磊,姚建.大黄治疗大鼠系膜增殖性肾炎的实验研究[J].中华内科杂志,1997,36(2):87.

[76] 杨如哲,王冠福,付秀兰,等. 生大黄水浸剂对慢性肾衰患者氨基酸代谢的影响[J]. 中华肾脏病杂志,1989,5(40):247-249.

[77] 刘志红,张景红. 大黄延缓慢性肾衰的临床和实验研究[J]. 中国中西医结合杂志,1991,11(7):392.

[78] 徐曼,王逸平,孙伟康,等. 丹参多酚酸盐对大鼠漫性肾衰时肾功能及内源性内皮素释放的影响[J]. 中国药理学与毒理学杂志,2001,15(1):39-42.

[79] 杨伟东,朱鸿良,赵保路. 丹参的氧自由基清除作用[J]. 中国药理学通报,1990,(6):1182.

[80] 王晓玲,刘平,刘成海,等. 丹参多酚酸 A 对成纤维细胞活力、增殖及胶原合成的影响[J]. 中西医结合肝病杂志,2000,10(1):24-25.

[81] 杨倩春,杨霓芝,陈伯钧. 黄芪注射液与丹参注射液对慢性肾炎细胞免疫影响的比较[J]. 中国中医药信息杂志,2004,11(5):390-392.

[82] 贺淑清,李洪波. 复方丹参滴丸的临床应用[J]. 世界今日医学杂志,2007,8(2):102.

[83] 孙连娜. 泽兰的化学成分(Ⅱ)[J]. 解放军药学学报,2004,20(3):172-174.

[84] 石宏志. 泽兰对血液流变学影响的研究与进展 [J]. 中国临床康复,2004,8(34):7776-7777.
[85] 田泽. 泽兰两个化学部位对凝血功能的影响[J]. 中药材,2001,24(7):507-508.
[86] 张义军. 泽兰对家兔血液流变性及球结膜微循环的影响 [J]. 微循环学杂志,1996,6(2):31-32.
[87] 石宏志. 泽兰有效部分 L.F04 对红细胞流变学的影响 [J]. 航天医学与医学工程,2002,15(5):331-334.
[88] 张义军. 泽兰的降血脂作用研究[J]. 潍坊医学院学报,1993,15(1):16-17,33.
[89] 谢人明. 泽兰保肝利胆作用的药理研究[J]. 陕西中医,2004,25(1):66-67.
[90] 张杰,李兴琴,王素敏,等. 车前子对高脂血症大鼠血脂水平及抗氧化作用的影响[J]. 中国新药,2005,3(14):299-301.
[91] 苏和,韩非,巴特金,等. 当归心血管药理研究进展[J]. 中医杂志,2009, 50(12):261-263.
[92] 王樟连,单建贞,楼建国,等. 当归注射液对肾性高血压鼠血栓素 BZ 和 6 酮前列腺素 Fla 的影响[J]. 浙江中医学院学报,2004,28(3):44.
[93] 邓成国,杨虹,张端莲,等. 当归注射液对辐射损伤后肾组织中超氧化物歧化酶活性的定量分析[J]. 数理医药学杂志,2004,17(1):18-19.
[94] 程敏, 胡正海. 女贞子的生物学和化学成分研究进展 [J]. 中草药,2010,41(7):1219-1221.
[95] 李学林,李威,陈国华,等. 牛膝活血作用的实验研究[J].中医研究,1990,3(2):27.
[96] 陈红,石圣洪. 中药川、怀牛膝对小鼠微循环及大鼠血液流变学的影响[J]. 中国微循环,1988,2(3):182.
[97] 李小川, 郭胜民, 孙海燕, 等. 怀牛膝总皂苷镇痛作用研究 [J]. 陕西医学杂志,1999,28(12):735.
[98] 郭新民,聂影,包海花. 怀牛膝对 2 型糖尿病大鼠脑神经生长因子基因表达的影响[J].中国优生与遗传杂志,2006,12(2):582.
[99] 栾海艳,高艳华,赵晓莲,等. 牛膝多糖对糖尿病肾脏保护作用的研究[J]. 黑龙江医药科学,2008,8(1):35.
[100]杨璐,李国玉,王金辉. 蝉蜕化学成分和药理作用的研究现状[J]. 农垦医学,2011,33

(2):184-186.
[101]刘善庭,李建美,王立赞,等. 蝉蜕对大鼠血液流变学影响的实验研究[J]. 中医药学报,2004,32(3):56-58.
[102]彭新君,赵建国,徐爱良,等. 僵蚕抗凝活性及其成分的分析[J]. 湖南中医学院学报,2005,25(1):1-2.
[103]彭延古,葛金文,邓奕辉. 僵蚕抗实验性静脉血栓及作用机理的研究[J]. 血栓与止血学,2001,7(3):104-105.
[104]吴师竹. 砂仁对血小板聚集功能的影响[J]. 中药药理与临床,1990,6(5):32.
[105]日本东洋医学会杂志,1953,3(2):57.
[106]李广勋. 中药药理毒理与临床 [M]. 天津:天津科技翻译出版公司,1992:382.
[107]徐国钧. 生药学:2 版[M]. 北京:人民卫生出版社,1996:436.
[108]郝志奇,杭秉茜.女贞子降血糖作用研究 [J]. 中国中药杂志,1992,17(7):429-431.
[109]王云发,何史,郝光霞,等. 女贞素降血糖作用的实验研究 [J]. 内蒙古中医药,1986,5(3):32-33.
[110]柳占彪,张小平,胡刚. 齐墩果酸对四氧嘧啶性高血糖大鼠肝糖原含量的动态研究[J]. 中国民族医药杂志,2002,8(4):29-30.
[111]田丽婷,马龙,堵年生. 齐墩果酸的药理作用研究概况 [J]. 中国中药杂志,2002,27(12):884.
[112]王晓东,刘永忠,刘永刚. 红景天苷体外抗肝纤维化的实验研究 [J]. 时珍国医国药,2004,15(3):138.
[113]李璘,丁安伟,孟丽. 女贞子多糖的免疫调节作用研究[J]. 中药药理与临床,2007,17(2):11-12.
[114]赵英,闻杰,孙忠人. 女贞子对小鼠脑、肝过氧化脂质含量及肝 SOD 活性的影响[J]. 中医药学报,1990,l8(6):47.
[115]李磷,邱蓉丽,程革,等. 女贞子多糖抗肿瘤作用研究[J]. 中国药理学通报,2008,24(12):1619-1622.
[116]张振明,蔡曦光,葛斌,等. 女贞子多糖的抗氧化活性研究 [J]. 中国药师,2005,8(6):489-491.
[117]范焕芳,陈志强. 红花对局灶节段性肾小球硬化大鼠细胞外基质的影响[J]. 河北中

医药学报,2005,20(4):3-4.

[118]唐雪春,宋苹,欧爱华. 附子临床应用安全性文献系统评价[J]. 新中医,2008,40(4):96.

[119]焦坤,陈佩东. 白茅根研究概括[J]. 江苏中医药, 2008, 40(1):91-93.

[120]刘桂亭,陈少如. 白茅花对正常家兔凝血及出血影响初步实验结果[J]. 河南医学院学报,1959,(5): 29-30.

[121]刘桂亭,钱玉珍. 白茅花对正常家兔血管通透性的影响[J]. 河南医学院学报,1959,(5):31-32.

[122]中国医学科学院药物研究所抗菌工作组. 545种中药的抗菌作用筛选[J]. 药学学报,1960,8(2):59.

[123]吕世静,黄槐莲. 白茅根对IL-2和细胞亚群变化的调节作用[J]. 中国中药杂志,1996,21(8):488-489.

[124]程庆砾,陈香美,师锁柱,等. 中药淫羊藿对慢性肾衰大鼠免疫病理及细胞外基质的影响[J]. 中华内科杂志,1994,33(2):83-85.

[125]汪年松,唐令诠,兰艳娟,等. 淫羊藿对维持性血液透析患者细胞免疫功能的影响[J]. 中国中西医结合肾病杂志,2001,2(1):31-33.

[126]刘贵京,高红旗,呼金田,等. 山楂对高血压病患者血浆同型半胱氨酸含量的影响[J]. 中国伞科医学,2003,6(4):295-296.

[127]金一平. 慢性肾衰贫血及保元汤作用机理研究[J]. 中华肾脏病杂志,1991,7(5):277.

[128]曲宁,温进坤,李恩. 补肾生血方对慢性肾功能不全性贫血大鼠红细胞生成素基因表达的影响[J]. 中国中西医结合杂志,1995,(4):222.

[129]董欣,山根兴,张洪娣,等. 补肾生血膏治疗肾性贫血的临床研究[J]. 中国中西医结合杂志,1997,(6):334.

[130]曲宁,温进坤,李恩. 补肾生血方对慢性肾功能不全性贫血大鼠红细胞生成素基因表达的影响[J]. 中国中西医结合杂志,1995,(4):222.

[131]董欣,山根兴,张洪娣,等. 补肾生血膏治疗肾性贫血的临床研究[J]. 中国中西医结合杂志,1997,(6):334.

[132]蔡广研,徐学明.三七总皂甙对慢性肾衰患者自由基细胞膜流动性的作用[J]. 中华肾脏病杂志,1997,13(4):240-241.

[133]陈政光. 浅论心肾不交[J]. 河南中医药学刊,2001,16(3):8-9.

论肝升在慢性肾衰治疗中的意义及临床应用

【摘要】

目的:本研究旨在探讨“肝升理论在慢性肾功能衰竭治疗中的应用”,在健脾益肾,佐以疏肝活血泄浊治疗基础上,引入升降理念,升清降浊,以“肝、肾功能的理化指标变化”为研究点,探索中医药延缓慢性肾衰肾功能的作用机理,为中医“从肝升论治慢性肾功能衰竭”提供依据。

方法:根据纳入试验标准,选择70例符合条件的慢性肾功能衰竭患者,随机分为治疗组35例、对照组35例,治疗组在一般常规治疗的基础上加用口服中药汤剂(以疏肝理气、健脾益肾、升清降浊为法组方)治疗,对照组采用一般常规治疗,12周后监测肝功能、肾功能和症状积分情况,并做治疗组治疗前后以及两组治疗后的疗效比较。试验结果经SPSS 19.0统计软件进行统计处理。

结果:

(1)3个月治疗后治疗组总有效率为91.43%,明显高于对照组的71.43%。两组比较有明显的统计学差异($P<0.05$)。说明以疏肝理气、健脾益肾、升清降浊为法组方用药治疗后,治疗组有效率明显高于对照组,体现以中医肝升理论为指导治疗慢性肾衰具有特色及优势。

(2)通过对临床35例患者的观察,以疏肝理气、健脾益肾、升清降浊为法组方用药治疗后,其主要临床症状如:倦怠乏力、腰膝酸软、胃胀,偶有恶心呕吐、食少纳差等,较对照组治疗后差异有显著性($P<0.01$),治疗后治疗组的主

要临床症状较对照组改善更为明显，说明以疏肝理气、健脾益肾、升清降浊为治疗原则，切中慢性肾衰的病机，故而对患者临床症状改善显著。

(3)两组治疗后中医证候疗效比较，治疗组有效率 91.43%，明显高于对照组的 60%。两组有效率比较有统计学差异($P<0.05$)。说明使用以疏肝理气、健脾益肾、升清降浊为法组方用药，治疗后临床症状体征比对照组治疗后大大改善。

(4)治疗组 BUN、Scr、Ccr 治疗前后相比较有明显改善($P<0.05$)；对照组 BUN、Scr、Ccr 治疗前后改善不明显；三项指标组间进行比较，治疗后治疗组与对照组差异有显著性($P<0.05$)。提示采用以疏肝理气、健脾益肾、升清降浊为法组方用药后，患者肾功能明显改善，相比较对照组差异明显。

(5)本试验两组治疗前后肝功能无明显变化，两组比较差异无统计学意义($P>0.05$)，这可能与观察疗程期间较短有关。

结论：以中医升降理论为指导，运用疏肝理气、健脾益肾、升清降浊为法组方用药治疗慢性肾功能衰竭，明显改善临床症状，降低尿素氮、血肌酐，升高内生肌酐清除率均有显著的疗效，且安全可靠，明显优于常规治疗。

【关键词】 中医升降理论；慢性肾功能衰竭；肝升

1 前言

慢性肾功能衰竭(CRF 简称慢性肾衰)是指各种慢性肾脏疾病(CKD)进行性进展，引起肾脏结构和功能不可逆的丧失，导致以代谢产物和毒物潴留、水电解质和酸碱平衡紊乱以及肾脏内分泌功能失调为特征的临床综合征。调查研究结果显示，我国 CKD 总患病率为 10.8%，预计有 1.195 亿患者。受访者中，eGFR<60 ml/min/1.73 m^2 和蛋白尿的发生率分别为 1.7%和 9.4%。随着年龄增长，CKD 患病率逐渐升高。而相对于男性（8.7%），女性 CKD 的患病率更高(12.9%)。[1]

当前慢性肾衰非透析治疗包含：缓解慢性肾功能衰竭临床症状，减轻或消除患者的痛苦，提高生活质量；减缓 CRF 病程的进展，防止其进行性加重;防治并发症,提高生存率,降低病死率。西医多以对症治疗,主要以针对危险因素治疗和对症治疗为主,如控制饮食,控制血压、血糖、血脂,改善贫血,调节水、电解质紊乱,改善心功能,纠正继发性甲状旁腺功能亢进及肾性骨病等,这些传统药物由于服药时间长,毒副作用大,患者往往难以接受。所以探讨提高慢性肾功能衰竭疗效的中医治疗方法显得至关重要,而且中医药在防治慢性肾脏病方面有悠久的历史和显著的疗效。

近几年中医药在治疗慢性肾衰方面,许多医家针对其病因病机和邪正盛衰的不同,辨证予以内服外用等不同治法,取得了良好的临床疗效。导师童安荣认为慢性肾衰发病的一个主要机理是升降失常,升降理论是中医学理论体系的重要组成部分,是中医认识人体生理病理并指导临床实践的独特理论。其最早来源于《黄帝内经》,《素问·六微旨大论》中说:“气之升降,天地之更用也。……出入废则神机化灭,升降息则气立孤危,故非出入,则无以生长壮老矣,非升降,则无以生长化收藏。是以升降出入,无器不有,故器者生化之宇,器散则分之,生化息矣,故不无出入。不无升降,化有大小,期有远近,四者之有,而贵常守,反常则灾害至矣。”肝的生理特性是主升主动,喜条达而恶抑郁,与肺共同主气机的升降。肝主升发与疏泄,肾主封藏与摄纳,肝藏血,肾藏精,精能生血,血能化精,血能养气载气。肝主疏泄,调畅全身气机,肝主升发,肝气性喜条达而恶抑郁,肝气对人体气机升降出入运动的影响主要表现在升举、疏通的作用。肝气疏泄可促使肾气开合有度,肾气封藏可防止肝气疏泄太过。肾的元气,即指元阴、元阳。肾寄元阴,又藏元阳,为水火之宅。肝肾乙癸同源,肾中元真之气,有赖于肝气升发送达各脏腑组织,以激发和推动生命活动。在生理上肝肾精血相互滋生,在病理上两者互相影响,既可母病及子,肾病及肝,又可子盗母气,子病及母,肝病及肾,而致肝肾同病。两者在发病上具有共同的易感性或同质性,有引起肝肾同病的共同通道或物质基础。结合临床实际,在注重“肾”在发病学上的重要作用的同时,在一定情况下,还应注重“肝”在发病和病机中的主导地位,认为“肝之疏泄功能具有通达全身气机的作用，其主升发的生理特性对于气在人体的疏通流畅，保持气机的升降出入运动起着重要的调节作用”，“肝的升发作用失常可以导致全身气机运行紊乱，以变生疾病”。故我们认为“慢性肾衰的病位广泛，是一个多脏器受损的综合征，慢性肾衰脾肾两虚型者占多数。根据脏腑相关理论和五行学说，认为慢性肾衰客观上存在肝郁脾肾两虚夹浊夹瘀证型；治疗上常以疏肝理气，健脾益肾，佐以活血化瘀，结合中医升降理论，全身之气的升依赖于肝气的升发，佐以升清降浊”，自拟经验方（柴胡 12 g、枳壳 15 g、党参 15 g、黄芪 20 g、熟地黄 15 g、山茱萸 15 g、山药 15 g、茯苓 20 g、半夏 9 g、陈皮 12 g、丹参 30 g、红花 15 g、大黄 6 g、砂仁 10 g）为基础方随证加减。方中柴胡味苦、辛，性微寒，具有透表泄热、疏肝解郁，升举阳气的功效；枳壳：功能宽中降气散结，与柴胡相伍，一升一降，具有理气解郁宽中之效；党参、黄芪益气健脾；熟地黄、山茱萸、山药养阴补肾；茯苓健脾渗湿，宁心安神；陈皮理气健脾，和胃；丹参、大黄活血通络泄浊；半夏、砂仁燥湿健脾止呕。倦怠乏力明显者黄芪加至 30 g；腰酸膝软明显者加怀牛膝 15 g；恶心呕吐者加竹茹 10 g、石菖蒲 10 g；肢体浮肿者加冬瓜皮 30 g、车前子 30 g（先煎）；五心烦热明显者加女贞子 15 g；舌苔黄腻加黄连 6 g；蛋白尿（+）者加蝉蜕 12 g、僵蚕 12 g；尿潜血者加白茅根 30 g、三七粉 3 g。其中疏肝理气的中药“柴胡”贯穿应用于慢性肾衰各个证型。诸药合用，切中病机，疏肝理气，健脾益肾，祛浊除瘀，升降有序，增强机体免疫力，控制病情，减少病理损害，有效地预防本病的进展及恶化，在临床上取得了令人满意的效果。

2 资料与方法

2.1 一般资料

所有病例均来源于宁夏回族自治区中医研究院暨自治区中医医院肾内科 2012 年 7 月—2013 年 7 月住院及门诊慢性肾功能衰竭的非透析患者，共 70 人，随机分为治疗组和对照组。治疗组 35 例，在一般治疗的基础上加用中药汤剂辨证治疗，其中男 15 人，女 20 人，年龄 18~65 岁，平均(52.09±1.76)岁；病程平均(13.69±1.22)年；体重 52~90 kg，平均(65.80±1.12)kg；原发病：慢性肾小球肾炎 15 例，糖尿病肾病 7 例，高血压肾病 8 例，多囊肾 2 例，慢性肾盂肾炎 1 例，狼疮性肾炎 2 例，病期肾功能不全代偿期 5 例(Scr 133~177 μmol/L)，肾功能不全失代偿期 15 例(Scr 186~440 μmol/L)，肾功能衰竭期 15 例(Scr 451~707 μmol/L)。并与对照组 35 例在相同饮食治疗及常规治疗的基础上加服中成药治疗，进行临床疗效对比，其中男 17 例，女 18 例；年龄 18~65 岁，平均(52.49±1.64)岁；病程平均为(12.26±2.98)年；体重 54~83 kg，平均(65.03±1.38)kg；原发病中多囊肾 2 例，慢性肾盂肾炎 5 例，狼疮性肾炎 2 例，糖尿病肾病 8 例，慢性肾小球肾炎 12 例，高血压肾病 6 例；病期肾功能不全代偿期 4 例，肾功能不全失代偿期 17 例，肾功能衰竭期 14 例。上述一般临床资料经统计学处理，组间各项参数均衡性良好，无显著性差异，具有较好的可比性。见表 1、表 2、表 3、表 4($P>0.05$)

表 1　治疗组与对照组临床资料比较($\bar{x}\pm s$)

临床资料	治疗组(35 例)	对照组(35 例)
年龄(岁)	52.09±1.76	52.49±1.64
病程(年)	13.69±1.22	12.26±2.98
体重(kg)	65.80±1.12	65.03±1.38

经统计检验，两组在年龄、病程、体重均无显著性差异($P>0.05$)，各项参数均衡性良好，具有可比性。

表 2　治疗组与对照组临床资料比较

临床资料	治疗组(35 例)	对照组(35 例)
性别(男:女)	15:20	17:18
病期		
肾功能不全代偿期	5	4

续表

临床资料	治疗组(35 例)	对照组(35 例)
肾功能不全失代偿期	15	17
肾功能衰竭期	15	14
原发病		
慢性肾小球肾炎	15	12
糖尿病肾病	7	8
高血压肾病	8	6
多囊肾	2	2
慢性肾盂肾炎	1	5
狼疮性肾炎	2	2

经统计检验，两组在病期和原发病均无显著性差异($P > 0.05$)，具有可比性。

表 3 治疗前两组 SCr、Ccr、BUN 水平比较($\bar{x}\pm s$)

组别	例数	Scr(μmol/L)	Ccr(ml/min)	BUN(mmol/L)
治疗组	35	387.8±23.88	26.50±2.47	16.74±0.66
对照组	35	386.8±24.50	26.70±2.30	16.67±0.67

经统计检验，治疗前两组 Scr、Ccr、BUN 无显著性差异($P > 0.05$)，具有可比性。

表 4 治疗前两组症状积分水平比较($\bar{x}\pm s$)(分)

组别	例数	症状积分
治疗组	35	36.20±2.230
对照组	35	36.37±2.313
t 值		0.053
P 值		0.958

经统计检验，两组症状积分在治疗前无显著性差异($P > 0.05$)，具有可比性。

2.2 病例选择

2.2.1 病例诊断标准

慢性肾功能衰竭诊断标准:(参照中华内科杂志编委会肾脏病专业组1993年拟定标准)

(1)内生肌酐清除率(Ccr)<80 ml/min。

(2)血肌酐(Scr)>133 μmol/L。

(3)有慢性肾脏疾病或累及肾脏的系统性疾病病史。

附:内生肌酐清除率(Ccr)计算公式:

男:

$$CCr(ml/min)=\frac{〔140-年龄(岁)〕\times 体重(kg)}{〔Scr(\mu mol/L)/88.4〕\times 72}$$

女:

$$Ccr(m1/min)=\frac{〔140-年龄(岁)〕\times 体重(kg)}{〔Scr(\mu mol/L)/88.4〕\times 85}$$

表5 慢性肾功能衰竭临床分期标准

(参照中华内科杂志编委会肾脏病专业组1993年拟定标准)

CRF分期	肾小球滤过率(GFR)(ml/min)	血肌酐(Scr)(μmol/L)
肾功能不全代偿期	80~50	133~177
肾功能不全失代偿期	50~20	178~442
肾功能衰竭期	20~10	443~707
尿毒症期	<10	≥707

中医证候诊断标准:(见表6)参照中华人民共和国2002年颁布的《中药新药治疗慢性肾功能衰竭的临床研究指导原则》。

症状分级量化标准:参照中华人民共和国2002年颁布的《中药新药治疗慢性肾功能衰竭的临床研究指导原则》。(见表7)

表 6　慢性肾功能衰竭中医证候诊断标准

证型	临床症状	舌象	脉象
脾肾气虚	倦怠乏力，气短懒言，食少纳呆，腰酸膝软	舌淡有齿痕	沉细
脾肾阳虚	畏寒肢冷，倦怠乏力，气短懒言，食少纳呆，腰酸膝软	舌淡有齿痕	沉弱
脾肾气阴两虚	倦怠乏力，腰酸膝软，口干咽燥，五心烦热	舌淡有齿痕	沉细
肝肾阴虚	头晕，头痛，腰酸膝软，口干咽燥，五心烦热	舌淡红少苔	沉细或弦细
阴阳两虚	畏寒肢冷，五心烦热，口干咽燥，腰酸膝软	舌淡有齿痕	沉细
湿浊(热)证	恶心呕吐，肢体困重，食少纳呆	舌苔厚腻	
血瘀证	面色晦暗，腰痛	苔色紫暗有瘀点瘀斑	涩或细涩

表 7　慢性肾功能衰竭症状分级量化表(正常为 0 分)

主症＼积分	2 分(轻)	4 分(中)	6 分(重)
面部色泽	色暗黄，少光泽	色暗黄，无光泽	色暗黑，无光泽
食少纳呆	食量减少 < 1/4，食欲欠佳，口味不香	食量减少 1/4~1/2，食欲不佳，口味不香	食量减少 > 1/2，食欲甚差，无饥饿感
恶心呕吐	每日 1~2 次	每日 3~4 次	每日 4 次以上
倦怠乏力	可坚持轻体力劳动，偶感乏力	日常活动勉强支持，间歇乏力	日常活动不能坚持，乏力持现
腰膝酸软	腰膝酸软晨起，可止	膝软，持续腰酸	膝软不欲行走，腰酸难以忍受
气短懒言	气力不足，多语觉乏	体虚气短，懒于言语	语声低微、断续或无力言语
脘腹胀满	脘腹稍胀，饮食可	脘腹胀满，饮食减少	脘腹胀满，终日不解
口干咽燥	咽喉微干，稍饮缓解	咽喉干燥，饮水能解	咽喉干燥，饮水难解
五心烦热	手足心热，偶有心烦	手足心热，时有心烦	手足心烫，心烦不宁
肢体困重	肢体困重，未碍活动	肢体沉重，活动费力	肢体沉重，活动困难
腰部冷痛	微感	明显但可忍受	难忍

续表

主症＼积分	2分(轻)	4分(中)	6分(重)
肌肤甲错	粗糙干燥、角化脱屑、基底潮红可融合成片	肌肤广泛性粗糙、角化、形如蛇皮	肌肤甲错
大便不实	大便不成形,一日3次	大便不成形,3次以上	大便不实
大便干结	大便干结 每日1行	大便秘结 两日1行	大便秘结 数日1行
夜尿清长	量多色白 每夜2次	量多色白 每夜3~4次	量多色白 每夜5次以上
尿少色黄	尿少色稍黄	尿深黄而少	尿黄赤不利
头晕	轻微偶发	较重,休息可安	重,终日不缓解
水肿	晨起眼睑肿	眼睑及双下肢肿	全身水肿
口苦	晨起口苦	口苦食不知味	口苦而涩
舌象	紫暗或有瘀点瘀斑,淡有齿痕舌质(1分)		厚或腻舌苔(1分)
脉象	细涩或沉弱(1分)		

2.2.2 观察病例标准

2.2.2.1 病例纳入标准

(1)年龄为18~65岁的慢性肾脏病患者。

(2)第一诊断必须符合慢性肾衰(TCD编码:BNS142)和慢性肾功能衰竭(ICD−10编码:N18.902)的患者。

(3)疾病诊断属于慢性肾功能衰竭病人非透析病人,且尚未进行腹膜透析或血液透析治疗。

(4)患者同时具有其他疾病诊断,但在观察期间不需特殊处理也不影响第一诊断的临床路径流程实施,为调查对象。

凡符合上述标准者,可纳入为调查对象。

2.2.2.2 病例排除标准

(1)神志不清,不能配合者。

(2)慢性肾功不全已行血液透析或腹膜透析治疗的患者。

(3)拟行紧急血液透析治疗者。

(4)过敏体质或对多种药物过敏者。

(5)处于哺乳期或妊娠期的妇女。

(6)年龄不满18周岁或超过65周岁。

2.2.2.3 病例剔除标准

(1)无法判断疗效或资料不全等影响治疗或安全性者。

(2)纳入的研究对象患有严重并发症,不遵医嘱,或因其他的生理变化等不适宜继续接受临床试验而自行退出者等,均视为脱落病例,统计分析时应结合具体情况处理。如发生不良反应者,应计入不良反应的统计;因无效而自行脱落者,应计入疗效分析;未坚持试验1/2疗程者,应视为自行脱落;超过试验1/2疗程者,应计入疗效统计。

(3)试验中出现过敏反应或严重不良反应者,终止试验;已超过1/2疗程者计入统计疗效。

(4)试验期间病人出现严重并发症,如出现急性心力衰竭、脑血管意外等应终止试验;已超过1/2疗程者统计为无效。

(5)试验中因病情进展,需行肾脏替代治疗者均应视为脱落。

2.3 研究方法

将宁夏中医研究院中医医院肾内科住院及门诊符合条件的慢性肾衰患者70例随机分为对照组和治疗组,每组35例。

2.3.1 常规治疗措施

(1)饮食治疗;予低盐低脂优质低蛋白饮食,蛋白摄入量:0.6 g/(kg·d),保证能量供给125~146 kJ/(kg·d),适当补充复方α-酮酸、维生素。

(2)积极改善肝功能,针对不同肝脏病变,予以不同治疗措施;调节血脂,控制血糖,纠正水电解质紊乱、钙磷代谢紊乱,防止高钾血症、肾性骨病、继发性甲状旁腺功能亢进症等。

(3)纠正酸中毒:根据二氧化碳结合率等变化口服碳酸氢钠片或静滴5%

碳酸氢钠。

(4)纠正贫血：当血红蛋白低于 100~110 g/L 或红细胞比积低于 30%~33%时，应皮下注射重组人红细胞生成素，同时口服或静输铁剂。

(5)控制血压：针对患者具体情况选用 ACEI、ARB、钙通道阻滞剂、利尿剂、β-受体阻滞剂、α-受体阻滞剂等降压药，以上可联合使用，血压应<130/80 mmHg，在控制血压的同时积极主动保护靶器官(肝、肾)。

(6)防止感染：注意防止各种病原体和病毒的侵害，有针对性地选用肾毒性最小的抗生素。

2.3.2 对照组治疗措施

将对照组 35 例病人在常规治疗的基础上，加服肾衰宁胶囊(药物组成：大黄、丹参、红花、黄连、太子参、茯苓、牛膝、陈皮、半夏、甘草)，4~6 粒/次，3~4 次/d，30 天为 1 个疗程，服 3 个疗程。

2.3.3 治疗组治疗措施

治疗组患者在对照组治疗的基础上，辨证予以我们常用的以疏肝理气、健脾益肾、祛浊除瘀的经验方(柴胡 12 g、枳壳 15 g、党参 15 g、黄芪 20 g、熟地黄 15 g、山茱萸 15 g、山药 15 g、茯苓 20 g、半夏 9 g、陈皮 12 g、丹参 30 g、红花 15 g、大黄 6 g、砂仁 10 g)为基础方随症加减。方中柴胡味苦、辛，性微寒，具有透表泄热、疏肝解郁，升举阳气的功效；枳壳功能宽中降气散结，与柴胡相伍，一升一降，具有理气解郁宽中之效；党参、黄芪益气健脾；熟地黄、山茱萸、山药养阴补肾；茯苓健脾渗湿，宁心安神；陈皮理气健脾，和胃；丹参、大黄活血通络泄浊；半夏、砂仁燥湿健脾止呕。倦怠乏力明显者黄芪加至 30 g；腰酸膝软明显者加怀牛膝 15 g；恶心呕吐者加竹茹 10 g、石菖蒲 10 g；肢体浮肿者加冬瓜皮 30 g、车前子 30 g(先煎)；五心烦热明显者加女贞子 15 g；夜寐差者加远志 12 g、酸枣仁 20 g；舌苔黄腻加黄连 6 g；蛋白尿者加蝉蜕 12 g、僵蚕 12 g；潜血者加白茅根 30 g、三七粉 3 g。中药每日 1 剂，水煎早、晚各 200 ml，温服。

2.4 试验观察指标

2.4.1 安全性观测指标

(1)包括患者性别、年龄、体重、脉搏、呼吸和血压等生命体征的观测;现病史、既往史、家族史等的观测。

(2)尿、便常规,于治疗前及治疗后每月检查记录1次。

(3)肾功能、肝功能、电解质、心电图检查、胸片、腹部及泌尿系B超,每个月检查记录1次。

(4)随时记录观察出现的各种不良反应。

2.4.2 疗效性观测指标

(1)临床症状观测:主要针对倦怠乏力、腰酸、口干口苦、脘腹胀满、恶心呕吐等症状和体征,其程度用记分法表示,于治疗前及治疗后每两周观察记录1次。

(2)生化指标检测:采用日立7060型全自动生化分析仪检测血肌酐(Scr)、尿素氮(BUN)、血糖(GLU)等。

以上检测指标均由宁夏中医研究院暨自治区中医医院检验科协助完成。

2.5 疗效判定标准

2.5.1 慢性肾功能衰竭疗效判定标准(见表8)

参照中华人民共和国2002年颁布的《中药新药治疗慢性肾功能衰竭的临床研究指导原则》。

表8 慢性肾功能衰竭疗效判定标准

CRF疗效判定	①临床症状积分	②内生肌酐清除率(Ccr)	③血肌酐(Scr)
显效	减少≥60%	增加≥20%	降低≥20%
有效	减少≥30%	增加≥10%	降低≥10%
稳定	临床症状改善,积分减少<30%	无降低,或增加<10%	无增加,或降低<10%
无效	临床症状无改善或加重	降低	增加

以上①项必备,②、③项具备一项,即可判定。

2.5.2 中医证候疗效判定标准(见表9)

参照中华人民共和国2002年颁布的《中药新药治疗慢性肾功能衰竭的临床研究指导原则》。

表9 中医证候疗效判定标准

CRF疗效判定	中医临床症状、体征	证候积分减少
痊愈	消失或基本消失	≥95%
显效	明显改善	≥70%
有效	均有好转	≥30%
无效	均无明显改善,甚或加重	<30%

注:计算公式(尼莫地平法)为:〔(治疗前积分-治疗后积分)÷治疗前积分〕×100%。

2.6 安全性及不良反应的判定

通过观测各项疗效性和安全性指标以及对患者临床表现的观察,分析判定有无不良反应。具体见以下不良反应及安全性程度划分表。(见表10、表11)

表10 不良反应的程度划分表

不良反应程度	轻(3级)	中(2级)	重(1级)		
与所用药物关系	可能有关	很可能有关	肯定有关	可能无关	肯定无关

表11 安全性程度划分表

安全性	安全性程度	不良反应程度	安全性检查指标	处理措施
1级	安全	无	无异常	无需任何处理
2级	比较安全	轻度	无异常	无需处理可继续用药
3级	有安全性问题	中等	轻度异常	处理后可继续用药
4级	出现严重安全性	严重	明显异常	试验中止

2.7 统计分析

用 SPSS 19.0 统计学软件进行统计学处理。定量资料以 $\bar{x}\pm s$ 表示，组内治疗前后比较用配对样本 t 检验，组间采用成组设计两样本均数 t 检验，定性资料采用x^2 检验，显著性水准取 $\alpha=0.05$。

2.8 结果

2.8.1 整体疗效情况（见表 12）

表 12 两组病例治疗后临床疗效比较

例(%)

组别	n	显效	有效	稳定	无效	总有效率(%)
治疗组	35	7(20.00)	18(51.43)	7(20.00)	3(8.57)	91.43
对照组	35	2(5.71)	13(37.12)	10(28.57)	10(28.57)	71.43

治疗 3 个月后治疗组总有效率为 91.43%，明显高于对照组的 71.43%。两组比较有统计学差异（$P<0.05$），说明用疏肝理气、健脾益肾、祛浊除瘀为主方药治疗后有效率明显高于对照组。

2.8.2 临床症状积分情况（见表 13、表 14）

表 13 治疗组治疗前后症状积分情况比较（$\bar{x}\pm s$）

治疗组	例数(例)	症状积分(分)
治疗前	35	36.20±2.23
治疗后	35	21.89±1.30
t 值		5.545
P 值		0.000 1

治疗组治疗后主要症状积分倦怠乏力、腰膝酸软、食少纳差、恶心呕吐等症状与治疗前比较均有显著性差异（$P<0.01$）。

表 14 治疗组对照组治疗后症状积分情况比较($\bar{x}\pm s$)(分)

治疗后	例数(例)	症状积分(分)
治疗组	35	21.89±1.30
对照组	35	30.77±1.80
t值		4.006
P值		0.000 2

治疗组治疗后主要症状积分在倦怠乏力、腰膝酸软、食少纳差、恶心呕吐等症状和对照组治疗后比较有显著性差异($P<0.01$)。说明治疗组治疗后的主要临床症状较对照组治疗后改善更为明显。

2.8.3 两组治疗后中医症候疗效比较(见表15)

表 15 两组治疗后中医症候疗效比较

例(%)

组别	痊愈	显效	有效	无效	有效率(%)
治疗组	3(8.57)	23(65.71)	6(17.14)	3(8.57)	91.43
对照组	1(2.86)	7(20.00)	13(37.14)	14(40.00)	60.0

两组治疗后中医症候疗效比较,治疗组有效率 91.43%,明显高于对照组的 60%。两组比较有统计学差异($P<0.05$),说明用疏肝理气、健脾益肾为法组方治疗后临床症状体征较对照组治疗后大为改善。

2.8.4 肾功能治疗前后变化情况(见表 16、表 17)

表 16 治疗组治疗前后肾功能变化情况比较($\bar{x}\pm s$)

治疗组	例数(例)	尿素氮(mmol/L)	血肌酐(μmol/L)	内生肌酐清除率(ml/min)
治疗前	35	16.74±0.66	387.8±23.88	26.50±2.47
治疗后	35	12.72±0.40	305.5±14.23	38.21±1.40
t值		5.218	2.959	4.127
P值		0.000 1	0.004 2	0.000 1

治疗组治疗后 BUN、Scr 明显下降,CCr 明显升高，与治疗前相比具有显著意义($P<0.01$)。

表 17　治疗组对照组治疗后肾功能情况比较($\bar{x}\pm s$)

治疗后	例数(例)	尿素氮(mmol/L)	血肌酐(μmol/L)	内生肌酐清除率(ml/min)
治疗组	35	12.72±0.40	305.5±14.23	38.21±1.40
对照组	35	15.71±0.54	373.6±22.20	28.52±2.30
t 值		4.452	2.582	3.446
P 值		0.000 1	0.012 0	0.001 0

治疗后 BUN、Scr、Ccr 组间相比较,治疗组与对照组差异明显($P<0.05$),提示采用疏肝理气、健脾益肾、祛浊除瘀为法组方治疗后,患者肾功能明显改善,相比较对照组差异明显。

2.8.5　两组治疗前后实验室指标变化情况比较(见表 18)

表 18　治疗组与对照组实验室指标比较

检测指标	治疗组		对照组	
	治疗前	治疗后	治疗前	治疗后
BUN(mmol/L)	16.74±0.66	12.72±0.40	16.67±0.67	15.71±0.54
Scr(μmol/L)	387.8±23.88	305.5±14.23	386.8±24.50	373.6±22.20
Ccr(ml/min)	26.50±2.47	38.21±1.40	26.70±2.30	29.93±1.96

结果提示:①治疗前两组间比较无显著差异($P>0.05$),具有可比性。②治疗组 BUN、Scr、Ccr 治疗前后相比较有显著差异($P<0.01$);对照组 BUN、Scr、Ccr 治疗前后相比较无显著差异($P>0.05$);三项治疗后组间相比较,治疗组与对照组差异明显($P<0.05$)。提示采用疏肝理气、健脾益肾、祛浊除瘀治疗后,患者肾功能明显改善,相比较对照组差异明显。

2.8.6 不良反应

治疗过程中，治疗组未发现服用中药后有明显不良反应，在服药初期，有10例患者出现大便次数增加，但便常规检查，无明显异常，经调整药量后，症状消失；对照组有2例出现血钾升高、1例血磷升高，经严格限制饮食和药物治疗后均得到有效控制，无1例脱落。研究对象中临床显效的26例，治疗后6个月追访这26例患者，有3例因未控制饮食，1例因劳累，病情有所反复，其余未见异常。

2.9 讨论

在慢性肾脏病（CKD）的进展中，慢性肾衰的诊断和治疗与机体的整体气机运行相关，尤其与肝的升发有着紧密的联系。肝气升发影响着全身气机升降从而维系着人体脏腑、经络、阴阳、气血之正常功能活动。若肝气升发失常，则机体气机紊乱，气乱生百病。故《内经》有“百病皆生于气”之说。所以在慢性肾衰治疗中重视调理肝脏气机具有重要的意义。

2.9.1 慢性肾衰的发病机制

当前现代医学关于慢性肾衰的发病机制尚未完全清楚，近年来随着动物实验模型的深入研究和细胞分子生物学技术的发展，目前有下述主要学说。

2.9.1.1 健存肾单位和矫枉失衡学说

该学说认为：肾实质疾患导致相当数量肾单位破坏，余下来的“健存”肾单位为了代偿，必须增加工作量，以维持人体内环境稳定和机体正常的需要。因此，每一个“健存”肾单位发生代偿性肥大，以便增强肾小球滤过功能和肾小管处理滤液的功能（包括肾小管重吸收和分泌能力），适应机体的需要。此时，患者的血生化尚可维持正常，临床上亦无症状。但如果肾实质疾患的破坏继续进行，“健存”肾单位越来越少，终于到了即使“健存”肾单位倾尽全力，也不能达到人体代谢的最低要求时，就发生肾衰竭，这就是“健存”肾单位学说。当患者出现肾衰竭时，就有一系列的病态现象，为了矫正它，机体要作相应调整(即矫枉),但在调理的过程中,却不可避免地要付出一定的代价,因而发生了新的失衡,使人体蒙受新的损害。如此周而复始,造成进行性损害,成为慢性肾衰患者病情进展的重要原因。

2.9.1.2 肾小球高压和代偿性肥大学说

该学说认为,随着肾单位破坏增加,残余肾单位的代谢废物的排泄负荷增加,因而代偿性地发生肾小球的高灌注、高压力和高滤过,上述肾小球内“三高”可引起:①肾小球上皮细胞足突融合,系膜细胞和基质显著增生,肾小球肥大,继而发生硬化;②肾小球内皮细胞损伤,诱发血小板聚集,导致微血栓形成,损害肾小球而促进硬化;③肾小球通透性增加,使尿蛋白增加而损伤肾间质。上述过程不断进行,形成恶性循环,使肾功能不断恶化。

2.9.1.3 肾小管高代谢学说

该学说认为在慢性肾衰进展过程中,肾小管并不是处于被动的代偿适应或单纯受损状态,而是直接参与肾功能持续减退的发展过程。慢肾衰时,健存肾单位的肾小管成代偿性高代谢状态,耗氧量增加,氧自由基产生增多,以及肾小管细胞产生胺显著增加,可引起肾小管损害、间质性炎症及纤维化,以致肾单位功能丧失。

2.9.1.4 其他

有些专家认为与下述因素有关:①在肾小球内“三高”情况下,肾组织内血管紧张素Ⅱ水平增高,转化生长因子β等生长因子表达增加,导致细胞外基质增多,而造成肾小球硬化;②过多蛋白从肾小球滤出,引起肾小球高滤过,而且近曲小管细胞通过胞饮作用将蛋白吸收后,引起肾小管和间质的损害,导致肾单位功能的丧失;③脂质代谢紊乱,低密度脂蛋白可刺激细胞增生,继而发生肾小球硬化,促使肾功能恶化。

2.9.2 中医学对慢性肾衰的认识

中医学没有慢性肾功能衰竭的病名,可归属于传统医学的“虚劳”“水肿”“肾风”“癃闭”“关格”“尿毒”等范畴。《内经》最先将肾衰病称为“癃”或

“癃闭”，并指出其病机以膀胱不利的实证为多见，《素问·宣明五气论》说：“五气所病，膀胱不利为癃。”《景岳全书·癃闭》提出了癃闭有虚有实，“凡癃闭之证……惟是气闭之证，则尤为危候，然气闭之义有二焉：有气实而闭者，有气虚而闭者……今凡病气虚而闭者，必以真阳下竭，元海无根，水火不交，阴阳否隔，所以气自气而气不化水，水自水而水蓄不行。《诸病源候论》说：“关格是大小便俱不通之证，以大便不通谓之内关，小便不通谓之外关。”《证治汇补》说：“既关且格，必小便不通，旦夕之间，陡增呕恶，此因浊邪壅塞三焦，正气不得升降，所以关应下而小便闭，格应上而呕吐，阴阳闭绝，一日即死，最为危候。”古人认为其病因包括：外感、内伤；病性包括虚、实；病机有因实致虚也有因虚致实，涉及气血阴阳的偏胜偏衰；病位主要在脾、肾、三焦；其医治难度较大，预后较差，故前人主张其治疗需标本兼治，攻补兼施。现代中医对慢性肾衰的治疗经历了60多年的探索，20世纪50年代开始即有文献报道。其中阳晓等[2]基于对681例慢性肾衰患者正虚证候分布特点调查分析得出慢性肾衰早中期病机以气阴两虚为主，晚期以脾肾阳虚和阴阳两虚为主；在邪实方面，以湿热瘀血为主，并且是导致病变进行性恶化的主要因素。浊毒的出现是慢性肾衰发展到晚期的特征性病理产物，是导致五脏衰败、阴阳离绝的主要机理。叶传蕙[3]认为脾肾亏虚是病机的关键，湿浊内停是本病的特点，瘀血阻滞贯穿疾病始终。王艳丽[4]认为脾胃升降失常是导致本病早中期的病机关键。脾失升清，则不能运化水谷精微以化生气血，胃失和降，则不能代谢废物秽浊。脾胃升降失常，清阳不升，浊气不降，亦不能化生后天之精以养先天之精，导致肾病发生。邢海燕等[5]认为湿热之邪缠恋几乎贯穿慢性肾功能衰竭全过程。魏秀元[6]将慢性肾衰分为虚损期和关格期两个阶段，虚损期即肾衰早中期以正虚为主，关格期即肾衰晚期以邪实为主，且病势急骤多变，预后不良。依上所言，慢性肾功能衰竭病程缠绵，病机复杂多变，但总属本虚标实，虚实错杂之证。所以经几代中医的努力，对慢性肾衰的病因、病机、病性、病位及治则治法基本达成了比较一致的认识，即慢性肾衰的病因有外感和内伤之分，外感为六淫，内伤有素体脾肾虚弱、过劳及情志不遂；病机是本虚标实，因虚致实；病性是虚实错杂，偏虚偏实；病位在肝、脾、肾，涉及心、肺；治疗须补虚泻实，扶正祛邪。并一致认为慢性肾衰是难以治愈的疾病，中医药治疗主要起到改善症状，延缓病情进展的作用。

2.9.3 五脏生理功能的联系

五脏之中肝主升发，肺主肃降，肝气疏泄，升发条达，有利于肺气的肃降，肺气充足，肃降正常，有利于肝气的升发；脾主运化，肝主疏泄，肝气的升发作用与脾在运化的相互作用上具有密切的关系；心藏神而肝主疏泄、调畅情志，则肝气升发作用与心在精神情志调节方面具有密切的关系；肾的元气，即指元阴、元阳，肾寄元阴，又藏元阳，为水火之宅，肝肾乙癸同源，肾中元真之气，有赖于肝气升发送达各脏腑组织，以激发推动生命活动。而肾功能的损害依照五行的相生相克关系，则与肺、肝、脾、心具有密切的关系。肺为水之上源，肾为主水之脏，肺主呼吸，肾主纳气，肺属金，肾生水，金水相生；肝与肾之间的关系，肝主藏血而肾主藏精，肝主疏泄而肾主封藏，肝为水之子而肾为木之母。脾为后天之本，肾为先天之本，脾主运化水液，肾为主水之脏。心与肾的关系则主要表现在“心肾相交”上。慢性肾衰的主要临床表现为肾脏的损害，而肾脏的损害与肺、肝、脾、心的损害具有密切的关系。肺、肝、脾、心的损害会影响到肾脏的功能，使肾脏发生损害，肾脏的损害同时也会影响到肺、肝、脾、心的功能，使肺、肝、脾、心受到损害。据上所知，肝气升发作用与肺、脾、心、肾的关系十分密切，肝气升发失常会直接影响到肾，也可通过其他脏腑影响到肾，肝脏气机失常，则会造成肾脏受损。同理，肾脏受损也会导致肝气升发失常。由此可见，慢性肾衰与肝升的关系十分密切，从肝升论治慢性肾功能衰竭具有重要的研究意义。

2.9.4 肝主升发理论形成

“肝主升发”是肝的重要生理特性之一，该理论起源于《黄帝内经·素问》。《黄帝内经·素问·诊要经终论篇》曰：“正月二月，天气始方，地气始发，人气在肝。”《黄帝内经·素问·玉机真脏论篇》曰:“春脉者肝也,东方木也,万物之所以始生也。”《黄帝内经·素问·阴阳类论》曰:“春甲乙青,中主肝,治七十二日,是脉之主时,臣以其藏为最贵。”后世医家又在此基础上各有发挥,如清·张璐《张氏医通·卷十一》云:“肝脏升发之气,升气旺则五脏环周,升气阻则五脏留著。”清·蒋宝素《问斋医案》曰:“肝木乃东方升发之本,宜条达不宜抑郁,郁则升发之气不振,脏腑皆失冲和,况坤道偏阴,阴性偏执,每不可解,皆缘肝木不能条达。”肝的升发作用失常可以导致全身气机运行紊乱,变生疾病。

2.9.5 肝主升发在五脏之中的联系

肝属木,肝的生理特性早在《内经》中已做了高度概括,《内经》中提出了肝主升发功能的特性,它在人体生命活动中起着重要的作用,致使肝的升发功能异常的因素是肝气不调达。临床上肝病多与升发失常相关,由于肝气升发太过所致的如肝气上逆、肝火上炎、肝风内动等,肝气升发不及所致的如肝气虚衰、肝气郁结等。肝气升发顺利畅达有赖于五脏系统的相对稳定来实现的,《素问·灵兰秘典论篇》云:“肝者,将军之官,谋虑出焉。”

2.9.5.1 肝气主升与心的关系

《素问·痿论篇》曰:“肝主升之筋膜”,所以,肝在体为“筋”。心属火,主血,主神明。心火下温肾水,肾水上济心火,在正常情况下,此全赖之于肝木之升发疏泄的功能。疏泄正常,故神明自若,心肾相交,水火既济。不正常则升发失调,火病犯木,心病及肝,称为“子病犯母”,并且肝主疏泄与心主神明关系密切,这些都在于肝的升发作用。《素问·阴阳应象大论篇》云:“筋生心”。肝和心的联系十分密切。其主要表现在肝升发相火,以辅心之君火。君火藏在心中,相火寄于肝肾,正常情况下,君火欲焰明,须依赖相火的升发;相火在下,则为增强君火的基础。所以,《素问·天元纪大论篇》曰:“君火以明,相火以位。”肝木调和畅达,则心火光明、血脉通畅是这一功能主要表现。如果肝木不升,那么心火一定不明而晦,不焰而冷。《薛氏医案》:“肝气通则心气和，肝气滞则心气乏也”。这恰如其分地表示肝主升发的功能和心的生理活动有十分密切的关系。

2.9.5.2 肝气主升与肺的关系

肺的功能离不开“将军之官”肝的疏泄。肺的功能是什么？肺属金，其生理功能主要是主宣发肃降、主治节、主通调布散水谷精微等。肝者，居真元之间，握升降之枢者也。肝升肺降是保证人体气机升降的重要环节，而在此过程中，肝从左升是其始发动力，肝升才能肺降。这就像四季以春为首，六气以风为魁一样。肝合春生之气，统贯气血，体阴而用阳，以此推动人体气机的升降转运。“肝主左升为阳道，肺从右降为阴道，二者勾画出人体这一小天地阴阳升降的太极图[7]”。肝之疏泄与肺之宣肃的功能彼此相反相成，出入交替，循环往复，瞬息不停，一方的功能失常必然会引起另一方的功能失常。《金匮要略·脏腑经络先后病脉证第一》云：“息摇肩者，胸中坚。”这些都说明，金不制木，而木反乘谓之“侮”，肺金不足则肝木亢盛，疏泄太过，则风因而动。综上所言，肝气升发与肺气肃降的功能协调特别重要。

2.9.5.3 肝气主升与脾的关系

《素问·宝命全形论篇》云：“土得木而达”，揭示了肝与脾密切的关系。也就是说肝木升发需要脾土培之，脾土得以健运则肝木才能茂盛，同时脾之升清运化亦有赖于肝木之正常疏泄。脾为阴中之至阴，非阴中之阳不升，土有敦厚之特性，非曲直之木不达。所以脾之升清、运化，胃之腐熟、受纳，还需肝气升发、疏达相协。《血证论·脏腑病机论》云：“木之性主于疏泄，食气入胃，全赖肝木之气以疏泄之，而水宅乃化，设肝之清阳不升，则不能疏泄水谷，渗泄中满之证，在所不免。”“木本克土，脾土足则肝木乘之而见木旺乘土之证；脾土亏虚，气血化源不足而无以奉养肝体，肝体失养，则贼风易作，肝木更乘脾土造成恶性循环则使其愈虚，久而久之肝风则动[8]。”可见，肝气不仅资助脾胃之气运化，而且它们的功能也是相辅相成的。这些都说明肝的升发功能对于脾胃的运化是很重要的，而慢性肾功能衰竭的一个主要机理就是脾胃运化功能失常。

2.9.5.4 肝气主升与肾的关系

前人言肝体阴而用阳，而且肝阴之源泉即是肾水之涵，肾精不亏虚，则肝血所化有源，此所谓“乙癸同源”。肾的元气，含元阴、元阳。肾既有元阴，又藏有元阳，为水火之要宅。肝肾同源即乙癸同源，肾中元真之气，赖于肝气升发送达各脏腑组织，以激发推动人体的生命活动。肾阳又名为“元阳”，是全身阳气之根本，肝之生理功能正常，亦有赖于肾阳的温煦作用。筋脉为肝所主，既靠阴血之濡养，又靠阳气之温煦。盖之“阳气者，精则养神，柔则养筋。”若肾阳亏虚，筋脉失去阳气温养致肝气紊乱，疏泄失常，则致肝风。张锡纯在《医学衷中参西录·医方》曰：“盖人之元气，根基于肾，萌芽于肝”，明确指出了肝脏这一生理特性。“元气纵存，若无肝之升发，沉寂于肾，亦难葆生命之树常青，元气激发生命的链条传动不息，尚须借助肝气升发的媒介和运载[9]。”依五行相生关系所言，水生木，水病及木则称之为“母病及子”，此不外乎阴阳二端。肾水涵养肝木，肾水不足，则肾阴亏虚，肝肾同源则肝阴亦有不足，则筋脉失养，阴不制阳，导致肝阳上亢，称之为“水不涵木”，甚则致肝风内动。因此，张锡纯云：“凡人元气之脱，皆脱在肝。”故当元气虚极欲脱之时，主张“宜重用敛肝之品，使肝不疏泄，即能堵塞元气将脱之路”。综上，说明肝的升发功能和肾的升发元气有密切的联系。

总之肝主升发功能主要体现在肝调节人体气机方面。气机就是气的各种运动。构成和维持人体生命活动的最基本物质就是气，其运动变化表现在生命的基本特征上，气的运动形式是气的升降出入，故《素问·六微旨大论》曰：“出入废则神机化灭，升降息则气立孤危，故非出入则无以生长壮老矣，非升降则无以生长化收藏。”机体的脏腑经络等的生理活动全赖于气的升降出入运动，气的升降出入既是生命活动的内在机理，也是生命活动的根本标志。脏腑只有在气的升降出入运动中才能完成人体各项生理功能。肝之疏泄功能具有通达全身气机的作用，其主升发的生理特性对于气在人体的疏通流畅、保持气机的升降出入运动起着重要的调节作用。正如《读医随笔》说："肝者，贯阴阳，统血气，居贞元之间，握升降之枢者也……世谓脾为升降之本，非也，脾者，升降所由之径；肝者，升降发始之根也。"

故肝主升发理论是中医理论的重要组成部分，是中医学认识人体生理、病理关系，指导临床实践的一个重要理论。肝主升发理论对肾脏的生理病理关系有着系统而详细的论述，并指导病理情况下两脏的具体证治，并提出了治法与方药，这对于慢性肾衰在治疗上提供了重要的思路与方法。

2.9.6 肝气的生理特性

肝气的主要生理特性为肝主疏泄，一是指疏通作用，二是指畅达作用，具体表现在以下四方面。

(1)情志方面：人的精神情志活动，是客观事物在人的大脑中的反映。肝气的疏泄功能正常与否，能够直接影响到人的精神情志活动，故肝主疏泄是指肝具有调节某些精神情志活动的功能。《素问·灵兰秘典论》说："肝者，将军之官，谋虑出焉"。《素问·六节脏象论》说："肝者，罢极之本，魂之居也。"《灵枢·本神篇》进一步指出："肝，悲哀动中则伤魂，魂伤则狂妄不精。"这里面所说的"谋虑""魂""悲哀"都属于精神意识范畴。肝气的疏泄功能正常，则使人的气血平和，心情舒畅，精力充沛。

(2)消化方面：肝气的疏泄功能不仅可以调畅全身气机，协调脾胃之气的升降，而且还和胆汁的分泌有关，胆汁是受肝之余气而成。因此，肝的正常疏泄，实际为保证脾胃之气运化功能的重要条件。正如《血证论》所言："木之性主疏泄，食入于胃全赖肝气疏泄之，而水谷乃化，没肝不能疏泄水谷，渗泻中满之证在所不免。"这便是肝主疏泄体现在消化方面的可靠论据。

(3)水液代谢方面：肝主疏泄，调畅气机有通利三焦，疏通水道的作用。脾为至阴之脏，"其性兼静"必须赖肝的疏泄作用，完成运化水湿的功能才有保证。若肝失疏泄，则脾失健运而水湿不化，水液排泄障碍而形成水肿、膨胀诸病。

(4)气机方面:气机,是指人体脏腑功能活动基本形式的概括。肝的疏泄功能,可直接影响于气机的调畅, 而气与血,如影随形,“气行则血行,气滞则血凝。” 除此之外,肝气的疏泄功能亦是保证人体生机的动力。正如《灵枢经八卷·天年五十四》所说:”五十岁,肝气始衰,肝叶始薄,胆汁始灭,目始不明。”这是说人到了五十岁左右, 不仅外形见衰老,而且也影响到内脏功能逐渐开始衰退。根据五行所联系的木、火、土、金、水相生规律,认为首先以属木的肝脏开始衰退, 木衰不能生火, 到了六十岁则属火的心气开始衰退,至七十岁属土的脾气衰退,至八十岁则属金的肺气衰退,至九十岁属水的肾气衰退。

2.9.7 肝气的病理特性

一身之气周游于全身各脏腑,运行迅速,气机畅利,则荣卫相得,气机不利,则荣卫失调,是以六气成淫,七情激动,皆先病气,此即《内经》所谓“百病皆生于气”的道理。内经说:“悲怒气逆则伤肝”说明悲怒等情志的激动都能引动肝气,即所谓“万病不离于郁,诸郁皆属于肝”“凡病之走多由于郁”。肝气郁结,可以说是肝病的初期表现,肝郁过久,可以化火、化风,而形成肝火、肝风之证,正如林佩琴所说:“相火附木,木郁则化火。”“ 风依于木,木郁则化风。”肝脏本身具有多种机能,勿受刺激,一旦生病又可影响他脏,因此,肝病在临床上的表现是非常复杂的。在上面已经谈到, 肝为风木之脏,性刚强,气急而易怒,情志激动,最易伤动肝气, 又肝性疏泄, 喜条达舒畅, 如愤怒抑郁,可使肝气郁结,肝气进一步发展,可形成肝阳,肝阳偏亢,可以化火, 亦可化风, 正如《素问·玉机真脏论篇》所说:“五脏受气于其所生,传之于其所胜, 气舍于其所生, 死于其所不胜。病之且死, 必先传行, 至其所不胜, 病乃死。此言气之逆行也, 故死。肝受气于心, 传之于脾,气舍于肾, 至肺而死。……”

肝主升发理论经历代医家的充实和发展, 并不断为现代医学所证实和肯定,研究表明,中医藏象学的肝、肾不仅包括现代解剖学上的肝脏和肾脏,同时还包含了神经、内分泌、生殖、造血、免疫等系统，肝、肾两脏在生理、病理上具有密切联系、互相影响的关系。

2.9.8 肝气升发失常与慢性肾衰的形成

肝居下焦，从左而升，肺居上焦，从右而降，肝升肺降实则关系到全身气机的升降运动，肝气的正常升发，肺气的正常肃降，肝与肺相反相成，相互协调，促进人体气机畅通，气血流畅，从而调节着人体脏腑经络、气血阴阳的正常生理功能。慢性肾衰患者病程日久、本虚标实，常常存在气滞、血瘀、湿阻并存的复杂过程，这不仅会导致肝失疏泄，还会加重肝郁气滞，从而使肝脏合成蛋白等诸多功能下降，故治疗势必调畅气机。肾育元阳藏真阴，肾中真气，有赖于肝气的升发，送达各脏腑组织，以激发推动生命活动。“元气纵存，若无肝之升发，沉寂于肾，亦难保生命之树常青，元气激发生命的链条传动不息，尚须借助肝气升发的媒介和运载。”肾阳为全身阳气之根，肝的功能正常，有赖于肾阳的温煦作用，筋脉为肝所主，靠阴血濡养，也不能失去阳气的温煦，《素问·生气通天论》曰：“阳气者，精则养神，柔则养筋。”若肾阳亏虚，筋脉失其温养则肝气逆乱，疏泄失常，便会引发肝风；张锡纯《医学衷中参西录·医方》云：“盖人之元气，根基于肾，萌芽于肝。”明确指出了这一生理特性；水生木，肾水涵养肝木，肾水不足，则肝阴亦不足，筋脉失养，阴不制阳，导致肝阳上亢，而水不涵木，甚则肝风内动。因此，张锡纯云：“凡人元气之脱，皆脱在肝”，故当元气虚极欲脱之时，主张“宜重用敛肝之品，使肝不疏泄，即能堵塞元气将脱之路”，这些都说明了肝的升发功能和肾的元气升发有密切的联系[10]。慢性肾衰属中国传统医学“虚劳”的范畴，其与肾的元气的亏虚密切相关，故在治疗慢性肾衰发面注重调理肾气具有重要的临床意义。

2.9.9 我们对慢性肾衰病变的机理认识

我们根据长期的临床观察实践，结合中医升降理论，认为慢性肾衰发病的一个主要发病机理是气机升降失常。他认为“慢性肾衰的病位广泛，是一个多脏器受损的综合征，慢性肾衰脾肾两虚型者占多数。根据脏腑相关理论和五行学说，认为慢性肾衰客观上存在肝郁脾肾两虚夹浊夹瘀证型；治疗上常以疏肝理气，健脾益肾，佐以活血化瘀，结合中医升降理论，全身之气的升依赖于肝气的升发，佐以升清降浊"，肝的生理特性是主升主动，喜条达而恶抑郁，与肺共同主气机的升降。肝主升发与疏泄，肾主封藏与摄纳，肝藏血，肾藏精，精能生血，血能化精，血能养气载气。肝主疏泄，调畅全身气机，肝主升发，肝气性喜条达而恶抑郁，肝气对人体气机升降出入运动的影响主要表现在升举、疏通的作用。肝气疏泄可促使肾气开合有度，肾气封藏可防止肝气疏泄太过。肾的元气，即指元阴、元阳。肾寄元阴，又藏元阳，为水火之宅。肝肾乙癸同源，肾中元真之气，有赖于肝气升发送达各脏腑组织，以激发推动生命活动。在生理上肝肾精血相互滋生，在病理上，两者在发病上互相影响，既可母病及子，肾病及肝，又可子盗母气，子病及母，肝病及肾，而致肝肾同病。两者在发病上具有共同的易感性或同质性，有引起肝肾同病的共同通道或物质基础。结合临床观察实践，在注重"肾"在发病学上的重要作用的同时，在一定情况下，还应注重"肝"在发病和病理机制中的主导地位，这有助于对慢性肾功能衰竭的全面认识和把握。

2.9.9.1　运用肝主升发理论确立理法方药

慢性肾衰的病因病机非常复杂，临床表现症状繁多，所以并不是一方所能达到治疗效果的，故而临证治疗时在疏肝理气的基础上，要时时注意其本虚标实、浊毒瘀阻的疾病本质；同时由于在脏腑气化过程中，脏腑气机升降相联，肝肾两脏与脾、心、肺等脏腑生理病理之间相互联系紧密，共同作用着人体阴阳气血升降的正常运行，故而临证中也应注意其他脏腑在调畅气机升降中的作用。正如朱丹溪所言："是脾具坤静之德，而有乾健之运，故能使心肺之阳降，肾肝之阴升，而成天地交之泰，是为无病之人。"慢性肾衰病因病机复杂多变，既有脏腑阴阳气血的亏虚，又有水湿、痰浊、瘀血等病理产物的停聚，李中梓《医宗必读》言："又有标实而本虚者，泻之不可，补之无力，极为危险。"故治当权衡其标本虚实缓急，扶正祛邪兼顾，导师常以疏肝理气，健脾益肾，祛浊除瘀的经验方（柴胡 12 g、枳壳 15 g、党参 15 g、黄芪 20 g、熟地黄 15 g、山茱萸 15 g、山药 15 g、茯苓 20 g、半夏 9 g、陈皮 12 g、丹参 30 g、红花 15 g、大黄 6 g、砂仁 10 g）为基础方随证加减，倦怠乏力明显者黄芪加至 30 g；腰酸膝软明显者加怀牛膝 15 g；恶心呕吐者加竹茹 10 g、石菖蒲 10 g；肢体浮肿者加冬瓜皮 30 g、车前子 30 g（包煎）；五心烦热明显者加女贞子 15 g；夜寐欠安者加远志 12 g、酸枣仁 20 g；舌苔黄腻加黄连 6 g；蛋白尿者加蝉蜕 12 g、僵蚕 12 g；潜血者加白茅根 30 g、三七粉 3 g。其中调畅脏腑气机中药柴胡、枳壳贯穿应用于慢性肾衰各个证型。诸药合用，切中病机，疏肝理气，健脾益肾，祛浊除瘀，升降有序，增强机体免疫力，控制病情，减少病理损害，有效地预防本病的进展及恶化，于临床上取得了令人满意的效果。

2.9.9.2　方药的药物分析及药理作用

本方是我们经过多年理论研究，结合临床经验总结出的经验方，扶正祛邪、疏肝健脾、活血泄浊兼顾，针对不同证型和邪正盛衰关系，辨证加减，切中慢性肾衰的病机。方中柴胡味苦、辛，性微寒，具有透表泄热、疏肝解郁，升举阳气的功效；枳壳功能宽中降气散结，与柴胡相伍，一升一降，具有理气解郁宽中之效；党参、黄芪益气健脾；熟地黄、山茱萸、山药养阴补肾；茯苓健脾渗湿，宁心安神；陈皮理气健脾，和胃；丹参、大黄活血通络泄浊；半夏、砂仁燥湿健脾止呕。

主要药物分析如下。

柴胡：味苦、辛，性微寒，具有透表泄热、疏肝解郁、升举阳气的功效。研究发现具有抗炎，增强体液免疫和细胞免疫，对治疗轻型尿毒症及其他各种原因引起的氮质血症有效[11]。

枳壳：功能宽中降气散结，与柴胡相伍，一升一降，具有疏肝解郁，理气宽中之效。与大黄相伍，具有通腑泄浊，推陈致新之效。药理研究发现其具有增加肾血管血流量、利尿抗过敏等作用。

党参：味甘，性微温，益气健脾。现代药理研究显示，党参含多种糖类、酚类、甾醇、挥发油、黄芩素葡萄糖甙、皂甙及微量生物碱，具有增强免疫力、扩张血管、降压、改善微循环、增强造血功能等作用。

黄芪：味甘，性微温，归肺、脾经，具有补气升阳、托毒生肌、利水退肿之功。研究发现黄芪可通过以下机理延缓CRF进展[12-19]：①黄芪可提高机体免疫功能；②抗脂质过氧化，清除氧自由基；③扩张血管，改善微循环，从而改善肾血流动力学；④增加胰岛素敏感性，改善血脂代谢紊乱；⑤修复和激活损伤的红细胞，改善CRF患者的贫血状态；⑥可促进肝脏合成白蛋白的能力，从而改善患者的营养状况；⑦保护肾小球电荷和机械屏障，减少蛋白尿；⑧能抑制系膜细胞的增生和基质的增多，减轻肾小球硬化，抑制肾间质纤维化。

熟地黄：性微温，味甘，具有补精益髓、滋阴补血的作用。现代研究表明[20]，熟地黄能增强机体的免疫力，有抗氧化、抗突变作用，促进内皮细胞增殖并有显著的降压作用，对肾脏有很好的保护作用；有利尿、扩血管、降低血清胆固醇和甘油三酯的功能，对内分泌系统有多方面的影响[21]。

山茱萸：味酸而微温，《本经疏证》云："熟地，乃补肾家之要药，益阴血之上品。"

动物实验有利尿、降压、改善糖尿病、兴奋交感神经等作用[22]。

山药：味甘，性平，益气养阴，补肺、脾、肾。研究表明[23]，山药不仅能健脾胃，益肺肾，还具有降糖、抗衰老、调节免疫、抗突变、降血脂等作用。

茯苓：性平，味甘淡。有渗湿利水，健脾和胃，宁心安神之功效。药理实验表明茯苓具有渗湿利尿、合胃健脾、宁心安神、抗衰老、增强免疫功能，抗肿瘤、利水消肿、保护消化系统、预防结石、抗排斥反应、抗菌、抗炎、抗病毒、降低血糖的功效[24-28]，同时能加快造血机能的恢复[29]。

半夏：味辛，性温，有毒，归脾、胃、肺经，具有燥湿化痰、降逆止呕、消痞散结的功效。能明显减轻或消除肾衰患者恶心、呕吐症状。

陈皮：味苦、辛，健脾理气、燥湿化痰，苦能泻能燥，辛能散，温能和。其治百病，总是取其理气燥湿之功，同补药则补，同泻药则泻，同升药则升，同降药则降。

大黄：味苦，性寒，入胃、肝、大肠经，具有清热解毒、通腑泻浊、破积滞、行瘀血之功效。《本经》谓大黄能："下瘀血，血闭，寒热，破瘀瘕积聚，留饮宿食，荡涤肠胃，推陈致新，通利水谷，调中化食，安和五脏。"研究大黄治疗CRF的主要机制有：[30-32]①抑制肾脏代偿性肥大、高滤过、高代谢状态；②抑制系膜细胞增生，减少细胞外基质的蓄积；③通过抑制肿瘤坏死因子（TNF）的产生、抑制转化生长因子-p（TGF-p）mRNA基因的表达，延缓肾脏纤维化；④改善CRF患者的氮代谢；⑤减轻脂代谢异常；⑥纠正钙、磷代谢紊乱；⑦清除过多的氧自由基；⑧改善机体免疫；⑨改善机体营养状况。

丹参：味苦，性微寒，归心、肝经，具有活血通经、化瘀止痛之效。现代药理研究证实：①改善肾脏微循环，增加肾血流量，提高肾小球滤过率；②清除氧自由基；③减少肾脏细胞的凋亡；④抑制成纤维细胞增殖、活化，促进成纤维细胞凋亡，减少细胞外基质积聚；⑤调节免疫；⑥改善脂代谢紊乱，延缓肾衰竭进展[33-36]。

砂仁：味辛、性温，归脾、胃经，具有化湿行气，温脾止泻，理气安胎的功效。用于湿阻中焦及脾胃气滞证。本品辛散温通，善于化湿行气，为醒脾和胃的良药。现代药理研究证明：该药具有抑制离体肠管平滑肌的收缩、促进胃液分泌、抑制血小板聚集、抑菌作用。

车前子：味甘性寒，无毒，主气癃止痛，利水通小便，除湿痹。现代药理研究表明：车前子具有止泻、护肝、降压、抑菌、降低血清胆固醇等作用。

女贞子：具有滋阴、补肝肾功效，现代药理与化学研究表明，女贞子具有显著的抗菌抗炎[37,38]、降血糖[39-41]、保肝[42,43]、免疫调节[44]、抗肿瘤[45]、抗衰老[46]、抗氧化[47]等多种作用。

牛膝：具有活血祛瘀、补肝肾、强筋骨、利尿通淋、引血下行的功效。研究发现怀牛膝具有抗动脉粥样硬化的作用[48];显著降低血栓长度、湿重和干重的作用,降低血小板聚集,改善红细胞变形能力,降低纤维蛋白原水平[49];可提高机体免疫功能,激活小鼠外周血巨噬细胞对细菌的吞噬能力以及扩张血管,改善循环,促进炎性病变吸收[50];降低血糖[51,52]。

红花:味辛、性温,具有活血通络、逐瘀止痛之功效。研究表明其具有延缓肾脏纤维化的作用[53]。

蝉蜕:味咸甘,能祛风而胜湿,涤热而解毒,有抗惊厥、镇静、镇痛、解热、镇咳、祛痰、平喘、抗炎、抗氧化、免疫抑制、抗肿瘤等作用[54]。有报道蝉蜕对高脂血症病态下的血液流变学有明显的改善作用,能显著降低其全血和血浆黏度、体外血栓形成、红细胞聚集指数、血清甘油三酯及总胆固醇水平[55]。

僵蚕:归肝、肺、胃经,具有祛风定惊、化痰散结的功效。《本草求真》载"僵蚕,祛风散寒,燥湿化痰,温行血脉之品",现代药理研究发现僵蚕具有抗凝、抗血栓、抗惊厥、抗癌、降糖、降脂等作用,对凝血酶具有明显的抑制作用[56,57]。

白茅根:有凉血止血、清热利尿之功效。药理研究表明能缓解肾小球血管痉挛,从而使肾血流量及肾滤过率增加而产生利尿效果,同时改善肾缺血,减少肾素产生,使血压恢复正常[58],白茅花也可缩短小鼠出血时间和凝血时间[59],并能降低血管通透性[60],同时有抗菌[61]、免疫调控作用[62]。

远志:味苦、辛,性温,归心、肾、肺经,既能宁心安神,治失眠、惊悸,又可豁痰开窍、化痰止咳,治痰迷神昏、咳嗽多痰等症,还能交通心肾,以苦温泄热振心阳,使心气下交于肾,令肾气上达于心,以致阴平阳秘,水火既济,诸症自平[63]。研究发现其具有降压[64]、减少心肌梗死[65]、强心[66]、降低 TG 的作用[67]。

石菖蒲:味辛、苦,性温,归心、胃经,具有芳香化浊、豁痰开窍宁神、活血止痛的作用,现代研究发现其对高胆固醇血症大鼠有降低血清低密度脂蛋白水平的作用[68],同时能抑制胃酸分泌、抗溃疡,有细胞保护能力[69]。

酸枣仁:味苦、酸,平。归心、肝经。养心安神常用。现代研究发现其含多量脂肪油和蛋白质,另含白桦酯酸、多糖、酸枣仁皂苷及黄酮类化合物等。有镇静、催眠、抗惊厥、镇痛和降温作用,能抗心律失常、改善心肌缺血、降血压、降血脂。还能增强免疫功能和抗血小板聚集。

2.10 临床研究结果分析

2.10.1 总体临床疗效

治疗结果显示:治疗 3 个月后治疗组总有效率为 91.43%,明显高于对照组的 71.43%。两组比较有统计学差异($P<0.05$)。说明运用疏肝理气,健脾益肾,祛浊除瘀为法方药治疗后有效率明显高于对照组,体现以中医升降理论为指导治疗慢性肾衰具有特色优势。

2.10.2 临床症状的改善

通过对临床 35 例患者的观察,加用疏肝理气,健脾益肾,祛浊除瘀中药治疗后,主要症状倦怠乏力、腰膝酸软、胸闷气短、食少纳差、恶心呕吐等症状和对照组治疗后比较有显著性差异($P<0.01$),治疗组治疗后的主要临床症状较对照组治疗后改善的更为明显,说明以疏肝理气,健脾益肾,祛浊除瘀为治疗原则,切中慢性肾衰的病机,故而对患者临床症状改善显著。

2.10.3 中医疗效比较

两组治疗后中医症候疗效比较,治疗组有效率 91.43%,明显高于对照组的 60%。两组比较有统计学差异($P<0.05$)。说明用疏肝理气、健脾益肾、祛浊除瘀为法方药治疗后临床症状体征较对照组治疗后大为改善。

2.10.4 肾功能改善情况

治疗组 BUN、Scr、Ccr 治疗前后相比较有显著差异 ($P<0.01$); 对照组 BUN、Scr、Ccr 治疗前后无明显差异;三项组间相比较,治疗后治疗组与对照组差异明显($P<0.05$)。提示采用疏肝理气,健脾益肾,祛浊除瘀方法治疗后,患者肾功能明显改善,相比较对照组差异明显。

2.11 结论

(1)肝气以舒为畅,以舒为升,肝气不舒,气机失常,气血阴阳升降失调是慢性肾衰升降失常的病机本质，以中医升降理论为指导，运用疏肝理气，益气健脾补肾，升清降浊治疗，明显改善临床症状，降低尿素氮、血肌酐，提高内生肌酐清除率，均有显著的疗效，且安全可靠，在改善肾功能方面，明显优于常规治疗。

（2）慢性肾衰的治疗不仅局限于调理肝的气机，而脾胃运化功能正常，心阴心阳调和，肺气肃降功能，脏腑气机升降出入有序等正常的生理机能是慢性肾衰得以控制的基本条件。

（3）丰富了祖国医学升降理论内涵，为寻求中医药治疗慢性肾衰提供了一种新的思路和探索。

参考文献

[1] 张路霞，王芳，王海燕，等. 中国慢性肾脏病患病率的横断面调查[J]. 世界临床医学，2012，6(3)：171-179.

[2] 阳晓，朱文锋，胡学军，等. 681 例慢性肾功能衰竭正虚证候分布特点调查分析[J]. 中医杂志，1999，40(2)：112-114.

[3] 叶传蕙. 慢性肾功能衰竭的中医治疗[C]. 第二届(第 21 次)中华中医药学会肾病分会学术会议论文集，2008.

[4] 王艳丽，吴金玉，史伟. 从脾升胃降理论探寻中医治疗慢性肾衰早中期的新思路[C]. 第二十次全国中医肾病学术会议论文集，2007.

[5] 闫新爱. 慢性肾功能衰竭的中医治疗进展[C]. 第二届(第 21 次)中华中医药学会肾病分会学术会议论文集，2008.

[6] 魏秀元. 慢性肾衰竭辨治规律探讨[C]. 2008 年全国中西医结合肾脏病南京论坛论文集，2008.

[7] 陈明. 试论“肝生于左”[J]. 中国医药学报，1997，12(1)：21.

[8] 陈孝银，沈英森，姜杰，等. 从五行论治肝风[J]. 四川中医，2001，19(3)：12.

[9] 叶祥全. 肝主升发之浅见[J]. 陕西中医，1988，6：259.

[10] 王竹风，陈家旭，赵歆，等. 肝主升发在五脏中的作用探微 [J]. 辽宁中医杂志，2005，32(8)：776-777.

[11] 时振声. 时氏中医肾脏病学[M]. 北京:中国医药科技出版社,1997,84-9642.

[12] 杨焕荣,马景春,王秀平,等. 黄芪对慢性肾功能衰竭患者免疫功能的影响[J]. 中西医结合实用临床急救,1997,4(9):404-405.

[13] 崔美玉,郑晓寰. 黄芪对慢性肾功能衰竭患者红细胞及T细胞免疫功能影响的研究[J]. 山东医药,2000,40(3):26-27.

[14] 蒋晓峰,吴毅泰,李江涛,等. 黄芪对大鼠急性肾缺血再灌注损伤的保护作用[J]. 基础医学与临床,2002,22(5):497.

[15] 刘星增,喻正坤. 黄芪成分和药理活性研究进展[J]. 上海医药,19%,2:23-26.

[16] 祁忠华,林善谈,黄宇峰. 黄芪改善糖尿病早期肾血流动力学异常的研究[J]. 中国糖尿病杂志,1999,7(3):149.

[17] 崔冰, 姚孟英, 陶雅非. 黄芪注射液对慢性肾衰竭病人肾功能及内皮素的影响[J]. 中国中西医结合肾病杂志,2005,6(3):166-167.

[18] 李智军,魏连波,贺丰,等. 黄芪多糖治疗大鼠系膜增生性肾炎的实验研究[J]. 中国中西医结合肾脏病杂志,2000,1(4):206-208.

[19] 彭卫华, 曲强. 黄芪治疗肾脏病的现代药理研究 [J]. 中国中西医结合肾病杂志,2001,2(10):615.

[20] 朱妍, 徐畅. 熟地黄活性成分药理作用研究进展 [J]. 亚太传统医药,2011,7(11):173-175.

[21] 刘青云. 中药药理学. 北京:人民卫生出版社,1997.

[22] 时振声. 时氏中医肾脏病学[M]. 北京:中国医药科技出版社,1997.84-9642.

[23] 陈佳希. 铁棍山药有效成分提取分离及其活性研究 [J]. 西北大学硕士学位论文,2011,3.

[24] 沈映君. 中药药理学[M]. 上海:上海科学技术出版社,1995:87-89.

[25] 徐锦堂. 中国药用真菌学 [M]. 北京: 北京医科大学/中国协和医科大学联合出版社,1997:547-573.

[26] 应建浙,卯晓岚,马启明,等. 中国药用真菌图鉴[M]. 北京:科学出版社,1987:202-203.

[27] 杨冉,李建军,屈凌波,等. 茯苓萜类的高效液相色谱指纹图谱研究[J]. 中草药,2004,35(3):273-275.

[28] 张敏,高晓红,孙晓萌,等. 茯苓的药理作用及研究进展[J]. 北华大学学报(自然科学版),2008,9(1):63-68.

[29] 陈定南. 茯苓多糖抗肿瘤及其有关药理作用[J]. 中药通报,1987,12(9):553.

[30] 魏建冬,黎磊,姚建. 大黄治疗大鼠系膜增殖性肾炎的实验研究[J]. 中华内科杂志,1997,36(2):87.

[31] 杨如哲,王冠福,付秀兰,等. 生大黄水浸剂对慢性肾衰患者氨基酸代谢的影响[J]. 中华肾脏病杂志,1989,5(40):247-249.

[32] 刘志红,张景红. 大黄延缓慢性肾衰的临床和实验研究[J]. 中国中西医结合杂志,1991,11(7):392.

[33] 徐曼,王逸平,孙伟康,等. 丹参多酚酸盐对大鼠漫性肾衰时肾功能及内源性内皮素释放的影响[J]. 中国药理学与毒理学杂志,2001,15(1):39-42.

[34] 杨伟东,朱鸿良,赵保路. 丹参的氧自由基清除作用[J]. 中国药理学通报,1990,(6):1182.

[35] 王晓玲,刘平,刘成海,等. 丹酚酸 A 对成纤维细胞活力、增殖及胶原合成的影响[J]. 中西医结合肝病杂志,2000,10(1):24-25.

[36] 杨倩春,杨霓芝,陈伯钧. 黄芪注射液与月一参注射液对慢性肾炎细胞免疫影响的比较[J]. 中国中医药信息杂志,2004,11(5):390-392.

[37] 李广勋. 中药药理毒理与临床[M]. 天津:天津科技翻译出版公司,1992:382.

[38] 徐国钧. 生药学. 2 版[M]. 北京:人民卫生出版社,1996:436.

[39] 郝志奇,杭秉茜. 女贞子降血糖作用研究[J]. 中国中药杂志,1992,17(7):429-431.

[40] 王云发,何史,郝光霞,等. 女贞素降血糖作用的实验研究[J]. 内蒙古中医药,1986,5(3):32-33.

[41] 柳占彪,张小平,胡刚. 齐墩果酸对四氧嘧啶性高血糖大鼠肝糖原含量的动态研究[J]. 中国民族医药杂志,2002,8(4):29-30.

[42] 田丽婷,马龙,堵年生. 齐墩果酸的药理作用研究概况[J]. 中国中药杂志,2002,27(12):884.

[43] 王晓东,刘永忠,刘永刚. 红景天苷体外抗肝纤维化的实验研究[J]. 时珍国医国药,2004,15(3):138.

[44] 李璘,丁安伟,孟丽. 女贞子多糖的免疫调节作用研究[J]. 中药药理与临床,2007,17

(2):11-12.

[45] 赵英，闻杰，孙忠人. 女贞子对小鼠脑、肝过氧化脂质含量及肝 SOD 活性的影响[J]. 中医药学报,1990,18(6):47.

[46] 李磷,邱蓉丽,程革,等. 女贞子多糖抗肿瘤作用研究[J]. 中国药理学通报,2008,24(12):1619-1622.

[47] 张振明,蔡曦光,葛斌,等. 女贞子多糖的抗氧化活性研究[J]. 中国药师,2005,8(6):489-491.

[48] 李学林,李威,陈国华,等. 牛膝活血作用的实验研究[J]. 中医研究,1990,3(2):27.

[49] 陈红,石圣洪. 中药川、怀牛膝对小鼠微循环及大鼠血液流变学的影响[J]. 中国微循环,1988,2(3):182.

[50] 李小川，郭胜民，孙海燕，等. 怀牛膝总皂苷镇痛作用研究 [J]. 陕西医学杂志，1999,28(12):735.

[51] 郭新民,聂影,包海花. 怀牛膝对 2 型糖尿病大鼠脑神经生长因子基因表达的影响[J]. 中国优生与遗传杂志,2006,12(2):582.

[52] 栾海艳,高艳华,赵晓莲,等. 牛膝多糖对糖尿病肾脏保护作用的研究[J]. 黑龙江医药科学,2008,8(1):35.

[53] 范焕芳,陈志强. 红花对局灶节段性肾小球硬化大鼠细胞外基质的影响[J]. 河北中医药学报,2005,20(4):3-4.

[54] 杨璐,李国玉,王金辉. 蝉蜕化学成分和药理作用的研究现状[J]. 农垦医学,2011,33(2):184-186.

[55] 刘善庭,李建美,王立赞,等. 蝉蜕对大鼠血液流变学影响的实验研究[J]. 中医药学报,2004,32(3):56-58.

[56] 彭新君,赵建国,徐爱良,等. 僵蚕抗凝活性及其成分的分析[J]. 湖南中医学院学报,2005,25(1):1-2.

[57] 彭延古,葛金文,邓奕辉. 僵蚕抗实验性静脉血栓及作用机理的研究[J]. 血栓与止血学,2001,7(3):104-105.

[58] 焦坤,陈佩东,等. 白茅根研究概括[J]. 江苏中医药,2008,40(1):91-93.

[59] 刘桂亭,陈少如. 白茅花对正常家兔凝血及出血影响初步实验结果[J]. 河南医学院学报,1959,(5):29-30.

[60] 刘桂亭,钱玉珍. 白茅花对正常家兔血管通透性的影响[J]. 河南医学院学报,1959,(5):31-32.

[61] 中国医学科学院药物研究所抗菌工作组. 545 种中药的抗菌作用筛选 [J]. 药学学报,1960,8(2):59.

[62] 吕世静, 黄槐莲. 白茅根对 IL-2 和细胞亚群变化的调节作用 [J]. 中国中药杂志,1996,21(8):488-489.

[63] 吕景山. 施今墨对药:第三版[M]. 北京:人民军医出版社,2005,265-266.

[64] 彭汉铎. 远志皂苷的降压作用及其机制 [J]. 中国药理学报 (英文版),1999,20(7):639.

[65] 郭健龙, 沈志斌. 远志皂苷对大鼠心肌缺血再灌注损伤的保护作用 [J]. 黑龙江医药,2005,18(4):263-264.

[66] 杨学东,徐丽珍,杨世林. 远志属植物中仙酮类成分及其药理研究进展[J]. 天然产物研究与开发,1999,12(5):88-94.

[67] 张志军. 远志对脂质代谢的影响[J]. 国外医学:中医中药分册,1996,18(2):36.

[68] Rodriguez P L,Juarez S M,Antunez S J,et al. AlPha-asarone inhibits HMG-CoA reductase,lowers serum LDL-Cholestrol levels and reduces biliary CSI in Hypercholesterolemic rats.Phytomedicine,2003,10(5):397-404.

[69] 沈莉纳. 菖蒲对大鼠的抗分泌、抗溃疡和细胞保护性质[J]. 国外医药:植物药分册,1995,10(2):84-85.

基于心肾相交理论的交通心肾方对慢性肾心综合征的干预研究

【摘要】

目的:以中医心肾相交理论为指导,观察基于心肾相交理论的交通心肾方治疗慢性肾心综合征的临床疗效,探索中医药对慢性肾心综合征有效干预的中医方药。

方法:按照试验设计标准,选择60例符合条件的慢性肾心综合征患者,随机分为对照组和治疗组各30例。对照组在西医常规治疗的基础上加服肾衰宁胶囊,治疗组在西医常规治疗基础上服用交通心肾方治疗,3个月后观察症状积分情况和血肌酐(Scr)、尿素氮(BUN)、S-腺苷同型半胱氨酸(SAH)、成纤维细胞生长因子-23(FGF-23)、C反应蛋白(CRP)以及左室舒张末期内径(LVEDD),并作治疗组治疗前后以及两组治疗后的疗效比较。试验结果经SPSS 17.0统计软件进行统计处理。

结果:

(1)通过对临床30例患者观察,加用交通心肾方治疗后,主要症状神疲乏力、腰膝酸软、形寒肢冷、肢体浮肿、胸闷气短、心悸、失眠、食少纳差、恶心呕吐等症状和对照组治疗后比较有统计学差异($P<0.05$),治疗后治疗组的主要临床症状较对照组治疗后改善得更为明显,说明以交通心肾为主,佐以温阳利水、活血泄浊为治疗中药,切中慢性肾心综合征的病机,患者临床症状改善显著。

(2)治疗组BUN、Scr治疗前后相比较有差异($P<0.05$);对照组BUN、Scr治疗前后相比较亦有差异($P<0.05$)。两项治疗后组间相比较,治疗组与对照组差异有统计学意义($P<0.05$)。提示采用交通心肾方治疗后,患者肾功能明显改善,相比较对照组差异明显。

(3)治疗组血浆SAH、FGF-23水平治疗前后有差异($P<0.05$),治疗组与对照组治疗后组间比较有差异($P<0.05$)。因高SAH和FGF-23均属于中医痰浊、瘀血范畴,本方以交通心肾为主,佐以温阳利水、活血泄浊为治疗原则,故而能降低血浆SAH和FGF-23水平,与对照组相比差异明显。

(4)治疗组与对照组治疗前后hs-CRP均有差异($P<0.05$),治疗后两组之间亦差异有统计学意义($P<0.05$)。现代药理研究发现本方中许多中药能使患者CRP水平下降,改善患者体内微炎症状态。

(5)本试验两组治疗后血红蛋白均有不同程度升高,贫血症状均有改善,但两组比较差异无统计学意义($P>0.05$),这可能与观察疗程较短有关。

(6)治疗组心脏LVEDD治疗前后有差异($P<0.05$),两组治疗后组间比较有差异($P<0.05$)。说明交通心肾方可以减少左室舒张末期内径,改善心脏结构。

结论:以中医心肾相交理论为指导,运用交通心肾方干预慢性肾心综合征,可明显改善临床症状,降低尿素氮、血肌酐,降低SAH、FGF-23和炎症因子CRP水平,减少心脏左室舒张末期内径,均有显著的疗效。在改善肾功能、防治心脏病变方面,明显优于常规治疗。

【关键词】心肾相交理论;交通心肾方;慢性肾心综合征;干预研究

1 前言

慢性肾心综合征为心肾综合征的4型,指慢性肾功能衰竭引起的各种心脏损害,主要表现为心功能下降、心室肥厚、舒张功能障碍或心血管疾病(cardiac vascular disease,CVD)增加。慢性肾脏病(chronic kidney disease,

CKD)是心血管病发生的高危因素,肾功能衰竭病人因心脏疾病死亡的人数比一般人群高20倍。慢性肾衰患者常因许多并发症而使病情加重甚至死亡,尤其是心衰,占死亡原因的80%~90%[1]。国内一项关于慢性肾脏病患者患病率的调查显示:左心室肥厚(LVH)为58.5%,充血性心力衰竭(CHF)占27.7%,脑卒中(CVA)占5.6%;41.2%的轻度肾功能衰退者有LVH[2]。另一项调查发现,在终末期肾病(end stage renal disease,ESRD)患者中,左心室肥厚和冠状动脉病变发病率分别为75%和40%,约50%的ESRD患者透析后2年内发生心肌梗死[3]。临床中,心脏和肾脏疾病常常共存,可互为因果,慢性肾脏病的发生率和死亡率都与肾功能下降息息相关,当合并心脏病变时就增加了诊疗的复杂性。在治疗过程中可能出现的心血管并发症常常成为慢性肾衰的死亡原因之一,尤其是一些20~30岁的年轻患者。此外,随着社会老龄化,高血压病、糖尿病等不断增加,以及血液净化技术的开展和普及,本病发病率也呈现有增无减的趋势。因此,如何早期干预诊治并发的心脏损害,是改善肾功能不全患者预后的重要一步,积极防治中、晚期慢性肾功能不全患者出现各种心脏病变对降低其死亡率非常重要。

慢性肾心综合征最终发展到终末期肾病(ESRD),是临床医师面临的难点问题。目前,医学界对本病的认识及相关研究不是很多,尚缺乏肾心综合征治疗方面的临床试验资料。且随着肾脏疾病的进展,应用利尿剂、血管紧张素转换酶抑制剂等药物引起的不良反应也随之增加,如何保护和改善心、肾的功能使治疗更为困难。现阶段慢性肾心综合征的治疗主要以针对危险因素、控制原发病、对症治疗为主,或替代疗法,患者由于服药时间长,费用昂贵往往难以接受,并且不能解决根本问题,使患者失去了诊治疾病的信心。

近年来用中药治疗肾脏相关疾病已引起医学界的重视,许多医家针对其病因病机和邪正盛衰的不同,辨证予以内服外用等不同治法,取得了良好的临床疗效。童安荣主任医师认为慢性肾衰的病机关键是升降失常,而心肾为中医升降理论之根本,认为慢性肾心综合征的主要病机是脾肾衰败,升降失常,心肾不交,瘀血水湿内停。其病位主要在心、脾、肾三脏,病性为本虚标实,故而提出以交通心肾为主,佐以温阳利水、活血泄浊为治疗原则。他经过多年临床研究,筛选、总结交通心肾方在临床上疗效明确。本研究是在童安荣主任医师指导下,基于心肾相交理论,以交通心肾方干预慢性肾心综合征,并探讨该方对慢性肾心综合征病人症状及不同指标的影响。

2 材料与方法

2.1 病例资料

本次临床研究病例均来源于 2013 年 7 月—2014 年 10 月宁夏回族自治区中医医院肾病科住院及门诊就诊的慢性肾心综合征非透析患者, 共 60 人, 随机分组。

两组均采用常规治疗, 临床分期为肾功能失代偿期和衰竭期患者,Scr 在 178~707 μmol/L 之间。其中:治疗组 30 例加用交通心肾方,男 14 人,女 16 人,年龄 18~70 岁,平均(51.52±4.51)岁;病程平均(11.82±1.93)年;体重范围在 45~90 kg,平均(65.49±4.86)kg。原发病:慢性肾炎 13 例,糖尿病肾病 7 例,高血压肾损害 5 例,肾病综合征 3 例,狼疮性肾炎 1 例,慢性肾盂肾炎 1 例。对照组 30 例加服肾衰宁胶囊,男 17 人,女 13 人,年龄 18~70 岁,平均(49.70±3.38)岁;病程平均为(11.89±0.96)年;体重 40~86 kg,平均(65.64±2.95)kg;原发病:慢性肾炎有 12 例,糖尿病肾病 6 例,高血压肾损害 5 例,肾病综合征 4 例,狼疮性肾炎 2 例,慢性肾盂肾炎 1 例。

2.2 病例选择

2.2.1 病例诊断标准

慢性肾衰分期标准:参照钟南山主编的《内科学》第七版制定。

(1)肾功能代偿期:血肌酐 133~177 μmol/L;

(2)肾功能失代偿期:血肌酐 178~442 μmol/L;

(3)肾功能衰竭期:血肌酐 443~707 μmol/L;

(4)尿毒症期:血肌酐≥707 μmol/L。

中医证候诊断标准:参照2002年颁布的《中药新药临床研究指导原则(试行版)》中心力衰竭心肾阳虚证及慢性肾衰水湿、血瘀证诊断标准制定(见表1)。

表1　中医证候诊断标准

证型	主要症状	舌象	脉象
心肾阳虚	神疲乏力,畏寒肢冷,胸闷气喘,肢体浮肿,心悸怔忡,腰酸,小便清长	舌质暗苔白腻	沉或迟
脾肾气阴两虚	神疲乏力,五心烦热,夜间尤甚,腰酸膝软,口干咽燥	舌淡边有齿痕	沉细
阴阳两虚	腰酸膝软,畏寒肢冷,口干咽燥,肢体浮肿	舌淡苔白	沉细
湿浊/水湿	脘腹部胀满,恶心欲呕,肢体困重,大便溏稀,肢体浮肿	舌苔厚腻	濡数或滑数
血瘀证	腰部刺痛固定,肌肤甲错,肢体麻木	舌有瘀点	涩

心血管病变标准:参照上海市肾脏病心血管并发症调查协作组制定的诊断标准[4]。

(1)主诉:胸闷,心悸气短,活动后明显,呼吸困难,胸痛等(排除其他因素)。

(2)体征:心律失常,心力衰竭(心功能≤Ⅲ级),心界扩大。

(3)检查:胸片,心电图(EKG),超声心动图(UCG),心肌酶谱。

2.2　观察病例标准

2.2.1　病例纳入标准

(1)满足临床分期为慢性肾衰的肾功能失代偿期和衰竭期。

(2)心血管病变1项以上阳性。

(3)中医辨证属心肾阳虚,水湿泛滥,浊瘀内阻型。

(4)未接受替代治疗者。

(5)年龄特征18~70岁。

2.2.2 病例排除标准

（1）先心病、心肌病、风湿性心瓣膜病引起的心衰患者。

（2）患者伴有传染病、精神病及中毒性疾病。

（3）认知障碍，不能配合者。

（4）已进行透析或肾移植者以及资料不全者。

（5）妊娠或哺乳期妇女。

2.2.3 病例剔除标准

（1）纳入的研究对象自行退出（不遵医嘱、疗效太差等），均视为脱落病例；受试者失访，视为自行脱落。

（2）试验未结束出现过敏或严重不良情况的患者，停止试验；已超过 1/2 疗程者统计疗效。

（3）试验期间病人出现严重并发症，（如出现急性心力衰竭转入透析治疗、脑血管意外等）应终止试验；已超过 1/2 疗程者统计为无效。

2.3 研究方法

将符合条件的慢性肾心综合征患者 60 例，用随机数字表将其分为对照组和治疗组，每组各 30 例。

2.3.1 常规治疗措施（两组均采用）

（1）饮食治疗：低盐低脂低蛋白饮食，每天蛋白质的摄入量 0.6 g/kg，保证能量摄入 125~146 kJ/（kg·d），并建议控制入水量等。

（2）改善心功能，针对不同心脏病变，予以不同治疗措施；控制血糖，调节血脂，纠正水、血钾及钙磷代谢紊乱，防止肾性骨病、高钾血症、继发性甲旁亢等。

（3）针对患者具体情况选择降压药，常用的药有 ACEI、ARB、CCB 类等，耐受或无效时可联合使用，血压在 130/80 mmHg 以下为达标。

（4）纠正贫血：当血红蛋白低于 100~110 g/L 或红细胞压积低于 30%~33%时，应皮下注射 10 000 IU 的重组人促红素，同时口服叶酸或静输铁剂。

(5)纠正酸中毒:根据 CO_2 结合率的变化服用碳酸氢钠片,必要时静注5% $NaHCO_3$ 溶液;对于心衰患者,注意碳酸氢钠输入量不宜过多,速度宜缓,以免加重心脏负荷。

(6)预防感染,如出现感染情况,应选用肾毒性较小的抗生素。

2.3.2 对照组治疗措施

肾衰宁胶囊(药物组成:太子参、黄连、半夏、陈皮、茯苓、牛膝、大黄、丹参、红花、甘草),5粒/次,3次/d,疗程为3个月。

2.3.3 治疗组治疗措施

交通心肾方:黑附子12 g(先煎),大黄8 g,桂枝12 g,柴胡12 g,枳壳15 g,黄芪15 g,熟地黄15 g,山茱萸15 g,山药20 g,茯苓30 g,白术15 g,丹参30 g,红花15 g,泽兰15 g,车前子30 g(包煎),葶苈子12 g,陈皮12 g,砂仁10 g(后下),为基本方随症加减。蛋白尿加蝉蜕、防风、僵蚕;有潜血者加女贞子、地榆、白茅根、三七粉;恶心呕吐、纳呆者合用竹茹、半夏、苏叶、草豆蔻;贫血加当归、鹿角胶;腰酸痛加牛膝、桑寄生、骨碎补;水肿明显用冬瓜皮。水煎300 ml,1付/天,分早晚温服,疗程为3个月。

2.4 试验观察指标

2.4.1 安全性观测指标

(1)包括患者生命体征的观测;病史、病程、合并疾病及用药等。

(2)治疗前、治疗后每月检查记录1次血、尿、便常规。

(3)肝、肾功能及电解质,心电图检查,双肾B超,每月检查记录1次。

(4)出现的各种不良反应随时记录。

2.4.2 疗效性观测指标

(1)临床症状观测:用记分法观察主要相关症状,如神疲乏力、腰膝酸软、形寒肢冷、肢体浮肿、胸闷气短、心悸、失眠、食少纳差、恶心呕吐等。治疗前、后,每2周观察记录1次。

(2)血生化指标检测:用全自动生化分析仪(日立7060型)检测血肌酐(Scr)、尿素氮(BUN)、血红蛋白(Hb)等。

(3)血浆SAH、FGF-23检测:受检者均于治疗前及治疗后3个月清晨空腹采静脉血5 ml,选择EDTA为抗凝剂,并在1h内离心分离血清,-70℃冷冻保存。采用酶联免疫吸附法(ELISA)测血浆SAH和FGF-23水平,具体按说明书操作。检测试剂盒由北京永辉生物有限公司提供,其中SAH检测范围10~320 ng/L,FGF-23检测范围为70~1 700 ng/L。

(4)C-反应蛋白(CRP)测定:所有受检对象于治疗前及治疗后3个月清晨空腹,抽肘静脉采血2 ml,放置含有肝素抗凝管内待检,摇匀,每分钟3 000转,离心20 min后分离血清,-80℃保存,待测hs-CRP,采用免疫散射比浊法测定,试剂由上海科华生物工程股份有限公司提供;按说明书规范操作。

(5)左室舒张末期内径测定:应用飞利浦iE33彩色多普勒超声心动图仪测量患者心脏左室舒张末期内径(1eft ventricular end diastolic dimension, LVEDD),两组治疗前及治疗后各测1次。

以上检测指标在宁夏回族自治区中医医院检验科协助下完成。

2.5 统计学分析

采用SPSS 17.0对结果进行统计并分析。定量资料比较用($\bar{x}\pm s$)表示,组内治疗前后比较用配对样本t检验, 组间比较用独立样本t检验,$P<0.05$为差异有统计学意义。

2.6 结果

2.6.1 两组患者的基础情况(见表2、表3、表4)

两组患者基础情况进行比较,差异无统计学意义。

表 2　治疗组与对照组临床资料比较($\bar{x}\pm s$)

临床资料	例数(例)	年龄(岁)	病程(年)	体重(kg)
治疗组	30	51.52±4.51	11.82±1.93	65.49±4.86
对照组	30	49.70±3.38	11.89±0.96	65.64±2.95

注:两组临床资料比较,具有可比性(P>0.05)。

表 3　治疗组与对照组原发病比较

原发病	治疗组(30 例)	对照组(30 例)
男:女	14:16	17:13
慢性肾炎	13	12
糖尿病肾病	7	6
高血压肾损害	5	5
肾病综合征	3	4
狼疮性肾炎	1	2
慢性肾盂肾炎	1	1

注:两组原发病比较(P>0.05)。

表 4　治疗组与对照组心脏病变情况比较

心脏病变	治疗组(30 例)	对照组(30 例)
左心室肥大	11	13
冠状动脉疾病	15	17
高血压	28	29
心律失常	29	30
心绞痛	3	2
缺血性心肌病	6	5
慢性心力衰竭	1	2

注:两组心脏病变情况比较(P>0.05)。

2.6.2　临床症状积分情况(见表5、表6、表7、表8)

表5　治疗前两组症状积分水平比较($\bar{x}\pm s$)(分)

组别	例数	症状积分
治疗组	30	20.07±2.15
对照组	30	20.00±1.88

注:治疗前两组症状积分比较(P>0.05)。

表6　治疗组治疗前后症状积分比较($\bar{x}\pm s$)(分)

治疗组	例数(例)	症状积分(分)
治疗前	30	20.07±2.15
治疗后	30	18.67±3.86
t值		3.916
P值		0.001

注:治疗组治疗前后症状积分比较有显著性差异(P<0.05)。

表7　对照组治疗前后症状积分比较($\bar{x}\pm s$)(分)

对照组	例数(例)	症状积分(分)
治疗前	30	20.00±1.88
治疗后	30	20.67±2.77
t值		−2.819
P值		0.009

注:对照组治疗前后症状积分比较亦有显著性差异(P<0.05)。

表8　治疗组对照组治疗后症状积分情况比较($\bar{x}\pm s$)

治疗后	例数(例)	症状积分(分)
治疗组	30	18.67±3.86
对照组	30	20.67±2.77
t值		−2.304
P值		0.025

注:两组治疗后的症状积分比较(P<0.05)。说明运用交通心肾方能改善患者临床症状。

2.6.3 肾功能情况比较(见表9、表10、表11)

表9 治疗前两组Scr、BUN水平比较($\bar{x}\pm s$)

组别	例数	BUN(mmol/L)	Scr(μmol/L)
治疗组	30	19.32±3.18	361.01±32.62
对照组	30	19.20±4.06	374.64±36.85

注:治疗前两组肾功能指标比较($P>0.05$)。

表10 治疗组治疗前后肾功能变化情况比较($\bar{x}\pm s$)

治疗组	例数(例)	BUN(mmol/L)	Scr(μmol/L)
治疗前	30	19.32±3.18	361.01±32.62
治疗后	30	17.08±3.36	343.41±36.24
t值		16.838	12.702
P值		0.000	0.000

注:治疗组治疗前后BUN、Scr明显下降($P<0.05$),提示交通心肾方能明显改善患者的肾功能。

表11 治疗组对照组治疗后肾功能情况比较($\bar{x}\pm s$)

治疗后	例数(例)	BUN(mmol/L)	Scr(μmol/L)
治疗组	30	17.08±3.36	343.41±36.24
对照组	30	19.02±4.02	372.33±37.00
t值		−2.032	−3.058
P值		0.047	0.003

注:两组治疗后BUN、Scr比较,差异有统计学意义($P<0.05$),结果提示用交通心肾方治疗后比肾衰宁胶囊改善肾功能的作用明显。

2.6.4 两组治疗前后实验室指标变化情况比较(见表12、表13、表14)

表 12 治疗组与对照组血浆 SAH、FGF-23 水平比较($\bar{x}\pm s$)

组别	例数	SAH(ng/L)		FGF-23(ng/L)	
		治疗前	治疗后	治疗前	治疗后
治疗组	30	212.46±46.53	204.17±46.04*△	1 119.00±156.21	1 002.53±188.30*△
对照组	30	215.99±48.80	231.94±59.11△	1 075.24±147.15	1 100.09±175.01△

注:与对照组比较,*P<0.05;与本组治疗前比较,△P<0.05。说明经交通心肾方治疗后,降低血浆 SAH、FGF-23 水平与对照组相比差异明显。

表 13 治疗组与对照组 CRP 水平比较($\bar{x}\pm s$)

组别	例数	Hs-CRP(mg/L)	
		治疗前	治疗后
治疗组	30	5.17±1.26	4.69±1.19*△
对照组	30	5.27±1.26	5.38±1.39△

注:与对照组比较,*P<0.05;与本组治疗前比较,△P<0.05。说明交通心肾方能使慢性肾心综合征患者的 CRP 水平下降,改善患者体内微炎症状态。

表 14 治疗组与对照组 Hb 水平比较($\bar{x}\pm s$)

组别	例数	Hb(g/L)	
		治疗前	治疗后
治疗组	30	92.11±7.79	103.12±10.23#
对照组	30	92.95±8.25	99.01±13.37#

注:两组治疗后比较,#P > 0.05。两组贫血症状均有改善。

2.6.5 左室舒张末期内径变化(见表15)

表 15 左室舒张末期内径(LVDD)($\bar{x}\pm s$)

组别	例数	LVDD(mm)	
		治疗前	治疗后
治疗组	30	51.39±2.74	49.32±1.99*△
对照组	30	51.68±1.95	51.41±1.90

注:与对照组比较,*P<0.05;与本组治疗前比较,△P<0.05。结果显示交通心肾方可以降低左室舒张末期内径,改善心脏结构。

2.6.6 不良反应

试验中，治疗组未发现明显不良反应，在服药初期，有 6 例患者出现大便次数增加，但便常规检查无明显异常，嘱患者改善饮食后大便正常；对照组有 2 例出现血钾升高、1 例血磷升高，严格限制饮食和药物治疗后均得到有效控制，3 例出现大便次数有所增多，无 1 例脱落。

2.7 讨论

在慢性肾脏病的进展中，慢性肾衰及其并发的心脏损害与机体的整体气机运动相关，尤其与人体气机升降之根本——心肾有着紧密的联系。慢性肾衰病程漫长，当出现心功能不全时，病情复杂，往往在原有病机的基础上出现阴阳水火升降失常，尤以心肾不交为著。

2.7.1 慢性肾心综合征的发病机制及危险因素

目前，对于慢性肾心综合征发病的机制仍没有完全阐明，现代医学认为其机制与肾素-血管紧张素-醛固酮系统、一氧化氮、氧自由基的失衡、炎症、交感神经系统以及贫血等有关[5]。高血压、贫血、动静脉瘘引起的血流动力学障碍，高尿酸血症，交感神经兴奋，维生素缺乏，以及肾脏功能下降造成内环境稳态失调，氧化应激反应，各种致炎性细胞因子、生长因子大量启动等综合性结果导致了终末期肾脏病心血管并发症的发生[6]。随着肾功能的进展发生心脏损害的危险因素很多，传统认为慢性肾脏病引发心血管事件的因素有性别、年龄、高血脂、吸烟、高血压、糖尿病等，导致 CKD 进展，加速动脉粥样硬化、舒张期和收缩期功能障碍以及左心室肥厚。高血压、糖尿病及动脉粥样硬化是导致心脏、肾脏功能不全两者同时存在且发病率增高的共同危险因素[7]。另外，现代医学更多研究指出慢性肾功能衰竭病人发生心脏相关疾病是与持续的蛋白尿、S-腺苷同型半胱氨酸、长期钙磷代谢紊乱、贫血、成纤维细胞生长因子 FGF、微炎症、继发性甲旁亢及可能导致的肾性骨病等密切相关，其中又以 S-腺苷同型半胱氨酸、成纤维细胞生长因子 23 和炎症因子 C 反应蛋白作为判断并发心脏病变的敏感标志，近几年受到广泛的关注。

2.7.2 SAH 与慢性肾心综合征的关系

慢性肾衰患者大多存在高同型半胱氨酸(homocysteinemia,Hcy)血症,过去人们一直把血浆同型半胱氨酸升高同血管病变联系在一起,它被广泛认为是引起动脉粥样硬化、缺血性心脏病及血栓形成的重要因素。然而,随着研究深入,发现 S-腺苷同型半胱氨酸(s-adenylhomocysteine,SAH)可能才是 CVD 的危险因素,而 Hcy 可能只是其中的一个伴随现象[8]。SAH 是同型半胱氨酸的前体物质,可由 Hcy 逆向合成。此外,B 族维生素、叶酸缺乏及膳食中摄入高蛋氨酸等均可影响血浆中 Hcy 的代谢,从而导致体内 SAH 浓度升高。

SAH 能诱导血管内皮细胞的损伤,越来越多的证据说明 S-腺苷同型半胱氨酸预测心血管风险更为敏感。临床研究提示慢性肾脏病病人心血管并发症的发生和循环中高水平的 SAH 相关,和高同型半胱氨酸血症关系不大[9]。慢性肾脏病晚期患者血浆 SAH、Hcy 水平和肾功能相关[10],但仅有血浆 SAH 水平和心血管疾病是独立相关的。刘驰[11]等研究认为血浆 SAH 比 Hcy 更能直接反映动脉粥样硬化(atherosclerosis,AS)病变程度,是比 Hcy 更好地反映血管损伤或血管 AS 病变的生物标志物。研究也提示[12],用 SAH 预测 CKD 患者心血管并发症准确度较高,尤其在患者病情复杂难以诊断时建议使用。SAH 对血管损伤的机制与抑制 DNA 甲基化有关,目前认为,CKD 患者血浆 SAH 水平升高可导致异常的基因组 DNA 甲基化,可能参与慢性肾脏病心血管并发症[13]。SAH 通过抑制主动脉内皮细胞(SVAREC)增殖,促进其凋亡及诱导炎性因子 VCAM-1(血管细胞黏附分子-1)的表达,从而引起主动脉内皮细胞损伤,参与动脉粥样硬化的形成[14]。为了降低肾衰患者血清高 SAH 水平,降低心脏病变的发生率,临床上主要以叶酸和 B 族维生素,如维生素 B_6、B_{12} 等药物进行治疗。但 Clarke 等[15]临床试验发现补充维生素 B_6、B_{12} 和叶酸对 AS 病变无效,甚至粥样斑块损伤更为严重。这说明了补充维生素以求减少冠心病等心脏病变的发生是难以获效的。

2.7.3 FGF-23与慢性肾心综合征的关系

成纤维细胞生长因子23(fibroblast growth factor 23,FGF-23)是人们近年发现的,其作为新型磷调节因子,不仅影响慢性肾脏病患者的钙磷代谢,还能引起心脏结构与功能的改变,从而使得患者预后变差。CKD患者体内FGF-23过量或不足均会增加疾病死亡率,最近相关的研究资料表明,过量的FGF-23与CKD和保守肾功能病人的心功能障碍及增加的死亡率相关,尤其在慢性肾衰晚期FGF-23水平显著增加与病人死亡率直接相关。研究已证实,CKD早期当肾小球滤过率(glomerular filtration rate,GFR)轻度受损时,FGF-23已有升高,多数CKD患者直至进入终末期肾脏病阶段,FGF-23浓度通常高于正常者100~1 000倍,但血磷浓度仅轻度增加或正常[16]。可见,FGF-23虽与血钙、血磷等形成复杂的调节系统,但其对心血管事件与二者是独立的。

很多国内外研究发现,血液中FGF-23水平的增高与慢性肾脏病患者心脏结构、心功能改变,动脉硬化形成及血管钙化等有关。相关调查研究发现,约40% CKD2~4期病人存在左心室肥厚[17]。在慢性肾脏病患者血磷正常的情况下,FGF-23升高也加剧了动脉粥样硬化的进展[18]。目前与肾脏病患者FGF-23水平增加的相关原因有:①由于CKD病人GFR明显降低,导致钙磷代谢的失衡使其分泌增加。CKD患者体内klotho蛋白表达降低,引起FGF-23抵抗,正反馈调节下释放FGF-23,造成其水平升高[19]。②CKD病人体内缺乏维生素D,补充药物后使FGF-23水平上升。③高磷饮食的摄入。④CKD患者GFR下降,FGF-23经肾脏排泄减少所致其在体内聚集。FGF-23损伤心脏的机制主要包括,FGF-23激活SAAS、非klotho依赖左心室肥厚和直接诱导左心室肥厚等。目前,临床上对FGF-23的干预性治疗尚无定论,通过低磷饮食,磷结合剂和西那卡塞降低PTH的分泌,能降低慢性肾脏病患者FGF-23水平,但还需进一步研究证实它的有效性。

本试验结果显示,慢性肾心综合征患者血浆SAH、FGF-23水平显著增高，且与血 Scr 水平呈正相关，此结论与文献报道相一致。

2.7.4 CRP 与慢性肾心综合征的关系

C-反应蛋白(c-reactive protein，CRP)是由多种细胞因子诱导肝脏及上皮细胞合成的一种敏感时相蛋白，参与局部或全身性炎症反应，常常在机体发生炎症、组织损伤、感染及非感染性疾病时明显增高。CRP 作为炎症正性急性时相反应物，是炎症的标志物[20]，研究发现肾排泄功能与微炎症具有直接相关性，CKD 患者普遍存在高水平 C-反应蛋白，在轻度肾功能下降的肾脏病患者体内即开始升高，且随肾功能恶化不断升高[21,22]。炎症反应是肾纤维化和 CKD 发展的关键环节[23]。慢性肾脏病病人普遍存在"微炎症状态"，微炎症的存在，可直接引起心血管疾病的发生，加重心力衰竭、心梗及死亡的风险。研究还表明炎症反应标志物 C-反应蛋白不仅随肾功能恶化进行性升高，同时也直接参与各类心血管疾病的发生，是心血管事件的独立危险因素[24]。Tonelli 等[25]研究发现，心梗伴中度肾衰竭病人的肾功能下降与 C-反应蛋白呈负相关性，血浆 CRP 水平升高可较早反映肾衰竭，可作为预测慢性肾脏病患者 CVD 风险的强有力指标。相关研究表明，CRP 参与 CRF 心脏病变形成的机制为[26-29]：CRP 在血管壁沉积，通过诱导血管内皮细胞黏附分子表达，使单核/巨噬细胞黏附并浸润在血管壁内，LDL 在巨噬细胞内堆积，进一步形成泡沫细胞并沉积在管壁内；诱导组织因子的释放，促成局部血栓形成。临床上，慢性肾衰患者随着肾功能的下降，CRP 不断升高，从而并发心脏病变的风险性也增大，因此，早期监测和干预 CRP 水平对肾脏病患者心脏并发症的预防和治疗有较好的实际意义。

本次试验观察也发现，慢性肾心综合征患者普遍血清 CRP 水平增高。CRP 作为炎症标志物，是预测肾功能和心脏损害的强有力指标，早期监测和干预可以有效降低并发心脏病变的风险。

2.7.5 中医心肾相交理论与慢性肾心综合征的关系

中医升降理论是中医学的基本理论之一，它贯穿于人体生理、病理及诊疗疾病各方面，是指导临床用药的一个重要理论依据。心肾是中医升降理论之根本，心肾相交理论系统且详细地论述了肾脏和心脏之间的关系，为慢性肾心综合征的干预治疗提供了很好的理论基础。

2.7.5.1　源流与发展

心肾相交理论源于《周易》，心肾相交为坎水离火上下相济之意，是对心肾阴阳水火之间相互资助、制约关系的统称。《素问·阴阳应象大论》曰："天地者，万物之上下也；……水火者，阴阳之征兆也。"是从天地之间阴阳水火相交的自然规律进行了阐释。《内经》中曰"咸走血……苦走肾"，从五味关系论述心肾相交。《慎斋遗书》中"心肾相交全凭升降"，明确了心肾上下互通须赖气机的升降，在《吴医汇讲》中："心本火脏而火中有水；肾本水脏而水中有火；火为水之主，故曰心气欲下交；水为火之源，故曰肾气欲上承。"指出了心肾水火之间上下相济的生理关系。心肾相交理论的实质包括了心肾水火相交、心肾阴阳相交和心肾之气相交，脾、胃、肝、肺气机的升降是心肾相交的辅助[30]。

2.7.5.1.1　脾胃在心肾相交中的作用

脾胃居中，通连上下，脾气升则健，胃气降则和，主导人体之气的"阳升阴降"。脾胃的升清降浊对全身各脏腑藏泄包括脏腑气机升降都有至关重要作用，李东垣《脾胃论》中认为脾胃是气机升降运动的枢纽，为心肺肝肾生理功能的中心。脾升胃降又是心气和肾气相互交感的中心枢纽。《千金方》："脾旺则感于心矣"，当脾胃气机升降如常，运化功能正常时，营气化生有源，全身脏腑经络等得以濡养，水谷精微可化血，心得血滋养则心火不亢，从而实现水火相济。综上，脾胃在气机升降及上下相交中发挥着重要作用。

2.7.5.1.2　心肾相交与调肝

五脏之中肝主升发和疏泄，肝体阴用阳，肝气的升发作用与脾的运化作用也具有密切的关系。在气机升降过程中，肾水需要肝木温升以上承，心火依赖肝气疏泄而下交，且脾胃之气升降，需肝木舒发来辅佐。若肝脏的阴阳之气失调，就会影响心肾之气的生理关系。如肝气阻滞，肝肾所藏精血就不能够随着肝气的升达以上达心肺头面，会出现头晕、目眩、胸闷气短、心悸等症状。《辨证录》中说："水可以养木，而肝可以交心也"，肝气游走于心肾间，以养肝交通心肾。现代研究也表明养血柔肝中药可以调节人的精神心理、神经内分泌及免疫等多系统的异常变化。都表明了肝在交通心肾时不可小觑。

2.7.5.2　心肾相交的生理关系

心居于上焦而属阳，其性主动，是以降为和；肾位居于下焦而属阴，其性主静，以升为顺。心火下降于肾以温肾阴，肾水上济于心以制心火、资心阴，阴阳、水火之间升降有常，上下交通才能保证心肾功能的正常发挥。心为五脏六腑之大主，主神明，人的精神、意识、思维活动由心支配，心动则脏腑皆摇，心肾交则昼夜安；肾藏精能生髓，髓上聚于脑以养神，二者相互为用。再者，精血同源，都来源于水谷精微。心主血脉，心气催促调控血液流注全身，发挥滋润和营养的作用；肾主藏精，为生命活动之根。此外，君火与命火互相推动，君火在上为阳之用，命火在下为阳之根，二者相得益彰，相互协调则气血阴阳调和，得以保证人的生命活动正常进行。

2.7.5.3　心肾不交

指心肾阴阳、水火、升降失调，动态失衡而引起的一系列临床综合征，是广义的水火既济失调；狭义的心肾不交主要指久病耗精伤阴；外感热病；心火独亢；房事不节；情志不畅等。张景岳认为"阳并于上，阴并于下，阴阳不交"，提出了心肾阴阳升降无常是导致心肾不交的根本原因。心肾不交的临床分型主要包括：心肾阴阳失调，心肾精气不交，心肾神志不交，心肾经络不通及升降失常[31]。心肾不交不仅仅是单指某一种病，涵盖了涉及心肾两脏病变的所有病证，在临床上，心肾不交时会出现"上热""心烦""下寒"等，具体表现为心悸、胸闷，心烦、失眠多梦，水肿，腰部畏寒、隐隐不适，遗精等症状。

2.7.5.4　心肾不交与慢性肾心综合征的形成

中医学认为，慢性肾衰病程迁延，尤其在疾病后期，当出现心脏病变时，病情复杂，往往在原有病机的基础上见阴阳水火升降失常，尤以心肾不交为著。

祖国医学中虽无慢性肾心综合征这一病名，但根据其临床特征，可归属于“心悸”“水气”“虚劳”“水肿”等病症。在《素问·奇病论》中有关于慢性肾心综合征的相似记载，其曰：“有病庞然如有水状，切其脉大紧，身无痛者，形不瘦，不能食，食少……名为肾风。肾风而不能食、善惊，惊已，心气萎死。”所描述的症状颇似慢性肾心综合征。临床上，当病发展至肾衰竭，而肾衰及心时，多见心肾阳虚、水湿泛溢，肾阳衰败、水气凌心射肺。如湿困气滞或气虚成瘀，均可引起肾主水气，气化功能失调，发为心肾同病[32]。以上这些论述说明了心肾不交与慢性肾心综合征的形成联系紧密。再者，很多外因在疾病的发生发展过程中有可能诱发慢性肾心综合征，如外邪侵袭、进食过饱、疲劳、精神情志方面等。

2.8 童安荣主任医师对慢性肾心综合征的机理认识

慢性肾衰常常因各种原发病失治误治，或因反复受外邪侵袭，迁延发展，导致脾肾两脏严重损害，随着疾病发展演变，常会累及他脏，从而使气血阴阳亏虚。童安荣主任根据中医升降理论，认为慢性肾衰的病机关键是在脾肾两虚基础上造成的升降失常，心肾为中医升降理论之根本，因此认为慢性肾心综合征的病机关键是脾肾衰败，升降失常，心肾不交，瘀血水湿内停。并强调无论是气机郁滞还是心肾虚衰，气机升降失调都是疾病发生的中心环节，而心肾相交理论则是慢性肾心综合征的辨证基础。

2.8.1 心肾不交、脾肾衰败为其本

元阳司气化，以升为要；元阴主滋养，以内守为宜；肾阳蒸腾，肾阴内守，脏腑升降功能才能维持正常；且脾升清阳，能运化水谷津液，将精微物质化生成气血，以滋养先天。脾胃的生化实由肾中阳气的鼓动，肾阳之所以能固密不乱，赖于脾胃化生阴精。同时，肾主水而司开阖，全身水液代谢的平衡须赖脾气的升清和健运，脾主运化水液依靠肾气的蒸化与肾阳的温煦，故脾肾

升降彼此配合，相辅相成，相互协调完成水液的正常代谢。

2.8.2 瘀血水湿内停为其标

慢性肾心综合征所致脏腑气血阴阳俱虚，因虚致实，伴随一系列的水湿、湿浊、瘀血等留滞于机体内，导致脉络闭阻，进一步加重脏腑功能的损害，形成一种恶性循环。中医学认为高 SAH、FGF-23 水平、“微炎症状态”等可归于痰浊、瘀血范畴。

心肾同属少阴，少阴阳虚气化不力，则水湿泛滥，聚液成痰；心阳不振，无力温运，血行滞缓而瘀血内停；阴虚，脉道失润，血脉凝滞；气虚，推动无力，使血行不畅、水液不运，久则生瘀、发肿；血虚，血脉充盈不足，则心脉失养、壅塞不通；水湿、浊瘀不能下泄，久则蕴为浊毒，邪毒上蒙于心，内陷心包，阻滞心脉，则进一步继发或加重心脏病变。

2.8.3 童安荣主任辨治慢性肾心综合征的临床分型

根据慢性肾心综合征的病因病机，结合临床及患者病情具体临床表现，童安荣主任归纳总结了本病的证型。

（1）气阴两虚，水火不济：在慢性肾衰病程中，脾肾气虚与肾阴亏虚并见者较多，尤其在疾病早期。脾虚不能升清阳，肾虚不能固密而失封藏，精微物质下漏；肾阴虚，形体脏腑及精血骨髓等失去滋养，则内热由生。症见神疲乏力、虚烦难眠、腰酸耳鸣、口干、口舌生疮、手足心热、心悸汗出气短、梦遗、纳呆、大便先干后稀或不成形、小便短赤、舌红苔少、脉细数无力等。

（2）肝郁脾虚，心肾失交：肾病患者常出现肝脾不和的症状，肝郁气滞，脾失健运可引起头晕目眩、口苦咽干、急躁易怒、面红目赤、胸胁胀痛、食少纳呆、嗳气泛酸、腹胀、便溏、舌质略红、舌体胖边有齿印、脉弦涩等。

（3）心肾阳虚，水湿泛滥：肾阳不能上济心阳，或心阳虚不能下温肾阳，使心、肾阳两虚，水湿泛滥于体内，发为水肿、喘促等，造成恶性循环，此时为病情加重阶段。症见神疲乏力、形寒畏冷、胸闷气喘、肢体浮肿、心悸怔忡、腰酸、小便短少或清长、舌质暗苔白腻、脉沉或迟等症。

(4)肾阳虚脱,水气凌心射肺:肾调节机体水液代谢,肾阳不足不能化气以利水,使水液上乘,表现为水旺火乘。如犯于肌肤则发为水肿,上犯于心则出现心悸动不安,若水液痹阻心脉会引起呼吸困难、喘息难卧、小便不利或少尿等。疾病发展至后期,若急性发作,可见心悸、咳嗽、喘促不止、唇甲青紫、胸闷汗出、四肢发冷、面肢浮肿、活动困难、动辄气促、舌淡暗、苔白腻、脉虚弱等症状,甚至心阳暴脱。

2.8.4 立法依据

慢性肾心综合征病变的主要机制为脾肾衰败,升降失常,心肾不交,瘀血水湿内停,治以清上温下、交通心肾作为本病基本治疗方法。在古典籍中,如《伤寒论》中治疗肾虚而致心火亢于上的黄连阿胶汤,治疗阳虚水停的苓桂术甘汤、真武汤、桂枝加桂汤等方,开创了治疗心肾不交的先河。《济生方》中茯实丸方,治思虑伤心、疲劳伤肾而导致的心肾不交;又如交泰丸引火归元,寒热共调,交通心肾等。这些经方在临证时灵活运用,疗效卓著。在临床中,慢性肾心综合征患者是在慢性肾功能衰竭的基础上,出现多脏器功能衰退,尤其是出现心慌、心悸、胸闷气短、浮肿、腰酸、少尿或无尿等心肾两脏阳气不足,功能衰退的一些症状,病位主要在肾和心,涉及肝、脾、肺,我们在中医升降理论指导下,根据心肾相交理论,结合这些病证探讨慢性肾心综合征的治疗方法。

再者,因为慢性肾心综合征常常表现多为多脏功能受损的临床症状,并非一证一方就能获效,故而临证时要把握好其虚实夹杂、浊毒瘀阻的疾病特点,重视脏腑气机升降的整体调节。

2.8.4.1 立方原则及辨证用药

慢性肾心综合征的病因既有脏腑阴阳气血的亏虚,又有水湿、痰浊、瘀血等病理产物的停聚,为本虚标实,泻之不可,补之无力,故治当权衡标本缓急,补泻兼施。

方依法出, 由于慢性肾心综合征往往是在慢性肾衰的失代偿期和衰竭期发生,而早期发生心脏损害的风险较低。肾功能失代偿期和衰竭期多见于心肾阳虚,水湿泛滥,浊瘀内阻证,临床表现多见:神疲乏力、腰膝酸软、形寒肢冷、肢体浮肿、胸闷气短、心悸失眠、食少纳差、恶心呕吐、小便短少或清长、舌暗苔厚腻、脉沉迟等。故我们认为慢性肾心综合征为心肾阳虚水泛,浊瘀内阻。依据上述理论和病证,童安荣主任医师提出交通心肾、温阳利水、活血泄浊的治疗原则,并据此拟方,临床上常以交通心肾方[黑附子 12 g(先煎)、大黄 8 g、桂枝 12 g、柴胡 12 g、枳壳 15 g、黄芪 15 g、熟地黄 15 g、山茱萸 15 g、山药 20 g、茯苓 20 g、白术 15 g、丹参 30 g、红花 15 g、泽兰 15 g、陈皮 12 g、车前子 30 g(包煎)、葶苈子 12 g、砂仁 10 g(后下)]为基本方随证加减。蛋白尿者加防风、僵蚕、蝉蜕;有潜血者加女贞子、地榆、白茅根、三七粉;恶心呕吐、纳呆者加竹茹、半夏、苏叶、草豆蔻;贫血加当归、鹿角胶;腰酸痛加牛膝、桑寄生、骨碎补;水肿明显用冬瓜皮。诸药合用,紧扣疾病病机,使心肾得交、浊瘀得泄、升降有序,能增强机体的免疫力,延缓病情进展,降低病理损害,有效地干预慢性肾心综合征,于临床上取得了较好的效果。

心肾相交的范围较广泛,交通心肾的方法亦有很多。具体根据临床表现辨证用药,若心肾不交之怔忡失眠者,用黄连、肉桂以清心补肾,交济心肾;心神不宁、失眠惊悸者,远志、石菖蒲伍用以养心定志、豁痰开窍,因远志交于心、通于肾,石菖蒲开窍宁神,二者可通心窍、交心肾;若心火内炽所致遗精、失眠,莲子心可清心火、安神。如胃热引起的口腔溃疡可与栀子、肉桂少量配伍交通上下;如心悸、遗精盗汗、头晕、健忘等,以龙骨、龟板交通心肾,镇心安神;牡蛎重在敛神兼藏精,偏于上,龙骨重在藏精兼敛神,偏于下,二者同用,使心肾相交、水火相济,主治眩晕、心悸、带下、不寐等。

2.8.4.2 方药的药物分析及药理作用

交通心肾方是我们在理论研究的基础上,根据慢性肾衰基本病机、心肾相交理论及临床实践总结出的干预慢性肾心综合征的验方,扶正与祛邪兼顾,交通心肾、温阳利水、活血泄浊,辨证加减,切中慢性肾心综合征的病机。

方中：附子能温心、肾之阳，补益阳气，温散水液，其性走而不守，能通行十二经；大黄苦寒降泻，能清心火、通便降浊以驱浊阴，两药合用，一热一寒，虽药性刚猛强烈，但以同走不守为要；桂枝长于温阳通脉，共为君药。附子配大黄，温通兼并，乃寒热并用、攻补兼施的用药法，《景岳全书·本草正》中云："附子、大黄者，乱世之良将也。"故取两药温阳泄浊解毒之功，使心肾得以相交，应用时大黄剂量要少于附子。柴胡、枳壳一升一降，调畅气机，疏肝解郁，通达上下；黄芪健脾补气，善补内外之气；茯苓善健脾渗湿，宁心安神，小便多时能止、涩则能利，利水而不走气，为扶正祛邪之要药；白术益气扶阳、燥湿，均为臣药，熟地黄、山茱萸、山药养阴补肾，且山茱萸阴中有阳，降中有升以滋阴补肾；丹参、红花、泽兰共奏活血化瘀利水之效；车前子清热利尿消肿，均为佐药，陈皮理气健脾和胃；砂仁能行气调味、化湿醒脾，还有补而不滞、泻而不伐之功效，共为使药。

组方配伍释义：此方附子功用灵活，方中附子温补心肾阳气，与柴胡合用，共奏温阳疏达气机之功；与桂枝相伍，助阳化气、行水通络；与黄芪合用起到益气助阳固卫的作用；与熟地黄相伍，一刚一柔，取阴中求阳，阴阳相济之效，为阴阳两补之妙对；同白术相伍，可缓解肢冷、气短喘急症状，如术附汤。诸药配伍，温肾活血、泄浊解毒，寒热并用，攻补兼施，标本同治，共达调和阴阳、安和脏腑、缓解病情的作用。

主要药物分析如下。

附子：性味大辛大热，善补火助阳、散寒止痛。现代药理表明附子有强心、抗心律失常的作用，能改善血液循环。临床用于救治急性心肌梗死所致的休克、低血压状态、冠心病及风湿性心脏病等，均有很好疗效[33]。

大黄：能入胃、肝、大肠、心经，具有清热解毒、通腑泻浊、推陈出新、行瘀血之效。能深入血分，祛除积垢，使浊瘀湿毒从下而出。大黄是中医学界公认的具有降肌酐和尿素氮的药物，药理研究已发现，大黄可促进体内毒素排泄，减轻高凝、高滤过状态；能抑菌、抗炎、调节免疫、抗氧化、保护肝肾、抑制血小板聚集、改善微循环；降低蛋白尿，改善肾功能；能抑制人生成纤维细胞增殖和肾脏代偿性肥大[34]，延缓 CRF 进展。

柴胡：其轻清升散，能和解表里、疏肝解郁，升提阳气。现代研究发现其具有抗菌、抗纤维化和调节免疫等作用；对轻型尿毒症及氮质血症有效[35]。

枳壳：其气散、性缓，具有宽中降气散结之效，与柴胡合用，一升一降，能疏肝解郁，理气宽中；与大黄合用，能通腑驱浊，推陈致新。主风痒麻痹，故慢性肾衰患者皮肤瘙痒，或疼痛麻木时，此药有苦泄辛散之功。药理研究发现枳壳能增强多种心肌收缩性及泵血功能的指标，降低心肌耗氧量；利尿、抗过敏、抗血栓；改善肾血流量等作用。

白术：具有益气健脾，燥湿利水之效。现代药理研究显示，白术能调节胃肠运动功能[36]；白术多糖溶液可加强心肌的收缩能力，在一定浓度范围内不影响心率[37]。还有清除自由基，促进细胞免疫，降血糖、抑菌、抗肿瘤以及升高放化疗引起的白细胞减少等作用。

黄芪：研究发现，黄芪延缓 CRF 进展的机理主要有：调节尿蛋白，保护肾组织，缓解肾间质纤维化[38]；利尿消肿，影响水钠代谢，增加尿钠的排泄量[39]；增强心肌抗缺氧能力，改善心肌舒缩功能，抑制心肌细胞凋亡[40]；纠正肾脏的高灌注、高滤过；减少乳酸脱氢酶释放，缩小心肌梗死范围，减轻缺血心肌的损伤[41]。黄芪有良好的免疫调节和正性肌力等作用，因而在心血管中的应用价值越来越受关注。

熟地黄：现代研究表明[42]，熟地黄能提高机体的免疫力，有抗氧化、抗突变作用，促进内皮细胞增殖并有显著的降压作用，对肾脏有很好的保护作用；有利尿、扩血管、降低血清胆固醇和甘油三酯的功能，对内分泌系统有多方面的影响[43]。

山茱萸：善温中下气，安五脏，通九窍。动物实验研究：有利尿、降压、改善糖尿病、兴奋交感神经等作用[44]，还有抗氧化、促进免疫反应、抑菌、强心的作用。

山药：研究表明[45]，山药具有降糖、抗衰老、调节免疫、抗突变、降血脂、防治心血管疾病等作用。

茯苓：利湿、和胃健脾、宁心安神，药理实验表明茯苓具有抗衰老、增强免疫功能、抗肿瘤、利水消肿、保护消化系统、预防结石、抗排斥反应、抗菌、抗炎、抗病毒、降低血糖的功效[46-50]。

陈皮：在临床应用较广泛，其能散能和，为治百病之常用药。药理研究：具有增强心脏收缩、抗菌、抗氧化、扩张冠状动脉，还能预防由高脂饮食引起的动脉硬化的作用。可减轻心肌细胞变性坏死程度，对心肌损伤具有保护作用[51]。

丹参：有活血祛瘀止痛、清心除烦安神等功效。药理研究证实丹参具有：①增加肾脏血流量；②清除氧自由基；③减少肾脏细胞的凋亡；④抑制成纤维细胞增殖、活化，促进凋亡，减少细胞外基质积聚；⑤调节免疫；⑥改善脂代谢紊乱，延缓肾衰竭进展[52-55]，同时，抑制血小板黏附，提高组织血流量[56]。

泽兰：不寒不燥，作用平和，有活血祛瘀，行水消肿之效。泽兰能抑制血管平滑肌细胞增殖以阻断动脉粥样硬化进程[57]，抑制肾间质纤维化，改善肾功能[58]，可调节凝血功能[59]，降低血脂等。

车前子：主气癃，利尿通淋，除湿通痹。临床上主要用于治疗尿潴留、遗精、顽固性便秘等。现代药理研究表明：车前子具有免疫调节、抗炎、降压、降血糖等作用。张杰[60]等发现车前子可明显降低高脂血症大鼠血脂，增加抗氧化力。降低心肌丙二醛含量，升高心脏中的谷胱苷肽过氧化物酶活性，对动脉粥样硬化和冠心病具有一定的防治作用。

远志：味苦、辛，性温，入心、肾、肺经，能宁心安神，豁痰开窍、消肿。远志苦温泄热能振奋心阳，使心气下交于肾，肾气上达于心，以致阴平阳秘，水火既济，诸症自平[61]。研究发现其具有抗心肌缺血效应[62]；减少心肌梗死范围[63]；降压、降低血糖、免疫增强[64]；抗痴呆、脑保护、镇静、保护心脑血管等作用[65]。

石菖蒲：具有芳香化浊、开窍宁神、活血止痛的作用，现代研究发现其对高胆固醇血症大鼠有降低血清低密度脂蛋白水平的作用[66]，减轻缺血心肌的坏死程度[67]。

桂枝：辛温，能温通经脉，助阳化气。研究表明其具有扩血管、抗氧化、降血脂等方面的药理活性[68]；有抑菌、抗炎、抗过敏、抗肿瘤、抗病毒、利尿、促进发汗、降压、解痉镇痛、抗血小板聚集、抗凝血等多种药理活性[69]。桂枝对大鼠中枢神经系统具有镇静和抗焦虑作用[70]，随着用药剂量的增加镇静作用增强。

当归：善和血补血，能扩张血管，降低血液黏度，抗炎、抗氧化、抗损伤等[71]；可降低血栓素水平，改善肾脏血流动力学，清除氧自由基；当归含有维生素 B_{12}，对改善肾衰病人贫血及神经系统功能有一定作用[72,73]；促进机体造血功能。

蝉蜕：能升清气，胜风除湿。作为虫类药物更善祛顽疴痼疾，是临床治疗肾病的常用药。有抗惊厥、镇静、镇痛、解热、镇咳、祛痰、平喘、抗炎、抗氧化、免疫抑制、抗肿瘤等作用[74]；能降低血液黏度，防止体外血栓形成，降低红细胞聚集指数、血清甘油三酯及总胆固醇水平[75]。

僵蚕：现代药理研究，其具有抗凝、抗血栓、抗惊厥、抗癌、降糖、降脂等作用，对凝血酶具有明显的抑制作用[76,77]。

砂仁：王红丽等[78]将砂仁的配伍意义概括为：化湿行气，温中止呕，温脾止泻，温中阳，安胎，润肾燥。研究发现砂仁能明显抑制血小板聚集，抑制离体肠管平滑肌的收缩，促进胃液分泌，有抑菌作用。

女贞子：具有护肝、抗肿瘤、免疫调节、抗衰老、强心利尿、抗炎和降血脂等多重药理作用。女贞子能防治动脉粥样硬化[79]；对心肌有很好的保护作用，防止氧损伤，维护心脏的正常结构和功能[80]。

红花：活血逐瘀通络，其药理作用包括：延缓肾脏纤维化的作用[81]；缓解心肌缺血；抑制血栓形成；降血脂。红花注射液，有活血化瘀的功能，通过降低血脂及血清胆固醇，软化和扩张动脉，防止动脉粥样硬化，增加血液循环，调节心脏和内分泌。

白茅根：有抗菌、免疫调控等作用；能缓解肾小球血管痉挛，增加肾脏血流量及肾小球滤过率，同时改善肾缺血，减少肾素产生，使血压恢复正常[82]。

2.9 疗效分析

2.9.1 临床症状的改善

通过对临床30例患者观察，加用交通心肾方治疗后，主要症状神疲乏力、腰膝酸软、形寒肢冷、肢体浮肿、胸闷气短、心悸怔忡、失眠、食少纳差、恶心呕吐等症状和对照组治疗后比较有统计学差异（$P<0.05$），治疗组治疗后临床症状较对照组治疗后改善更为明显，说明以交通心肾为主，佐以温阳利水、活血泄浊为治疗原则，切中慢性肾心综合征的病机，故而对患者临床症状改善显著。

2.9.2 肾功能改善情况

治疗组BUN、Scr治疗前后相比较有差异（$P<0.05$）；对照组BUN、Scr治疗前后相比较亦有差异（$P<0.05$）。两项治疗后组间相比较，治疗组与对照组有统计学差异（$P<0.05$）。提示采用交通心肾方治疗后，患者肾功能明显改善，相比较对照组差异明显。

2.9.3 SAH、FGF-23水平的改善

治疗组血浆SAH、FGF-23水平治疗前后有差异（$P<0.05$），治疗组与对照组治疗后组间比较有差异（$P<0.05$）。慢性肾衰患者血中SAH和FGF-23升高，预示着可能发生肾心综合征。本方以交通心肾为主，佐以温阳利水、活血泄浊为治疗原则，故而能降低血浆SAH和FGF-23水平，与对照组相比差异明显。

2.9.4 炎症因子CRP的改善

治疗组与对照组治疗前后hs-CRP均有差异（$P<0.05$），治疗后两组之间亦有统计学差异（$P<0.05$）。现代药理研究发现本方中许多中药能使患者CRP水平下降，改善患者体内微炎症状态。

2.9.5 贫血状态的改善

本试验两组治疗后 Hb 均有不同程度升高，贫血症状均有改善，但两组比较差异无统计学意义（$P > 0.05$），这可能与观察疗程较短有关。现代中药药理研究发现许多中药有改善贫血的作用，其主要机理是：通过抑制红细胞生成抑制因子[83]；增强体内自由基的清除，延缓肾脏病变的进程，降低红细胞脆性，增强骨髓红系造血功能[84]。并且，中药大黄、丹参、当归、黄芪等作用广泛，有清除 Scr、BUN 等毒素，改善微循环的作用。

2.9.6 左室舒张末期内径变化

治疗组心脏 LVEDD 治疗前后有差异（$P<0.05$），两组治疗后组间比较有差异（$P<0.05$）。说明交通心肾方可以减少左室舒张末期内径，改善心脏结构。慢性肾心综合征患者心脏左室舒张末期内径常常增加，通过交通心肾方治疗后 LVEDD 得到改善。

2.10 结论

（1）明确了脾肾衰败，心肾不交，瘀血水湿内停是慢性肾心综合征病机的关键和疾病进展的本质。本研究以心肾相交理论为指导，运用基于心肾相交理论的交通心肾方治疗慢性肾心综合征后，患者临床症状明显改善。指标尿素氮、血肌酐较治疗前明显降低，同时降低了 SAH、FGF−23 水平及炎症因子 CRP 水平，减少心脏左室舒张末期内径。说明交通心肾方在改善肾功能、预防并发心脏病变方面，明显优于常规治疗。

（2）心肾为中医升降之根本，慢性肾衰到出现慢性肾心综合征常常表现为多脏功能受损，集中表现为心肾不交。同时，SAH、FGF−23 及炎症因子 CRP 可作为早期预测慢性肾衰并发心脏损害的指标。

参考文献

[1] 杨卫彬，王金彭. 慢性肾衰合并心衰的危险因素及中医治疗思路探讨[J]. 中国中医药信息杂志，2002，9(5)：52−66.

[2] 侯凡凡,马志刚,梅长林,等. 中国五省市自治区慢性肾脏病患者心血管疾病的患病率调查[J]. 中华医学杂志,2005,85(7):458-463.

[3] Bongartz LG,Cramer MJ,Doevendans PA,et al. The severe cardiorenal syndrome: Guyton revisited[J]. Eur HeartJ,2004,26:11-17.

[4] 上海市肾脏病心血管并发症调查协作组. 上海地区慢性肾功能衰竭患者心血管并发症的调查[J]. 中华肾脏病杂志,2001,17(2):91-94.

[5] 庞建中,齐新,魏丽萍. 心肾综合征的中西医机制研究进展[J]. 中西医结合心脑血管病杂志,2012,10(2):220-221.

[6] 林善锬. 慢性肾脏病与心血管病的相互关系——一个值得关注的重要问题 [J]. 诊断学理论与实践,2006,5(3):201-202.

[7] 严铭玉,王骏,王鸣和. 心肾综合征病理生理学机制及临床治疗进展[J]. 世界临床药物,2010,31(10):625-629.

[8] Liu C,Wang Q,Guo Hh,et al. Plasma S-adenosyl homocysteine is a better biomarker of atherosclerosis than homocysteine in apolipoprotein e-deficient mice fed high dietary methionine[J].The Journal of Nutrition,2008,138(2):311-315.

[9] 欧三桃,唐小平,李莹,等. 慢性肾脏病患者血清 S-腺苷同型半胱氨酸与心血管并发症的关系[J]. 重庆医学,2013,42(6):613-615.

[10] Valli A,Carrero JJ,Qureshi AR,et al. Elevated serum levels of S-adenosyl homocysteine, but not homocysteine, are associated with cardiovascular disease in stage5 chronic kidney disease patients[J]. Clin Chim Acta,2008,395(1-2):106-110.

[11] 刘驰,郭红辉,王庆,等. 同型半胱氨酸和 S-腺苷同型半胱氨酸对 ApoE 基因缺陷小鼠动脉粥样硬化形成的影响[J]. 营养学报,2010,32(5):442-445,450.

[12] 张步清. S-腺苷同型半胱氨酸对慢性肾脏病心血管并发症的预测价值评价 [J]. 中国药物与临床,2013,13:42-43.

[13] 欧三桃,刘琦,陈昕,等. 慢性肾脏病患者血浆 S-腺苷同型半胱氨酸水平与基因组 DNA 甲基化的关系[J]. 广东医学,2014,35(13):2031-2033.

[14] 欧三桃,柳飞,刘琦,等. S-腺苷同型半胱氨酸对大鼠主动脉内皮细胞增殖及凋亡的影响[J]. 基础医学与临床,2010,30(10):1037-1040.

[15] Clarke R, Lewington S, Sherliker P, et al. Effects of B -vitamins on plasma

homocysteine concentrations and onrisk of cardiovascular disease and dementia[J].Curr Opin Clin Nutr Metab Care,2007,10(1):32-39.

[16] Mathew S,Tustison K S,Sugatani T,et al. The mechanism of phosphorus as a cardiovascular risk factor in CKD[J].J Am Soc Nephrol,2008,19(6):1092-1105.

[17] Seiler S,Reichart B,Roth D,et al.FGF-23 and future cardiovascular events in patients with chronic kidney disease before initiation of dialysis treatment [J].Nephrol Dial Transplant,2010,25(12):3983-3989.

[18] Larsson Tobias E .The role of FGF-23 in CKD-MBD and cardiovascular disease:friend or foe? [J]. Nephrol Dial Transplant,2010,25(5):1376-1381.

[19] Koh N,Fujimori T,Nishiguchi S,et al. Severely reduced production of klotho in human chronic renal failure kidney [J].Biochem Biophys Res Commun,2001,280 (4):1015-1020.

[20] Nakou E S,LiberoPoulos E N,Milionis H J,et al. The role of Creactive Protein in atherosclerotic cardiovaseular disease:an overview [J]Curr Vase Pharmaeo,2008,6(4):258-270.

[21] Memoli B,Minutolo R,Bisesti V,et al. Changes of serum albumin and C-reactive protein are related to changes of interleukin-6 release by peripheral blood m ononuclear cells in hem odialysis patients treatedwith differentm em branes [J].Am J Kidney Dis,2002,39(2):266-273.

[22] 谢恺庆,史伟,夏运风,等. 微炎症与慢性肾脏病进展的关系[J]. 山东医药,2010,50(17):62-63.

[23] Kalousová Marta,Zima Tomás, Tesar Vladimír,et al. Advanced glycoxidation end products in chronic diseases-clinical chemistry and genetic background [J]. Mutat Res,2005,579(1-2):37-46.

[24] Kang DH,Park SK,Lee IK,et al. Uric acidinduced C-reactive protein expression: implication on cell proliferation and nitric oxide production of human vascular cells[J]. Am Soc Nephrol,2005,16(12):3553-3562.

[25] Tonelli M,Sacks F,Pfeffer M,et al. Biomarkers of inflammation and progression of chronic kidney disease.[J]. Kidney International,2005,68(1):237-245.

[26] Lu J, Marnell LL, Marjon KD, et al. Structural recognition and functional activation of FcgammaR by innate pentraxins[J]. Nature, 2008, 456(7224): 989-992.

[27] Chonchol M.Neutrophil dysfunction and infection risk in end stage renal disease[J]. Semin Dial, 2006, 19(4): 291-296.

[28] Szalai AJ, Mccrory MA, Cooper GS.Association between baseline levels of C-reactive protein(CRP) and a dinucleotide repeat polymorphis-m in the intron of the CRP gene [J].Genes Immun, 2002, 3(1): 14-19.

[29] 叶云洁，倪兆慧，钱家麒. 终末期肾病微炎症状态和动脉粥样硬化的关系[J]. 中华肾脏病杂志，2004，20(3)：173-176.

[30] 徐佩，辛琳. "心肾相交"浅析[J]. 四川中医，2008，26(10)：48-49.

[31] 李涵，杜金行，任兴联. 浅谈广义"心肾不交"的分型论治[J]. 中华中医药杂志，2011，26(12)：2797-2799.

[32] 韩履祺. 中医肾心相关理论与慢性肾衰竭并心脏病变证治 [J]. 中国中西医结合肾病杂志，2008，9(11)：1002-1003.

[33] 唐雪春，宋苹，欧爱华. 附子临床应用安全性文献系统评价[J]. 新中医，2008，40(4)：95-97.

[34] 黄伟锋. 大黄素的药理作用研究进展[J]. 柳州医学，2013，26(4)：241-244.

[35] 时振声. 时氏中医肾脏病学[M]. 北京：中国医药科技出版社，1997.

[36] 杨娥，钟艳梅，冯毅凡. 白术化学成分和药理作用的研究进展[J]. 广东药学院学报，2012，28(2)：218-221.

[37] 陈晓萍，张长林. 白术不同化学成分的药理作用研究概况[J]. 中医药信息，2011，28(2)：14-16.

[38] 赵鹏，马洪. 黄芪抗肾脏疾病作用的研究进展[J]. 贵州医药，2014，38(5)：464-465.

[39] 高洁，韩旭，韩冰冰，等. 中药黄芪在利水方面的研究进展[J]. 陕西中医，2014，35(7)：936-937.

[40] 沈启明，马丽红. 黄芪治疗心力衰竭机制的研究进展[J]. 北京中医药，2013，32(2)：150-153.

[41] 职玉娟，黄水清. 黄芪总皂苷对 H_2O_2 诱导心肌细胞凋亡的保护作用[J]. 中药新药与临床药理，2013，24(1)：10-13.

[42] 朱妍，徐畅. 熟地黄活性成分药理作用研究进展 [J]. 亚太传统医药,2011,7 (11):173-175.

[43] 刘青云. 中药药理学[M]. 北京:人民卫生出版社,1997,1-204.

[44] 时振声. 时氏中医肾脏病学[M]. 北京:中国医药科技出版社,1997.

[45] 陈佳希. 铁棍山药有效成分提取分离及其活性研究[D]. 西北大学,2011.

[46] 沈映君. 中药药理学[M]. 上海:上海科学技术出版社,1995,87-89.

[47] 徐锦堂. 中国药用真菌学 [M]. 北京: 北京医科大学/中国协和医科大学联合出版社, 1997,547-573.

[48] 应建浙,卯晓岚,马启明,等. 中国药用真菌图鉴[M]. 北京:科学出版社,1987:202-203.

[49] 杨冉,李建军,屈凌波,等. 茯苓萜类的高效液相色谱指纹图谱研究[J]. 中草药,2004,35(3):273-275.

[50] 张敏,高晓红,孙晓萌,等. 茯苓的药理作用及研究进展[J]. 北华大学学报(自然科学版),2008,9(1):63-68.

[51] 陆红玲,韩连奎,刘达兴,等. 橙皮苷对缺血再灌注损伤模型大鼠心肌组织保护作用的研究[J]. 中国药房,2012,23(3):203-205.

[52] 徐曼,王逸平,孙伟康,等. 丹参多酚酸盐对大鼠漫性肾衰时肾功能及内源性内皮素释放的影响[J]. 中国药理学与毒理学杂志,2001,15(1):39-42.

[53] 杨伟东，朱鸿良，赵保路. 丹参的氧自由基清除作用 [J]. 中国药理学通报,1990,6(2):118-120.

[54] 王晓玲,刘平,刘成海,等. 丹参酚酸 A 对成纤维细胞活力、增殖及胶原合成的影响[J].中西医结合肝病杂志,2000,10(1):24-25.

[55] 杨倩春,杨霓芝,陈伯钧. 黄芪注射液与丹参注射液对慢性肾炎细胞免疫影响的比较[J]. 中国中医药信息杂志,2004,11(5):390-392.

[56] 李文华. 丹参注射液的临床应用与不良反应[J]. 中医中药,2014,12(3):169-170.

[57] 聂波,李佳彦,王硕仁,等. 泽兰对人冠状动脉平滑肌细胞增殖的影响[J]. 中西医结合脑心血管病杂志,2010,8(9):1078-1080.

[58] 张静,彭海燕. 泽兰药理作用研究进展[J]. 河北中医,2015,37(3):460-463.

[59] 周迎春,郭丽新,王世龙. 泽兰有效成分对急性血瘀大鼠凝血功能和体外血栓形成

的影响[J]. 中医药学报,2013,41(1) :22-24.

[60] 张杰,李兴琴,王素敏,等. 车前子对高脂血症大鼠血脂水平及抗氧化作用的影响[J].中国新药,2005,3(14):299-301.

[61] 吕景山. 施今墨对药:第三版[M]. 北京:人民军医出版社,2005,265-266.

[62] Kang CW,Kim JH. Anti-ischemic effect of Polygala tenuifolia in isolated rat heart[J]. Korean J Physiol Pharm,2007,11(3):89-95.

[63] 郭健龙, 沈志斌. 远志皂苷对大鼠心肌缺血再灌注损伤的保护作用 [J]. 黑龙江医药,2005,18(4):263-264.

[64] 傅晶,张东明,陈若芸. 远志属植物的皂苷类成分及其药理作用研究进展[J]. 中草药,2006,37(1):144-146.

[65] 刘大伟,康利平,马百平. 远志化学及药理作用研究进展[J]. 国际药学研究杂志,2012,39(1):32-36.

[66] Rodriguez P L,Juarez S M,Antunez S J,et al. AlPha-asarone inhibits HMG-CoA reductase,lowers serum LDL-Cholestrol levels and reduces biliary CSI in Hypercholesterolemic rats[J].Phytomedicine,2003,10(5):397-404.

[67] 吴启端,方永奇,陈奕芝,等. 石菖蒲挥发油及β-细辛醚对心血管的保护作用[J]. 中药新药与临床药理,2005,16(4):244-247.

[68] 刘萍, 张丽萍. 桂枝化学成分及心血管药理作用研究 [J]. 辽宁中医杂志,2012,39(10):1926-1927.

[69] 许源,宿树兰,王团结,等. 桂枝的化学成分与药理活性研究进展[J]. 中药材,2013,36(4): 674-678.

[70] 郑芳昊, 罗佳波. 桂枝对大鼠中枢神经系统作用的研究 [J]. 中药药理与临床2014,30(4):76-78.

[71] 苏和,韩非,巴特金,等. 当归心血管药理研究进展[J]. 中医杂志,2009, 50(12):261-263.

[72] 王樟连,单建贞,楼建国,等. 当归注射液对肾性高血压鼠血栓素 B_2 和 6-酮-前列腺素 F1a 的影响[J]. 浙江中医学院学报,2004,28(3):44-46.

[73] 邓成国,杨虹,张端莲,等. 当归注射液对辐射损伤后肾组织中超氧化物歧化酶活性的定量分析[J]. 数理医药学杂志,2004,17(1):18-19.

[74] 杨璐,李国玉,王金辉.蝉蜕化学成分和药理作用的研究现状[J].农垦医学,2011,33(2):184-186.
[75] 刘善庭,李建美,王立赞,等.蝉蜕对大鼠血液流变学影响的实验研究[J].中医药学报,2004,32(3):56-58.
[76] 彭新君,赵建国,徐爱良,等.僵蚕抗凝活性及其成分的分析[J].湖南中医学院学报,2005,25(1):1-2.
[77] 彭延古,葛金文,邓奕辉.僵蚕抗实验性静脉血栓及作用机理的研究[J].血栓与止血学,2001,7(3):104-105.
[78] 王红丽,孙志海,冯彦.砂仁在方剂中的配伍意义[J].临床合理用药,2011,4(2B):42.
[79] 李建芬.中药女贞子研究进展[J].内蒙古中医药,2012,31(16):45-46.
[80] 戚世媛,熊正英.女贞子提取物对大鼠心肌的保护作用及对运动能力的影响[J].山东体育学院学报,2011,27(1):53-57.
[81] 范焕芳,陈志强.红花对局灶节段性肾小球硬化大鼠细胞外基质的影响[J].河北中医药学报,2005,20(4):3-4.
[82] 焦坤,陈佩东,和颖颖,等.白茅根研究概括[J].江苏中医药,2008,40(1):91-93.
[83] 周富明.肾性贫血证治初探[J].中国中西医结合肾病杂志,2002,3(3):187-188.
[84] 刘茂玄,罗洁,王东亮,等.复方阿胶浆对肾性贫血大鼠的治疗作用及其机制[J].中草药,2014,45(3):380-385.

基于脾升胃降理论的健脾和胃方治疗慢性肾衰的临床研究

【摘要】

目的:以中医升降理论为指导,我们根据脾胃为中医升降之枢纽,脾胃之病可以表现为五脏气机的升降失常,调理五脏气机的升降失常,可以以治疗脾胃病为抓手,研究健脾和胃方对慢性肾衰患者的血肌酐、尿素氮、血红蛋白的理化指标影响及计算肌酐清除率来评价中医药治疗慢性肾衰的临床效果,为"从调理脾升胃降治疗慢性肾功能衰竭"提供实验依据。

方法:按照实验设计的标准,选择符合条件的慢性肾衰病的非透析患者60例,采用随机分配方案的隐藏,即按顺序编码、密封、装入不透光的病例报告表中。随机分为治疗组和对照组,每组各30例。治疗组在常规治疗的基础上加服健脾和胃方,对照组在常规治疗的基础上加服海昆肾喜胶囊,均治疗3个月后观察血肌酐(Scr)、血尿素氮(BUN)、血红蛋白(HGB)、内生肌酐清除率(Ccr)和症状积分情况,对治疗组和对照组前后及两组治疗后的疗效比较。结果经SPSS 17.0软件进行统计分析。

结果:

(1)3个月后治疗组的总有效率为86.7%,对照组的总有效率为56.6%,两组比较有差异($P<0.05$)。说明以健脾和胃方为主的治疗后的有效率明显高于对照组。

(2)通过对治疗组和对照组患者临床症状的观察,口服健脾和胃方后,主要症状腰膝酸痛，浮肿，恶心，纳呆，神疲乏力，少气懒言，面色晦暗等症状和对照组治疗后比较有差异（$P<0.05$）。治疗组治疗后的主要临床症状较对照组治疗后改善的更为明显，说明基于脾升胃降，以健脾和胃方治疗慢性肾衰切中病机，故而能改善患者的临床症状。

（3）治疗组 BUN、Scr、HGB、Ccr 治疗前后相比较有明显改善（$P<0.05$）；对照组 BUN、Scr、HGB、Ccr 治疗前后改善不明显；四项指标组间进行比较，治疗后治疗组与对照组差异显明（$P<0.05$）。说明口服健脾和胃方后，患者肾功能明显改善，较对照组差异性明显。

结论：基于脾升胃降理论，运用健脾和胃方治疗慢性肾功能衰竭，能明显改善患者的临床症状，降低血肌酐、尿素氮、升高血红蛋白和内生肌酐清除率均有显著的疗效，明显优于常规治疗。

【关键词】 慢性肾功能衰竭；健脾和胃；海昆肾喜胶囊；临床疗效观察

1 前言

慢性肾功能衰竭（CRF）是由慢性肾脏疾病导致的肾功能损害及进行性恶化，不能维持机体内环境的稳定而出现的一系列以水肿、少尿、贫血、乏力、恶心等症状和水电解质代谢紊乱、酸碱平衡失调、内分泌紊乱等组成的临床综合征[1]。引起慢性肾衰的原因有多种，但主要是由慢性肾小球肾炎、系统性红斑狼疮、过敏性紫癜、慢性肾盂肾炎、尿酸性肾病、恶性高血压、糖尿病肾病、肾动脉硬化、多囊肾、Alport 综合征等引起[2]。慢性肾衰竭（CRF）作为一种临床常见病，发病率为 50/100 万~200/100 万人，平均每年以 8% 的速度增长，在人类死亡原因中占据着重要的地位[3]。随着慢性肾衰发病率的增高，其治疗也越来越棘手，目前为止慢性肾衰并没有既经济又特效的方法。

目前西医常用的方法是针对原发病及诱因的治疗，非透析疗法：低蛋白、低脂饮食；减少蛋白尿排泄，延缓慢性肾衰竭的进展，改善蛋白质代谢和代谢性酸中毒，减轻氮质血症；减轻胰岛素抵抗，改善糖代谢；提高脂酶活性，改善脂代谢；减轻继发性甲状旁腺功能亢进。控制血压常用血管紧张素转换酶抑制剂（ACEI）和血管紧张素受体阻滞剂（ARB）之类的药物，如贝那普利、依那普利、氯沙坦、缬沙坦、厄贝沙坦片。CCB类药物如长效硝苯地平、氨氯地平、非洛地平、拉西地平。纠正贫血一般皮下注射重组人促红细胞生成素，同时给予口服铁剂和叶酸，适量补充维生素E、维生素C。纠正水、电解质紊乱，有高钾、高磷、低钙电解质紊乱者，积极给予纠正。纠正酸中毒，根据患者的病情，口服碳酸氢钠或静滴5%碳酸氢钠。浮肿严重使用利尿剂，合并感染予以抗感染治疗。慢性肾衰患者病情达到了透析的指标一般进行血液透析治疗和肾脏移植。

随着慢性肾衰的透析治疗和肾脏移植的发展，明显地降低了患者的死亡率，但其费用昂贵，许多患者因付不起昂贵的费用而选择放弃。而西医常规对症治疗并不能解决慢性肾衰的根本问题，且常因副作用多、疗效不满意、药物价格高使大多数患者不能坚持长期用药而中止。而中医药治疗CRF能改善患者的临床症状，在提高患者的生存质量和减少副作用等方面均有较好的疗效[6]。诸多医家在理论、临床和试验等方面进行了一些广泛深入的研究。然而据我们在临床上的观察，慢性肾衰的患者脾胃功能紊乱者可达90%，消化系统症状的轻重，与肾功能损伤程度及尿素氮，肌酐水平的高低变化关系密切。但是目前为止没有特别有效的方法来延缓和防治慢性肾衰。我们通过临床研究发现，慢性肾衰的中晚期，大多表现为脾胃升降功能失常，因此，通过调理脾胃升降失常，就可改善慢性肾衰患者的临床症状，延缓肾功能进行性恶化。基于此结论，探讨健脾和胃方在治疗慢性肾衰中的临床研究，现总结报告如下。

2　资料与方法

2.1　一般资料

所选取的60例非透析治疗的患者，均为2013年7月—2014年6月在宁夏回族自治区中医医院肾内科住院部及专家门诊就诊的早中期的慢性肾衰患者。且具备了慢性肾功能衰竭的诊断标准，慢性肾功能衰竭的诊断参照陆再英、钟南山主编的第7版《内科学》[7]中慢性肾衰的诊断标准。这些患者都具有明显的慢性肾功能衰竭所表现出来的胃肠道及其他的临床症状和慢性肾脏病史，选择血肌酐(Scr)在133~451 μmol/L的患者。慢性肾衰的辨证分型参照《中药新药临床研究指导原则》[8]。中医证型属于脾肾两虚，脾胃升降失常。

将所选取的60例患者随机分成治疗组和对照组，每组30例，健脾和胃方组30例，男18例，女12例；年龄在25~70岁，平均(54.10±13.81)岁；病程2~11年，平均(6.27±2.68)年；体重50~80 kg，平均(67.50±7.65)kg。其中慢性肾小球肾炎患者12例，糖尿病肾病患者10例，高血压性肾病患者6例，多囊肾患者2例。对照组30例，男16例，女14例；年龄在26~69岁，平均(52.50±15.21)岁；病程1~10年，平均(6.50±2.72)年；体重49~83 kg，平均(66.75±8.02)kg。其中肾小球肾炎患者10例，糖尿病肾病患者12例，高血压性肾病患者7例，多囊肾患者1例。两组患者的年龄、病程、性别、体重、疾病种类等一般资料比较无差异($P>0.05$)，有可比性(具体见表1、表2、表3、表4、表5)。治疗组在一般治疗基础上辨证加服健脾和胃方，中药煎服，每日1剂。对照组在此基础上加服海昆肾喜胶囊(吉林省辉南长龙生化药业，规格：0.22 g×18 s，国药准字：Z20030052)0.44 g，2粒/次，餐后1 h口服，3次/d。治疗前对两组患者行血清学及生化检测，检测患者血清中Scr、Ccr、BUN、HGB、CRP、TNF-α的变化，用药过程中记录患者的不良反应。

表1　治疗组与对照组的一般资料比较($\bar{x}\pm s$)

临床资料	治疗组(30例)	对照组(30例)
年龄(岁)	54.10±13.81	52.50±15.21
病程(年)	6.27±2.68	6.5±2.72
体重(kg)	67.50±7.65	66.75±8.02

注：两组在年龄、病程、体重均无差异($P>0.05$)。

表 2　治疗组与对照组的临床资料比较[例(%)]

临床资料	治疗组(30 例)	对照组(30 例)
性别(男:女)	18:12	16:14
慢性肾小球肾炎	12(40.00)	10(33.33)
糖尿病肾病	10(33.33)	12(40.00)
高血压性肾病	6(20.00)	7(23.33)
多囊肾	2(6.67)	1(3.33)

注:两组在性别和疾病种类均无差异($P>0.05$)。

表 3　治疗前两组肾功能和血红蛋白水平比较($\bar{x}\pm s$)

组别	例数	Scr(μmol/L)	Ccr(ml/min)	BUN(mmol/L)	HGB(g/L)
治疗组	30	292.99±71.91	23.97±9.61	18.52±5.10	91.73±21.53
对照组	30	292.72±71.02	23.73±9.48	18.77±5.26	89.17±25.43
t 值		0.014	0.095	−0.184	0.422
P 值		0.989	0.925	0.854	0.675

注:治疗前两组肾功能和血红蛋白的比较($P>0.05$)。

表 4　治疗前两组的 CRP 和 TNF−a 的比较($\bar{x}\pm s$)

组别	例数	CRP(mg/L)	TNF−a(pg/ml)
治疗组	30	6.04±1.11	130.08±11.30
对照组	30	6.01±1.12	129.98±11.47
t 值		0.136	0.035
P 值		0.892	0.972

注:治疗前两组 CRP 和 TNF−a 的比较($P>0.05$)。

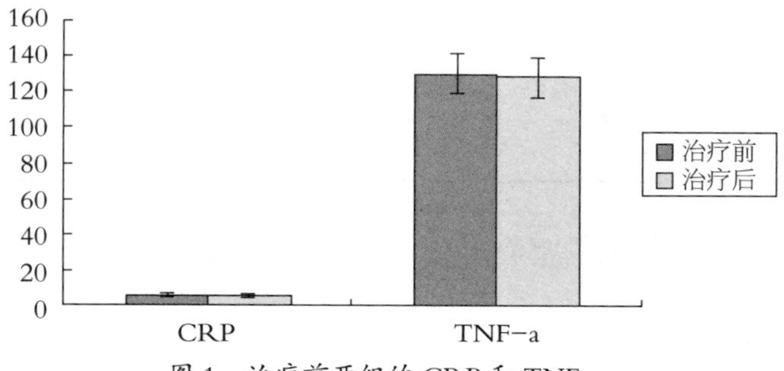

图 1　治疗前两组的 CRP 和 TNF−a

表 5　治疗前两组症状积分比较($\bar{x}\pm s$)(分)

组别	例数	症状积分
治疗组	30	44.27±11.31
对照组	30	44.83±11.39
t 值		−0.193
P 值		0.847

注:治疗前两组症状积分无差异(P>0.05)。

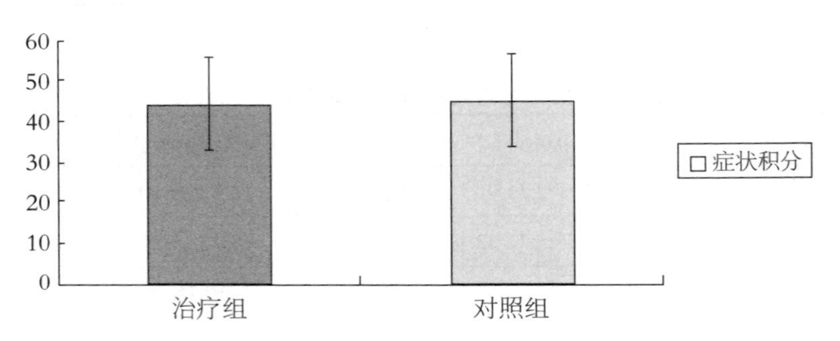

图2　两组治疗前的症状积分图

2.2　病例纳入

2.2.1　诊断标准

慢性肾功能衰竭临床分期标准参照陆再英、钟南山主编的第 7 版《内科学》。(见表 6)

表6　慢性肾功能衰竭的诊断标准

CRF 分期	肾小球滤过率(GFR)(ml/min)	血肌酐(Scr)(μmol/L)
肾功能不全代偿期	50~80	133~177
肾功能不全失代偿期	20~50	186~442
肾功能衰竭期	10~20	451~707
尿毒症期	<10	≥707

中医证候诊断标准见表 7。

表7　慢性肾功能衰竭辨证分型

证型	临床症状	舌象	脉象
脾肾气虚	腰膝酸软、面色无华、身疲乏力、少气懒言	舌淡有齿痕	沉细
脾肾阳虚	畏寒肢冷、腰部尤甚、小便清长、大便稀溏	舌淡白	沉弱
脾肾气阴两虚	腰以下水肿、腰膝酸软、五心烦热、夜间尤甚、胃脘嘈杂	舌红少苔	沉
肝郁脾虚	饥不欲食、虚烦不寐、腰酸膝软，胸闷、气短，喜叹息，心烦，两胁疼痛	舌红苔薄白	弦
水湿、湿浊内停	胀痛，乳房胀痛，大便时干时稀、恶心呕吐、大便黏而不爽、嗜睡、乏力、头身困重，或水湿泛溢于肌肤而伴肢体浮肿	舌淡有齿痕	沉细
肝胃郁热证	肢体困重，恶心呕吐，食少纳呆，急躁易怒，两胁疼痛	舌苔(黄)厚腻	滑数
瘀血内阻	腰部刺痛难忍、面色晦暗甚至黎黑、肌肤甲错	舌有瘀点	涩

症状分级量化标准参照《中药新药的临床研究指导原则》。(见表8)

表8　慢性肾功能衰竭症状分级量化表(正常为0分)

积分 主症	2分(轻)	4分(中)	6分(重)
面部色泽	色暗黄少光泽	色暗黄无光泽	色暗黑无光泽
恶心呕吐	偶尔1~2次	每日2~4次	频繁无缓解
倦怠乏力	偶感乏力	间歇乏力	乏力不能缓解
腰膝酸软	偶尔有腰膝酸软的感觉	每天都腰膝酸软	腰部疼痛不解
脘腹胀满	脘腹稍胀	脘腹胀满	脘腹胀满
口干舌燥	饮食可 口干	纳呆 口干舌燥	终日不解 口干舌燥
五心烦热	稍饮缓解 手足心稍热	饮水能解 手足心热	饮水难解 手足心烫
肢体困重	无心烦 肢体困重未碍活动	时有心烦 肢体沉重有碍活动	心烦不宁 肢体沉重活动困难

续表

主症＼积分	2分(轻)	4分(中)	6分(重)
腰部冷痛	微感	可忍受	难忍
尿少色黄	尿量减少,颜色基本正常	尿少,颜色比较黄	尿少,颜色如浓茶
水肿	晨起眼睑肿	眼睑及双下肢肿	全身水肿
头晕	偶尔发作	持续可缓解	头晕无缓解
大便干	大便干 2日一解	大便秘结 3~5日一解	大便秘结 数日一行
口苦	晨起口苦	口苦可缓解	口苦无缓解

注:症状正常及舌脉的具体描述,均不计分。

2.2.2 病例观察的标准

2.2.2.1 病例的选择标准

(1)已经诊断为慢性肾功能衰竭的患者。

(2)年龄为25~70岁的慢性肾衰患者。

(3)疾病诊断属于慢性肾功能衰竭病非透析病人。

(4)血肌酐(Scr)在133~451 μmol/L之间的患者。

(5)符合中医症候诊断标准的患者。

具备以上条件的患者,均可纳入。

2.2.2.2 病例排除标准

(1)不具备病例纳入的患者。

(2)精神病患者和智力、语言障碍者。

(3)进行透析治疗的患者。

(4)药物过敏的患者。

(5)年龄不满25周岁或超过70周岁者。

(6)患有严重并发症者。

2.2.2.3 剔除和脱落病例标准

(1)已纳入试验,又发现不符合纳入标准者。

(2)试验期间患者出现严重的并发症,如严重肝功能损害、重度心功能不全、恶性肿瘤等。

(3)拒绝合作或无法合作者。

(4)试验期间出现严重不良反应者,应终止试验。

2.3 研究方法

60 例早中期的慢性肾衰患者均来自宁夏回族自治区中医医院肾内科病房及肾病专家门诊就诊的病人，将符合病例纳入标准的患者随机分为治疗组(健脾和胃方)和对照组(海昆肾喜胶囊),每组 30 例。采用完全的随机分配方案隐藏法,即按顺序编码、密封、装入不透光的牛皮纸信封。牛皮纸信封附于病例报告表中,当符合纳入标准的患者准备入组时,临床研究医师依次取编码好的病例报告表,打开其中的信封,按照信封中的随机分组安排使患者分别进入健脾和胃方组和海昆肾喜胶囊组进行治疗,其结果进行医学统计处理和分析。

2.3.1 一般的治疗

(1)优质低蛋白饮食。

(2)对水、电解质紊乱的患者给予纠正。

(3)代谢性酸中毒的患者给予口服碳酸氢钠片或静滴 5%碳酸氢钠溶液。

(4)糖尿病和高血压等疾病的患者应当控制血压和血糖。

(5)预防感冒,防治感染,如果出现了感染,则应慎用肾毒性药物。

2.3.2 对照组

对照组的 30 例慢性肾衰的病人在一般的治疗基础上,同时给予海昆肾喜胶囊(吉林省辉南长龙生化药业,规格:0.22 g×18 s,国药准字:Z20030052) 0.44 g,2 粒/次,餐后 1 h 口服,3 次/d,坚持服用 3 个月。

2.3.3 治疗组

治疗组 30 例病人在一般治疗基础上，辨证加服健脾和胃方。以健脾和胃方为主方加减治疗，其药物组成：柴胡 12 g、黄芩 15 g、枳壳 15 g、黄芪 30 g、党参 20 g、茯苓 15 g、炒白术 15 g、姜半夏 15 g、竹茹 15 g、陈皮 10 g、砂仁 10 g、神曲 8 g 为主方随证加减，柴胡、枳壳、党参、黄芪为君药。茯苓、炒白术、姜半夏、竹茹均为臣药。大便秘结兼有瘀血者加丹参 30 g、大黄 6 g。以上药物水煎服，由宁夏回族自治区中医医院中药制剂室煎取至 200 ml，每日 1 剂，分早晚服，30 天为 1 个疗程，服用 3 个疗程。

2.4 试察指标

2.4.1 一般观测指标

（1）观测患者的生命体征，了解患者的既往史和家族遗传史等。

（2）每月检查和记录患者的血、尿、便常规。

（3）肝功能、电解质、心电图、腹部及泌尿系彩超，每月检查 1 次并记录。

2.4.2 检测的指标

2.4.2.1 症状观测

对恶心呕吐、腰酸腰痛、面部色泽、神疲乏力、脘腹胀满、浮肿、大便干与稀等症状，用程度记分的方法表示，在治疗后 2 周观察记录 1 次。

2.4.2.2 生化指标检测

用全自动生化分析仪检测血肌酐（Scr）、尿素氮（BUN）、血红蛋（HGB）、按 Cockcroft- Goult 公式计算其内生肌酐清除率，Ccr=[（140−年龄）×千克重]/[0.818×血肌酐（μmol/L）]×0.85（女性）。

2.4.2.3 血清指标检测

肿瘤坏死因子（TNF−α）的检测：受检者均于治疗前及治疗后 3 个月清晨空腹，采静脉血 5 ml，选择 EDTA 为抗凝剂，并在 1 h 内离心分离血清，−20℃冷冻保存。采用酶联免疫吸附法（ELISA）测血浆肿瘤坏死因子 a（TNF−α）水平，具体操作按说明书进行。检测试剂盒由北京永辉生物有限公司提供，其中 TNF-α 的检测范围 20~400 pg/ml。

C-反应蛋白（CRP）的检测：所有受检对象于治疗前及治疗后 3 个月清晨空腹，抽肘静脉采血 2 ml，置放含有肝素抗凝管内待查，摇匀、每分钟 3 000 转，离心 20 min 后分离血清，-80℃保存，采用免疫散射比浊法测定，试剂由上海科华生物工程股份有限公司提供；按说明书规范操作。以上检测指标由宁夏回族自治区中医医院检验科协助完成。

2.5 疗效评价标准

临床疗效的判定：血肌酐（Scr）下降的幅度大于 25%以上，血尿素氮（BUN）基本恢复到正常的范围，血色素（Hgb）升高的幅度大于 20%以上，患者的临床症状已经缓解或消失，则为显效；血肌酐（Scr）和血尿素氮（BUN）有所下降，但其幅度小于 25%，血色素（Hgb）有所升高但上升的幅度小于 20%，或者在原来的基础上没有任何的变化，患者临床症状有所改善，则为有效；血肌酐（Scr）和血尿素氮（BUN）没有下降或者继续上升，血色素（Hgb）没有上升反而下降，患者临床症状没有任何的改善或继续加重，则为无效。总有效=显效+有效[9]。

2.6 统计分析与结果

用 SPSS 17.0 对其结果进行统计并分析。两组资料以 $\bar{x}\pm s$ 表示，治疗组、对照组各自治疗前后的比较采用配对样本的 t 检验，治疗组和对照组治疗前后的结果进行的比较采用成组设计两样本均数的 t 检验，等级资料用秩和检验，显著性水准取 α=0.05。

2.6.1 总的疗效（见表9）

表 9　两组治疗后总的疗效比较[例(%)]

组别	n	显效	有效	无效	总有效
治疗组	30	10(33.32)	16(53.33)	4(13.31)	26(86.7)
对照组	30	7(23.33)	10(33.34)	13(43.33)	17(56.6)
Z 值					-2.299
P 值					0.022

注：vs 对照组，▲P<0.05。

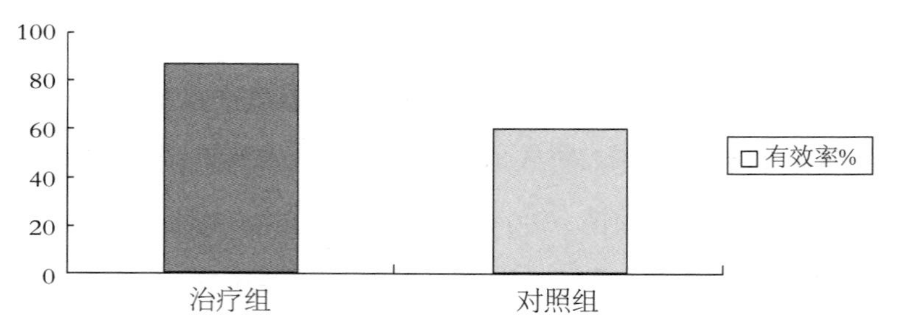

图3　两组治疗后的总体有效率图

2.6.2　症状积分(见表10、表11、表12)

表10　对照组治疗前后症状积分情况比较($\bar{x}\pm s$)

对照组	例数(例)	症状积分(分)
治疗前	30	44.27±11.32
治疗后	30	25.97±5.83
t值		13.844
P值		0.00

注:vs 治疗前,**P<0.01。

表11　对照组治疗前后症状积分比较($\bar{x}\pm s$)

治疗后	例数(例)	症状积分(分)
治疗组治疗后	30	44.83±11.39
对照组治疗后	30	42.87±9.24
t值		1.912
P值		0.066

注:vs 治疗前,P>0.05。

表12　治疗组和对照组治疗后症状积分情况比较($\bar{x}\pm s$)(分)

治疗后	例数(例)	症状积分(分)
治疗组治疗后	30	25.97±5.83
对照组治疗后	30	42.87±9.24
t值		−8.140
P值		0.000

注:vs 对照组,▲▲P<0.01

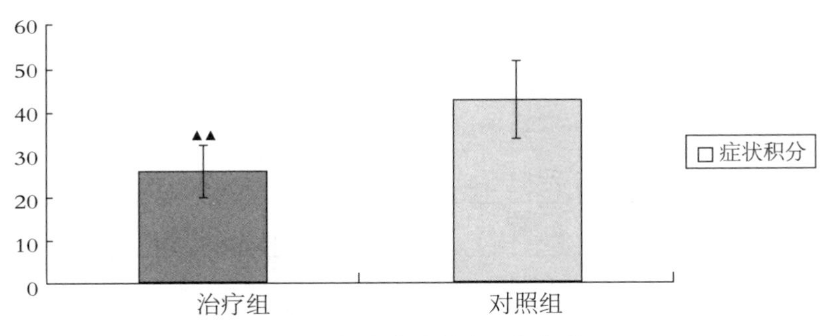

图 4 两组治疗后的症状积分图

2.6.3 肾功能和血红蛋白治疗前后的比较（见表 13、表 14、表 15）

表 13 治疗组治疗前后肾功能及血红蛋白的比较（$\bar{x}\pm s$）

治疗组	例数（例）	尿素氮（mmol/L）	血肌酐（μmol/L）	内生肌酐清除率（ml/min）	血红蛋白（g/L）
治疗前	30	18.52±5.10	292.99±71.91	23.97±9.61	91.73±21.53
治疗后	30	14.2±4.10	231.6±63.95	34.63±15.17	109.2±16.62
t 值		6.538	9. 028	−6.453	−4.589
P 值		0.000	0.000	0.000	0.000

注：vs 治疗前，$^{**}P<0.01$。

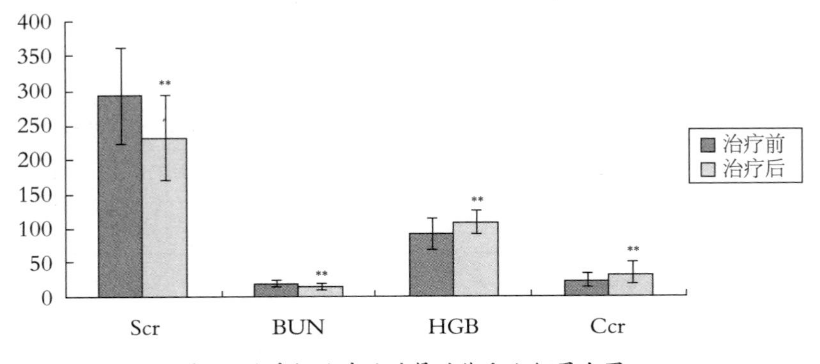

图 5 治疗组治疗后的肾功能和血红蛋白图

表 14　对照组治疗前后肾功能和血红蛋白的比较($\bar{x}\pm s$)

对照组	例数(例)	BUN(mmol/L)	Scr(μmol/L)	Ccr(ml/min)	HGB(g/L)
治疗前	30	18.77±5.26	292.72±71.02	23.73±9.48	89.17±25.43
治疗后	30	17.39±4.12	277.95±68.81	25.30±10.11	94.23±19.86
t 值		2.241	2.279	−2.175	−1.161
P 值		0.033	0.03	0.038	0.255

注：vs 治疗前，*P*<0.05。

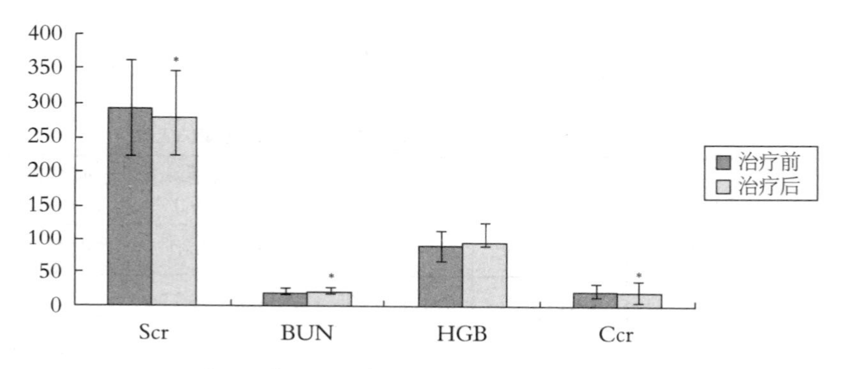

图 6　对照组治疗后的肾功能和血红蛋白图

表 15　治疗组和对照组治疗后肾功能和血色素情况比较($\bar{x}\pm s$)

治疗后	例数(例)	尿素氮(mmol/L)	肌酐(μmol/L)	内生肌酐清除率(ml/min)	血红蛋白(g/L)
治疗组	30	14.21±4.10	231.65±63.95	34.63±15.17	109.2±16.62
对照组	30	17.81±4.49	277.95±68.81	25.30±10.11	94.23±19.86
t 值		−2.997	−2.700	2.803	3.173
P 值		0.004	0.009	0.007	0.002

注：vs 对照组，*P*<0.01。

2.6.4 CRP和TNF-α治疗前后的比较(见表16)

表16 治疗组与对照组各项检测指标的比较($\bar{x}\pm s$)

检测指标	治疗组		对照组	
	治疗前	治疗后	治疗前	治疗后
Scr(μmol/L)	292.99±71.91	231.65±63.95**▲▲	292.72±71.02	277.95±68.81*
BUN(mmol/L)	18.52±5.10	14.21±4.10**▲▲	18.77±5.26	17.39±4.12*
Ccr(ml/min)	23.97±9.61	34.63±15.17**▲▲	23.73±9.48	25.30±10.11*
HGB(g/L)	91.73±21.53	109.22±16.62**▲▲	89.17±25.43	94.23±19.86
GRP(mg/L)	6.04±1.11	5.32±1.08**▲	6.01±1.12	5.92±1.16*
TNF-α(pg/ml)	130.08±11.30	122.42±10.46**▲	129.98±11.47	128.21±10.07*

注:vs 治疗前,*P<0.05,**P<0.01;vs 对照组,*P<0.05,**P<0.01。

2.7 结果

(1)对两组的各项数据进行了方差齐性检验(P>0.05),经检验符合正态分布,可认为方差齐,组间比较用成组设计的两样本均数的t检验,组内的比较用两样本的配对t检验,等级资料用秩和检验。

(2)治疗前对两组患者的一般资料、临床资料、临床症状积分和各项检测指标分别进行了比较,结果显示两组患者的一般资料、临床资料、临床症状积分和各项检测指标在治疗前均没有显著性的差异(P>0.05),具有可比性。

(3)对两组患者的临床症状积分和各项检测指标进行了治疗前和治疗后的比较,治疗组的各检测指标在治疗前后进行了组内的比较(P<0.01),对照组的各项检测指标在治疗前后进行了组内的比较(P<0.05)。

(4)对两组治疗后的临床症状积分和各项检测指标进行了组间的比较(P<0.05),其结果提示健脾和胃方可缓解患者的恶心呕吐、腰膝酸软、胃脘部胀满等症状和降低血肌酐、尿素氮、C-反应蛋白、肿瘤坏死因子α;提高血色素和内生肌酐清除率方面均比海昆肾喜胶囊疗效好。

经统计检验结果提示：

（1）治疗前两组 BUN、Scr、Ccr、HGB 组间比较无显著差异（$P>0.05$），具有可比性。

（2）治疗组 BUN、Scr、Ccr、HGB 治疗前后相比较有显著差异（$P<0.01$），说明以疏肝健脾和胃方为主的药物能改善 CRF 的肾功能和提高血色素，对照组 BUN、Scr、Ccr、HGB 治疗前后相比较无显著差异（$P>0.05$），可见海昆肾喜胶囊没有明显的改善患者的肾功能和营养状况。

（3）BUN、Scr、Ccr、HGB 治疗后组间相比较，治疗组与对照组差异明显（$P<0.05$）。说明用疏肝健脾和胃方治疗后，患者肾功能明显改善，血色素提高明显，与对照组相比较差异较明显。

2.8 不良反应

在治疗过程中，治疗组未发现服用中药后有明显不良反应，在服药初期，有 6 例患者出现大便次数增加，但便常规检查，无明显异常，调整药量后，症状消失，继续接受治疗；对照组有 3 例出现血钾升高，经严格限制饮食和药物治疗后均得到有效控制，5 例出现胃脘部不适，经减少口服海昆肾喜胶囊剂量后症状消失，无 1 例脱落。在治疗后半年对研究对象中显效的 26 例患者进行了随访，有 3 例因未控制饮食，2 例因劳累，病情有所反复，余未见异常。

2.9 讨论

在慢性肾脏病（CKD）的发展中，慢性肾衰的发病率和死亡率逐年升高，慢性肾衰的病因病机复杂，但不外乎虚和实，虚有气、血、阴、阳；实有气滞、血瘀、痰饮。而脾胃的升降是调理机体的气机运行的主要方面，脾胃又为气血生化的源泉，基于脾胃的升降理论来治疗慢性肾衰，可以改善患者的临床症状，减轻患者的痛苦，提高患者的生活质量。

2.9.1 慢性肾衰的现代研究及其机制

现代医学理论研究表明糖尿病肾病、高血压肾损害、肾小球肾炎、梗阻性肾病、多囊肾、遗传性肾炎等肾脏疾病都是导致慢性肾衰的主要病因，其中糖尿病肾病、高血压肾损害在临床上比较常见。高血糖、高血压、蛋白尿、低蛋白血症、吸烟等因素极易导致 CRF 的发生，贫血和营养不良也能引起 CRF 的进一步发展。其中导致其发生急性恶化的危险因素有：慢性肾炎、高血压、糖尿病、乙肝病毒相关性肾炎等可以导致慢性肾衰的发生；低血压、大出血或休克等引起的血容量不足；肾动脉狭窄患者出现的肾脏局部血供急剧减少；严重高血压未能控制；肾毒性药物的使用；泌尿系梗阻；合并严重的感染。

随着科技的进步，对 CRF 进展的研究机制有了新的认识。现在认为其可能的发病机制主要有以下几种：肾单位的高滤过和高灌注；肾单位高代谢；肾组织上皮细胞表型转化作用，在炎症因子和某些因子的诱导下，肾小管上皮细胞、肾小球上皮细胞、肾间质成纤细胞可转变为肌成纤细胞是肾间质纤维化、局灶节段性或球性肾小球硬化的主要原因；一些细胞因子参与肾小球和肾小管的损伤过程，并在促进细胞外基质增多中起重要作用；肾脏固有细胞凋亡增多与肾小球硬化、小管萎缩、间质纤维化有着密切的关系，另外和尿毒症毒素作用也有关。

2.9.2 C-反应蛋白与慢性肾衰的关系

CRP 是指机体在受到感染和机体损伤时血浆中一些急剧上升的蛋白质。研究表明慢性肾衰患者存在微炎症状态，并且慢性肾衰患者体内的 CRP 水平偏高。机体微炎性反应状态与慢性肾衰时心血管疾病、贫血、营养不良等多种并发症的发生及发展密切相关，是导致患者死亡率增高的一个重要因素。大量的研究报道，心血管事件是 CRF 患者的首要死亡原因，而动脉粥样硬化是心血管疾病的中心环节。炎症在动脉粥样硬化起始、发展以及并发症形成的过程中均起着重要作用[10]。血清 CRP 浓度与高血压病之间有一定的相关性，高血压患者的收缩压、舒张压水平随血清 CRP 浓度增高而升高[11]。慢性肾功能衰竭患者 CRP 水平与血浆白蛋白、前白蛋白水平以及血浆白蛋白/血肌酐比值呈负相关，表明肾衰患者CRP 水平可反映机体营养状况及炎症反应[12]。同时 CRP 对慢性肾功能衰竭贫血患者的促红细胞生成素的生成及反应均有一定的干预作用，可以作为慢性肾衰贫血患者促红细胞生成素反应性的预测指标[13]。而高浓度的 CRP 可以上调肾小管上皮细(CD320)受体的表达，CD320 活化可触发单核细胞、中性粒细胞和内皮细胞血管平滑肌的促炎反应。CRP 不仅能反应体内炎症的程度，其本身也作为一种炎症介质参与了炎症过程本身[14]。

2.9.3 TNF-α 与慢性肾功能衰竭的关系

TNF-α 是一种具有多种生物学活性的前炎症细胞因子，是机体炎症及免疫反应的重要调节因子，具有积聚炎症细胞的作用，能促进炎症的发生和发展[15]TNF-α 来源极广泛，体内的多种细胞均具有产生和释放 TNF-α 的能力，如单核巨噬细胞、淋巴细胞、平滑肌细胞、成纤维细胞、内皮细胞、表皮细胞、角质细胞、星形细胞和成骨细胞等。研究发现 CRF 患者的血压(包括舒张压与收缩压)与 TNF-α 血浆水平量呈正相关。血压高者 TNF-α 血浆水平也高，TNF-α 参与了高血压的主要病理改变。CRF 患者增高的 TNF-α 能抑制 EPO 的生成，引起贫血，抗 TNF-α 制剂可改善 CRF 病人的造血功能[16]。TNF-α 可刺激肝细胞过量合成和释放血管紧张素原，进而调控肾素-血管紧张素系统，促进高血压的发生发展[17]。肾脏中的 TNF-α 主要由肾间质中的巨噬细胞、肾小球系膜细胞和肾小管上皮细胞产生；可刺激机体成纤维细胞的增生，使多种转录因子、细胞因子、黏附分子等表达增强；介导中性粒细胞、单核细胞与内皮细胞结合，导致血管内皮细胞受损；可刺激系膜细胞分裂增殖及系膜基质(ECM)合成增加，在肾小球硬化、肾间质纤维化中发挥重要作用，通过损害肾小球和损害肾间质导致肾功能的进一步下降[18]。

2.9.4 中医古籍对慢性肾衰病名的记载

根据文献的记载对慢性肾功能衰竭的命名方式有以下三种[19]：根据其症状命名为："水肿""癃闭"；根据发病的原因所命名的有"肾风""肾劳""溺

毒”;以临床症状命名的“关格”。

2.9.5 中医对慢性肾衰的认识

此病属于中医的“癃闭”“关格”“肾风”等范围,尤其与关格中症状的描述极为相似。姚源璋等[23]认为慢性肾衰,应从气血(阴)、水论治,病气:在慢性肾功能衰竭代偿期、失代偿早期主要以气虚为主,以益气健脾补肾为主,或疏解,或清透,或芳化,随证治之。病血(阴):慢性肾功能衰竭失代偿后期、衰竭期以血虚和血瘀为主,以补血活血为主,活血补肾治疗可以减轻或阻止肾小球硬化的进度。病水:尿毒症期以水湿内停为主,治疗当利水渗湿。乔成林[24]认为,本病主要的病机为脏腑虚损,正气不足,水湿邪毒潴留,充斥三焦为主要矛盾,治疗当攻补兼施。沈庆法[25]认为,慢性肾衰应当分期论治即分早中、晚期治疗,早中期应当注重补益脾肾,晚期应温阳化浊,还提出在治疗慢性肾衰的整个过程中,当重视脾胃,脾胃为气血生化的源泉。翟惟凯[26]认为脾胃证候贯穿慢性肾衰竭的始终,消化道症状的轻重是观察疾病轻重的重要指标之一,也是加重疾病恶化的标志,所以调理脾胃顾护胃气在治疗慢性肾衰中更为重要。张志明[27]根据“开后窍以利前阴”的原理,用中药灌肠法辨证论治,将灌肠的药物分为两类,

(1)偏凉:大黄、蒲公英、煅牡蛎。

(2)偏热:用大黄配附子、益母草、牡蛎。方意取其泻下通腑、活血化瘀通络的作用,进而促进湿毒、痰浊等有毒物质从胃肠道的排出。李夏玉[28]认为慢性肾衰竭治疗上须标本兼治,主要以补益脾肾、化湿泄浊、活血化瘀等为主。一方面,须辨清虚实,是因虚致实还是因实伤正,另一方面,要辨清以虚为主还是以实为主。马晓燕等[29]提出肾虚和毒邪是慢性肾衰发生发展的重要因素;治疗重视调理脾胃升降,包括健脾益气、辛开苦降、芳香化浊、温中降逆、通腑泄浊等。于敏[30]认为肾衰是痰瘀互阻于肾所致,治疗应当注重化痰、活血化瘀,从而改善肾间质的纤维化,肾小球的硬化,在一定程度上改善肾功能。

可见慢性肾衰的病因病机错综复杂,医家们对此有不同的解释,大致可

总结为以下几种：有肾络瘀阻，病久则血瘀；有脏腑虚损，湿浊邪毒充斥三焦；有肾虚和邪毒郁阻于肾等之说。但根据慢性肾衰患者在临床上表现的一系列的脾胃升降失常的症状（恶心呕吐、食少纳呆、脘腹胀满等来分析，我们认为慢性肾衰的基本病机为脾胃升降失常所致，使清阳不出上窍，浊阴不出下窍，从而导致体内的水、钠和有毒物质的潴溜。疾病的过程中始终贯穿着脾肾两虚，如《内经》中所说："正气存内，邪不可干"，正气不虚，则机体就不会感邪，疾病就不会发生。抓住疾病的本质，通过调理脾胃的升降功能，使该升则升，该降则降，这是治疗慢性肾衰的关键。

2.10 脾升胃降与慢性肾衰之间的关系

2.10.1 脾胃升降

脾主升清，脾将胃肠道吸收的水谷精微和水液向上散布于心肺、头面以濡养全身，脾主升清与胃主降浊是对立统一的。脾在机体对营养物质的吸收、转输和散精中起着重要的作用。脾既能运化水谷精微也能运化水液，只有脾主运化的功能旺盛，则机体消化吸收精微物质的功能才能正常的发挥，因而才可将水谷化生为精、气、血、津液，以充实脏腑、组织、形体、官窍，所以说：脾胃为后天之本，气血生化之源。反之，若脾失健运，则会出现头晕、神疲乏力、腹胀、便溏稀、纳呆、面色萎黄等症。脾失运化水液，则水湿、痰饮内停可导致水肿。胃主通降，胃者仓廪之官，水谷气血之海也。胃通过降浊的功能，把食物残渣和糟粕向下传给小肠和膀胱，通过小肠的泌别清浊和膀胱的气化作用而排出体外。只有胃先将糟粕向下通降了，才能重新收纳。只有脾和胃的功能相互协调，才能为机体提供所需的营养物质，从而维持机体正常的生命活动。脾胃升降失常了，则清气不能上升，浊气不得下降，则在上有头面失养而头晕，中有浊气停滞而腹部胀满、纳呆，下有便溏稀、尿液浑浊等。胃气当降而不降，还会出现胃气上逆，临床上患者常常表现为恶心、呕吐、呃逆等一系列的症状。

《素问·六微旨大论》："出入废则神机化灭，升降息则气立孤危，故非出入,则无以生长壮老已,非升降,则无以生长化收藏。”可见如果气的升降出入停止了,则人体的生命活动也就停止了,只有气机正常地升降出入了,机体则才能正常地运行,由此可见五脏气机升降出入对机体的重要性。脾胃作为调理全身气机升降的一对,在生理上表现为纳运相得、升降相因、燥湿相济。《景岳全书》中说脾的运化,胃的纳运,只有脾胃的一运一纳正常了,才能为机体化生营养物质。脾气可以将肝脏和肾脏中的精微物质向上输送到头面部,胃气可以将心脏和肺脏中所产生的混浊的物质向下继续输送给大小肠和膀胱等脏器,做进一步的代谢。脾胃在生理功能上相辅相成,在病理上则相互影响。脾之升是为了胃降,胃之降是为了脾之升,升降协调,五脏气机的运动才能正常地升降出入[31]。如黄元御所说:在下之气注定要以升为主,而在上之气也注定要以降为主。清气不升则下陷,浊气不降则上逆。[32]可见脾胃为一个有机的整体,只有脾升胃降协调才能发挥相应的作用。

2.10.2 脾胃升降与慢性肾衰的关系

2.10.2.1 脾胃之变可累及肾脏,表现为五脏气机的升降失常

《脾胃论》中说:“百病皆由脾胃衰而生也。”说明脾胃之气的盛衰,可以导致其他脏腑的病变甚至还可威胁到人体的生命活动。若胃气本来就虚弱,而暴饮暴食,则脾胃之气则更加的损伤,则会导致其他的疾病的发生。可见如果胃气充足了才能保证人的健康生活。故《景岳全书·杂证漠·脾胃》中说,治病要先观察患者有无胃气,治病首先要顾护胃气。《内经》中说:“中气不足,溲便为之变。”即提示了脾胃与肾病的关系。脾胃之病可以表现为五脏气机的升降失常,五脏之病通过脾胃可以治疗。肾为先天之本,脏腑元阴元阳之首,脾为后天之本,因先天禀赋不足、后天失养、饮食劳倦等,导致了脾肾虚损、脾胃升降失常、气机阻滞,则水湿、痰浊内停。日久则水湿、血瘀、痰浊等日久在体内蕴结成了毒[33],从而导致了慢性肾衰的发生。然而现代医学研究也表明消化系统症状的轻重与尿素氮、血肌酐关系密切。

2.10.2.2 慢性肾衰可影响脾胃的功能，表现为脾胃升降失常

据我们临床观察，慢性肾衰的患者脾胃功能紊乱者可达 90%，慢性肾衰病程漫长，迁延日久，病机错综复杂，但诸多医家认为慢性肾衰的病机为本虚标实，即脾肾两虚，水湿、痰浊、瘀血、湿浊内停所致。久病则气虚，慢性肾衰患者病久则肾气衰惫，肾气和肾阳俱虚，肾阳虚不能温煦脾阳；脾气、脾阳失运，则水湿内停。脾气不固则出现尿血、便血还可出现尿液混浊、泄泻等症，这些症状又加重了慢性肾衰的进程，又因慢性肾衰本有标实，水湿、痰浊、瘀血内停则影响脾的功能，湿邪困脾，脾胃不调，升降失常，气血生化无源。而脾气主升清，胃气主降浊，一升一降从而调节机体的升降运动。胃失通降，则肠道里面的糟粕不能及时排出则血肌酐，尿素氮会上升，从而影响肾功能。脾胃升降失常，清阳不升，浊气不降，后天之精不能滋养先天之精，导致肾脏更加亏虚又可变生他病。可见脾胃和慢性肾衰之间相互影响。脾胃功能的强弱则为病变进退的关键，通过调理脾升胃降不仅可以改善肾功能、缓解患者的症状，还可以促进药物的吸收，改善慢性肾衰患者的营养状况。

2.11 童安荣主任医师对慢性肾衰病因病机的认识及辨证分型

2.11.1 童安荣主任医师自己对慢性肾衰病因病机的认识

慢性肾衰病人病程冗长，慢性肾衰患者主要以升降失常为主，前期脾肾气虚，脾胃升降失常。后期脾肾阳虚，水湿、痰饮、湿热、浊毒、瘀血互阻。脾肾气虚，脾不能为胃运化津液，脾胃升降失常，则病情加重。任何疾病，如果脾胃衰败，则饮食水谷甚至药物难以吸收，则疾病只会更加地恶化[34]。不运水，身浮肿，则水气归于四肢而见浮肿。水湿、脾失运化则水湿、痰浊内停；脾主四肢，脾湿热可郁遏阳气，阳气不宣也可致四肢及全后期脾肾阳虚，水湿、痰饮、湿热、浊毒、瘀血互阻为主。腑阴阳之本，肾阳为一身阳气之本，“五脏阳气，非次不能发也”。肾为先天之本，脏肾阳虚则不能温煦脏腑，脏腑的功能减退，气血运行不畅，则出现瘀血。而水湿、痰浊、瘀血等病理产物又会进一步地影响机体的功能，则病情加重。可见脾肾两虚、升降失常是慢性肾衰的

病因病机的关键,脾肾两虚、脾胃升降失常则水湿、痰浊、瘀血内停,所以慢性肾衰患者多数表现为面色晦暗,甚者则面色黧黑,恶心、呕吐,脘腹胀痛,皮肤燥痒,大便干燥,舌苔厚腻,脉弱。治疗当以恢复脾胃升清降浊功能、顾护脾胃为根本,则该升的升,该降的降,临床上所出现的症状才会消失[35]。

2.11.2 临床的辨证分型

以消化系统为主要表现的慢性肾衰患者临床上可分为以下几种证型。

2.11.2.1 脾肾气虚

慢性肾衰患者早期以脾虚为主,久则土不克水。可见腰膝酸软、面色无华、身疲乏力、胃部胀满、纳呆、少气懒言、心悸、心慌气短、面色萎黄,舌红、两边有齿痕,苔白,脉细弱。故以补脾健胃以调升降为主,佐以补肾的药。

2.11.2.2 脾肾阴虚

可见胃脘嘈杂、灼热,五心烦热,尤其夜间手脚心热甚、咽干、饥不欲食、虚烦不寐。舌红,少苔,脉细。在调理脾胃升降功能的同时加以补阴的药物,其剂量不宜过大,滋阴佐以补阳的药物,阴得阳助,则不至于使机体过于的寒凉。

2.11.2.3 脾肾阳虚

可见患者四肢冰凉、怕冷,腰部尤甚、小便清长,大便稀溏、畏寒肢冷。舌白,脉沉。在调理脾胃升降的基础上加以补阳的药物。其剂量不宜过大,补阳佐以滋阴的药物,防止了补阳药物过于温燥。

2.11.2.4 肝郁脾虚

患者胸闷、气短,喜叹息、心烦,两胁胀痛、乳房胀痛,大便时干时泄,不思饮食。舌红,苔薄白,脉弦。治以疏肝健脾解郁,以调升降。

2.11.2.5 水湿、湿浊内停

湿浊中阻,脾胃升降失调,症见脘腹胀闷、泛恶欲呕、大便溏薄、体倦乏力、头身困重或水湿泛溢于肌肤而伴肢体浮肿,舌胖,苔腻,脉濡。治以化湿健脾运脾,和胃降逆。

2.11.2.6　肝胃郁热

症见胸闷，脘腹痞胀，纳呆，恶心，时有呕吐，口臭。急躁易怒，两胁疼痛，偶尔腰酸、腰疼，大便溏稀，舌苔黄腻，脉数。治以清热解郁，调理脾胃的升清降浊。

2.11.2.7　瘀血内阻

患者后期出现痰湿、瘀血互阻，腰疼、腰酸，胃脘胀痛，恶心、呕吐，不欲饮食，面色黧黑、肌肤甲错，尿少，双下肢可见轻微浮肿。舌暗，并且舌边有瘀点，脉涩。在调理脾胃升降的同时加以活血化瘀通便的药。通过一段时间的治疗患者的肌酐、尿素氮有了明显的改善。

2.12　运用健脾和胃方调理脾升胃降治疗 CRF

（1）改善了患者的临床的症状和体征，其效果明显。通过调理脾胃升清降浊的功能，恢复五脏气机的升降出入运动，从而改善胃肠道的功能紊乱。CRF 患者常有胃肠运动功能紊乱之症，临床上慢性肾衰患者常表现为恶心、呕吐、纳呆、腹部胀满、神疲乏力、腰膝酸软、便秘或者便溏等一系列的症状。根据研究表明 CRF 患者的胃肠道的运动功能、胃溃疡及消化道的出血均与胃泌素、胃动素有关[36-38]。所以通过调节脾胃的升降功能可以治疗慢性肾衰患者的消化系统的症状。

（2）有效地降低了血肌酐（Scr）、尿素氮（BUN），提高了内生肌酐清除率（Ccr）。通过调理脾胃，以恢复升清降浊的功能，促进胃肠的蠕动，加速尿素氮和血肌酐等有毒物质从胃肠道的排出。从而降低血液中的血肌酐和尿素氮，提高内生肌酐清除率，改善肾功能[39]。

（3）升高了患者的血红蛋白（HGB），改善营养状况，纠正肾性贫血。调理脾胃治疗 CRF，可扶正补虚，促进脾胃的消化吸收，能有效地吸收水谷精微物质，也可帮助药物的吸收，进而促进了胃肠道里有毒物质的排放，有效地改善 CRF 患者的肾功能和营养状态[40]。

（4）减轻了慢性肾衰的微炎症状态，通过降低体内 CRP 和 TNF-α 的浓度,延缓了慢性肾衰的发生发展。

2.13 健脾和胃方的组成及药理分析

2.13.1 健脾和胃方的药物组成

柴胡12 g、枳壳15 g、黄芪30 g、党参20 g,茯苓15 g、炒白术15 g、姜半夏15 g、竹茹15 g、陈皮10 g、砂仁10 g、神曲8 g为主方随症加减,根据药物药性的升降沉浮来分析药物的功效,其中以辛甘温热为主的药物的药性多数为升浮,而以酸苦涩和寒凉为主的药物的药性多为沉降。其中柴胡、姜半夏、党参、黄芪、砂仁等药物的药味辛、性温,主升浮。黄连、竹茹、枳壳、茯苓、大黄、丹参、白茅根、僵蚕、蝉蜕、白术等其味苦、咸,性寒主降。而柴胡可疏肝解郁,调畅气机,协调脾胃升降,肝气可疏利胆汁,进而促进脾胃对饮食物的吸收和转输;党参、黄芪作为补气的药物则为君药。茯苓渗湿、安神,炒白术健脾益气,燥湿利水,姜半夏、竹茹和胃止呕均为臣药。陈皮理气健脾和胃,砂仁燥湿健脾,神曲和中助运。舌苔黄腻者加黄连6 g,吴茱萸3 g;舌苔白厚者加石菖蒲12 g。有蛋白尿和潜血者加蝉蜕12 g、僵蚕12 g、白茅根30 g。大便秘结兼有瘀血者加丹参30 g、大黄6 g。

2.13.2 现代药理研究

柴胡:味苦、辛,性微寒。具有透表泄热、疏肝解郁、升阳举陷的功效,尤善升举脾胃清阳之气。研究发现其具有抗炎、增强免疫、减轻氮质血症的作用[41]。

枳壳:功能行气宽中除胀,本品辛升苦降,与柴胡相伍,一升一降,具有疏肝解郁,理气宽中之效;与大黄相伍,具有通腑泄浊,推陈致新之效。枳壳有增加肾血流量和利尿的作用。

竹茹:味甘,性微寒。取其清热除烦止呕的功效。能清胃止呕,配黄连、半夏等,本品有抗菌的作用[42]。

姜半夏:味辛,性温,有毒。归脾、胃、肺经。半夏的辛温之性可以温化寒痰,还有止呕的功效。据药理研究半夏能解除支气管痉挛,减少支气管的分泌，可抑制呕吐中枢止呕。已知半夏能增强巨噬细胞的吞噬功能，进而抑制肿瘤的生长[43]。

黄连：味苦，性寒。具有清热燥湿，泻火解毒的功效，尤长于清中焦湿火郁结，湿热中阻，气机不利改善脑缺血，善清胃火，还具有抗菌、抗病毒作用，黄连素能增强体液免疫[44]，黄连素具有缺氧、降血压和抗血栓形成的作用[45,46]。

党参：味甘，性平。有益气、生津、养血的功效，具有调整胃肠运动功能、抗溃疡，抑制胃酸分泌，降低胃蛋白酶活性等作用，抗心肌缺血和抑制血小板聚集等作用。

黄芪：甘，微温。归肺、脾经。具有补气升阳、利水退肿的作用。能升举阳气，尤其脾胃气虚及气虚水湿失运的浮肿，小便不利。可以用来治疗慢性肾炎所引起的浮肿，还有长期尿蛋白不消的患者。黄芪具有免疫调节和抗炎作用[47]，在其他研究中发现黄芪对肾氧化损伤有保护的作用[48]。

陈皮：味辛、苦，性温。归脾、肺经。具有理气健脾、燥湿化痰的功效，尤其适用于湿浊中阻的脾胃气滞，脘腹胀满、恶心呕吐等症状。现代药理研究表明陈皮对胃肠道有刺激作用，并能排出胃肠道的积气。还有降压、抗衰老、调节免疫机制等多种作用[49]。

炒白术：性温、热。有健脾利水的作用，可以用于下肢水肿和小便不利的慢性肾衰患者。白术中含有多种人体必需的氨基酸和微量元素[50]。白术可以促进胃肠道的运动[51,52]。

茯苓：味甘、淡，性平。茯苓具有持久的利尿作用，还可减少由电解质紊乱所引起的不良反应[53]茯苓素能促进机体的水盐代谢功能，从而具有利水渗湿的作用，可减轻水肿等症状[54]。

大黄：味苦，性寒。主要入脾、胃、大肠经。有泻下通腑，其性寒凉可以清热泻火，还有活血化瘀的作用。现代研究证实，大黄具有降脂、降尿素氮及促进蛋白质合成等作用[55,56]，进而延缓慢性肾衰的进程。

丹参：味苦，性微寒。具有活血化瘀消痈的作用，并且还有安神的效果。

研究证明丹参对肾功能损伤有保护作用，能增加肾脏的滤过率和肾血流量[57,58]。机制研究发现，丹参能改善肾功能[59,60]。丹参能增强药物的从而促进肾功能的恢复[61-63]。

砂仁：味辛，性温。中焦及脾胃气滞证。归脾、胃经。有行气和化湿的作用，砂仁挥发油具有芳香健脾、行气，还具有止呕的作用。用于湿阻，助消化的作用，也有抑制血小板聚集、抑菌作用。

蝉蜕：味甘，性寒。有疏风散热的作用，据现代的药理研究还有抗惊厥、抗炎、抗氧化、免疫抑制、抗肿瘤等作用[64]。蝉蜕能降低其血液的黏度，并能抑制血栓形成和降脂的作用[65]。

僵蚕：味咸、辛，性平。有化痰的作用。现代药理研究表明僵蚕具有抗凝血、抗血栓形成、抗惊厥等作用[66-68]。

白茅根：味甘，性寒。其性寒凉则有清热利尿的作用还可止血。主要可以缓解肾小球血管痉挛，增加肾血流量和肾脏滤过率而利尿，且具有恢复血压的作用[69, 70]。

石菖蒲：味辛、苦，性温。归心、胃经，具有开窍宁神、化湿和胃的作用。用于湿阻中焦，脘腹胀闷。能抑制胃酸分泌、抗溃疡，具有保护细胞能力[71]。增强胃肠道的蠕动功能，还可促进大鼠胆汁分泌，从而帮助脾胃的消化吸收[72]。

2.14 疗效分析

2.14.1 临床症状的改善情况

通过对两组患者的临床观察，在运用健脾和胃方治疗后，其胃肠道的主要症状如恶心呕吐、腰膝酸软、脘腹胀满等比用海昆肾喜胶囊治疗的作用明显，说明调理脾胃升清降浊、恢复气机升降出入运动，能有效地缓解慢性肾衰患者的临床症状，减轻患者的痛苦，提高其生活的质量。

2.14.2 检测指标的变化情况

对健脾和胃方组和海昆肾喜胶囊组这两组的各项指标进行了观测，其中治疗组在治疗后的血肌酐、尿素氮、C-反应蛋白和肿瘤坏死因子。显著地降低了;血红蛋白和内生肌酐清除率明显地提高了许多,而对照组这几项指标在治疗前后无明显的改变,说明健脾和胃方能调理脾胃的升降功能,来促进药物和水谷精微吸收的作用,从而促进尿素氮和血肌酐等有毒物质从胃肠道排出的过程中起着重要的作用,健脾和胃方则标本兼治,既清除了机体内的有毒物质,又调节了自身的各项功能,杜绝了有毒物质的产生。

2.15 结论

(1)运用健脾和胃方通过调理脾胃的升降功能治疗慢性肾功能衰竭临床疗效较好。

(2)根据病机确定治则,慢性肾衰的病机关键是升降失常,健脾和胃治疗慢性肾衰脾胃升降失常之病理,恢复气机正常的升降出入运动,紧抓疾病的关键,从而在改善患者的临床症状、肾功能、血红蛋白和降低C-反应蛋白、肿瘤坏死因子等方面均比海昆肾喜胶囊组的疗效明显。慢性肾衰的病位在脾肾,波及多脏,要重视五脏之间的联系,尤其重视脾胃的升清降浊的功能。其次在治疗疾病的过程中要注意顾护胃气,有一分胃气,便有一分生机,可见脾胃的各项功能的盛衰是疾病进退的枢纽,调理脾胃的升降,恢复脾胃的功能不仅能改善患者的营养状况,纠正肾性贫血,还能促进药物的充分吸收,尽早地恢复肾功能,改善患者的临床症状。

参考文献

[1] 唐敏.海昆肾喜胶囊联合银杏达莫注射液治疗慢性肾衰竭的临床观察 [J].2014,21(3):68-69.

[2] Baxter Survey Dat a. Global Dialys is Patients of 1993. In 14th Annual Conference on Peritoneal Diab lysis 1994[M]. Florida. School of Medicine U niv of Miss ouri, Colum bia,1994.111-112.

[3] 叶任高,李幼姬,刘冠贤.临床肾脏病学[M].北京:人民卫生出版社,2007:589.

[4] 于敏,陈芝,刘晓玲,等.从微炎症发病机制探讨中医治疗慢性肾衰竭的思路与方法[J].中国中医急诊,2009,18(4): 568-571.

[5] 晏子友. 慢性肾功能衰竭微炎症状态的研究概括[J]. 中国医药学,2013,3(2):9-11.
[6] 谢丽萍. 慢性肾衰竭的中医临床研究近况[J]. 河北中医,2011,33(5):779-781.
[7] 陆再英,钟南山. 内科学:第7版[M]. 北京:人民卫生出版社,2010:549-550.
[8] 郑筱英. 中药新药临床研究指导原则[M]. 北京:中国医药科技出版社,2002:163-165.
[9] 陈永招. 肾康注射液治疗慢性肾衰竭临床疗效观察 [J]. 临床与实践,2014,12(1):38-39.
[10] 李彦平,武明虎. C-反应蛋白在慢性肾功能衰竭病程进展中的作用[J]. 山西医药杂志,34(11):943-945.
[11] 吴寿岭,高竟生,郝冰,等. 血清高敏C一反应蛋白浓度与高血压病的相关性研究[J]. 中华心血管杂志,2003,31(12):917-920.
[12] 姚峥. 慢性肾衰患者C一反应蛋白与营养不良及感染的关系 [J]. 临床内科杂志,2003,20(10):519-520.
[13] 周金立,马红雨,王洪波,等. C一反应蛋白对慢性肾功能衰竭贫血患者促红细胞生成素生成的影响[J]. 中国医师杂志,2003, 5 (6): 763-764.
[14] 鞠晓华,王炳元. 酒精性肾间质纤维化[J]. 现代医药卫生,2004,20(7):512.
[15] 李卫,刘佳,白家媛,等. α肿瘤坏死因子的研究进展[J]. 动物医学进展,2010,31(12):108-111.
[16] 刘渤,宋晓辉,隋满妹,等. 肿瘤坏死因子-α与慢性肾衰竭的相关性研究[J]. 中国中西医结合肾病杂志,2002,3(7):408-409.
[17] Allan R.TNF-α activates angioten sinogen gene expres sion by the relative activator. Hyper-tension,1996,27:1009-1017.
[18] 胡蜀宾,赵雯红,张金楠,等. 中西医结合疗法对慢性肾衰竭患者肿瘤坏死因子α及纤溶酶原激活物抑制物1的干预作用[J]. 河北中医,2013,35(6):859-860.
[19] 许吓毯. 魏仲南主任医师治疗慢性肾衰病经验总结[D]. 福建中医药大学,2013.
[20] 尹荟萃,郑杨,鞠海洋,等.《黄帝内经》五脏风探析[J]. 黑龙江中医药,2013,2:9-10.
[21] 陈帮明,熊清灼. 从中医文献看“慢性肾衰病”名词规范化[J]. 江西中医药,2014,45(380):11-12.
[22] 林启展,徐大基. 中医古文献对慢性肾功能衰竭的认识[J]. 甘肃中医,2000,2:6-7.

[23] 姚源璋,片昌兴.慢性肾功能衰竭辨证规律探讨[J].中国中医药信息杂志,2003,10(4):71.
[24] 杨文利, 杨成志.乔成林教授治疗慢性肾功能衰竭的经验 [J].山西中医,2005,26(12):1349-1351.
[25] 沈庆法.慢性肾衰竭的中医药治疗作用[J].上海中医药杂志,2006,40(9):37-38.
[26] 黄敏.翟惟凯主任运用化湿泄浊、顾护胃气法治疗慢性肾衰竭经验[J].长春中医药大学学报,2011,27(2):187.
[27] 张志明.慢性肾功能衰竭的中医药治疗[J].江西中医学院学报,2004,16(6):15-16.
[28] 李夏玉.从虚、湿、瘀论治慢性肾衰竭初探[J].中国中医急症,2011,20(5):717-718.
[29] 马晓燕,许静芳.从脾胃升降理论探讨慢性肾衰的辨证思路[J].辽宁中医,2012,37(1):82-83.
[30] 于敏,王妓,等.慢性肾衰竭从痰疲论治理论探讨[J].中华中医药学报,2009,27(6):1166-116s.
[31] 韩金武.升降理论在脾胃疾病中的运用[J].临床合理用药,2010,3 (17): 94-95.
[32] 黄元御.长沙药解[M].北京:学苑出版社,2011:46-47.
[33] 王雪华,白玉宾,张翠.慢性肾功能衰竭的病因病机探析[J].中医药信息,2004,21(4):3-4.
[34] 王茂乱, 高生.张小萍教授治慢性肾衰竭重在脾胃学术思想简介 [J].新中医,2010,42(10):134-136.
[35] 叶俊玲,晏子友,等.扶阳法治疗慢性肾衰竭探析[J].四川中医,2012,30(4):40-41.
[36] 王英德,唐海英,张延军,等.功能性消化不良患者胃排空和胃肠激素的变化[J].中华消化杂志,2001,21(6):369-370.
[37] 池肇春.实用临床胃肠病学[M].北京:中国医药科技出版社,2001:44.
[38] 陈梅芳.肾功能不全对高胃泌素血症的发生机制 [J].国外医学: 泌尿系统分册,1982,(1):11.
[39] 王均云,秦梅.调理脾胃治疗慢性肾衰竭的体会[J].中国中药,2011,4(9):46-47.
[40] 张斌.尿毒症患者血透前后血清胃泌素的观察[J].中华肾脏病杂志,1991,7(1):9.
[41] 时振声.时氏中医肾脏病学[M].北京:中国医药科技出版社,1997.84-9642.
[42] 孙媛.竹茹现代研究概况[J].黑龙江医药,2008,6(21):78-79.

[43] 友田正司.半夏的免疫系统激活酸性多糖的分离及性状 [J].国外医学中医中药分册,1995,17(4):45.

[44] 余园媛,王伯初,彭亮,等.黄连的药理研究进展[J].重庆大学学报,2006,29(2):107-110.

[45] 李运伦.黄连清降合剂对自发性高血压大鼠影响的实验研究 [J].山东中医杂志,2002,21(7):421-425.

[46] 付晓春,王敏伟.黄连解毒汤的抗血栓作用研究 [J].沈阳药科大学学报,2001,18(6):425-427.

[47] YF Wang,XF Yang,B Cheng,et al. Protective effect of As-tragalus polysaccharides on ATP binding cassette transporter Alin THP- 1 derived foam cells exposed to tumor necrosis factor-al-pha[J].Phytother Res,2010,24(3):393.

[48] XLi,DHe,LZhang,et al. Anovelantioxidantagent,astraga-losides,prevents shock wave-induced renal oxidative injury in rabbits[J].Urol Res,2006,34(4):277.

[49] 王春燕.浅谈陈皮的药理作用及临床运用 [J].中国中医药现代远程教育,2013,11(3):120-121.

[50] 胡晓倩,胡长玉,张慧冲.野生祁白术与云南白术的氨基酸含量分析[J].中药材,2006,29(7):679-680.

[51] 朱金照,张捷,许其增,等.白术促进大鼠胃肠运动的进制探讨[J].中国临床药学杂志,2001,10(6):365-68.

[52] 朱金照,冷恩仁,张捷,等.白术对大鼠肠道乙酰胆碱酶及P物质分布的影响[J].中国现代应用药学杂志,2003,20(1):14-16.

[53] 李森,谢人明,孙文基.茯苓、猪苓、黄芪利尿作用的比较[J].中药材,2010,33(2):264-267.

[54] 金琦,曹静,王淑华.大剂量茯苓的药理作用及临床应用概况[J].浙江中医杂志,2003,38(9):410-411.

[55] 程仁权.大黄在慢性肾衰中的应用[J].中医药学报,1998,,2(6):49-50.

[56] 宁远英.大黄素对人肾成纤维细胞增殖的影响[J].中西医结合杂志,2000,20(2):105.

[57] 卢焰山,邓安国,王子群,等.丹参治疗慢性肾功能不全临床疗效观察[J].湖北中医杂志,1990,(4):14-15.

[58] 张步振,黄丽娜,阮连贵,等. 丹参对急性肾衰的疗效观察及机制研究[J]. 中国医药学报,1991,6(1):26-28.

[59] Yokozawa T,Oura H,Nis hioka LCon firmation that magnesium lithospermate Bameliorates paraquat-induced injury incultured renal epithelial cells [J]. Nephron, 1998,79(3):373-374.

[60] 史华,张洪波,陈波. 丹参对肾缺血再灌注损伤细胞素C氧化酶活性的影响[J]. 黑龙江医药科学,2003,26(2):11-12.

[61] Bao H Yu HL, Wang L. Study on effect of Salvia injection in treating primary nephrotic syndrome and onendothelin and serum inter leukin-2 receptor in children[J]. Chin JIn tegrated Tradit Chin West Med,2002,22(1):28-29.

[62] Yu W,Shen F, Ma Z. Observation of therapeutic effect of Salvia miltior rhiza and cytosine diphosphate -choline injection on patients with hyper tens ive cerebral hemorrhage[J].Chin JIntegrated Tradit Chin West Med,2000,20(2): 94-96.

[63] Stickel F,Brinkhaus B,Krahmer N,et al. Antifibrotic proper ties of botanicals in chronicliver disease [J]. Hepatogastroenterology,2002, 49(46): 1102-1108.

[64] 杨璐,李国玉,王金辉. 蝉蜕化学成分和药理作用的研究现状[J]. 农垦医学,2011,33(2):184-186.

[65] 刘善庭,李建美,王立赞,等. 蝉蜕对大鼠血液流变学影响的实验研究[J]. 中医药学报,2004,32(3):56-58.

[66] 徐任生. 天然药物化学[M]. 北京:科学出版社,1997,607.

[67] 姚新生. 天然药物化学:第三版.[M]. 北京: 人民卫生出版社,2001,215.

[68] 蔡红,王明奎. 蕺叶秋海棠化学成分的研究[J]. 天然药物化学与开发,1998,10(1): 48.

[69] 焦坤,陈佩东. 白茅根研究概括[J]. 江苏中医药,2008,40(1):91-93.

[70] 刘荣华,付丽娜,陈兰英,等. 白茅根化学成分与药理研究进展[J]. 江西中医学院学报,2010,22(4):80-83.

[71] 沈莉纳. 菖蒲对大鼠的抗分泌、抗溃疡和细胞保护性质[J]. 国外医药:植物药分册,1995,10(2):84-85.

[72] 韩亚亮,刘萍,何新荣,等. 石菖蒲挥发油的基本成分及其药理作用研究进展[J]. 中国药物应用与监测,2011,8(2):120-123.

基于肝升肺降理论的肝升肺降方治疗慢性肾功能衰竭的临床研究

【摘要】

目的:慢性肾功能衰竭(CRF)是指由于各种原发性或继发性肾脏病不断进展,造成肾功能缓慢减退而导致代谢废物蓄积、水电解质紊乱为主要表现的一种常见临床综合征。现代医学对于慢性肾功能衰竭非透析阶段的治疗主要有以下方面:去除诱因、积极治疗原发病、控制血压、减少尿蛋白、纠正酸中毒和贫血等,但临床疗效不太理想。中医药在本病的治疗上积累了较丰富的经验,中医药在改善临床症状、稳定肾功能有较好的作用。我们在多年研究的基础上,根据中医升降理论,认为慢性肾功能衰竭的病机是在正气亏虚,尤其是在脾肾虚损基础上,造成的脏腑气机升降失常是慢性肾衰发病的病机关键。慢性肾功能衰竭的浊毒蓄积是清阳不升、浊阴不能出下窍所致。因此根据脏腑气机升降出入的生理特征,并且利用药物升降浮沉特性,因势利导,调整逆乱的气机,祛邪外出,恢复正常生理功能,达到治病之目的。肝升肺降、心肾相交、脾升胃降等共同组成了慢性肾功能衰竭的中医升降理论辨证治疗体系。本研究基于肝升肺降理论与肝肺气机升降失常的情况,理法方药,观察运用"肝升肺降方"治疗慢性肾功能衰竭的临床疗效,探索治疗慢性肾功能衰竭的有效可行的中医治疗方法。

方法:本次临床研究病例全部来源于宁夏回族自治区中医医院肾病科住院部及门诊。选择符合标准的70例患者,并将其随机分为治疗组和对照组，对全部病例的一般资料进行统计学分析，无显著性差异，具有可比性。治疗组35例患者在一般常规治疗基础上加服中药汤剂“肝升肺降方”治疗，而对照组35例患者在一般常规治疗基础上加服“肾衰宁胶囊”治疗，在治疗前后检测肾功能、内生肌酐清除率以及临床症状积分等，将治疗组、对照组的数据经SPSS 16.0软件进行统计学分析。

结果：

（1）通过对治疗组中35例患者的临床观察，在常规治疗基础上加服“肝升肺降方”治疗后，该组患者其主要临床症状：腰酸乏力、胃胀、食少纳差、眩晕、咳嗽、水肿等，较对照组治疗后有显著性差异（$P<0.01$），两组对比治疗组治疗后临床症状改善的更为明显。

（2）通过对治疗组35例病例的BUN、Scr、Ccr治疗前后数据进行统计学分析，结果提示治疗前后有改善明显（$P<0.05$）；三项指标组间进行统计学分析，治疗后治疗组与对照组存在差异明显（$P<0.05$）。提示采用以一般治疗基础上加服“肝升肺降方”治疗后，患者肾功能改善明显，与对照组比较有明显差异。

（3）本试验治疗组与对照组治疗前后肝功能无明显变化，两组比较无统计学意义（$P>0.05$），无明显差异。

结论：从中医升降理论出发，提出肝升肺降失常在治疗肾衰病过程中的重要性，运用“肝升肺降方”治疗慢性肾功能衰竭，明显优于对照组的治疗效果。在改善临床症状、肾功能等方面有着显著的疗效，而且安全可靠，有临床价值。

“肝升肺降方”（药物：柴胡12 g、黄芩15 g、枳壳12 g、枇杷叶15 g、大黄6 g、苏梗15 g、杏仁10 g、茯苓15 g、黄芪20 g、白术15 g、寄生15 g、党参15 g、甘草10 g），是我们经过多年临床经验总结出的经验方，主要针对慢性肾功能衰竭中表现为肝气不升，肺气不降而在临床上表现为腰酸乏力、眩晕、胃胀、食少纳差、咳嗽、水肿等症者。本方在传统中医辨证方法的基础上，根据肝气宜升，肺气宜降的理论指导，治以疏肝宣肺，调畅气机，扶正与祛邪兼顾。诸药合用,疏肝宣肺,健脾益肾,化浊祛瘀,升降有序,调理气机升降失常,控制病情。

我们在对古代医学与现代医学相结合的研究基础上,通过多年对慢性肾衰竭的研究经验,提出慢性肾衰发病的一个主要发病机理是气机升降失常。慢性肾功能衰竭的水、钠潴留,代谢产物在体内的蓄积,是清阳不升,浊阴不能出下窍所致。清阳不升,浊阴不能出下窍的原因是因为正气虚损,尤其是脾肾两虚。运用基于此理论的"肝升肺降方"治疗后,临床症状及有关实验室指标均有较为显著的改善,且安全可靠,效果明显优于对照组的常规治疗。

由此结论验证了"肝升肺降方"治疗肝肺升降失常的疗效,也是对童安荣主任运用中医升降理论治疗慢性肾功能衰竭的实践体验。

【关键词】 升降理论;慢性肾功能衰竭;肝升肺降方;临床研究

1 气机升降失常是慢性肾功能衰竭的主要病机

气机郁滞是导致各种疾病发生的关键,气机调畅,人体各组织器官才能发挥正常的生理功能,若升降失调,出入失序,则杂症丛生。《内经·举痛论》在分析九气为病时说:"怒则气上,喜则气缓,悲则气消,恐则气下,察则气收,炅则气泄,惊则气乱,劳则气耗,思则气结";清代周学海在《读医随笔》言:"内伤之病,所病于升降,以升降主里也,外感之病,多病于出入,以出入主外也""升降之病极,则亦累及出入矣;出入病极,也累及升降矣,故饮食之伤,亦发寒热,风寒之感,亦形喘喝,此病机之人路也。"说明无论是外感六淫之邪还是劳倦、内伤七情皆会引起气机不畅而为病。具体表现在人体脏腑上可见"肺失宣降""脾气下陷""胃气上逆""肾不纳气""肝气郁结""心肾不交"等诸多证型与病证。

气机的升降出入是机体基本活动之一,无处不在。五脏六腑中肝、脾、肾主升,心、肺、胃、胆、大肠、小肠、三焦、膀胱主降。在人体气机升降调节的功能配合中，心居上，主火，肾居下，主水，水火既济为一对，脾气宜升，胃气主降，共居中焦，为气机升降之枢纽，配为一对，肝居下焦，肝气主升，肺居上焦，肺气肃降，配为一对。肾、肝、脾，从左从阳而升；心、肺、胃，从右从阴而降。在正常情况下，五脏六腑气机的升降出入，相互促进，相互制约；病理情况下，相互影响。根据长期的临床实践积累，结合中医升降理论，我们认为慢性肾功能衰竭的病机是在正气亏虚，尤其是脾肾虚损基础上，造成的脏腑的气机升降失常。慢性肾功能衰竭的水湿浊毒在体内潴留是由于清阳不升、浊阴不能出下窍所致。根据肝升肺降、心肾相交、脾升胃降理论，构建了慢性肾功能衰竭的中医升降理论辨证治疗体系。

心肾通过经络相联系，生理上，心为阳脏，肾为阴脏，心火下蛰于肾，以助肾阳，肾水上奉于心以资心阴，共同温煦肾阴，使肾水不寒，濡养心阳，使心阳不亢，心肾水火相须，上下交通，水火既济。《素问·六节脏象论》谓“心者，生之本，神之变也”。由此，水火既济，心肾相交是五脏六腑升降出入的根本。病理上心肾不交有心病及肾，肾病及心和心肾失交三方面。临床上，心脏病日久会导致肾脏受累；反之，长期的肾脏病也会导致心脏疾病，而出现心肾同病的情况。

脾主运化水谷精微，以升为主，胃主受纳，以降为主。脾胃居于中焦，为全身气机升降出入的枢纽。《医碥》云“下焦为中土之根，肾命为水火之本”。生理上肾为先天之本，温煦脾胃；脾胃为后天之本，可以滋养肾元。肾主水而司开阖赖脾气的制约，脾主运化水湿又须肾阳的温煦蒸化，脾肾两脏互相协调才能完成水液、水谷精微的运转代谢。临床上，慢性肾功能衰竭往往因久治不愈，肾虚及脾，导致脾胃受损，升降失常，而出现恶心、纳差、呕吐、大便干少等症状。

在慢性肾功能衰竭的治则上，童安荣主任采用升清降浊治疗慢性肾衰升降失常，通过疏肝益气健脾补肾，升清降浊，调节气机升降，恢复机体清升浊降的生理功能。

对于慢性肾功能衰竭中脾胃升降失常者，治以疏肝健脾补肾，祛湿化浊为主，常用“升清降浊方”（柴胡、黄芩、杏仁、枇杷叶、熟地黄、山茱萸、大黄、太子参、泽兰、半夏、陈皮、大黄、砂仁、山药、茯苓、丹参、、蝉衣、僵蚕等）加减。

2 基于中医升降理论的“肝升肺降方”治疗慢性肾功能衰竭的临床研究

目前西医对于慢性肾功能衰竭的非透析治疗主要有以下方面几方面：去除诱因，积极治疗原发病，控制血压，减少尿蛋白，纠正酸中毒和贫血等对症治疗。但临床疗效不满意，而且副作用较多，费用过高，患者接受程度不高。中医药在改善临床症状、稳定肾功能方面显示出较好的疗效。因此，积极发挥传统中医药优势，探讨提高推广传统中医药在慢性肾衰治疗过程中的作用，充分发挥中医药在防治慢性肾脏病方面的优势，减轻患者经济负担，对于社会发展具有重要意义。

近年来随着中医药在慢性肾衰治疗上的研究进展，许多医家辨证论治，予以内服及外用治疗方法，在临床上取得了良好疗效。我们根据自己多年临床经验，提出气机升降失常是慢性肾功能衰竭发病一个主要机制。从中医气机升降理论出发，肝、肺升降的失常对于慢性肾脏病影响较大。肝的疏泄功能正常，则气机调畅，升降适宜，气血和调，经络通利，脏腑器官功能正常。脾肾两脏功能的正常运转，受到肝的疏泄调节，若肝的疏泄功能异常，精微下注，则会出现尿蛋白；肝失疏泄，升降失常，三焦不通，还会导致津液输布代谢的障碍，产生水湿停留或浊毒蓄积的病症。肺属金，位高主降，肺的肃降功能体现在不仅能够吸入清气，而且能够将体内津液向内向下输散于全身各个脏腑和组织，起到滋润、濡养的作用。肺的肃降功能还表现为调节三焦水道，使机体代谢多余的水液，源源不断通过三焦水道，下达膀胱。膀胱的开合除有赖肾之气化外，亦与肺的气化密切相关。若肺气清肃，水道通利，则水液源源而下，膀胱开合正常，尿液排泄通利。若肺失肃降，水道不利，则水液停聚，留于体表、脏腑、经络等，就会导致痰饮、水肿、胀满、小便不利等病症的发生。

我们基于肝气宜升，以舒为畅，肺气宜降，肺与大肠相表里的理论，结合长期临床实践经验，自拟的"肝升肺降方"治疗慢性肾功能衰竭，全方以疏肝肃肺，健脾益肾为主，佐以泄浊化瘀。此方用于临床，取得了令人满意的效果，可有效地预防本病的进展及恶化。现将"肝升肺降方"治疗慢性肾功能衰竭临床研究的具体介绍如下。

3 资料与方法

3.1 病例资料

本次临床研究病例全部来源于宁夏回族自治区中医医院肾病科住院部及门诊，根据本次研究纳入标准选择 70 例符合条件的早、中期慢性肾功能衰竭患者，将其随机分为治疗组和对照组，每组 35 例。治疗组 35 例患者在一般常规治疗的基础上加服中药汤剂"肝升肺降方"治疗。对照组 35 例病人在与治疗组相同饮食和常规治疗的基础上加服"肾衰宁胶囊"口服治疗，进行临床疗效比较。对两组 70 例病例的临床资料进行统计学分析检验，结果提示两组间各项指标参数均衡性良好，无显著性差异，具有可比性。（见表 1、表 2、表 3）

表 1　治疗组与对照组临床资料比较（$\bar{x}\pm S$）

临床资料	治疗组（35 例）	对照组（35 例）
年龄（岁）	49.79±12.26	51.48±10.64
病程（年）	13.18±1.54	12.64±2.79
体重（kg）	64.8±1.53	65.33±1.03

经统计检验，两组在年龄、病程、体重均无显著性差异（$P>0.05$），各项参数均衡性良好，具有可比性。

表 2　治疗前两组 Scr、Ccr、BUN 水平比较($\bar{x}\pm s$)

组别	例数	SCR(μmol/L)	CCR(ml/min)	BUN(mmol/L)
治疗组	35	397.7±22.98	24.31±2.87	18.75±3.35
对照组	35	389.7±23.51	23.69±3.28	20.77±2.64

经统计检验,治疗前两组 Scr、Ccr、BUN 无显著性差异($P>0.05$),具有可比性。

表 3　治疗前两组症状积分水平比较($\bar{x}\pm S$)

组别	例数	症状积分(分)
治疗组	35	25.21±3.23
对照组	35	24.77±4.32
t 值		0.043
P 值		0.906

经统计检验,两组症状积分在治疗前无显著性差异($P>0.05$),具有可比性。

3.2　诊断标准

3.2.1　慢性肾功能衰竭诊断标准

慢性肾功能衰竭临床分期标准:参照《中华内科杂志》编委会肾脏病专业组 1993 年拟定的标准[37]。(见表 4)

表 4　肾功能衰竭的分期

CRF 分期	肾小球滤过率(GFR)(ml/min)	血肌酐(Scr)(μmol/L)
肾功能不全代偿期	80~50	133~177
肾功能不全失代偿期	50~20	178~442
肾功能衰竭期	20~10	443~707
尿毒症期	<10	≥707

中医证候诊断标准:慢性肾功能衰竭的肝肺升降失常证型的辨证要点参照中华人民共和国卫生部 2002 年颁布的《中药新药治疗慢性肾功能衰竭的临床研究指导原则》[38],结合临床实际制定。

主症:腰酸乏力、胃胀、食少纳差、咳嗽、水肿。

兼证:急躁易怒,胸闷气憋;眩晕。

舌脉:舌质淡白,苔白或腻,脉弦细或滑。

主症3项加减症或舌脉一项即可诊断。

3.2.2 观察病例标准

病例纳入标准

(1)年龄在18~70岁之间。

(2)符合慢性肾功能衰竭西医诊断的患者,并且是非透析患者(血液透析及腹膜透析)。

(3)伴有并发疾病的患者,在观察期间无需特殊处理也不影响慢性肾衰竭诊断的,病情得到控制的病例。

(4)符合中医证候诊断标准。

(5)自愿受试,签署进入研究知情同意书。

(6)凡符合上述标准者,可纳入为调查对象。

3.2.3 病例排除标准

(1)慢性肾功能衰竭病情恶化需要行透析(血液透析或腹膜透析)治疗的患者。

(2)患有严重心脑血管、血液系统、全身感染或者消化系统并发症的。

(3)年龄小于18周岁或超过70周岁者。

(4)患者属于过敏性体质,或者对本实验相关药物容易过敏者。

(5)处于哺乳期或妊娠期的妇女。

(6)精神病患者以及不能合作者。

3.3 研究方法

病例来源于宁夏回族自治区中医医院肾病科住院部及门诊,根据本次研究纳入标准选择70例符合条件的早、中期慢性肾功能衰竭患者,并将其随机分为治疗组和对照组,每组各35例患者。

3.3.1　常规治疗措施[39]

(1)慢性肾功能衰竭的营养治疗:蛋白摄入量一般为 0.6~0.8 kg/d,以优质蛋白为主,在低蛋白饮食基础上可以补充必需氨基酸或复方 a-酮酸;摄入足量热卡,一般为 125~146 kJ/(kg·d)。

(2)纠正酸中毒和水电解质紊乱。

(3)低钙血症、高磷血症和肾性骨病的治疗。

(4)贫血的治疗:可予皮下注射重组人红细胞生成素等,如果为缺铁等因素引起贫血,应首先积极纠正缺铁等因素。

(5)高血压的治疗:对高血压进行及时合理的治疗,如使用钙离子拮抗剂、血管紧张素转化酶抑制剂或拮抗剂、β受体阻滞剂或利尿剂等。

(6)防治感染:平时应注意预防感冒及各种感染,如出现感染,酌情选用肾毒性较小的抗生素,并且应减少剂量。

(7)高脂血症的治疗。

3.3.2　对照组治疗措施

对照组 35 例患者在常规治疗的基础上,加服"肾衰宁胶囊",4~6 粒/次,3 次/d,30 天为 1 个疗程,服 3 个疗程。

3.3.3　治疗组治疗措施

治疗组 35 例患者在常规治疗的基础上,予以"肝升肺降方"治疗(药物:柴胡 12 g,黄芩 15 g,枇杷叶 15 g,枳壳 12 g,黄芪 20 g,白术 15 g,茯苓 20 g,甘草 10 g,大黄 6 g,甘草 10 g,苏梗 15 g,杏仁 10 g,蝉蜕 12 g,僵蚕 12 g,砂仁 10 g)。中药每日 1 剂水煎,分早、晚各 200 ml 温服,连用 3 个月。

3.4　试验观察指标

3.4.1　临床安全性观测指标

(1)患者基本信息及生命体征的观测记录,如脉搏、呼吸、血压、心率等。

(2)血、尿、便常规以及生化检查,心电图、胸部 X 线片、腹部及泌尿系统彩超,每月检查记录 1 次。

(3)随时观察记录出现的各种不良反应。

3.4.2 临床疗效性观测指标

(1)临床症状观测:记录腰酸乏力、眩晕、胃胀、食少纳差、咳嗽、水肿、急躁易怒,胸闷气憋等症状和体征的程度,在治疗前及治疗后每两周观察记录 1 次。

(2)生化指标检测:肾功能检查(如 BUN、Scr、Ccr 等)在治疗前及治疗后每月检查记录 1 次。

3.4.3 疗效判定标准

慢性肾功能衰竭疗效判定标准,参照中华人民共和国 2002 年颁布的《中药新药治疗慢性肾功能衰竭的临床研究指导原则》[38]制定。(见表 5)

表 5 疗效判定标准

疗效判定	临床症状积分	内生肌酐清除率	血肌酐
显效	减少≥60%	增加≥20%	降低≥20%
有效	减少≥30%	增加≥10%	降低≥10%
稳定	减少<30%	无降低或增加<10%	无增加或降低<10%
无效	无改善或加重	降低	增加

以上①项必备,②三项目具备一项,即可判定。

3.5 统计分析

用统计学软件 SPSS 16.0 进行统计学处理。定量资料以($\bar{x}\pm s$)表示,组内治疗前后比较用配对样本 t 检验, 组间采用成组设计两样本均数 t 检验,显著性水准取 $\alpha=0.05$。

4 结果

4.1 整体疗效(见表6)

表6 两组病例治疗后疗效比较

组别	例数	显效	有效	稳定	无效	总有效率
治疗组	35	6	20	4	5	85.7%
对照组	35	1	6	16	12	65.7%

治疗后治疗组总有效率为85.7%,明显高于对照组65.7%。两组比较有统计学差异($P<0.05$)。说明“肝升肺降方”治疗后有效率明显高于对照组。

4.2 临床症状积分情况(见表7、表8)

表7 治疗组治疗前后症状积分情况比较($\bar{x}\pm s$)

治疗组	例数(例)	症状积分(分)
治疗前	35	25.20±3.23
治疗后	35	16.89±2.58
t值		5.645
P值		0.001

治疗后治疗组主要症状积分如腰酸乏力、胃胀、食少纳差、咳嗽、水肿、急躁易怒、胸闷气憋等症状与治疗前比较均有显著性差异($P<0.01$)。说明“肝升肺降方”可以明显改善上述临床症状。

表8 治疗组对照组治疗后症状积分情况比较($\bar{x}\pm s$)

治疗后	例数(例)	症状积分(分)
治疗组治疗后	35	16.89±2.58
对照组治疗后	35	24.97±2.80
t值		4.086
P值		0.002

治疗后治疗组和对照组主要症状积分在腰酸乏力、胃胀、食少纳差、咳嗽、水肿、急躁易怒、胸闷气憋等症状治疗后比较有显著性差异（$P<0.01$）。说明治疗组治疗后的主要临床症状较对照组治疗后改善的更为明显。

4.3 肾功能治疗前后变化情况（见表 9、表 10、表11）

表 9　治疗组治疗前后肾功能变化情况比较（$\bar{x}\pm s$）

治疗组	例数（例）	BUN（mmol/L）	Scr（μmol/L）	Ccr（ml/min）
治疗前	35	20.67±2.67	389.8±23.50	23.69±3.28
治疗后	35	15.12±1.40	315.5±15.23	36.28±2.40
t 值		5.018	2. 979	4.227
P 值		0.001	0.0032	0.001

治疗后治疗组 BUN、Scr 明显下降，Ccr 明显升高，与治疗前相具有显著差异（$P<0.01$）。说明肝升肺降方对于肾功能的改善明显。

表 10　对照组治疗前后肾功能变化情况比较（$\bar{x}\pm s$）

对照组	例数（例）	BUN（mmol/L）	Scr（μmol/L）	Ccr（ml/min）
治疗前	35	20.67±2.67	389.8±23.50	23.69±3.28
治疗后	35	17.86±1.54	348.6±19.20	26.52±2.30
t 值		1.3218	0.418	1.569
P 值		0.028	0.031	0.028

对照组治疗后 BUN、Scr 降低，Ccr 升高，与治疗前相比有显著性差异（$P<0.05$）。

表 11　治疗组对照组治疗后肾功能情况比较（$\bar{x}\pm s$）

治疗后	例数（例）	BUN（mmol/L）	SCR（μmol/L）	CCR（ml/min）
治疗组	35	15.12±1.40	315.5±15.23	36.28±2.40
对照组	35	17.86±1.54	348.6±19.20	26.52±2.30
t 值		4.452	2.582	3.446
P 值		0.001	0.0120	0.010

治疗后 BUN、Scr、Ccr 组间相比较，治疗组与对照组差异明显（$P<0.05$），提示采用“肝升肺降方”治疗后，患者肾功能明显改善，相比较对照组差异明显。

4.4 不良反应

在本次研究过程中，研究对象中有 8 例出现大便次数增多，但便常规检查无明显异常，经调整药量后，症状消失。

4.5 跟踪随访

研究对象中临床显效的 6 例，治疗后 6 个月追访这 6 例患者，有 2 例因饮食控制不佳或疲劳等，引起病情有所反复，余未见异常。

4.6 临床研究结果分析

4.6.1 临床症状的改善

通过对治疗组 35 例患者临床症状观察，常规治疗加服用“肝升肺降方”中药治疗后，患者腰酸乏力、胃胀、食少纳差、咳嗽、水肿、急躁易怒、胸闷气憋等主要症状和对照组治疗后比较有显著性差异（$P<0.01$），治疗组治疗后的主要临床症状较对照组治疗后改善的更为明显，说明以疏肝宣肺、健脾益肾、祛浊除瘀为治疗原则，治疗慢性肾功能衰竭有效，能改善患者临床症状。

4.6.2 肾功能改善情况

治疗组、对照组在治疗后 BUN、Scr 都有不同程度的降低，Ccr 均有提高。治疗组治疗前后有显著性差异（$P<0.01$）。治疗组与对照组治疗后 BUN、Scr、Ccr 组间相比较，差异明显（$P<0.05$）。提示采用以“肝升肺降方”治疗后，患者肾功能明显改善，与对照组比较差异明显，提示“肝升肺降方”能够更有效地改善肾功能，保护残余肾功能，延缓肾功能衰竭进展。

5 讨论与小结

慢性肾功能衰竭（CRF）是指各种原发性、继发性肾脏病导致的肾小球滤过率下降，而出现的代谢产物，毒素蓄积，水、电解质，酸碱平衡紊乱的临床综合征。属于中医“癃闭”“关格”“虚劳”等范畴。升降理论是中医重要基本理论之一，升降运动不仅存在于宇宙间一切有生命活动的物质之中，而且贯穿于整个人体生命活动的始终。机体的升降，主要是气机的升降，是各个脏腑综合作用的体现，肝升肺降不但是导师升降理论的重要组成部分，而且肝肺升降失常也是临床常见的慢性肾功能衰竭的病机之一，所以讨论肝升肺降对于完善中医升降理论至关重要，而且对于慢性肾功能衰竭的治疗也有重要意义。

5.1 慢性肾功能衰竭的病因[39]

现代医学认为：慢性肾功能衰竭是各种原发、继发性肾脏病的最终进展结局。引起的疾病有慢性肾小球肾炎、肾小管疾病、肾间质疾病、多囊肾、肾血管疾病以及高血压病、糖尿病、高尿酸血症、结缔组织病、遗传性疾病等。在中国导致慢性肾功能衰竭的首要病种是慢性肾小球肾炎，但是随着经济水平的提高，生活、饮食习惯的改变，糖尿病、高血压病等代谢性疾病的发病率快速上升，糖尿病肾病等导致的肾功能衰竭迅速增加，目前糖尿病肾病导致的肾功能衰竭已占我国血液透析患者的第二位。

5.2 慢性肾功能衰竭的发病机制

慢性肾功能衰竭的发病机制，因原发疾病的不同而存在差异，但是进展至尿毒症机理基本相同。目前研究证实有以下几种机制。

5.2.1 健存肾单位代偿机制[40、41]

各种病因损害肾脏导致肾单位逐渐减少，健存肾单位为了维持内环境的稳定，代偿性增生形成肾小球高灌注、高压力、高滤过，最终导致肾小球硬化，健存肾单位进一步损害。

5.2.2 矫枉失衡学说

慢性肾功能衰竭发生后导致一些代谢失常，机体为了维持平衡，会出现新的变化，这种变化会产生新的失衡，造成机体损害。

5.2.3 肾小管间质损伤[42]

肾小管、肾间质的缺血、炎症,以及大量尿蛋白、有毒药物等都可以造成肾小管间质的损害,进一步导致肾小球损伤,甚至肾小球硬化,肾小球滤过率下降等。

5.2.4 蛋白尿[43]

蛋白尿是各种肾脏病的主要临床表现之一,大量尿蛋白的持续漏出,不但造成营养物质的丢失,容易出现抵抗力下降、感染等,更重要的是大量蛋白尿造成肾小管间质的损害和纤维化。

5.2.5 脂质代谢紊乱[44]

慢性肾功能衰竭患者常合并脂质代谢异常,脂质可以沉积在肾组织,刺激肾小球产生各种细胞因子,诱导细胞凋亡,导致肾组织损伤。

5.2.6 其他导致肾功能衰竭的因素

如高蛋白饮食、吸烟、肥胖、肾毒性药物、吸烟等,均与肾功能受损有密切的关系。

6 中医学对慢性肾功能衰竭的认识

现代中医将慢性肾功能衰竭多归属于中医学之 “癃闭”“关格”“溺毒”“虚劳”等范畴。《内经》最先提出了“癃”和 “癃闭”的概念,并指出其病机以实证为多;《景岳全书·癃闭》提出了癃闭有虚有实之分;《诸病源候论》提出了关格是大小便俱不通之证,其基本病机为脾肾阳虚,浊邪壅滞三焦;何廉臣在《重订广温热论》中指出了溺毒的症状与现代医学的慢性肾功能衰竭的症状十分相似。虚劳病以各种脏腑劳伤,气血阴阳虚损为主要病机,这与慢性肾功能衰竭涉及其他脏腑的全身症状较为相似, 故又可将之归属到祖国医学“虚劳”的范畴。现代中医将慢性肾功能衰竭的病因病机分为外因和内因两种。外因多为外感邪气、饮食失宜、有毒药物侵袭、情志不畅等转变及内,影响到肾;内因常因五脏六腑功能失职,克伐脾肾,内外因相间导致脾肾亏虚，气化功能衰惫，气机升降失常，该升不升，该降不降，水湿、浊邪蓄积，壅滞三焦，损伤脏腑、气血阴阳等。其病机为本虚标实，本虚以脾肾两虚为主，标实以水湿、浊毒、瘀血等为主。本虚导致标实的产生，反过来标实不除，又耗伤正气，导致虚实夹杂，疾病缠绵难愈。慢性肾功能衰竭病变脏腑以脾肾为主，又涉及心、肺、肝、胃等。

6.1 肝升肺降的理论渊源

中医对肝升肺降理论的认识[45]，可追溯到《素问·刺禁论》的“肝生于左，肺藏于右”之说。而《素问·阴阳应象大论》之“阴阳者，血气之男女也；左右者，阴阳之道路也”及《类经附翼》之“左主升而右主降”，均说明肝升于左，肺降于右，左右为阴阳上下之道路。“肝生于左，肺藏于右”，是古人对肝肺气机升降特点做出的概括，是指肝的生发之气，于左上升；肺的清肃之气，于右下降。肝为阴中之少阳，主人身生发之气，生机勃勃向上，旺于东方，东方在左，故其气从左上升，所谓肝生于左，此之谓也；肺属金，为阳中之少阴，主人身收杀之气，旺于西方，西方在右，故其气从右下降，所谓肺藏于右是也。正如《素问·识》言：“人身而南，左东右西，肝主春生之气，位居东方，故肝生于左；肺主秋收之气，位居西方，故肺藏于右。”《难经·五十六难》载：“肝之积，名曰肥气，在左胁下，如覆杯，有头足；肺之积，名曰息贲，在右胁下，覆大如杯，久不已。”此处从肝肺之病理表现说明了肝从左升，肺从右降。唯肝气从左上升，故为病亦每见于左；肺气从右下降，为病亦每见于右。此后，叶天士对肝肺升降也做了阐述：“人身左升属肝，右降属肺”，叶氏之后，何梦瑶、黄坤载等医家对此也有比较明确的论述。从诸多前贤各家之论，可以看出肝肺升降之论源于《内经》，而明确发展于后世。

6.2 肝升肺降的生理作用

肝为刚脏而主疏泄，以升为常，肺为娇脏而主宣肃，以降为顺。肝居下焦，乃阴中之阳脏，其经脉由下而上贯隔注于肺并上络脑，木气升发，才能疏泄营血使之升发至心肺并上循头而周流全身；肺位于上焦，系阳中之阴脏，其气肃降,才能使呼吸之清气及由脾上输的精微物质敷布全身,下及肝肾。肝之正常升发,肺之正常肃降,左升右降,实有关乎人身气机的升降运动。肝升肺降如此周转运行,促进人体脏腑经络、阴阳气血的生理活动。叶天士指出:“人身气机合乎天地自然,肝从左而升,肺从右而降,升降得宜,则气机舒展。”肺主治理调节全身之气;肝主调节全身之血。而调节全身之气有赖血的濡养;肝贮藏血液,调节血量,向体内外输送血液又需气的推动。二者之关系,亦即肺主气,性肃降,肝藏血,性升发的互根关系,由此关系到整个人体的气血升降运动。肾水之上承,需要肝木温升;心火之下交,须依肺金凉降。脾气之清升,需肝木舒发辅佐;胃浊之下降,须肺金清肃协调。由此可见,气血上下内外环绕周运不休,依赖于肝升肺降。

6.3 肝升肺降失调的基本特点

机体的升降出入是各个脏腑综合作用的体现。其中,肝的升发与肺的肃降对整个机体气机的升降出入至关重要。肝升肺降正常,则气血条畅,周转运行,脏腑安和,身体强健,若外邪内因导致肝升肺降失常,便会致使气机逆乱,百病尤生。肝升肺降失调所引起的病理变化错综复杂,但又以肝气郁滞导致升发失常以及肺失宣降导致肃降异常为主。

6.4 肝升不及对于肝升肺降的影响

由于情志抑郁或突然的精神刺激导致肝气郁滞升发不及, 以及其他病邪的侵扰,影响肝之疏泄,亦可致肝郁气滞而升发不及。因为肝的生理特性为主升、主动,对于气机的调节属引动因素。肝居下焦,气机以升为主,肺为华盖,位置最高,肺气以降为主。郁怒伤肝,肝气郁滞不能条达,升之不能,则肃降亦不能也, 最终导致肝气不升, 肺失肃降。 陈修园云:“肺为脏腑之华盖,只受得脏腑之清气,受不得脏腑之病气,病气干之,亦呛而咳矣。”肺为娇脏,属清虚之体,性喜清润。“肝气郁滞,久而化火;或肝经实热,火热循径上扰于肺,木火刑金;导致肺失肃降。肝主调畅气机,若肝失疏泄,气机郁滞,而经络而致瘀血形成。血停于胁或血瘀阻肺,必致肺气出纳受阻,而出现咳喘之症。《医宗必读·喘》曰:"肝脉若搏,因血在胁下,令人喘逆。"赵献可《医贯》有云:"七情内伤,郁而生痰。"唐容川《血证论·瘀血》亦明确指出:"瘀血乘肺,咳逆喘促。"三焦为气机升降出入、水液代谢的枢纽,若肝气郁结,疏泄失职,三焦气机不畅,津液失布,凝而成痰;或肝木过旺,克伐脾土,脾失健运,湿痰内生,此皆因肝郁而生之痰,即"郁痰"也。肺为储痰之器,郁痰上储于肺,阻滞气道,出入不利,肺失宣降。

6.5 肺降不及对肝升肺降的影响

肺金受邪,气道阻塞,肃降之令不得下行,闭郁不得宣发,也会导致三焦不通,气机不畅,肝气壅遏成郁。《素问·玉机真藏论》云:"……肺即传而行之肝,病名曰肝痹,一名曰厥,胁痛出食……"由于肺肝两脏生理上相互联系,病理上相互影响,可造成肝气郁久必及肺,肺实壅滞致肝郁的结果。肝肺同主疏泄,肺对肝升动的节制、约束,实质上就是使木用不致过亢。临床上常可见一些因肺之肃降不及,制肝无力,以致肝的升动太过的病证,如肺病日久,失之清肃,不能制约于肝,可见肝升偏过,或疏泄不利,常见咳嗽,胸胁引痛外,还可有胀满、头晕、头痛、咯血、面红目赤、急躁易怒等。此为金不制木,木不畏金之象。又如温热病的秋燥证,燥热刑肺,肺伤清肃无权,常有肝的升动失常,气机紊乱,证见干咳无痰,气迫而喘,咽喉干燥、并挟有胸满胁痛,甚则燥热传入下焦,损及肝肾之阴,造成水不涵木,肝阳偏亢或虚风内动之证。正是《医方类聚》所谓"燥气之胜,金邪乘木,则肝病生焉"之理。此外,眩晕、头痛诸证,亦常与肺金失降,不能承制肝木有关。刘完素指出:"所谓风气甚,而头目眩晕者,由风木旺,必是金衰不能制木,而木复生火,风火皆属阳,多为兼化,阳主乎动,两动相搏,则为之旋转。"故治疗此类病证,当佐以清肃肺金之品,方属求本之治。对于肺降不及引起肝升太过,王孟英认为"肝升太过"每因"肺金少降"所致的见解颇为独到,所以,"左强右弱"是升降不调的根本原因。因而,必须首先恢复肺的治节功能。

综上所述,肝气升发,肺气肃降,二者相互促进,相互影响,是全身气机升降出入的重要组成，共同维系着人体五脏六腑、气血津液等的正常功能活动。若肝升肺降失调，则机体气机紊乱，百病丛生。

6.6 肝升肺降理论在确立理法方药中的指导作用

慢性肾功能衰竭的病因和病机复杂，临床表现多种多样，固定方剂不能完全代表其病机变化。临证时应根据其本虚标实的轻重缓急，选择扶正与祛邪的侧重；同时由于在脏腑气化过程中，气机升降出入相互联系又相互影响，心、肺、脾、胃、肝等脏腑气机与肾之气化密不可分，共同影响着人体阴阳气血、气机升降的正常运行，故而慢性肾功能衰竭的临证中也应注意相关脏腑在调畅气机升降中的作用。正如朱丹溪所言："是脾具坤静之德，而有乾健之运，故能使心肺之阳降，肾肝之阴升，而成天地交之泰，是为无病之人。"针对慢性肾功能衰竭的中医辨证中出现肝升肺降失常，病机为肝气不升、肺气不降、脾肾两虚的情况，临床以腰酸乏力、胃胀、食少纳差、咳嗽、水肿为主证者，童安荣主任常以自拟的"肝升肺降方"（药物：柴胡 12 g、枳壳 15 g、白术 15 g、大黄 6 g、苏梗 15 g、杏仁 10 g、茯苓 15 g、甘草 10 个、黄芪 20 g、党参 15 g、砂仁 10 g）治疗。本方为童安荣主任经过多年临床经验总结出的经验方，在传统中医辨证的基础上，根据肝升肺降理论，疏肝肃肺调畅气机，扶正与祛邪兼顾，切中慢性肾功能衰竭之肝升肺降失常的病机。方中柴胡：味苦、辛，性微寒，归肝、胆经；具有疏肝解郁、解表退热、升举阳气的功效，在方中是疏肝解郁、升举肝气的主药。枳壳：功能理气宽中、行滞消胀，与柴胡配伍，一升一降，具有调畅气机，解郁宽中之效。苏梗：辛温行散，宽胸理气，具有肃肺顺气作用。杏仁：味苦，性微温，肃降肺气，润肠通便。寄生：性温，味甘，补益肝肾，兼有活血祛瘀作用。用菟丝子、怀牛膝以加强补肾之力，药性平和，补而不腻。大黄：味苦，性寒，是通腑泻浊治疗慢性肾功能衰竭的常用药物，兼有泻浊气畅肺气的作用。黄芪：性温，味甘，能补益肺脾肾之气，利水消肿，《神农本草经》言能大补元气。党参：味甘，能补中益气，健脾益肺。诸药合用，全方起到疏肝肃肺、健脾益肾、祛浊除瘀作用。在临床上取得了令人满意的效果，有效地预防本病的进展及恶化。

参考文献

[1] 中华医学会. 临床诊疗指南肾脏病学分册[M]. 北京:人民卫生出版社,1999,697-780.

[2] 刘志红,黎磊石. 慢性肾功能衰竭的防治[J]. 中国实用内科杂志,1997,(6):321-322.

[3] 聂莉芳，韩东彦. 著名专家诊治慢性肾功能衰竭的经验 [J]. 上海中医药杂志，2006,40(8):10.

[4] 远方,叶任高. 叶任高治疗慢性肾功能衰竭经验集要[J]. 辽宁中医杂志，2001，28(6):336-337.

[5] 沈维增,吕红梅,谢峥伟,等. 泄浊健脾补肾、化瘀泄浊法对慢性肾功能衰竭患者脂质代谢及肾功能的影响[J]. 中国中医药信息杂志,2006,13(2):8-10.

[6] 杨进,李燕林,丁谊,等. 补肾泄浊汤治疗早、中期慢性肾衰 33 例[J]. 中医研究，2005,18(5):41-43.

[7] 时振声. 时氏中医肾脏病学[M]. 北京:中国医药科技出版社,1997.124-125.

[8] 王雪华,白玉宾,张翠. 慢性肾功能衰竭的病因病机探析[J]. 中医药信息,2004,21(4):3-4.

[9] 刘新瑞. 名老中医李莹治疗慢性肾衰竭经验 [J]. 中国中西医结合肾病杂志,2009,9(10):755-756.

[10] 王丽,林妍,张改华. 李秀英从“郁”论治慢性肾衰竭的经验[J]. 北京中医药,2009,9:671-673.

[11] 张琪. 张琪临床经验辑要[M]. 北京:中国医药科技出版社,1998:74-75.

[12] 冯春俭. 中药保留灌肠配合川芎嗪静滴治疗慢性肾功能不全氮质血症期 117 例[J]. 南京中医药大学学报,2005,21(5):314-315.

[13] 安金辉. 中药灌肠治疗慢性肾功能不全 60 例疗效观察 [J]. 中国现代药物应用，2007,1(12):49.

[14] 吴岩,刘秀珍. 中药保留灌肠治疗慢性肾功能不全 36 例临床观察与护理[J]. 中外医学研究,2010,8(8):91.

[15] 雷权,魏俊燕. 保肾排毒汤保留灌肠治疗慢性肾功能衰竭临床体会[J]. 中国中医急症,2009,18(5):810-811.

[16] 李清萍. 肾药三号保留灌肠治疗慢性肾功能衰竭 36 例 [J]. 辽宁中医药大学学报, 2009,1(1):97-98.

[17] 魏喜和. 运用中药结肠透析治疗慢性肾功能衰竭 60 例 [J]. 中国实用医药,2008,3(17):70.

[18] 赵松梅. 开蓬泻浊散外用治疗慢性肾功能衰竭临床观察. 湖北中医杂志,1999,21(2):70-71.

[19] 兰芝林. 中药药浴治疗慢性肾衰 30 例[J]. 四川中医,2001,19(8):50.

[20] 胡家才,任开明,吴凡. 肾浴汤药浴治疗慢性肾功能衰竭 32 例[J]. 中医外治杂志,2003,129(1):10-11.

[21] 魏永吾, 曹广顺. 轻松药泡剂为主药浴治疗慢性肾功能衰竭 65 例 [J]. 陕西中医,2004,25(12):1075.

[22] 马建国. 药物穴位注射治疗慢性肾功能不全疗效观察[J]. 济宁医学院学报,2002,25(3):39.

[23] 张琳,杨洪涛,邢海涛. 黄芪注射液穴位注射治疗慢性肾衰竭 43 例临床观察[J]. 中国中西医结合肾病杂志,2003,4(12):720-721.

[24] 巴元明,霍长亮,许小泰. 保肾膏三伏穴位敷贴治疗慢性肾功能衰竭 30 例临床观察[J]. 中医杂志,2005,(10):747-749.

[25] 王志萍,张煜,马立民,等. 隔药灸结合血透治疗慢性肾功能衰竭疗效观察 [J]. 中国针灸,2000(3):136-138.

[26] 徐艳秋. 运用升降理论辨治慢性肾功能衰竭 [J]. 上海中医药杂志, 2007 (41):32-33.

[27] 黄帝内经:素问[M].北京:人民卫生出版社,1963.

[28] 叶海丰, 贾宁. 对内经升降出入理论的分析与探讨 [J]. 天津中医药,2010,27(1):81-83.

[29] 王岗龙. 气化升降对内伤病的临证思考[J]. 中医中药,2006,3(14):286-287.

[30] 杜金行,李春岩,贺琳. 试论心肾相交、水火既济[J]. 中华中医药杂志,2007,22(2):77-80.

[31] 张志峰, 张雯娟. 中医学升降学说机理剖析 [J]. 中国中医基础医学杂志,2006,12(6):408-401.

[32] 蒋峰. 谈内经中的升降理论[J]. 四川中医,2006,24(11):33-34.

[33] 曾锋,陈南官. 左右升降法在中风偏瘫中的应用[J]. 中西医结合心脑血管病杂志,2007,5(10):1027.

[34] 范宏宇. 张书文教授应用升降法治疗肝胃疾病的经验 [J]. 陕西中医,2004,25(8):732-733.

[35] 张国英,王伏声,杜捷. 许公岩运用升降理论治疗咳喘病的经验[J]. 北京中医药,2008,27(12):935-935.

[36] 徐艳秋,宋立群. 运用升降理论辨治慢性肾功能衰竭[J]. 上海中医药杂志,2007,41(7):33-34.

[37] 中华内科杂志编委会,肾脏病专业组.慢性肾衰诊断标准及分期[J]. 中华内科杂志,1993,32(2):131.

[38] 中华人民共和国卫生部.中药新药临床研究指导原则(试行)[M]. 北京:中国医药科技出版社,2002:167-168.

[39] 陆再英,钟南山. 内科学(第七版)[M]. 北京:人民卫生出版社,2008,554-557.

[40] 陈香美. 中国终末期肾脏疾病的现状、问题和对策[J]. 中国实用内科杂志,2010,30(7):585.

[41] 王海,胡世莲,苏克亮,等. 慢性肾间质纤维化机制的研究进展[J]. 中国临床保健杂志,2011,14(3):327.

[42] 徐大基. 慢性肾功能衰竭恶化机理及中医药研究进展 [J]. 福建中医药,1998,12(29):37.

[43] 高娃,孙德珍. 蛋白尿的产生与损害肾脏机制及定量检测研究进展[J]. 内蒙古医学杂志,2006,11(42):1051-1053.

[44] 宋乃国. 慢性肾衰与脂质代谢 [J]. 国外医学临床生物化学与检验学分册,1995,16(6):251-252.

[45] 韩红伟. 试论肝肺之升降[J]. 江西中医学院学报,2001,13(3):128-129.